Dr. med. Deepak Chopra
DIE KÖRPERZEIT

Dr. med. Deepak Chopra

DIE KÖRPERZEIT

Mit Ayurveda:
Jung werden, ein Leben lang

Gustav Lübbe Verlag

This translation published by arrangement with Harmony
Books, Division of Crown Publishers, Inc., New York
Titel der amerikanischen Originalausgabe:
»Ageless Body, Timeless Mind. The Quantum Alternative to Growing Old«

Für die deutsche Ausgabe:

Übersetzung aus dem Amerikanischen: Michael Larrass
Redaktion: Ulrike Brandt-Schwarze, Bonn
Schutzumschlagentwurf: KOMBO, KommunikationsDesign GmbH, Köln,
unter Verwendung eines Fotos von Comstock GmbH/Tom Grill
Satz: Kremerdruck GmbH, Lindlar-Hartegasse
Gesetzt aus der 11 Punkt Bodoni Buch der Linotype-Hell AG
Druck und Einband: Friedrich Pustet, Regensburg

Printed in Germany
ISBN 3-7857-0708-8

Nur wer aufhört, täglich neu zu werden,
wird täglich älter.
Anonym

Würde man in der Menschheit den Glauben
an die Unsterblichkeit zerstören, so wäre mit einem Mal
nicht nur die Liebe, sondern jede lebendige Kraft,
die das Leben in der Welt erhält, ausgelöscht.
Dostojewski

Ich bewege mich mit dem Unendlichen in der Kraft der Natur.
In mir ist das Feuer der Seele.
In mir ist Leben und Heilung.
Rig Veda

Schau diese Welten, die aus dem Nichts hervorwirbeln,
das in deiner Macht ist.
Rumi

INHALT

TEIL I
DAS LAND, WO NIEMAND ALT IST

Ich möchte Sie zu einer Entdeckungsreise einladen. Wir werden einen Ort erforschen, wo die Regeln unserer Alltagsexistenz nicht gelten. Diese Regeln besagen klar und deutlich, daß es unser aller Schicksal ist zu altern, zu verfallen und zu sterben. Und so ist das auch Jahrhundert um Jahrhundert gewesen. Dennoch möchte ich Sie bitten, Ihre Ansichten über das, was wir Wirklichkeit nennen, einmal beiseite zu lassen, damit wir Pioniere werden können in einem Land, wo jugendliche Kraft, Erneuerung, Kreativität, Freude, Erfülltheit und Zeitlosigkeit zu den Alltagserfahrungen gehören, wo Greisentum, Senilität, Siechtum und Tod nicht bestehen, ja noch nicht einmal als Möglichkeiten in Betracht gezogen werden.

Wenn es tatsächlich einen solchen Ort gibt, was hält uns dann davon ab, dort hinzugehen? Es ist kein finsterer Kontinent oder ein gefahrvoller, unerforschter Ozean. Es ist unsere Konditionierung (das innere Regelwerk), unsere gegenwärtige allgemeine Weltsicht, die uns von unseren Eltern, Lehrern und der übrigen Gesellschaft beigebracht wurden. Diese Art, die Dinge zu sehen – das alte Denkmuster – hat man treffend als »die Hypnose der sozialen Konditionierung« bezeichnet, eine hergeleitete Vorstellung, an die zu glauben wir uns allgemein bereit erklärt haben.

Unser Körper altert, ohne daß wir Einfluß darauf haben, weil er darauf festgelegt ist, die Befehle dieses allgemein anerkannten Regelsystems auszuführen. Wenn es irgend etwas Natürliches und Unvermeidliches in Zusammenhang mit dem Alterungsprozeß gibt, so kann man es erst dann begreifen, wenn man die Ketten der alten Glaubenssätze abgestreift hat. Um die Erfahrung eines nicht alternden Körpers und eines zeitlosen Bewußtseins zu machen – und das ist das Versprechen dieses Buches –, müssen wir zehn Vorurteile ablegen, die sich darauf beziehen, wer wir sind und worin das wahre Wesen von Geist und Körper besteht. Diese Vorurteile bilden den Sockel unserer gemeinsamen Weltsicht:

1. Es gibt eine objektive und vom Beobachter unabhängige Welt, und unsere Körper sind ein Erscheinungsbild dieser objektiven Welt.
2. Der Körper besteht aus Materieklumpen, die in Zeit und Raum voneinander getrennt sind.
3. Geist und Körper sind getrennt und unabhängig voneinander vorhanden.
4. Die Materie steht an erster Stelle, das Bewußtsein an zweiter. Mit anderen Worten: Wir sind Körpermaschinen, die denken gelernt haben.
5. Menschliche Bewußtheit kann als Produkt chemischer Vorgänge vollständig erklärt werden.
6. Der einzelne ist ein losgelöstes, in sich geschlossenes Wesen.
7. Unsere Wahrnehmung der Welt geschieht unwillkürlich; sie gibt uns ein genaues Bild davon, wie die Dinge wirklich sind.
8. Unser wahres Wesen ist durch Körper, Ich und Persönlichkeit klar umrissen. Wir sind ein Bündel von Erinnerungen und Wünschen, eingeschlossen in einem Rahmen aus Fleisch und Knochen.
9. Zeit existiert als etwas Absolutes, und wir sind Gefangene dieser Absolutheit. Niemand entkommt den zerstörerischen Auswirkungen der Zeit.
10. Leiden ist notwendig – ist ein Teil der Wirklichkeit. Wir sind zwangsläufig Opfer von Krankheit, Alterung und Tod.

Diese Annahmen reichen weit über die Thematik des Alterns hinaus, um eine Welt von Getrenntsein, Verfall und Tod zu erklären. Die Zeit gilt als Gefängnis, aus dem niemand entflieht; unsere Körper sind biochemische Maschinen, die wie alle Maschinen verschleißen. »Ab einem bestimmten Alter«, bemerkte einmal der Physiker Lewis Thomas, »liegt es in unserer Natur, daß wir verschleißen, daß die Gewinde locker werden und daß wir sterben, und damit hat sich's.« Das ist unser trauriges Geschick, wenn man den reinen Materiewissenschaften folgt. Aber diese Ansicht läßt viele Aspekte der menschlichen Natur außer acht. Wir sind die einzigen Wesen auf der Erde, die ihre natürlichen Lebensvorgänge durch das, was sie denken und fühlen, verändern können. Wir besitzen das einzige Nervensystem, das sich des Alterns bewußt ist. Alte Löwen und Tiger verstehen nicht, was ihnen widerfährt – wir aber tun es. Und weil wir dieses Bewußtsein haben, beeinflußt unsere geistige Verfassung auch das, was wir wahrnehmen.

Es gibt keinen einzelnen Gedanken oder ein Gefühl, eine einzelne Einstellung oder Annahme, die keine Auswirkung auf den Alterungsprozeß hätten, ganz gleich, ob direkt oder indirekt. Unsere Zellen belauschen ständig unsere Gedanken und verändern sich dementsprechend. Ein depressiver Anfall kann das Immunsystem außer Kraft setzen; Verliebtsein gibt ihm dagegen zusätzlichen Schwung. Verzweiflung und Hoffnungslosigkeit erhöhen das Risiko von Herzattacken und Krebs und verkürzen damit das Leben. Freude und Erfülltheit erhalten uns gesund und verlängern das Leben. Das bedeutet, daß die Grenze zwischen Biologie und Psychologie überhaupt nicht eindeutig festzulegen ist. Die Erinnerung an eine Streßsituation, oft nur ein Gedankenfetzen, setzt genau denselben Hormonfluß frei wie der Streß selbst.

Da der Geist jede Zelle des Körpers beeinflußt, ist menschliches Altern fließend und veränderbar; es kann sich beschleunigen, sich verlangsamen, eine Weile stillstehen oder sich sogar umkehren. Hunderte von Forschungsergebnissen aus den vergangenen drei Jahrzehnten haben bestätigt, daß das Altern in viel höherem Maß von der Einzelpersönlichkeit abhängt, als man sich das in der Vergangenheit hätte träumen lassen. Der wichtigste Durchbruch besteht aber nicht in derartigen Einzelergebnissen, sondern in einer völlig neuen Weltsicht. Die zehn Vorurteile des alten Denkmusters beschreiben unsere Wirklichkeit nicht zutreffend. Es sind Erfindungen des menschlichen Geistes, die wir zu festen Regeln erklärt haben. Um das Altern von Grund auf in Frage zu stellen, muß zunächst diese ganze Weltsicht angefochten werden, denn nichts besitzt mehr Macht über den Körper als die geistigen Überzeugungen.

Jeder Glaubenssatz des alten Denkschemas kann durch eine umfassendere und erweiterte Ansicht über die Wahrheit ersetzt werden. Diese neuen Annahmen sind zwar auch nur Vorstellungen des menschlichen Geistes. Sie verleihen uns aber mehr Freiheit und Macht. Sie geben uns die Fähigkeit, das Programm des Alterungsprozesses, das im Augenblick noch unsere Zellen steuert, neu zu schreiben.

Die zehn neuen Annahmen lauten folgendermaßen:

1. Die physische Welt unserer Körper ist eine Reaktion des Beobachters. Wir erzeugen unsere Körper, wie wir die Erfahrung unserer Welt erzeugen.
2. Ihrem eigentlichen Wesen nach bestehen unsere Körper aus Energie und Information, nicht aus fester Materie. In dieser Energie und Information treten die unendlichen Energie- und Informationsfelder zutage, die das ganze Universum umspannen.
3. Geist und Körper sind untrennbar vereint. Die Einheit des »Ich« teilt sich in zwei Ströme der Erfahrung. Ich erfahre den subjektiven Strom als Gedanken, Gefühle und Wünsche. Ich erfahre den objektiven Strom als meinen Körper. Auf einer tieferen Ebene jedoch entspringen beide einer gemeinsamen kreativen Quelle. Wir sind dazu bestimmt, aus dieser Quelle zu leben.
4. Die natürlichen Lebensvorgänge des Körpers sind ein Ergebnis des Bewußtseins. Vorstellungen, Gedanken und Gefühle erzeugen die chemischen Reaktionen, die das Leben in jeder Zelle aufrechterhalten. Eine alternde Zelle ist das Endprodukt eines Bewußtseins, das vergessen hat, wie es neu bleiben kann.
5. Unsere Wahrnehmung ist nur scheinbar unwillkürlich; tatsächlich ist sie erlernt. Die Welt, in der wir leben, einschließlich der Erfahrung unseres Körpers, wird völlig dadurch bestimmt, wie wir gelernt haben, sie zu sehen. Wenn wir die Wahrnehmung ändern, wandelt sich auch die Erfahrung unseres Körpers und unserer Welt.

6. Intelligenzimpulse erzeugen unseren Körper in jeder Sekunde in neuer Gestalt. Wir sind die Gesamtsumme dieser Impulse, und indem wir ihre Muster verändern, verändern wir uns selbst.
7. Zwar scheint jeder einzelne losgelöst und unabhängig zu sein, aber wir alle sind mit Intelligenzmustern verbunden, die den ganzen Kosmos beherrschen. Unsere Körper sind Teile des universellen Körpers, unser eigener Geist ist ein Erscheinungsbild des universellen Geistes.
8. Zeit hat keine absolute Existenz; es gibt nur Ewigkeit. Zeit ist in Mengenbegriffen beschriebene Ewigkeit, Zeitlosigkeit, die wir in kleine Stücke von Sekunden, Stunden, Tagen und Jahren aufgesplittert haben. Was wir geradlinig fortschreitende Zeit nennen, spiegelt nur wider, wie wir Veränderung wahrnehmen. Wenn wir das Unveränderliche wahrnehmen könnten, würde die Zeit, wie wir sie kennen, aufhören zu existieren. Wir können lernen, das Unveränderliche, die Ewigkeit, das Absolute in unseren Stoffwechsel einzubringen. Indem wir das tun, können wir die Lebensvorgänge und Funktionen unseres Organismus auf die Unsterblichkeit einstellen.
9. Jeder von uns lebt auch in einer Wirklichkeit, die jenseits allen Wandels liegt. Tief in uns, den fünf Sinnen unzugänglich, liegt ein innerster Kern des Seins, ein unwandelbares Feld, aus dem Persönlichkeit, Ich und Körper hervorgehen. Dieses Wesen ist unser eigentlicher Zustand – das, was wir in Wirklichkeit sind.
10. Wir sind keine Opfer von Alterung, Krankheit und Tod. Diese Dinge gehören nur zur Bühnendekoration und betreffen nicht den inneren Zuschauer, der über jegliche Art von Wandel erhaben ist. Dieser innere Zuschauer oder Seher ist der Ausdruck des ewigen Seins.

Das sind weitreichende Annahmen, die Anfänge einer neuen Wirklichkeit. Sie alle gründen auf den Entdeckungen, die die Quantenphysik vor fast einem Jahrhundert gemacht hat. Die Samen für dieses neue Denkmuster wurden von Albert Einstein, Niels Bohr, Werner Heisenberg und den anderen Pionieren der Quantenphysik gelegt. Diese Wissenschaftler erkannten, daß die überkommene

Anschauung der physikalischen Welt falsch war. Obgleich die Dinge »da draußen« wirklich zu sein scheinen, gibt es abgesehen vom Betrachter keinen Beweis dafür. Keine zwei Menschen leben in genau derselben Welt. Jede Weltsicht erzeugt ihre eigene Welt.

Ich möchte Sie davon überzeugen, daß Sie viel mehr sind als das, was in den Grenzen von Körper, Ich und Persönlichkeit steckt. Das Gesetz von Ursache und Wirkung, das Sie akzeptieren, hat Sie auf das Ausmaß eines Körpers und die Spanne eines Menschenlebens zusammengepreßt. In Wirklichkeit ist das Feld des menschlichen Lebens offen und unbegrenzt. Auf seiner tiefsten Ebene sind unser Körper und unser Geist zeitlos. Sobald Sie sich mit dieser Wirklichkeit identifizieren, die der Quanten-Weltanschauung entspricht, wird für Sie das Altern eine grundsätzlich andere Richtung einschlagen.

DAS ENDE DER TYRANNEI DER SINNE

Warum akzeptieren wir etwas als wirklich? Weil wir es sehen und berühren können. Jeder hat eine Vorliebe für Dinge, die beruhigend dreidimensional sind und über die uns unsere fünf Sinne berichten. Sehen, Hören, Tasten, Schmecken und Riechen dienen zur Verstärkung derselben Botschaft: Die Dinge sind das, was sie scheinen. Gemäß dieser Wirklichkeit ist die Erde flach, steht der Boden unter unseren Füßen still, geht die Sonne im Osten auf und im Westen unter, und das alles, weil es den Sinnen so erscheint. Solange die Botschaft der fünf Sinne fraglos anerkannt wurde, waren solche Tatsachen unumstößlich.

Einstein begriff, daß Zeit und Raum ebenfalls Ergebnisse unserer fünf Sinne sind; wir sehen und berühren Dinge, die drei Dimensionen besitzen, und wir nehmen Ereignisse in zeitlicher Abfolge wahr. Aber Einstein und seine Kollegen waren in der Lage, die Maske des äußeren Scheins zu entfernen. Sie fügten Zeit und Raum zu einer neuen Geometrie zusammen, die weder Anfang noch Ende, weder Konturen noch Festigkeit hatte. Jedes feste Teilchen im Universum erwies sich als ein spukhaftes Energiebündel, das in einer unendlichen Leere vibrierte.

Das alte Raum-Zeit-Modell wurde restlos widerlegt und durch das eines zeitlosen, fließenden Feldes ständiger Wandlung ersetzt. Dieses Quantenfeld ist nicht von uns getrennt – es ist »wir«. Wo die Natur Sterne, Spiralnebel oder winzige Elementarteilchen wie Quarks und Leptonen erzeugt, erschaffen wir, Sie und ich, uns selbst. Der große Vorteil dieser neuen Weltsicht besteht darin, daß sie so unendlich schöpferisch ist – der menschliche Körper wird, wie alles in der Schöpfung, immer wieder in jeder Sekunde neu geschaffen. Obwohl unsere Sinne melden, daß wir in einem festen

Körper, in Zeit und Raum leben, ist dies doch nur die oberflächlichste Ebene der Wirklichkeit. Unser Körper stellt ein viel größeres Wunder dar: Er ist ein fließender Organismus, der seine Kraft aus Jahrmillionen von Intelligenz bezieht. Diese Intelligenz ist dazu da, den ständigen Wandel, der in uns abläuft, zu überwachen. Jede Zelle ist ein Miniaturterminal, der an den kosmischen Computer angeschlossen ist.

Aus dieser Perspektive erscheint es kaum möglich, daß menschliche Wesen überhaupt altern können. Wie schwach und hilflos ein Neugeborenes auch aussieht, es ist doch ausgezeichnet vor den Angriffen der Zeit geschützt. Wenn das Baby seinen fast unverletzlichen Immunstatus aufrechterhalten könnte, würden wir nach Schätzungen der Physiologen alle fast 200 Jahre leben. Könnte es seine schimmernden, glatten, seidenweichen Arterien bewahren, würde sich nirgendwo Cholesterin einnisten, und Herzkrankheiten wären unbekannt. Jede der 50 Billionen Zellen eines Neugeborenen ist so klar wie ein Regentropfen, ohne Spuren giftigen Abfalls; solche Zellen haben keinen Grund zu altern: Nichts in ihnen stört ihr perfektes Funktionieren. Die Zellen eines Neugeborenen sind jedoch nicht wirklich neu – die Atome in ihnen sind seit Milliarden von Jahren durch den Kosmos gereist. Aber das neue Geschöpf entsteht durch eine unsichtbare Intelligenz, die sich zusammenfügt, um ein einzigartiges Lebewesen zu gestalten. Das zeitlose Feld hat einen neuen Tanzschritt erfunden, die pulsierenden Rhythmen im Körper eines Neugeborenen.

Altern ist eine Maske: Dahinter verbirgt sich der Verlust dieser Intelligenz. Die Quantenphysik lehrt uns, daß der kosmische Tanz kein Ende hat – das universelle Energie- und Informationsfeld hört nie auf, sich zu wandeln; es ordnet sich jede Sekunde neu. Unsere Körper gehorchen demselben Schöpfungsimpuls. Schätzungsweise sechs Billionen Reaktionen finden pro Sekunde in jeder Zelle statt. Wenn es in diesem Strom der Verwandlung zu einem Stau kommt, geraten unsere Zellen in Unordnung, was gleichbedeutend ist mit Altern.

Brot wird nach einem Tag alt, denn es liegt einfach da, anfällig für Feuchtigkeit, Pilze, Oxidation und verschiedene zerstörerische chemische Prozesse. Ein Kreidefelsen zerfällt mit der Zeit, ausgemergelt von Wind und Regen, und hat nicht die Kraft, sich wieder aufzubauen. Auch unsere Körper sind dem Oxidationsprozeß ausgesetzt und werden von Pilzen und verschiedenen Keimen angegriffen; Wind und Regen machen ihnen zu schaffen. Aber anders als der Brotlaib und der Felsen können wir uns erneuern. Unsere Knochen sind nicht nur ein Calciumlager wie der Felsen – sie lassen es zirkulieren. Ständig dringen frische Calciumatome in unsere Knochen ein und verlassen sie dann, um Bestandteile unseres Blutes, unserer Haut oder anderer Zellen zu werden, je nach Bedarf unseres Körpers.

Um lebendig zu bleiben, muß unser Körper diesen fliegenden Wandel beibehalten. In diesem Moment atmen Sie Wasserstoff-, Sauerstoff-, Kohlenstoff- und Stickstoffatome aus, die eben noch in fester Materie eingeschlossen waren; Ihr Magen, Ihre Leber, Ihr Herz, Ihre Lungen und Ihr Gehirn lösen sich in Luft auf und werden so rasch und unaufhörlich ersetzt, wie sie abgebaut werden. Die Haut wird einmal im Monat ausgetauscht, die Magenschleimhaut alle fünf Tage, die Leber alle sechs Wochen und das Skelett alle drei Monate. Für das bloße Auge sehen diese Organe von einem Moment zum anderen gleich aus, sie sind aber ständig im Fluß. Im Verlauf eines Jahres werden 98 Prozent der Atome Ihres Körpers durch neue ersetzt.

Ein enormer Anteil dieses endlosen Wandels geschieht zu unserem Nutzen. Nur jedes millionste Enzym reagiert mit einer Aminosäure nicht völlig perfekt; nur ganz selten gibt es bei einer von Milliarden Nervenzellen eine Fehlzündung; auf einem DNS-Strang (Desoxyribonukleinsäure, wichtiger Bestandteil der Zellkerne aller pflanzlichen, tierischen und menschlichen Organismen), in dem Milliarden von genetischen Informationen verschlüsselt sind, versäumt vielleicht nur ein Enzym, sich bei einer Beschädigung richtig zu reparieren. Diese seltenen Fehler geschehen unmerklich, und man würde meinen, daß sie nicht weiter ins Gewicht fallen. Der menschliche Körper ist ein hervorragender Schauspieler, der den »Hamlet« tausendmal spielen kann und sich dabei nur ein einziges Mal verspricht. Aber die unsichtbaren Risse in der Vollkommenheit des Körpers zählen doch. Die Präzision unserer Zellen verfällt ganz allmählich. Das immer Neue wird etwas weniger neu. Und wir altern.

Ab dem 30. Lebensjahr und dann im Schneckentempo von jährlich einem Prozent beginnt der Körper den Weg seines Verschleißes: Falten erscheinen, die Haut verliert an Spannkraft und Frische, die Muskeln werden schlaff. Anstatt dreimal mehr Muskeln als Fett zu haben, gleicht sich das Verhältnis nach und nach aus, Sehschärfe und Hörfähigkeit schwinden dahin, die Knochen werden dünn und spröde. Durchhaltekraft und Ausdauer nehmen stetig ab und machen es schwerer, dieselbe Leistung wie vorher zu erbringen. Der Blutdruck steigt, und bei vielen biochemischen Substanzen geht der optimale Pegel verloren; am beunruhigendsten für Ärzte ist dabei der Cholesterinspiegel, der über die Jahre ansteigt und der schleichenden Entwicklung von Herzkrankheiten Vorschub leistet, denen mehr Menschen zum Opfer fallen als allen übrigen Leiden. Anderswo im Körper geraten die Zellumwandlungen außer Kontrolle und erzeugen bösartige Tumore, die bei jedem dritten Menschen auftreten, meistens nach dem 65. Lebensjahr.

Mit der Zeit gewinnen diese verschiedenen altersbedingten Veränderungen großen Einfluß. Sie sind die vielen kleinen Wellen, die die Flutwelle des Alterns zustande bringen. Zu jedem Zeitpunkt jedoch beträgt das Altern nur ein Prozent der gesamten Veränderungen, die stetig in unserem Körper stattfinden. Mit anderen Worten: 99 Prozent der Energie und Intelligenz, die uns ausmachen, bleiben von der Alterung unberührt. Betrachtet man den Körper als einen Prozeß, so würde das Ausschalten dieses einen Prozents an Fehlfunktionen das Altern beseitigen. Wie aber kommen wir an dieses eine Prozent heran? Um das zu beantworten, müssen wir den Schalthebel finden, der die innere Intelligenz des Körpers steuert.

Die neue Wirklichkeit, die von der Quantenphysik eingeführt wurde, machte es erstmals möglich, auf die der sichtbaren Welt zugrundeliegende unsichtbare Intelligenz Einfluß zu nehmen. Einstein lehrte uns, daß der physische Körper wie alle anderen materiellen Objekte eine Illusion ist: Der Versuch, auf ihn einzuwirken, ist das gleiche, als ob man nach einem Schatten greift und das Wesentliche verfehlt. Die unsichtbare Welt ist die wirkliche, und wenn wir bereit sind, die unsichtbaren Bereiche unseres Körpers zu erforschen, können wir die gewaltige kreative Kraftquelle in unserem Inneren anzapfen. Lassen Sie mich angesichts dieses verborgenen Potentials, das unter der Oberfläche des Lebens wartet, die zehn Prinzipien des neuen Denkmusters noch einmal ausführlicher darstellen:

1. ES GIBT KEINE OBJEKTIVE, VOM BETRACHTER UNABHÄNGIGE WELT.

Die Welt, die wir als wirklich akzeptieren, besitzt scheinbar eindeutige Eigenschaften. Manche Dinge sind groß, andere klein; manche sind hart, andere weich. Und doch hat keine dieser Eigenschaften außerhalb unserer Wahrnehmung irgendeine Bedeutung. Nehmen wir ein beliebiges Objekt, zum Beispiel einen Klappstuhl. Für uns ist der Stuhl nicht sehr groß, aber für eine Ameise ist er riesig. Für uns fühlt sich der Stuhl hart an, aber für ein Neutrino (masseloses Elementarteilchen ohne elektrische Ladung) liegen die Atome des Stuhls meterweit auseinander. Der Stuhl scheint fest zu stehen; aber wenn wir ihn aus dem Weltraum betrachten, würden wir ihn, zusammen mit allem, was auf der Erde ist, mit einer Geschwindigkeit von 1600 Kilometern pro Stunde an uns vorüberziehen sehen. In ähnlicher Weise kann alles, was wir über den Stuhl aussagen, völlig verändert werden, indem wir eine andere Perspektive einnehmen. Ist der Stuhl rot, können wir ihn schwarz erscheinen lassen, wenn wir ihn durch eine grüne Brille ansehen. Wiegt der Stuhl fünf Pfund, können wir ihn zwei Pfund wiegen lassen, wenn wir ihn auf den Mond bringen, oder sogar 100000 Pfund, wenn wir ihn in das Gravitationsfeld eines dichten Sterns bringen.

Da es also keine absoluten Eigenschaften in der materiellen Welt gibt, ist es auch falsch zu sagen, daß es »da draußen« eine unabhängige Welt gibt. Die Welt ist ein Abbild der Sinnesorgane, die sie erfassen. Das menschliche Nervensystem nimmt lediglich einen winzigen Teil, weniger als 0,000000001 Prozent der Gesamtenergie wahr, die in unserer Umgebung vibriert. Andere Nervensysteme, wie das einer Fledermaus oder einer Schlange, geben eine andere Welt wieder, die neben der unseren besteht. Die Fledermaus nimmt eine Geräuschwelt wahr, die Schlange eine Welt aus infrarotem Licht, die uns beide verborgen bleiben.

Alles, was tatsächlich »da draußen« ist, sind gestaltlose Rohdaten, die darauf warten, von uns, den Wahrnehmenden, gedeutet zu werden. Wir nehmen eine von Grund auf vieldeutige, fließende »Quantensuppe«, wie Physiker das nennen würden, und benutzen unsere Sinne dazu, die Suppe zu einer festen, dreidimensionalen Welt erstarren zu lassen. Der berühmte britische Neurologe John Eccles durchbricht die Illusion der Sinne mit einer ebenso erschreckenden wie unwiderlegbaren Behauptung: »Ich möchte, daß Sie begreifen, daß es in der natürlichen Welt keine Farben und keine Klänge gibt – nichts dergleichen; keine stoffliche Beschaffenheit, keine Muster, keine Schönheit, keine Gerüche ...« Kurz gesagt: keine der objektiven Tatsachen, auf die wir gemeinhin unsere Wirklichkeit aufbauen, ist von grundlegender Gültigkeit.

So bestürzend das klingen mag, es ist doch unglaublich befreiend zu erkennen, daß wir unsere Welt – einschließlich unseres Körpers – verändern können, indem wir einfach unsere Wahrnehmung verändern. Die Art, wie wir uns wahrnehmen, verursacht sofort in unserem Körper gewaltige Veränderungen. Lassen Sie mich ein Beispiel nennen: In den USA und England errichtet das gesetzliche Rentenalter ein willkürliches Grenzdatum für soziale Nützlichkeit. Am Tag vor seinem 65. Geburtstag trägt ein Arbeiter durch seine Arbeit noch zur Wertschaffung der Gesellschaft bei; am Tag darauf ist er auf einmal von dieser Gesellschaft abhängig. Aus medizinischer Sicht können die Ergebnisse dieses Wandels der Wertschätzung verhängnisvoll sein. In den ersten Jahren nach Beginn des Ruhestands nehmen die Fälle von Herzattacken und Krebs zu, und ein frühzeitiger Tod ereilt Männer, die sonst im Arbeitsleben gesund gewesen waren. Der »frühzeitige Rentnertod«, wie das Syndrom genannt wird, ist eine Folge der Ansicht, daß die eigenen nützlichen Tage vorüber sind. Das ist zwar nur eine Frage der Wahrnehmung, aber für jemanden, der fest davon überzeugt ist, reicht es aus, um Krankheit und Tod herbeizuführen. Im Vergleich dazu bleiben in Gesellschaftsformen, wo ein hohes Alter als Teil der sozialen Struktur angesehen wird, auch die betagteren Menschen äußerst lebendig – heben Lasten, ersteigen Berge und bücken sich in einer Weise, die wir bei unseren Ruheständlern als außergewöhnlich betrachten.

Wenn man unter einem starken Mikroskop alte Zellen untersucht, beispielsweise solche, die Leberflecken auf der Haut bilden, so bietet sich einem ein wahres Schlachtfeld dar. Faserige Streifen verlaufen kreuz und quer; Fettschlacken und nicht ausgeschiedene Stoffwechselabfälle bilden häßliche Klumpen; dunkelgelbe Pigmente, die man Lipofuscin nennt, haben sich derart angesammelt, daß sie 10 bis 30 Prozent des Zellinneren verunstalten.

Dieses Bild der Verwüstung wurde durch subzellulare Prozesse verursacht, die aus der Bahn geraten sind. Betrachtet man es jedoch von einem weniger auf die Materie bezogenen Blickwinkel aus, dann erkennt man, daß alte Zellen gleichsam wie Reisekarten die Lebenserfahrung eines Menschen abbilden. Dinge, unter denen wir gelitten haben, sind dort ebenso eingeprägt wie freudige Erlebnisse. Seelische Belastungen, die wir auf der bewußten Ebene längst vergessen haben, senden immer noch wie vergrabene Mikrosender ihre Signale aus und machen uns ängstlich, angespannt, erschöpft, besorgt, verbittert, unsicher oder enttäuscht – diese Reaktionen überschreiten die Geist-Körper-Grenze und werden ein Teil von uns. Die verklumpten, toxischen Ablagerungen in alten Zellen erscheinen nicht überall gleich; manche Menschen haben viel mehr davon als andere, selbst wenn der genetische Unterschied zwischen ihnen sehr gering ist. Wenn Sie um die 70 sind, werden Ihre Zellen einzigartig sein, Abbilder der einzigartigen Erfahrungen, die Sie verarbeitet und durch den Stoffwechsel Ihren Geweben und Organen eingeprägt haben.

Die Fähigkeit, die chaotisch vibrierenden Rohdaten der »Quantensuppe« zu verarbeiten und sie zu bedeutungsvollen, geordneten Bestandteilen einer Wirklichkeit zu machen, eröffnet ungeahnte schöpferische Möglichkeiten. Diese Möglichkeiten existieren allerdings nur dann, wenn wir uns ihrer bewußt sind. Während Sie dieses Buch lesen, ist ein großer Teil Ihres Bewußtseins damit beschäftigt, Ihren Körper ohne Ihr bewußtes Zutun zu erzeugen. Das sogenannte unwillkürliche oder autonome Nervensystem hat die Aufgabe, Funktionen zu steuern, die sich unserem bewußten Zugriff entzogen haben. Selbst wenn Sie völlig benebelt die Straße entlang gingen, würde das autonome Zentrum in Ihrem Gehirn immer noch mit Ihrer Umwelt fertig werden, die Gefahren im Auge haltend und bereit, die Streßreaktion jederzeit zu aktivieren.

Hundert Dinge, denen wir keine Aufmerksamkeit widmen – der Atem, die Verdauung, das Zellwachstum, die Reparatur beschädigter alter Zellen, die Reinigung von Giftstoffen, die Aufrechterhaltung des Hormonspiegels, die Umwandlung von als Fett eingelagerter Energie zu Blutzucker, die Dehnung der Pupillen, das Ansteigen und Absinken des Blutdrucks, die Aufrechterhaltung einer konstanten Körpertemperatur, das Gleichgewicht beim Gehen, das Zuführen von Blut in die gerade aktiven Muskelgruppen, die Wahrnehmung von Bewegungen und Geräuschen in unserer Umgebung – all das geschieht unaufhörlich.

Diese automatischen Vorgänge spielen eine große Rolle im Alterungsprozeß, denn in dem Maße, wie wir altern, verfällt unsere Fähigkeit, diese Funktionen aufeinander abzustimmen. Ein lebenslang unbewußt geführtes Leben zieht zahllose Fehlentwicklungen nach sich; während ein Leben mit bewußter Teilnahme sie verhindert. Allein die Tatsache, daß wir unseren Körperfunktionen bewußt Aufmerksamkeit widmen, anstatt sie einem automatischen Piloten zu überlassen, wird unsere Entwicklung verändern. Jede sogenannte unwillkürliche Funktion, von Herzschlag und Atmung bis hin zur Verdauung und Hormonregulierung, kann bewußt gesteuert werden. Das Zeitalter des Biofeedback und der Meditation hat uns das gelehrt – Herzkranken wurde in Geist-Körper-Laboratorien beigebracht, wie sie unter vielen anderen Dingen willentlich ihren Blutdruck senken oder die zu Geschwüren führende Magensäureausscheidung verringern konnten. Warum sollte man diese Fähigkeit nicht auch auf den Alterungsprozeß anwenden? Warum sollte man nicht alte Wahrnehmungsmuster durch neue ersetzen? Wie wir sehen werden, gibt es eine Fülle von Techniken, um das autonome Nervensystem zu unseren Gunsten zu beeinflussen.

2. UNSER KÖRPER BESTEHT AUS ENERGIE UND INFORMATION.

Um die Muster der Vergangenheit zu verändern, ist es notwendig zu wissen, woraus sie bestehen. Unser Körper setzt sich scheinbar aus fester Materie zusammen, die in Moleküle und Atome zerlegt werden kann. Doch die Quantenphysik lehrt uns, daß jedes Atom zu 99,999 Prozent aus leerem Raum besteht, und die winzigen Teilchen, die durch diesen Raum rasen, sind eigentlich Bündel vibrierender Energie. Ihre Schwingungen sind jedoch nicht zufällig und bedeutungslos; sie enthalten Information. So ist ein Schwingungsbündel als Wasserstoffatom kodiert, ein anderes als Sauerstoffatom; jedes Element ist im Grunde sein eigener, einzigartiger Kode.

Ein Kode ist abstrakt, und das gilt letzten Endes auch für unseren Kosmos und alles, was darin enthalten ist. Verfolgt man die physikalische Struktur des Körpers bis hin zu seinem physikalischen Ursprung, so landet man in einer Sackgasse, denn die Moleküle lösen sich zu Atomen auf, die Atome zu noch kleineren Teilchen, und diese Teilchen zu Energiephantomen, die sich in die Leere hinein auflösen. Diese Leere enthält geheimnisvollerweise bereits Information, bevor überhaupt irgendeine Information ausgedrückt wird. Genauso wie Tausende von Wörtern still in unserem Gedächtnis existieren, ohne ausgesprochen zu werden, enthält das Quantenfeld das gesamte Universum in nichtoffenbarer Form. So ist es seit dem Urknall, als Milliarden von Galaxien auf einen Raum zusammengepreßt waren, der millionenmal kleiner war als der Punkt am Ende dieses Satzes. Und doch bestand die Struktur des Universums in nichtoffenbarer Form sogar vor diesem unendlich kleinen Pünktchen.

Der wesentliche Stoff des Universums einschließlich unseres Körpers ist Nicht-Stoff, aber es ist kein gewöhnlicher Nicht-Stoff. Es ist denkender Nicht-Stoff. Die Leere in jedem Atom pulsiert mit unsichtbarer Intelligenz. Genetiker orten diese Intelligenz hauptsächlich innerhalb der DNS, aber das geschieht nur aus Bequemlichkeitsgründen. Das Leben entfaltet sich in dem Maße, wie die DNS ihre gespeicherte Intelligenz an ihre aktive Zwillingsschwester, die RNS (Ribonukleinsäure, wichtiger Bestandteil des Kerneiweißes der Zelle), abgibt, die wiederum in die Zelle hineinwirkt und Intelligenzstückchen an Tausende von Enzymen weiterreicht. Mit diesen besonderen Intelligenzstückchen erzeugen die Enzyme dann Proteine. An jedem Punkt dieser Abfolge müssen Energie und Information ausgetauscht werden, oder es gäbe keinen Aufbau von Leben aus lebloser Materie.

Der menschliche Körper bezieht seine Hauptenergie daraus, daß er Zucker verbrennt, der in Form von Glukose, das heißt Blutzucker, in die Zellen transportiert wird. Der chemische Aufbau von Glukose ähnelt stark dem von gewöhnlichem Zucker. Wenn man diesen aber verbrennt, erhält man nicht die feinen, komplexen Strukturen einer lebendigen Zelle; übrig bleibt nur ein verkohlter Klumpen Asche und Spuren von Wasser und Kohlendioxid in der Luft.

Der Stoffwechsel ist mehr als ein Verbrennungsprozeß; es ist ein intelligenter Akt. Derselbe Zucker, der träge in einem Zuckerwürfel verharrt, unterstützt mit seiner Energie das Leben, denn die Körperzellen flößen ihm neue Information ein. Der Zucker mag seine Energie beispielsweise einer Niere zuführen, dem Herzen oder einer Gehirnzelle. Alle diese Zellen enthalten ganz einzigartige Intelligenzformen – das rhythmische Zucken einer Herzzelle ist völlig verschieden von den elektrischen Entladungen einer Gehirnzelle oder dem Natriumaustausch einer Nierenzelle.

So wunderbar diese Fülle von verschiedenartiger Intelligenz auch ist, im Grunde gibt es nur eine einzige Intelligenz, an welcher der ganze Körper teil hat. Der Fluß dieser Intelligenz erhält uns am Leben, und wenn er im Moment des Todes zu fließen aufhört, wird die gesamte in unserer DNS gespeicherte Intelligenz nutzlos. Mit zunehmendem Alter wird dieser Intelligenzstrom auf verschiedene Arten beeinträchtigt. Die spezifische Intelligenz des Immunsystems, des Nervensystems und des Endokrinsystems schwindet dahin; diese drei Systeme sind heute den Physiologen als hauptsächliche Schaltstellen des Körpers bekannt. Unsere Immunzellen und innersekretorischen Drüsen sind mit denselben Rezeptoren (Empfängern) für Gehirnsignale ausgestattet wie unsere Nervenzellen; deshalb sind sie wie ein erweitertes Gehirn. Senilität ist demnach nicht einfach als eine Krankheit anzusehen, die auf unsere grauen Zellen beschränkt ist; wenn Intelligenz im Immun- oder Endokrinsystem verlorengeht, stellt sich im ganzen Körper Senilität ein.

Da das alles auf einer unsichtbaren, unmanifesten Ebene vor sich geht, geschieht der Verlust unmerklich, bis er ein fortgeschrittenes Stadium erreicht hat und sich als Körpersymptom ausdrückt. Die fünf Sinne reichen nicht tief genug, um die Milliarden von Vorgängen auf der Quantenebene wahrzunehmen, die das Altern bewirken. Die Geschwindigkeit der Veränderung ist zu schnell und zu langsam zugleich; zu schnell, weil die einzelne chemische Reaktion weniger als eine Zehntausendstelsekunde dauert, zu langsam, weil die sich anhäufenden Auswirkungen erst Jahre später zutage treten. Diese Reaktionen beinhalten Information und Energie in einer Größenordnung, die millionenmal kleiner ist als die eines einzelnen Atoms.

Der altersbedingte Verfall wäre unvermeidlich, wenn der Körper nur Materie wäre, denn alle materiellen Dinge fallen der Entropie anheim, der Tendenz geordneter Systeme, ungeordnet zu werden. Das klassische Beispiel von Entropie ist ein Auto, das auf einem Schrottplatz verrostet; Entropie läßt die geordnete Maschinerie zu Rost zerfallen. Es besteht keine Möglichkeit, daß der Prozeß andersherum verläuft –, daß ein rostiger Schrotthaufen sich zu einem neuen Auto anordnet. Aber das Entropiegesetz ist auf die Intelligenz nicht anwendbar: Ein unsichtbarer Teil von uns ist über die Verwüstungen der Zeit erhaben. Die moderne Naturwissenschaft entdeckt erst jetzt die Konsequenzen dieser Zusammenhänge, die jedoch bereits seit Jahrhunderten durch geistige Traditionen vermittelt wurden, in denen Meister die Jugendlichkeit ihres Körpers bis ins hohe Alter bewahrt haben. Indien, China, Japan und, wenn auch in geringerem Umfang, der christliche Westen, haben Weise hervorgebracht, die ihr eigentliches Wesen als einen Strom von Intelligenz begriffen. Indem sie diesen Strom am Fließen hielten und ihn Jahr um Jahr umsorgten, überwanden sie die Entropie von einer tieferen Ebene der Natur her. In Indien wird der Strom der Intelligenz »Prana« genannt (im allgemeinen mit »Lebenskraft« übersetzt), der willentlich verstärkt oder verringert, hierhin und dorthin geschickt und so gesteuert werden kann, daß er den stofflichen Körper geordnet und jung erhält. Wie wir sehen werden, ruht die Fähigkeit, Prana zu erreichen und zu nutzen, in jedem von uns. Ein Yogi bewegt Prana, indem er nichts anderes als Aufmerksamkeit benutzt, denn auf einer tiefen Ebene sind Aufmerksamkeit und Prana dasselbe – Leben ist Bewußtheit, Bewußtheit ist Leben.

3. GEIST UND KÖRPER SIND UNTRENNBAR EINS.

Intelligenz ist viel beweglicher als die stoffliche Maske, hinter der sie sich verbirgt. Intelligenz kann sich entweder als Gedanken ausdrücken oder als Moleküle. Eine fundamentale Empfindung wie Furcht kann entweder als abstraktes Gefühl oder als ein greifbares Molekül des Hormons Adrenalin beschrieben werden. Ohne das Gefühl gibt es kein Hormon; ohne das Hormon gibt es kein Gefühl. In derselben Weise gibt es keinen Schmerz ohne Nervensignale, die den Schmerz vermitteln; es gibt keine Schmerzlinderung ohne Endorphine (schmerzstillende Hormone), die an den Schmerzrezeptoren diese Signale abblocken. Die Revolution, die wir Geist-Körper-Medizin nennen, gründet auf dieser einfachen Entdeckung: Wo immer ein Gedanke auftaucht, ist er von einer chemischen Substanz begleitet. Diese Erkenntnis ist zu einem wichtigen Hilfsmittel geworden, durch das wir beispielsweise verstehen können, warum Frauen, kurz nachdem sie Witwen werden, doppelt so anfällig für Brustkrebs sind, und warum chronisch Depressive viermal häufiger anfällig für Krankheiten sind als andere Menschen. In beiden Fällen wandeln sich Geisteszustände in biochemische Stoffe um, die Krankheiten verursachen. In meine Praxis könnten zwei Herzkranke kommen, die beide an Angina pectoris leiden, dem beengenden, atemberaubenden Schmerz, der für Herzkrankheiten typisch ist. Der eine Patient könnte vielleicht laufen, schwimmen und sogar Berge besteigen und dabei völlig seine Schmerzen ignorieren, sofern sie nicht ganz verschwinden, während der andere fast in Ohnmacht fällt, wenn er sich aus seinem Sessel erhebt.

Ich würde natürlich zuerst nach physischen Unterschieden zwischen ihnen suchen, aber da würde ich vielleicht nicht fündig. Herzspezialisten gehen davon aus, daß Herzschmerzen auftreten, sobald zumindest eine der drei Herzkranzarterien zur Hälfte verstopft ist. Diese Verstopfung ist meistens ein Atherom, ein Gerinnsel an der Arterieninnenwand, das aus abgestorbenen Zellen, sowie Blutklümpchen und Fettschlacke besteht. Die fünfzigprozentige Verstopfung ist allerdings nur eine Daumenregel. Manche Patienten werden durch ihre Schmerzen außer Gefecht gesetzt, wenn sie nur ein einziges kleines Gerinnsel haben, das kaum den Blutfluß in einer Arterie beeinträchtigt, während von anderen Patienten, die vielfache, massive Verstopfungen von bis zu 85 Prozent haben, bekannt ist, daß sie an Marathonläufen teilnehmen. Ich muß hinzufügen, daß Angina pectoris nicht immer durch Ablagerungen verursacht wird. Die Arterien sind mit einer Schicht aus Muskelzellen ausgekleidet, die sich krampfartig zusammenziehen und so das Blutgefäß abklemmen können; aber das ist eine höchst individuelle Reaktion.

Aus der Geist-Körper-Perspektive bringen meine beiden Patienten ihre unterschiedlichen Auffassungen von Schmerz zum Ausdruck. Jeder Patient drückt seinem Zustand seine eigene, einzigartige Sichtweise auf. Der Schmerz (wie jedes andere Symptom) tritt erst dann ins Bewußtsein, wenn er mit allen Einflüssen der Vergangenheit, die im Geist-Körper-System wirksam sind, in eine Wechselbeziehung getreten ist. Es gibt keine Standardreaktion für alle Menschen oder auch nur für denselben Menschen in zwei verschiedenen Situationen. Schmerzsignale sind bloße Rohdaten, die unterschiedlich gedeutet werden können. Hochleistungssportarten wie beispielsweise der Langlauf, setzen einen Sportler Schmerzen aus, die aber für ihn dazugehören: »Ohne Schmerz kein Sieg.« Derselbe Schmerz würde unter anderen Umständen als äußerst unangenehm empfunden. Wettläufer schätzen einen Trainer, der sie zum Äußersten antreibt; in einem Freizeit-Camp würde sie diese Behandlung auf die Palme bringen.

Die Medizin fängt gerade erst an, die Geist-Körper-Verbindung für die Heilung einzusetzen – Schmerzlinderung ist hierfür ein gutes Beispiel. Wenn man ein Placebo (Scheinmedikament) verabreicht, spüren 30 Prozent der Patienten dasselbe Nachlassen des Schmerzes, als hätte man ihnen tatsächlich ein wirkliches Schmerzmittel gegeben.

Aber der Geist-Körper-Effekt ist viel ganzheitlicher. Ein und dasselbe Scheinmedikament kann eingesetzt werden, um Schmerzen zu lindern, übermäßige Magensäureabsonderung bei Patienten mit Magengeschwüren einzudämmen, den Blutdruck zu senken oder Tumore zu bekämpfen. Sämtliche Nebenwirkungen der Chemotherapie, einschließlich Haarausfall und Übelkeit, können hervorgerufen werden, wenn man Krebspatienten eine Traubenzuckertablette gibt und ihnen dabei einredet, es handele sich um ein starkes Krebsmittel. Es gibt sogar Fälle, wo Spitzen mit steriler Salzlösung zu Heilerfolgen bei bösartigen Geschwulsten in fortgeschrittenem Stadium geführt haben.

Da nun dieselbe wirkungslose Tablette zu solch unterschiedlichen Reaktionen führen kann, müssen wir daraus schließen, daß der Körper fähig ist, jede beliebige biochemische Reaktion auszuführen, sobald der Geist den entsprechenden Vorschlag gemacht hat. Die Tablette selbst ist bedeutungslos; die Kraft, die den Placeboeffekt auslöst, ist allein die Kraft der Überzeugung. Diese Überzeugung wird dann in die Absicht des Körpers umgewandelt, sich selbst zu heilen. Warum sollte man dann nicht die Täuschung mit der Traubenzuckertablette beiseite lassen und die Absicht direkt angehen? Wenn wir die Absicht, nicht zu altern, tatsächlich auslösen könnten, würde der Körper sie automatisch ausführen.

Wir haben äußerst aufregende Beweise dafür, daß diese Möglichkeit besteht. Eine der gefürchtetsten Alterskrankheiten ist die Parkinsonsche Krankheit, eine Nervenkrankheit, die zu unkontrollierbaren Muskelbewegungen und zu einer drastischen Verlangsamung der Körperbewegungen, zum Beispiel beim Gehen, führt, bis der Körper schließlich so steif wird, daß der Patient sich überhaupt nicht mehr bewegen kann. Diese Krankheit läßt sich auf den unerklärlichen Rückgang einer Hirnsubstanz namens Dopamin zurückführen, aber es gibt auch eine vorgetäuschte Variante der Krankheit, wo die dopaminerzeugenden Gehirnzellen durch bestimmte

Drogen oder Medikamente chemisch zerstört worden sind. Stellen wir uns einen Patienten vor, der an dieser Variante der Parkinsonschen Krankheit leidet und sich in einem fortgeschrittenen Stadium der Erstarrung befindet. Wenn er versucht zu gehen, kann er nur einen oder zwei Schritte machen, bevor er stocksteif zum Stillstand kommt.

Zieht man jedoch eine Linie auf dem Boden und sagt: »Gehen Sie hinüber«, so wird der Betreffende erstaunlicherweise fähig sein, sie zu überschreiten. Trotz der Tatsache, daß die Dopaminproduktion völlig unwillkürlich erfolgt und der Dopaminvorrat anscheinend erschöpft ist – angesichts der Tatsache, daß das Gehirn den Beinmuskeln nicht signalisieren kann, daß sie einen weiteren Schritt tun sollen, wird das Gehirn durch die bloße Absicht zu gehen aufgeweckt. Der Betreffende mag zwar nach ein paar Sekunden erneut zum Stillstand kommen, aber man kann ihn wiederum bitten, eine imaginäre Linie zu überschreiten, und sein Gehirn wird reagieren. In erweitertem Sinne ist die Gebrechlichkeit und Inaktivität, die viele alte Menschen zur Schau stellen, oft nur eine Art Winterschlaf. Indem sie ihre Absicht, ein aktives, sinnerfüllendes Leben zu leben, erneuern, können viele ältere Menschen ihre motorischen Fähigkeiten, ihre Vitalität, Beweglichkeit und ihre geistige Wachheit spektakulär verbessern.

Absicht ist der aktive Partner von Aufmerksamkeit; mit ihrer Hilfe verwandeln wir automatische Prozesse in bewußte. Durch die Anwendung einfacher Geist-Körper-Übungen kann fast jeder Patient in wenigen Sitzungen lernen, wie er einen rasenden Herzschlag, asthmatisches Keuchen oder unbestimmte Angstgefühle wieder normalisiert. Was außer Kontrolle geraten ist, kann mit der richtigen Technik wieder unter Kontrolle gebracht werden. Das ist von enormer Tragweite für den Alterungsprozeß. Indem man eine Absicht in den Gedankenprozeß einfügt, beispielsweise »Ich möchte jeden Tag mehr Energie und Kraft haben«, kann man allmählich die Kontrolle über jene Hirnbereiche erlangen, die bestimmen, wieviel Energie in der Aktivität zum Ausdruck kommen soll. Das Abnehmen der Körperkraft im Alter ist hauptsächlich das Ergebnis der Erwartung, abzubauen. Die Menschen haben sich unabsichtlich eine selbstzerstörerische Absicht in Form eines starken Glaubens eingepflanzt, und die Geist-Körper-Verbindung führt diese Absicht automatisch aus.

Unsere bisherigen Absichten erzeugen ein überholtes Programm, das uns scheinbar beherrscht. In Wahrheit kann die Macht der Absicht aber in jedem beliebigen Moment erneuert werden. Lange bevor wir alt werden, können wir solche Schäden vermeiden, indem wir unseren Geist durch die Kraft unserer Absicht bewußt auf das Jungbleiben programmieren.

4. DIE BIOCHEMIE DES KÖRPERS IST EIN PRODUKT DES BEWUSSTSEINS.

Eine der weitreichendsten Einschränkungen durch das alte Denkmuster bestand in der Annahme, daß das Bewußtsein eines Menschen bei der Erklärung der Vorgänge in seinem Körper keine Rolle spielt. Aber der Prozeß der Heilung ist nur zu verstehen, wenn auch die Überzeugungen, die Annahmen, Erwartungen und das Selbstbild des Betreffenden verstanden werden. Obwohl die Vorstellung des Körpers als einer geistlosen Maschine weiterhin in der westlichen Schulmedizin vorherrscht, gibt es doch unwiderlegbare Beweise für das Gegenteil. Todesfälle durch Krebs und Herzkrankheiten sind nachweislich bei Menschen in psychischen Notsituationen häufiger, und seltener bei denen, die in ihrem Leben einen Sinn finden und sich wohlfühlen.

Eine der meistveröffentlichten medizinischen Studien der letzten Jahre ist die des amerikanischen Psychiaters David Spiegel von der Stanford University, der nachweisen wollte, daß der Geisteszustand von Patienten sich nicht auf ihre Überlebenschancen bei Krebs auswirkt. Wie viele andere Kliniker war er der Meinung, daß es eher schädlich sei, den Meinungen und Vorstellungen der Patienten Wert beizumessen, denn der Gedanke, »Ich habe meinen Krebs verursacht«, würde nur zu Schuldgefühlen und Selbstanklagen führen. Spiegel nahm 86 Frauen mit Brustkrebs in einem Stadium, wo eine Heilung mit traditionellen Mitteln nicht mehr möglich war, und gab der Hälfte von ihnen eine wöchentliche therapeutische Behandlung zusammen mit Anleitungen in Selbsthypnose. Das war in jeder Hinsicht eine Minimalbehandlung – was konnte eine Frau schon mit einer Therapiesitzung pro Woche tun – die sie noch dazu mit anderen Patientinnen teilen mußte –, um eine Krankheit zu bekämpfen, die in fortgeschrittenem Stadium zwangsläufig tödlich endet? Die Antwort schien auf der Hand zu liegen.

Nach zehn Jahren stellte Spiegel jedoch verblüfft fest, daß die therapierte Gruppe im Durchschnitt doppelt so lange überlebte wie die ohne Therapie. Das war doppelt aussagekräftig, weil zu diesem Zeitpunkt nur noch drei Frauen lebten, und alle gehörten zu der Therapiegruppe. Diese Studie ist deshalb aufsehenerregend, weil der Forscher überhaupt keine Auswirkungen erwartete. Aber zehn andere Wissenschaftler kamen zu ähnlichen Ergebnissen. In einer sorgfältigen Studie fand M. R. Jensen an der Yale University im Jahr 1987 heraus, daß Brustkrebs sich am schnellsten bei solchen Frauen ausbreitet, die sich unterdrückt und hoffnungslos fühlten und unfähig waren, Ärger, Angst und andere negative Gefühle zum Ausdruck zu bringen. Zu ähnlichen Ergebnissen gelangte man bei rheumatischer Arthritis, Asthma, chronischen Schmerzsyndromen und anderen Störungen.

Beherrscht von dem alten Denkmuster, stehen die meisten Ärzte solchen Ergebnissen mit großen Vorbehalten gegenüber. Larry Dossey schreibt dazu in seinem einsichtsreichen Buch »Wahre Gesundheit finden«: »Die vorherrschende Botschaft, die beständig in den Leitartikeln der Ärztefachzeitschriften und in den Lehrsälen der medizinischen Fakultäten gepredigt wird, ist die, daß die eigene Biologie der Krankheit vorrangige Bedeutung hat und daß Gefühle, Empfindungen und Vorstellungen bloßes Beiwerk sind.« Das neue Denkschema dagegen lehrt uns, daß Empfindungen keine flüchtigen, im geistigen Raum isolierten Ereignisse sind, sondern Äußerungen von Bewußtsein, dem Grundstoff des Lebens. In allen religiösen Traditionen ist der Geist der Hauch des Lebens. Ob man den Geist eines Menschen erhebt oder ihn niederdrückt, ist von solch fundamentaler Bedeutung, daß der Körper es ausdrücken muß.

Das Bewußtsein spielt im Alterungsprozeß eine entscheidende

Rolle. Obwohl alle höherentwickelten Lebensformen altern, begreifen nur die Menschen, was mit ihnen geschieht. Durch dieses Wissen verstärken wir das Altern. Die Verzweiflung darüber beschleunigt den Vorgang. Wir könnten von vielem körperlichen und seelischen Elend verschont bleiben, wenn wir das Altern mit Anmut ertragen würden. Der landläufige Spruch, man sei so alt, wie man sich fühlt, ist sehr tiefgründig. Was ist ein Gedanke? Es ist wie alles in der Natur ein Energie- und Informationsimpuls. Die Informations- und Energiepakete, die wir Bäume, Sterne, Berge und Meere nennen, könnten auch als Gedanken der Natur bezeichnet werden. Unsere Gedanken heben sich davon durch einen bedeutsamen Unterschied ab. Die Natur bleibt in ihren Gedanken stecken, sobald das Muster einmal festgelegt ist; Dinge wie Sterne und Bäume folgen einem Wachstumszyklus, der automatisch die Phasen von Geburt, Entfaltung, Verfall und Auflösung durchläuft.

Wir jedoch haben keinen festgelegten Lebenszyklus; als bewußte Wesen nehmen wir an jeder Reaktion teil, die in uns abläuft. Probleme entstehen, sobald wir für das, was wir tun, keine Verantwortung übernehmen. In seinem Buch »Das holographische Universum« zieht Michael Talbot den brillanten Vergleich mit dem Sagenkönig Midas: Weil alles, was er berührte, zu Gold wurde, konnte Midas nie etwas über die wirkliche Beschaffenheit der Dinge erfahren. Wasser, Weizen, Fleisch oder Federn wurden alle zu demselben harten Metall, sobald er sie berührte. Genausowenig können wir die wahre Beschaffenheit des Quantenfeldes erkennen, weder durch unsere fünf Sinne noch durch Nachdenken, da unser Bewußtsein das Quantenfeld in gewöhnliche materielle Wirklichkeit verwandelt. Auch ein Gedanke verwandelt das Feld – er nimmt die unendlichen Möglichkeiten der Leere und gestaltet daraus ein bestimmtes Raum-Zeit-Ereignis.

Was wir unseren Körper nennen, ist ebenfalls ein Raum-Zeit-Ereignis, und indem wir seine Stofflichkeit wahrnehmen, tun wir denselben Fehlgriff wie König Midas – wir verwandeln reine, abstrakte Kraft in ein festes Ding. Solange wir uns nicht unserer Bewußtheit bewußt werden, sind wir nicht fähig, uns selbst im Akt der Verwandlung zu erfassen.

5. WAHRNEHMUNG IST ETWAS ERLERNTES.

Das Bewußtsein würde in unserem Leben keine so große Rolle spielen, wenn die Natur uns alle mit denselben Reaktionen auf bestimmte Erfahrungen ausgestattet hätte. Das ist aber ganz eindeutig nicht so. Jeder einzelne Mensch besitzt eine besondere Wahrnehmung. Das Gesicht des Menschen, den Sie lieben, mag das meines Erzfeindes sein; Ihr Lieblingsessen kann bei mir Übelkeit hervorrufen. Diese persönlichen Reaktionen müssen erlernt werden, und da beginnen die Unterschiede. Das Lernen ist eine sehr intensive Beschäftigung des Geistes und führt zu sehr lebhaften Veränderungen im Körper. Die Empfindungen von Liebe, Haß, Entzücken und Ekel regen den Körper in völlig unterschiedlichen Richtungen an. Kurz: Unsere Körper sind das stoffliche Ergebnis aller der Interpretationen, die wir seit unserer Geburt erlernt haben.

Manche Patienten mit Transplantaten berichten über ein unheimliches Erlebnis, nachdem ihnen die Niere, die Leber oder das Herz eines Spenders eingepflanzt worden waren. Ohne den Organspender zu kennen, nehmen sie an seinen Erinnerungen teil. Vorstellungen, die dem anderen eigen waren, werden allmählich freigesetzt, sobald seine Gewebe dem Empfänger eingepflanzt worden sind. In einem Fall wachte eine Frau nach einer Herztransplantation auf und hatte Appetit auf Bier und ein Grillhähnchen; sie war sehr erstaunt darüber, weil sie das vorher nicht mochte. Als sie dann noch geheimnisvolle Träume hatte, in denen ein junger Mann namens Timmy zu ihr kam, machte sie den Spender ihres neuen Herzens ausfindig, der – wie sich herausstellte – bei einem Verkehrsunfall ums Leben gekommen war. In einem Gespräch mit seiner Familie erfuhr sie, daß es ein junger Mann namens Timmy gewesen war. Voller Betroffenheit hörte die Frau, daß er eine besondere Vorliebe für Bier gehabt hatte und auf dem Heimweg von einem Schnellrestaurant getötet worden war.

Anstatt eine übernatürliche Erklärung für solche Ereignisse zu suchen, sollte man sie als Bestätigung dafür ansehen, daß unsere Körper aus Erfahrungen bestehen, die in körperlichen Ausdruck umgewandelt wurden. Weil die Erfahrung etwas ist, das wir verkörpern (!), sind unsere Zellen voll von unseren Erfahrungen. Infolgedessen erhalten wir mit den Zellen eines anderen Menschen gleichzeitig auch seine Erinnerungen.

Unsere Zellen verarbeiten ständig irgendwelche Erfahrungen und bauen sie entsprechend unserer persönlichen Anschauung in unserem Stoffwechsel ein. Wir leiten nicht einfach Rohdaten durch unsere Augen und Ohren und drücken ihnen unser Urteil auf. Wir »werden« körperlich zu der entsprechenden Deutung, während wir sie verinnerlichen. Jemand, der niedergeschlagen ist, weil er seine Arbeit verloren hat, spiegelt überall in seinem Körper Traurigkeit wider: das Gehirn sendet weniger Nervenimpulse aus, die Hormonspiegel sinken, der Schlafzyklus wird unterbrochen, die Blutplättchen werden klebriger und neigen zum Verklumpen, und sogar die Tränen enthalten andere chemische Substanzen als Freudentränen.

Dieses ganze biochemische Profil wird sich dramatisch verändern, sobald der Betreffende eine neue Arbeit findet. Wenn es überdies eine befriedigendere Tätigkeit ist, wird in seinem Körper die Produktion aller lebenswichtigen biochemischen Substanzen bis hin zur DNS diese plötzliche Wendung zum Besseren ausdrücken. Obwohl wir davon ausgehen, daß die DNS ein abgeschlossenes Vorratslager genetischer Information ist, reagiert ihre aktive Zwillingsschwester, die RNS, auf die Tagesereignisse. Medizinstudenten weisen während der Examenszeit eine verringerte Ausschüttung an Interleukin 2 auf, das bei der Immunreaktion gegen Krebs eine wichtige Rolle spielt. Die Produktion von Interleukin 2 wird von der Boten-RNS gesteuert, was bedeutet, daß die Examensangst des Studenten sich direkt auf seine Gene auswirkt.

Hier wird ganz deutlich, wie wichtig es ist, daß wir unser Bewußtsein dazu nutzen, um uns die Körper zu schaffen, die wir tatsächlich wollen. Die Examensangst geht irgendwann vorüber. Dem Alterungsprozeß aber muß man Tag für Tag begegnen. Unsere Einstellung dazu, wie wir altern, ist ausschlaggebend für das, was in den nächsten vier, fünf oder sechs Jahrzehnten geschieht. Aus neurologischer Sicht ist ein Gehirnsignal nur ein Bündel von Energieschwankungen. Wenn man im Koma liegt, sind diese Signale bedeutungslos; sind wir wach und bewußt, stehen dieselben Signale einer unendlichen Reihe kreativer Interpretationen offen. Shakespeare schuf keine Metapher, als er Prospero im »Sturm« die Worte in den Mund legte: »Wir sind der Stoff, aus dem die Träume sind.« Der Körper ist wie ein verstofflichter Traum, eine dreidimensionale Darstellung von Gehirnsignalen, die sich in einen Zustand verwandelt haben, den wir als »wirklich« bezeichnen.

Das Altern ist nichts anderes als eine Reihe fehlgesteuerter Umwandlungen. Prozesse, die eigentlich stabil, ausgewogen und selbsterneuernd bleiben sollten, sind vom Weg abgekommen. Das erscheint dann zwar als körperliche Veränderung; in Wirklichkeit ist jedoch unser Bewußtsein – ob in unserem Geist oder in unseren Zellen, spielt keine Rolle – als erstes entgleist. Indem wir uns bewußt machen, wie es zu diesem »Ausrutscher« gekommen ist, können wir unsere Biochemie wieder ins Lot bringen. Es gibt keine Biochemie außerhalb des Bewußtseins; jede Zelle unseres Körpers ist sich völlig bewußt, wie wir denken und wie wir uns selbst sehen. Sobald wir einmal diese Tatsache akzeptieren, löst sich die ganze Illusion, daß wir das Opfer eines geistlosen, willkürlich verfallenden Körpers sind, in Nichts auf.

6. INTELLIGENZIMPULSE ERSCHAFFEN DEN KÖRPER JEDE SEKUNDE IN NEUER GESTALT.

Es ist notwendig, den Körper in immer neuen Formen zu gestalten, um den wechselnden Anforderungen des Lebens gerecht zu werden. Das Weltbild eines Kindes zum Beispiel enthält vieles, was ihm unbekannt ist. Bis es mehr über die Welt gelernt hat, drückt sich sein Körper in ungeübtem und unkoordiniertem Verhalten aus. Im Alter von drei Monaten kann ein Kleinkind noch keinen Unterschied zwischen einer Treppe und einer gemalten Treppe ausmachen. Sein Gehirn hat noch nicht begriffen, was eine optische Täuschung ist. Mit sechs Monaten hat sich seine Wirklichkeit dann verändert: In diesem Alter sind Kinder in der Lage, optische Täuschungen zu erkennen, und mit Hilfe dieses Wissens können sich ihre Körper besser im dreidimensionalen Raum bewegen. Spiegel sehen nicht mehr wie Löcher in der Wand aus. Wirkliche Treppen können erstiegen werden, nicht aber gemalte Treppen. Etwas Rundes ist anders als etwas Flaches und so weiter. Diese Wahrnehmungsveränderung ist nicht nur eine geistige. Eine ganz neue Art, Augen und Hände zu benutzen, steht nun zur Verfügung, und die Ausmaße der verschiedenen Hirnzentren für Formerkennung und Koordination der Bewegungen haben sich dementsprechend verändert. Solange frische Eindrücke in unser Gehirn gelangen, kann unser Körper in neuer Weise reagieren. Das ist das größte Geheimnis der Jugendlichkeit. Einer meiner 80jährigen Patienten faßte es so zusammen: »Nur wer aufhört, täglich neu zu werden, wird täglich älter.« Neues Wissen, neue Fähigkeiten, neue Sichtweisen halten Geist und Körper in Bewegung, und solange dies geschieht, drückt sich die natürliche Tendenz, neu zu sein, in jeder Sekunde aus.

In der Quantenwelt ist der Wandel unvermeidlich, nicht aber das Altern. Das chronologische Alter unserer Körper spielt keine Rolle. Ein Fünfzigjähriger, der viel jünger aussieht, besitzt Moleküle, die genau so alt sind wie die eines Altersgenossen, der viel älter wirkt. In beiden Fällen wäre das zu ermittelnde chronologische Alter des Körpers fünf Milliarden Jahre (das Alter der verschiedenen Atome), oder ein Jahr (die Zeit, die diese Atome brauchen, um sich in unseren Geweben auszutauschen, oder drei Sekunden (die Zeit, die eine Zelle braucht, um ihre Enzyme zur Verarbeitung von Nahrung, Luft und Wasser umzusetzen).

In Wahrheit sind Sie nur so alt wie die Information, die durch Sie hindurchwirbelt, und das ist ein sehr glücklicher Umstand. Sie können nämlich den Informationsgehalt des Quantenfeldes steuern. Es gibt zwar in den Atomen der Nahrung, der Luft und des Wassers, aus denen jede Zelle besteht, einen bestimmten Anteil an festgelegter Information, aber die Kraft, um diese Information umzuwandeln, unterliegt dem freien Willen. Einzig und allein Sie haben es in der Hand, wie Sie die Information deuten. Zum Beispiel gibt es die ungewöhnlichen medizinischen Fälle von kleinen Kindern, die sich so ungeliebt fühlen, daß sie einfach aufhören zu wachsen. Dieses Krankheitsbild, das als psychosozial bedingter Zwergwuchs bezeichnet wird, tritt bei schwer mißhandelten Kindern auf, bei denen sich der Mangel an Liebe und Zuneigung durch das Fehlen des Wachstumshormons niederschlägt. Dies steht im Widerspruch zu der als gesichert geltenden Tatsache, daß dieses Hormon nach einem in der DNS jedes Kindes festgelegten Zeitplan ausgeschüttet wird. In diesen Fällen setzt die Macht der Interpretation die genetische Vorgabe außer Kraft und verursacht eine Veränderung in den Informationsfeldern des Körpers.

Die Interpretationen ergeben sich aus der Selbstbeeinflussung eines Menschen. Man erlebt dies als inneres Zwiegespräch. Gedanken, Urteile und Gefühle wirbeln unablässig durch unseren Geist: »Ich mag dies, ich mag das nicht, ich fürchte mich vor A, ich bin mir bei B nicht sicher«, und so fort. Der innere Dialog ist kein geistiges Zufallsgeräusch; er wird auf einer tiefliegenden Ebene durch unsere Meinungen und Annahmen erzeugt. Der Kern unserer Weltsicht hat etwas mit dem zu tun, was wir als wahr an der Wirklichkeit erachten, und solange wir daran festhalten, wird unsere Sicht der Dinge die Informationsfelder unseres Körpers nach bestimmten Mustern festlegen – wir werden etwas als angenehm oder unangenehm wahrnehmen, als beunruhigend oder erfreulich, je nachdem, wie es zu unseren Erwartungen paßt.

Wenn sich die Interpretation eines Menschen verändert, findet auch in seiner Wirklichkeit eine Veränderung statt. Im Fall der Kinder mit psychosozial bedingtem Zwergwuchs ist es wirksamer, sie in eine liebevolle Umgebung zu bringen, als ihnen das Wachstumshormon zu verabreichen. Ihre Überzeugung, ungewollt und minderwertig zu sein, ist manchmal so stark, daß ihre Körper selbst dann nicht wachsen, wenn man ihnen Hormone injiziert. Wenn jedoch liebevolle Pflegeeltern die Grundüberzeugung dieser Kinder, das Ungeliebtsein, verwandeln können, reagieren sie oft mit einer plötzlichen Ausschüttung des Wachstumshormons. Manchmal erreichen sie sogar die für ihr Alter üblichen Werte von Größe, Gewicht und geistiger Entwicklung. Weil sie sich anders sehen, verändert sich auch ihre persönliche Wirklichkeit auf körperlicher Ebene. Das ist ein schlagendes Argument dafür, daß unsere Angst vor dem Altern und unsere tiefsitzende Überzeugung, daß wir altern müssen, zum Alterungsprozeß selbst werden können, als eine sich selbst erfüllende Prophezeiung, die von einem vergehenden Selbstbild hervorgerufen wird.

Um aus diesem Kerker zu entkommen, müssen wir die von Angst besetzten Anschauungen umstoßen. Anstelle der Überzeugung, daß Ihr Körper mit der Zeit verfällt, nähren Sie die Überzeugung, daß er in jedem Moment neu ist. Anstelle der Überzeugung, daß Ihr Körper eine geistlose Maschine ist, nähren Sie die Überzeugung, daß er von der tiefen Intelligenz der Natur durchdrungen ist, deren einziger Zweck es ist, Sie zu erhalten. Diese neuen Überzeugungen fühlen sich nicht nur angenehmer an; sie sind wahr – wir erfahren Lebensfreude in unseren Körpern. Es ist deshalb nur natürlich zu glauben, daß unsere Körper nicht gegen uns sind, sondern das wollen, was wir wollen.

7. NUR SCHEINBAR VONEINANDER GETRENNTE EINZELWESEN, SIND WIR ALLE MIT INTELLIGENZMUSTERN VERBUNDEN, DIE DEN KOSMOS STEUERN.

Sie und Ihre Umgebung sind eins. Wenn Sie sich selbst betrachten, dann erkennen Sie, daß Ihr Körper irgendwo aufhört; er ist von der Wand Ihres Zimmers oder einem Baum draußen vor dem Fenster durch einen leeren Raum getrennt. In quantentheoretischen Begriffen ist jedoch der Unterschied zwischen »fest« und »leer« unbedeutsam. Jeder Kubikzentimeter des Quantenraums enthält eine fast unendliche Menge Energie, und die winzigste Schwingung gehört zu gewaltigen Schwingungsfeldern, die ganze Galaxien umspannen. In einem sehr wirklichen Sinne ist unsere Umgebung unser erweiterter Körper: Mit jedem Atemzug atmen Sie Hunderte von Millionen Luftatome ein, die gestern jemand in China ausgeatmet hat. Aller Sauerstoff, alles Wasser und Sonnenlicht um Sie herum unterscheidet sich kaum von dem, was in Ihnen ist.

Wenn Sie die Dinge so sehen, erfahren Sie sich selbst als eins mit allem, mit dem Sie in Kontakt kommen. Im gewöhnlichen Wachzustand berühren Sie mit dem Finger eine Rose und empfinden diese als fest, aber in Wirklichkeit berührt ein Bündel von Energie und Information – Ihr Finger – ein anderes Bündel von Energie und Information – die Rose. Ihr Finger und das von ihm berührte Ding sind nur winzige Ausformungen in dem unendlichen Feld, das wir das Universum nennen. Ausgehend von dieser Wahrheit verkündeten die alten Weisen Indiens:

Wie der Mikrokosmos, so der Makrokosmos.
Wie das Atom, so das Universum.
Wie der menschliche Körper, so der kosmische Körper.
Wie der menschliche Geist, so der kosmische Geist.

Dabei handelt es sich nicht um irgendwelche mystischen Lehren, sondern um die tatsächlichen Erfahrungen jener Menschen, die ihr Bewußtsein aus einem Zustand des Getrenntseins herausreißen und sich statt dessen mit der Einheit von allem und jedem identifizieren konnten. Im Bewußtsein, daß alles eins ist, werden alle Menschen, alle Dinge und Ereignisse »da draußen« zu Bestandteilen ihres Körpers, ja im Grunde sind sie lediglich ein Spiegel der auf diese Einflüsse ausgerichteten Beziehungen. Der berühmte Naturforscher John Muir erklärte: »Wann immer wir versuchen, etwas einzelnes herauszusondern, finden wir, daß es mit allem anderen im Universum zusammenhängt.« Das ist keine seltene Erkenntnis, sondern der erste Baustein von allem, was wir wissen.

Die Möglichkeit, diese Einheit zu empfinden, hat ungeheure Auswirkungen auf das Altern. Wenn zwischen Ihnen und Ihrem erweiterten Körper eine harmonische Wechselbeziehung besteht, fühlen Sie sich fröhlich, gesund und jugendlich. »Furcht entsteht aus Getrenntsein«, erklärten die alten indischen Weisen. Mit dieser Behauptung drangen sie tief in die Gründe für unser Altern ein. Wenn wir uns als getrennt sehen, schaffen wir Chaos und Unordnung zwischen uns und den Dingen »da draußen«. Wir führen Krieg gegen andere Menschen und zerstören die Umwelt. Der Tod, der endgültige Zustand des Getrenntseins, umlauert uns als furchterregender Unbekannter; der bloße Gedanke an Veränderung, die doch Teil des Lebens ist, verursacht unsägliche Angst, weil sie Verlust bedeutet.

Furcht zieht unweigerlich Gewalt nach sich. Da wir von anderen

Menschen, Dingen und Ereignissen getrennt sind, wollen wir sie dazu zwingen, so zu sein, wie wir es wollen. In der Harmonie gibt es keinen Zwang. Anstatt vergeblich zu versuchen, das Unkontrollierbare zu kontrollieren, lernt ein Mensch im Bewußtsein der Einheit, die Dinge hinzunehmen, und zwar nicht, weil er muß, sondern weil in ihm und seinem erweiterten Körper tatsächlich Frieden und Ordnung herrscht. Ein Weiser unserer Zeit, J. Krishnamurti, wurde über 90 und war dabei von wunderbarer Wachheit, Weisheit und unverminderter Lebenskraft. Ich erinnere mich noch daran, wie er mit 85 Jahren die Treppe zu einem Rednerpult hinauf eilte, und war sehr berührt, als eine Frau, die ihn lange Zeit gekannt hatte, zu mir sagte: »Ich habe etwas an ihm festgestellt – seine Gewaltlosigkeit.«

Die quantentheoretische Weltsicht mit ihren Gleichungen und Thesen ist an sich nicht spirituell. Aber Einstein und seine Kollegen verband eine Art mystischer Verehrung für ihre Entdeckungen. Niels Bohr verglich den Wellenaspekt der Materie mit dem kosmischen Geist; Erwin Schrödinger beschloß sein Leben im Glauben daran, daß das Universum selbst ein lebendiger Geist sei (ein Echo auf Isaac Newtons Behauptung, daß die Schwerkraft und alle anderen Kräfte Gedanken im Geiste Gottes seien). Tatsächlich stoßen wir beim Erforschen des eigenen Geistes immer an die Grenzen des Geistes im weiteren Sinne. Sachlich betrachtet erlaubt uns das neue Muster tatsächlich, die Grenze zu überschreiten, die früher Geist, Körper und Seele trennte.

Der Wandel von Trennung zu Einheit, von Konflikt zu Frieden ist das Ziel aller geistigen Traditionen. »Leben wir nicht in derselben objektiven Welt?« fragte ein Schüler einmal seinen Meister. »Ja«, antwortete der Meister, »aber du siehst dich selbst in der Welt, ich sehe die Welt in mir. Diese geringfügige Verschiebung der Wahrnehmung macht den Unterschied aus zwischen Freiheit und Knechtschaft.« Wir alle sind an die Unordnung gefesselt, die wir erzeugen, indem wir uns als getrennt und isoliert ansehen. Das perfekte Beispiel ist der Typ A mit seinem gehetzten, frustrierten Verhalten, seinem ständigen Gefühl, unter Zeitdruck zu stehen. Unfähig, sich zu entspannen oder sich dem Lauf der Dinge anzuvertrauen, hegt solch ein Mensch seine alten Wunden als Ärger; diese unterdrückte

Wut wird als Feindseligkeit, Ungeduld, Tadel und uneingestandene Panik auf die Umwelt projiziert. In dem ständigen Bestreben, andere zu kontrollieren, reagiert dieser Menschentyp auf geringfügigen Streß mit scharfer Kritik an sich selbst und anderen. Während er ein solches Chaos erzeugt, gibt sich der besonders in der Geschäftswelt anzutreffende Typ A der Illusion hin, erfolgreich mitzuhalten. In Wirklichkeit ist sein Leistungsniveau sehr niedrig, und in dem Maße, wie die Frustration zunimmt, erzeugt die Reaktion, die Typ A von seinem erweiterten Körper erhält, neues Unheil in seinem physischen Körper. Cholesterinspiegel und Blutdruck steigen; das Herz wird unnötigen Streßreaktionen ausgesetzt – das Risiko einer tödlichen Herzattacke oder eines Schlaganfalls steigt drastisch an.

Dieser Menschentyp ist ein extremes Beispiel für den Schaden, den eine unharmonische Wechselwirkung mit dem eigenen erweiterten Körper hervorruft. Wie wir sehen werden, steht der in der Umgebung wahrgenommene Streß in direktem Bezug zu den meisten der altersbedingten Veränderungen, denen jeder von uns ausgesetzt ist. Was uns alt macht, ist nicht so sehr der Streß selbst als die Wahrnehmung von Streß. Jemand, der die Welt »da draußen« nicht als Bedrohung empfindet, kommt mit seiner Umgebung zurecht, ohne den durch die Streßreaktion verursachten Schaden zu nehmen. Das Wichtigste, was man tun kann, um eine Welt ohne Altern zu erfahren, ist, sich immer wieder bewußt zu machen: »Die Welt bin ich.«

8. DIE ZEIT IST NICHT ABSOLUT. DIE WIRKLICHKEIT, DIE ALLEM ZUGRUNDE LIEGT, IST EWIG, UND WAS WIR ZEIT NENNEN, IST TATSÄCHLICH GEQUANTELTE EWIGKEIT.

Obwohl unsere Körper und die ganze physische Welt eine Zurschaustellung ständigen Wandels sind, ist Wirklichkeit mehr als ein Prozeß. Das Universum wurde geboren und entfaltet sich. Als es geboren wurde, entstanden Zeit und Raum. Vor dem Moment des Urknalls gab es weder Zeit noch Raum, wie wir sie kennen. Und doch ist es der menschlichen Vernunft fast unmöglich, Fragen zu stellen, wie »Was war vor der Zeit?« und »Was ist größer als das All?« Selbst Einstein hielt, als er als junger Physiker zum erstenmal die Quantenprinzipien ausarbeitete, an der alten, von Newton entwickelten Vorstellung fest, daß sich das Universum in einem stabilen Zustand befindet – Zeit und Raum galten als ewige Konstanten, ungeboren und unsterblich. Diese Version einer stabilen Wirklichkeit ist immer noch die, die unsere fünf Sinne uns vermitteln. Wir können nicht sehen oder fühlen, wie Zeit sich beschleunigt oder verlangsamt, obwohl Einstein ja bewiesen hat, daß sie dies tut. Wir können nicht spüren, wie der Raum sich ausdehnt oder zusammenzieht, und doch ist auch das Bestandteil eines sich ausdehnenden Universums. Um sich jene dimensionslosen Bereiche vorstellen zu können, wo Zeit und Raum geboren werden, muß ein radikaler Wandel der Wahrnehmung stattfinden. An diesem Wandel kommen wir nicht vorbei, denn das Universum muß eine Art zeitlosen Ursprung haben – und dasselbe gilt auch für uns.

Sie nehmen sich selbst als ein Wesen war, das in der Zeit existiert, weil Ihr Körper Veränderungen durchläuft; um sich zu verändern, muß es einen Fluß oder eine Abfolge geben. In dieser Abfolge gibt es ein Vorher und ein Danach – vor diesem Atemzug war der vorige, nach diesem Herzschlag kommt der nächste. Theoretisch aber könnte man, sofern man die Zeit und die Geräte hätte, ein EKG aller Herzschläge machen, die das Herz eines Menschen in seinem Leben gemacht hat. Wenn man dann den Ausdruck in den Händen hielte, hätte man Vergangenheit, Gegenwart und Zukunft vor sich, alles auf einmal. Man könnte sich die Kurven umgekehrt anschauen oder rückwärts; man könnte den Ausdruck falten, so daß der letzte Herzschlag und der erste aufeinanderlägen.

Diese Beispiele veranschaulichen, was die Quantenphysik über die fundamentalsten Raum-Zeit-Ereignisse in der Natur zum Vorschein bringt. Während zwei Teilchen Energiezustände austauschen, können sie sich in der Zeit ebensogut vorwärts wie rückwärts bewegen: Dinge, die in der Vergangenheit geschehen sind, können durch Energieereignisse in der Zukunft verändert werden. Die ganze Vorstellung von der Zeit als eines Pfeils, der unerbittlich vorwärts fliegt, ist auf immer durch die komplexe Geometrie des Quantenraums zertrümmert worden, in dem multidimensionale Stränge und Schleifen die Zeit in alle Richtungen ausdehnen und sogar zum Stillstand bringen.

Das einzig Absolute, das uns bleibt, ist die Zeitlosigkeit. Mittlerweile begreifen wir, daß unser ganzes Universum nur ein Ereignis ist, das aus einer weiterreichenden Wirklichkeit hervorbricht. Was wir als Sekunden, Minuten, Stunden, Tage und Jahre verstehen, sind nur Scheibchen dieser größeren Wirklichkeit. Es steht in Ihrer, des Beobachters, Macht, das Zeitlose so aufzuteilen, wie es Ihnen gefällt. Ihre Bewußtheit erschafft die Zeit, die Sie wahrnehmen. Jemand, der Zeit als ein seltenes Gut erlebt, das einem ständig entgleitet, schafft sich eine ganz andere persönliche Wirklichkeit als jemand, der meint, er habe alle Zeit der Welt zur Verfügung. Stehen Sie den ganzen Tag unter Zeitdruck? Leiden Sie an den atemraubenden, panikartigen Symptomen der »Zeitkrankheit«, die der Körper in rasche und unregelmäßige Herzschläge, gestörte Verdauungsrhythmen, Schlaflosigkeit und hohen Blutdruck umsetzt? Diese individuellen Unterschiede bringen zum Ausdruck, wie wir den Wandel wahrnehmen, denn die Wahrnehmung des Wandels liegt unserer Zeiterfahrung zugrunde.

Wenn Ihre Aufmerksamkeit auf die Vergangenheit oder die Zukunft gerichtet ist, befinden Sie sich im Feld der Zeit und erzeugen Alterung. Ein indischer Meister, der erstaunlich jung für sein Alter wirkte, erklärte diesen Zusammenhang folgendermaßen: »Die meisten Menschen verbringen ihr Leben entweder in der Vergangenheit oder in der Zukunft, aber mein Leben ist in hohem Maße auf die Gegenwart konzentriert.« Ein auf die Gegenwart konzentriertes Leben ist höchst wirklich, denn Vergangenheit und Zukunft drängen sich nicht hinein. Wo sind in diesem Moment Vergangenheit und Zukunft? Nirgends. Nur der gegenwärtige Moment besteht; Vergangenheit und Zukunft sind geistige Projektionen. Wenn man sich von diesen Vorstellungen lösen kann und nicht versucht, die Vergangenheit erneut zu erleben oder die Zukunft zu steuern, öffnet sich ein Raum für eine völlig neue Erfahrung – die Erfahrung eines alterlosen Körpers und eines zeitlosen Geistes.

Es ist von größter Bedeutung, sich die Vorstellung einer Wirklichkeit zu eigen zu machen, die durch keine Zeit eingegrenzt ist. Anders gibt es kein Entrinnen vor dem Verfall, den die Zeit unweigerlich mit sich bringt.

Mit einer einfachen Geist-Körper-Übung können Sie einen kurzen Blick in die Zeitlosigkeit werfen: Suchen Sie sich eine Tageszeit aus, wo Sie sich entspannt und ohne Zeitdruck fühlen. Setzen Sie sich ruhig in einen bequemen Sessel und nehmen Sie Ihre Armbanduhr ab; legen Sie sie nahe genug neben sich, so daß Sie die Zeit leicht ablesen können, ohne den Kopf viel heben oder bewegen zu müssen. Lassen Sie Ihre Aufmerksamkeit zwanglos dem Fluß des Atems in Ihren Körper hinein und wieder hinaus folgen. Stellen Sie sich vor, daß Ihr ganzer Körper sich mit dem Fluß jedes Atemzugs hebt und senkt. Nach ein bis zwei Minuten werden Sie spüren, wie Wärme und Entspannung Ihre Muskeln allmählich immer mehr durchdringen.

Wenn Sie sich innerlich ganz entspannt und ruhig fühlen, öffnen Sie langsam die Augen und werfen einen kurzen Blick auf den Minutenzeiger Ihrer Uhr. Wie verhält er sich? Je nachdem, wie entspannt Sie sind, gibt es verschiedene Antworten. Bei manchen Menschen kommt er völlig zum Stillstand, und dieser Effekt dauert etwa eine bis drei Minuten an. Bei anderen zögert der Zeiger eine halbe Sekunde und nimmt dann wieder seinen üblichen Gang auf. Andere wiederum sehen den Zeiger wandern, aber langsamer als gewöhnlich. Solange Sie dieses Experiment nicht selbst gemacht haben, klingt das sehr unwahrscheinlich. Wenn Sie jedoch einmal die Erfahrung gemacht haben, eine Uhr zum Stillstand kommen zu sehen, werden Sie nie wieder daran zweifeln, daß Zeit ein Ergebnis der Wahrnehmung ist. Die einzige Zeit, die es gibt, ist die, der wir uns bewußt sind.

Sie können lernen, wie man das Bewußtsein willentlich in den Bereich der Zeitlosigkeit führen kann – Meditation ist die klassische Technik, um diese Fertigkeit zu beherrschen. In der Meditation zieht sich der aktive Geist auf seinen Ursprung zurück; genauso wie das sich wandelnde Universum eine Quelle jenseits aller Veränderlichkeit besitzt, entspringt Ihr Geist mit all seiner ruhelosen Aktivität einem Bewußtseinszustand jenseits von Gedanke, Gefühl, Empfindung, Wunsch und Erinnerung. Das ist eine tiefe persönliche Erfahrung. Im Zustand zeitlosen oder transzendentalen Bewußtseins empfindet man Fülle. Statt Wandel, Verlust und Verfall ist da Festigkeit und Erfüllung. Man spürt, daß das Unendliche überall ist. Sobald diese Erfahrung Wirklichkeit wird, verschwinden die mit dem Wandel verbundenen Ängste; die Aufteilung der Ewigkeit in Sekunden, Stunden, Tage und Jahre wird nebensächlich, die Vollkommenheit jedes einzelnen Augenblicks rückt in den Vordergrund.

Heute gehört die Meditation zu den Hauptströmungen westlicher Kulturerfahrung. Forscher haben die subjektiven Eindrücke von Stille, Fülle und Ewigkeit mit wissenschaftlichen Methoden gemessen. Sie fanden heraus, daß der physiologische Zustand von Meditierenden deutliche Veränderungen aufweist, die auf ein besseres Funktionieren abzielen. Hunderte von Einzelergebnissen zeigen eine Verlangsamung des Atems, verringerten Sauerstoffverbrauch und verminderten Stoffwechsel. Für den Alterungsprozeß ergibt sich daraus die wichtige Schlußfolgerung, daß das streßbedingte hormonale Ungleichgewicht, das bekanntlich den Alterungsprozeß beschleunigt, aufgehoben wird. Das wiederum verlangsamt den Alterungsprozeß oder kehrt ihn sogar um, was anhand verschiedener biologischer Veränderungen, die mit zunehmendem Alter auftreten, ermittelt wurde. Soweit ich über die Untersuchung von Menschen, die Transzendentale Meditation ausüben, unterrichtet bin, ließ sich feststellen, daß Langzeitmeditierende ein biologisches Alter haben können, das zwischen fünf und zwölf Jahren unter ihrem chronologischen Alter liegt.

Das Faszinierendste an dieser Forschung, die seit über zwei Jahrzehnten betrieben wird, ist, daß der biologische Vorgang des Alterns selbst nicht künstlich beeinflußt werden muß; die gewünschten Ergebnisse können allein durch Bewußtheit erreicht werden. Mit anderen Worten: Die Meditation verändert den Bezugsrahmen, auf dem die individuelle Zeiterfahrung beruht. Auf der Quantenebene können also körperliche Ereignisse in Raum und Zeit, wie beispielsweise der Herzschlag oder der Hormonspiegel, beeinflußt werden, indem man den Geist nur zu einer anderen Wirklichkeit hinleitet, in der die Zeit keine solche Macht hat. Das neue Denken führt uns vor Augen, daß Zeit viele Schichten hat und daß uns all diese Ebenen in unserem eigenen Bewußtsein zur Verfügung stehen.

9. JEDER EINZELNE LEBT IN EINER WIRKLICHKEIT DES NICHT-WANDELS, DIE JENSEITS ALLEN WANDELS LIEGT. DIE ERFAHRUNG DIESER WIRKLICHKEIT ERMÖGLICHT UNS, DEN WANDEL ZU KONTROLLIEREN.

Die einzige Art des Funktionierens Ihres Körpers, auf die Sie im Moment zurückgreifen können, ist zeitgebunden. Die Tatsache aber, daß Zeit mit Bewußtsein verbunden ist, bedeutet, daß Sie auch eine ganz andere Funktionsweise annehmen könnten – die Physiologie der Unsterblichkeit –, die der Erfahrung von Unwandelbarkeit entspräche. Unwandelbarkeit kann nicht als Ergebnis des Wandels entstehen. Dazu bedarf es einer Verschiebung von zeitgebundener zu zeitloser Bewußtheit. Bei dieser Verschiebung gibt es viele Abstufungen. Wenn Sie beispielsweise bei der Arbeit unter enormem Druck stehen, erfolgt die Reaktion Ihres Körpers nicht automatisch. Manche Menschen gedeihen unter Zeitdruck und nutzen ihn als Treibstoff für ihre Kreativität und Energie, während andere davon niedergedrückt werden, ihre Antriebskraft verlieren und ihn als eine Bürde empfinden, die ihnen im Vergleich mit dem erzeugten Streß keine ausreichende Befriedigung bringt.

Wer auf Belastung mit Kreativität reagiert, hat gelernt, sich nicht mit dem Zeitdruck zu identifizieren; er hat ihn zumindest teilweise überwunden. Anders derjenige, der Zwang und Streß empfindet. Für ihn ist die Identifizierung mit der Zeit erdrückend geworden – er kann dem Ticken seiner inneren Uhr nicht entkommen, und sein Körper spiegelt notgedrungen diesen Geisteszustand wider. Auf unterschiedliche, subtile Weise passen sich unsere Zellen ständig unserer Zeitwahrnehmung an. Ein Biologe würde sagen, daß wir eine Abfolge von Prozessen erlernt und festgeschrieben haben, die Millionen von miteinander verbundenen Geist-Körper-Ereignissen umfassen. Es ist von äußerster Wichtigkeit zu erkennen, daß man einen Zustand erreichen kann, in dem zeitgebundene Prozesse wieder zusammengeführt werden. Das belegt eine einfache Analogie: Betrachten Sie Ihren Körper einmal als Ausdruck von Signalen, die zwischen Ihrem Gehirn und jeder einzelnen Zelle hin- und hergesendet werden. Das Nervensystem, das die verschiedenen Arten der gesendeten Botschaften erstellt, dient als Software des Körpers; die Myriaden verschiedener Hormone, Neurotransmitter und anderer Botenmoleküle sind die Eingabe, die von der Software verarbeitet wird. Dies alles stellt das sichtbare Programmieren Ihres Körpers dar. Wo aber ist der Programmierer? Er ist nicht sichtbar, und doch muß es ihn geben. In jeder Sekunde werden Tausende von Entscheidungen im Geist-Körper-System getroffen, die Ihre Körperfunktionen den Bedürfnissen des Lebens anpassen.

Wenn ich auf einem Pfad in Indien auf eine Kobra treffe und vor Schreck zurückspringe, wird das System, das diesen Vorgang steuert, in meinen Muskelreaktionen sichtbar, die durch chemische Signale aus meinem Nervensystem ausgelöst werden. Mein erhöhter Herzschlag und keuchender Atem sind andere sichtbare Anzeichen dafür, daß das Adrenalinhormon auf dem Plan ist, das als Reaktion auf eine spezifische Hirnsubstanz (ACTH) aus der Hirnanhangdrüse von der Nebennierenrinde ausgeschüttet wird. Selbst wenn ein Biochemiker jedem einzelnen Molekül, das in meiner Schreckreaktion eine Rolle spielt, nachgehen könnte, würde er dennoch nicht den unsichtbaren Entscheidungsträger finden, der diese Reaktion beschlossen hat, denn obwohl ich in einem Sekundenbruchteil reagierte, sprang mein Körper ja nicht unbedacht zurück. Jemand mit einem ganz anderen Programm würde vielleicht ganz andere Reaktionen hervorbringen. Ein Schlangensammler würde sich möglicherweise mit Interesse vorbeugen; ein frommer Hindu, der in der Schlange eine Verkörperung Shiwas erblickt, würde vielleicht in Ehrfurcht niederknien.

Tatsache ist, daß jede mögliche Reaktion hätte auftreten können – Panik, Wut, Hysterie, Lähmung, Apathie, Entzücken und so fort. Dem unsichtbaren Programmierer stehen grenzenlose Möglichkeiten zur Verfügung, um die sichtbaren Reaktionen des Körpers zu steuern. In dem Moment, wo ich auf die Schlange stoße, hängen alle grundlegenden Prozesse in meinem Körper – Atem, Verdauung, Stoffwechsel, Ausscheidung, Wahrnehmung und Denken – von der Bedeutung ab, die die Kobra für mich persönlich hat. Man erkennt die Wahrheit in dem Ausspruch von Aldous Huxley: »Erfahrung ist nicht das, was uns widerfährt; sie ist das, was wir tun, wenn es uns widerfährt.«

Wo läßt sich die Deutung orten? Die rasche und leichte Antwort ist: im Gehirn. Aber dieses Gehirn ist wie alles andere in ständigem Fluß. Wie Zugvögel fliegen Milliarden von Atomen pro Sekunde in mein Gehirn und wieder hinaus. In ihm wirbeln elektrische Wellen, die in einem Menschenleben keine zwei Male dasselbe Muster bilden. Seine grundlegende chemische Zusammensetzung kann sich je nach der Art des eingenommenen Mittagessens verändern, oder wenn es zu einem plötzlichen Stimmungsumschwung kommt. Und doch löst sich meine Erinnerung an die Schlange in diesem Ozean der Veränderung nicht auf. Meine Erinnerungen stehen dem Programmierer zur Verfügung, der über den Erinnerungen steht, der in der Stille mein Leben betrachtet, meine Erfahrungen aufzeichnet, stets bereit, neue Entscheidungspfade zu beschreiten. Denn dieser Programmierer ist nichts anderes als die Bewußtheit der Wahl. Er genießt den Wandel, ohne sich überwältigen zu lassen: Er steht über den zeitlichen Begrenzungen, die sich in der normalen Welt von Ursache und Wirkung ergeben.

Das Ich, das vor der Schlange zurückschreckt, hat diese Angst in der Vergangenheit gelernt. Alle meine Reaktionen sind Bestandteile des zeitgebundenen Selbst und seiner Tendenzen. In weniger als einer Tausendstelsekunde setzt seine vorprogrammierte Angst die ganze Abfolge körperlicher Botschaften, die meine Handlungen hervorbringen, in Bewegung. Für die meisten von uns gibt es kein anderes erkennbares Ich, denn wir haben nicht gelernt, uns mit dem Entscheidungsträger zu identifizieren, dem stillen Zeugen, dessen Bewußtheit von keiner Vergangenheit festgelegt ist. Und doch spüren wir alle auf sehr subtile Weise, daß etwas in uns sich seit unserer Kindheit nicht entscheidend, wenn überhaupt, verändert hat. Wenn wir morgens aufwachen, dann ist da eine Sekunde reinen Bewußtseins, bevor die alte Konditionierung wieder einrastet: In diesem Moment sind wir einfach wir selbst, weder glücklich noch traurig, weder wichtig noch einfach, weder alt noch jung.

Wenn ich am Morgen aufwache, kleidet sich dieses »Ich« sehr rasch in den Mantel der Erfahrung: Binnen weniger Sekunden erinnere ich mich, daß ich unter anderem ein 46jähriger Arzt bin, der eine Frau hat, zwei Kinder, ein Haus bei Boston, und der zehn Minuten braucht, um zur Klinik zu kommen. Diese Identität ist das Ergebnis der Veränderung. Das Ich, das jenseits der Veränderung besteht, könnte zu beliebiger Zeit aufwachen – als Fünfjähriger in Delhi, mit dem Geruch von Großmutters Essen in der Nase oder als Achtzigjähriger in Florida, der dem Wind in den Palmen nachlauscht. Dieses Ich, das die alten Weisen in Indien einfach das Selbst nannten, dient mir als wirklicher Bezugspunkt für meine Erfahrungen. Alle anderen Bezugspunkte liegen im Bereich von Wandel, Verfall und Verlust: Jedes andere Ichgefühl hängt mit Schmerz oder Freude, Armut oder Reichtum, Glück oder Traurigkeit, Jugend oder Alter, mit jeder zeitgebundenen Bedingung, die uns die relative Welt auferlegt, zusammen. Das Bewußtsein, daß alles eins ist, erklärt die Welt als Fließen des Geistes – das ist es, was Bewußtheit bedeutet. Unser höchstes Ziel ist es, eine enge Verbindung mit dem Geist einzugehen. In dem Maße, wie wir diese Vertrautheit erschaffen, wird die Erfahrung eines nichtalternden Körpers und eines zeitlosen Geistes verwirklicht.

10. WIR SIND KEINE OPFER DES ALTERNS, VON KRANKHEIT UND TOD. DIESE DINGE GEHÖREN ZUR BÜHNENDEKORATION, NICHT ZUM INNEREN ZUSCHAUER, DER ÜBER ALLEN WANDEL ERHABEN IST.

An seinem Ursprung ist das Leben Schöpfung. Wenn Sie mit Ihrer eigenen inneren Intelligenz in Berührung kommen, begegnen Sie dem schöpferischen Kern des Lebens. Im alten Denkschema schrieb man die Kontrolle über das Leben der DNS zu, einem ungeheuer komplizierten Molekül, das den Genetikern bislang weniger als ein Prozent seiner Geheimnisse enthüllt hat. Im neuen Denken gehört die Kontrolle über das Leben dem Bewußtsein. Alle oben zitierten Beispiele – von Kindern, die die Ausschüttung des Wachstumshormons unterbinden können, von Medizinstudenten, die bei Angstgefühlen ihre Ausschüttung von Interleukin verändern, von Yogis, die ihren Herzschlag willkürlich steuern können – weisen darauf hin, daß unsere grundlegendsten Körperfunktionen auf unseren Geisteszustand reagieren.

Die Milliarden von Veränderungen, die in unseren Zellen stattfinden, sind nur die vergängliche Szenerie des Lebens; hinter ihrer Maske ist der Seher, der den Ursprung des Bewußtseinsflusses darstellt. Alles, was ich überhaupt erfahren kann, beginnt und endet mit Bewußtsein; jeder Gedanke und jede Empfindung, die meine Wahrnehmung auf sich zieht, ist ein kleiner Bruchteil von Bewußtsein; alle Ziele, die ich mir stecke, und alle Erwartungen sind in Bewußtsein strukturiert. Was die alten Weisen als das Selbst bezeichneten, kann in Begriffen der modernen Psychologie als ein Kontinuum von Bewußtheit definiert werden. Das Bewußtsein der allumfassenden Einheit ist jener Zustand, wo Bewußtheit vollständig ist – der Betreffende erkennt das ganze Kontinuum seiner selbst ohne Masken, Illusionen, Lücken und Bruchstücke.

Da wir die Kontinuität unserer Bewußtheit nicht aufrechterhalten, fallen wir alle in irgendwelche Lücken. Weite Bereiche unserer körperlichen Existenz geraten außer Kontrolle, was zu Krankheit, Alterung und Tod führt. Aber das liegt ja auf der Hand, wenn das Bewußtsein bruchstückhaft wird.

In einer berühmten Serie von Experimenten an der amerikanischen Menninger Klinik demonstrierte in den frühen siebziger Jahren ein bekannter spiritueller Meister aus Indien, Swami Rama, die Fähigkeit, seinen Herzschlag willkürlich von 70 auf 300 Schläge pro Minute zu steigern, was weit über dem normalen Grenzwert liegt. Tatsächlich wurde sein Herzschlag zu einem Flattern, das kein Blut in der normalen rhythmischen Weise mehr pumpen konnte. Bei einem gewöhnlichen Menschen kann Herzflattern zu Herzversagen und anderen schweren und sogar tödlichen Problemen führen, wie sie bei Tausenden ahnungsloser Menschen alljährlich auftreten.

Swami Rama jedoch blieb von dieser Rhythmusstörung unbeeinflußt, da diese direkt der Kontrolle seines Bewußtseins unterlag. Das bedeutet, daß ein Mensch, der binnen weniger Minuten an einer solchen Unterbrechung seines normalen Herzrhythmus stirbt (diese Kategorie würde alle Arten von Rhythmusstörungen, Herzflattern und Tachykardie umfassen), eigentlich das Opfer eines Bewußtseinsverlustes ist. Aus unserer materialistischen Weltsicht machen wir diesen Verlust im Herzmuskel ausfindig und behaupten, daß die elektrochemischen Signale, die einen gesunden Herzschlag koordinieren, in Unordnung geraten sind. Anstatt ihre einzelnen Kontraktionen zu einem glatten, einheitlichen Pulsieren zu orchestrieren, fallen Milliarden von Herzzellen in ein chaotisches, vereinzeltes Zappeln, so daß das Herz wie ein Sack voller sich windender Schlangen aussieht.

Und doch ist dieses schreckliche Schauspiel, das jeder Kardiologe fürchtet, sekundär; das Primäre ist der Verlust der Bewußtheit bei den Herzzellen. Dieser Verlust tritt nicht stellenweise auf, sondern ist allgemein. Der Betreffende hat den Kontakt mit den tiefen Intelligenzschichten verloren, die alle seine Zellen steuern und überwachen – im Grunde ist jede Zelle nichts anderes als Intelligenz, die in verschiedene Schichten von sichtbaren und unsichtbaren Mustern aufgegliedert ist. Ein Meister wie Swami Rama zeigt uns, daß unser Bewußtsein eigentlich nicht so bruchstückhaft und beschnitten sein sollte. Wenn jemand sich selbst so wahrnähme, wie er wirklich ist, würde er begreifen, daß er Ursprung, Bahn und Ziel dieser ganzen fließenden Intelligenz ist. Was die religiösen Traditionen der Welt den Geist nennen, ist das Kontinuum des Bewußtseins, das alle Stücke und Teile von Bewußtheit überschaut.

Wir werden zu Opfern von Krankheit, Alterung und Tod durch Lücken in unserer Selbsterkenntnis. Bewußtheit verlieren heißt Intelligenz verlieren; Intelligenz verlieren heißt die Kontrolle über das Endprodukt der Intelligenz verlieren, über unseren Körper. Die wertvollste Lehre, die uns das neue Denkmuster daher erteilt, ist die: Wenn wir unseren Körper verändern wollen, müssen wir zuerst unsere Bewußtheit verändern. Was auch immer uns widerfährt, ist ein Ergebnis dessen, wie wir uns selbst sehen, und zwar in einem Ausmaß, das Ihnen schon unheimlich erscheinen mag. Bei den Seeschlachten des Ersten Weltkriegs trieben deutsche Seeleute nach dem Sinken ihres Schiffes manchmal tage- oder sogar wochenlang in ihren Rettungsbooten. Und immer waren es die jüngsten, die als erste starben. Dieses Phänomen blieb geheimnisvoll, bis man begriff, daß die älteren Seeleute, die bereits frühere Schiffsuntergänge überlebt hatten, wußten, daß die Gefahr vorübergehen konnte; mangels solcher Erfahrung kamen die jungen Seeleute um, weil sie keine Hoffnung hatten.

Auf diese Vorkommnisse zurückgreifend, haben Tierforscher bei Versuchstieren beschleunigtes Altern, Krankheit und vorzeitigen Tod hervorrufen können, indem sie die Tiere erhöhtem Streß aussetzten. Sie wurden beispielsweise in Wasserbehälter geworfen, aus denen sie nicht entkommen konnten. Tiere, die sich nie in einer solchen Lage befunden haben, erleben sie als ausweglos, geben bald auf und sterben. Tiere, die allmählich an die Behälter gewöhnt worden sind, halten durch und überleben; sie schwimmen stundenlang ohne Anzeichen von streßbedingtem Verfall ihrer Gewebe.

Ein Großteil der Geschichte menschlichen Alterns ist durch Hoffnungslosigkeit charakterisiert. Unsere Schreckensbilder des Altwerdens, zusammen mit dem häufigen Auftreten von Krankheit und Senilität bei älteren Menschen, haben eine düstere, sich selbstbewahrheitende Erwartungshaltung erzeugt. Das Alter galt bisher als eine Zeit unausweichlichen Verfalls und Verlustes, zunehmender Schwäche von Geist und Körper. Heute erwacht unsere ganze Gesellschaft zu einem neuen Verständnis des Alterns; Menschen im sechsten und siebten Lebensjahrzehnt erwarten üblicherweise, daß sie genauso lebenskräftig und gesund sind wie mit 40 oder 50.

Aber eine tiefliegende Annahme – daß Menschen altern müssen – ist noch nicht wirklich in Frage gestellt worden. Altern zu müssen, ist eine Vorstellung, die wir aus dem alten Denkschema übernommen haben; sie bleibt hartnäckig in unserer Weltsicht verankert, bis ein Bewußtseinswandel neue Tatsachen zutage fördert. Eine Weltsicht ist lediglich die Art und Weise, wie wir die unendliche Energie des Universums in ein System fügen, das Sinn macht. Das Altern war sinnvoll in einem Naturbild, wo alle Dinge sich verändern, dahinschwinden und sterben. Es macht viel weniger Sinn in einer Welt, wo ein endloser Fluß von sich stets erneuernder Intelligenz überall um uns herum gegenwärtig ist. Welche Sichtweise Sie zu der Ihren machen wollen, ist Ihre persönliche Entscheidung. Sie können entscheiden, daß Sie die Rose blühen und absterben sehen wollen; Sie können entscheiden, daß Sie die Rose als eine Welle des Lebens sehen wollen, die nie vergeht, denn nächstes Jahr werden neue Rosen aus den Samen der gegenwärtigen wachsen.

Die Materie ist ein in Raum und Zeit gefangener Moment, und indem wir unsere Welt und uns aus materialistischer Sicht sehen, nehmen die absondernden Aspekte des Universums eine zu große Bedeutung an. Während sich Ihnen dieses Buch allmählich erschließt, möchte ich, daß Sie erfahren, wie fließend und mühelos das Leben sein kann, wenn sich unsere Weltanschauung verändert. Trotz allem festen, stofflichen Anschein ist Ihr Körper eher so etwas wie ein Fluß, ähnlich dem heiligen Fluß, den Hermann Hesse so wunderbar in seinem spirituellen Roman »Siddharta« beschrieben hat. In diesem Buch gibt es eine Stelle, wo Siddharta, der Sucher nach Erleuchtung, schließlich den Frieden findet. Nach Jahren des Wanderns kommt er endlich an einen großen Fluß in Indien und hört eine innere Stimme flüstern: »Liebe diesen Fluß, bleibe bei ihm, lerne von ihm.« Für mich sagen diese Worte etwas über meinen Körper aus; der in seinen Lebensprozessen weiter und weiter fließt. Wie ein Fluß verändert sich mein Körper mit jedem Augenblick, und wenn ich dasselbe tun könnte, so gäbe es in meinem Leben keine Lücken, keine Erinnerungen an alte seelische Wunden, die neue Schmerzen auslösen, und keine Vorwegnahme künftiger Verletzungen, die mich vor Furcht zusammenzucken läßt.

Ihr Körper ist der Fluß des Lebens, der Sie erhält, doch tut er das bescheiden, ohne Anerkennung zu verlangen. Wenn Sie sich hinsetzen und in sich hinein horchen, so werden Sie feststellen, daß eine machtvolle Intelligenz in Ihnen und bei Ihnen wohnt. Es ist keine in Worte gefaßte Intelligenz, aber gemessen an den Jahrmillionen von Weisheit, die in eine Zelle hineingewoben sind, erscheint das Wissen um Worte gar nicht so großartig. Siddharta wollte vom Fluß lernen und er wollte zuhören, was ungeheuer wichtig ist. Sie müssen sich wieder in den Fluß Ihres Körpers begeben wollen, bevor Sie von ihm lernen können. Das bedeutet, daß Sie bereit sein müssen, sich dem Wissen zu öffnen, das in unserer alten Weltsicht übersehen wurde.

Hesse fuhr fort: »Es schien ihm, als würde der, der diesen Fluß und seine Geheimnisse begriff, viel mehr begreifen, viele Geheimnisse, alle Geheimnisse.« Alles, was Sie jemals erlebt haben, ist in Ihrem Körper gespeichert, aber wichtiger noch ist, daß es dort auch neue Möglichkeiten gibt. Das Altern scheint etwas zu sein, das Ihnen widerfährt, während es in Wirklichkeit etwas ist, das Ihr Körper weitgehend erlernt hat. Er hat gelernt, ein Programm auszuführen, das Sie, der Programmierer, ihm eingegeben haben. Da dieses Programmieren weitgehend unbewußt geschah, diktiert von Überzeugungen und Annahmen, von deren Bestehen Sie kaum wußten, ist es wichtig, daß wir das ganze Gedankengebäude zertrümmern, das Ihnen die materielle Welt in der Ihnen bekannten Form beschert hat.

Kehren wir nun zum Körper zurück, denn die intime Kenntnis, die wir von unserem körperlichen Ich haben, enthält die allerpersönlichste Wahrheit. Uns mit seinen gegenwärtigen Empfindungen wohlzufühlen, erlaubt uns, dem bedrohlichen Schatten zu entrinnen, der über allem schwebt, wenn die Ordnung im Kampf mit der Entropie unterliegt. Das ist die Welt, an die zu glauben wir gelehrt wurden. Es gibt eine andere Sichtweise und eine andere Welt. Das ist die wichtigste Lehre, die Siddharta vom Fluß bezog. Am Ende des Romans spricht er darüber mit seinem ältesten Freund und Begleiter Vasudeva:

»›Hast auch du vom Flusse jenes Geheime gelernt: daß es keine Zeit gibt?‹

Vasudevas Gesicht überzog sich mit hellem Lächeln.

›Ja, Siddharta‹, sprach er. ›Es ist doch dieses, was du meinst: daß der Fluß überall zugleich ist, am Ursprung und an der Mündung, am Wasserfall, an der Fähre, an der Stromschnelle, im Meer, im Gebirge, überall zugleich, und daß es für ihn nur Gegenwart gibt, nicht den Schatten Vergangenheit, nicht den Schatten Zukunft?‹

›Dies ist es‹, sagte Siddharta. ›Und als ich es gelernt hatte, da sah ich mein Leben an, und es war auch ein Fluß, und es war der Knabe Siddharta vom Manne Siddharta und vom Greis Siddharta nur durch Schatten getrennt, nicht durch Wirkliches.‹ ...

Entzückt hatte er gesprochen, Vasudeva aber lächelte ihn strahlend an und nickte Bestätigung.«

Jahrhunderte des Materialismus haben die Täuschung genährt, daß wir den Fluß überwinden und sein Fließen steuern können: Wenn wir es könnten, bestünde unser einziger Triumph darin zu sterben. Es ist die Wahrheit über jeden von uns, daß unser Leben sich in immer größeren Erfahrungsfeldern ausweitet. Die Energie, Information und Intelligenz, die sich in der Existenz eines Menschen konzentrieren, ist grenzenlos. In physischer Form verkörpert sich diese unendliche Kreativität in unseren Zellen: In nichtmanifester Form drückt sie sich in der Stille des Geistes aus, in der Leere, die eigentlich eine Fülle unzähliger Bedeutungen, möglicher Wahrheiten und möglicher Schöpfungen ist. Die Leere im Kern jedes Atoms ist der Schoß des Universums: Im Aufzucken eines Gedankens, wenn zwei Neuronen in Wechselwirkung treten, besteht die Chance, daß eine neue Welt geboren wird. Dieses Buch handelt von der Erforschung jener Stille, in welcher der Atem der Zeit nichts welken läßt, sondern nur erneuert. Schauen Sie in das Land, in dem niemand alt ist; es liegt nirgendwoanders als in Ihnen selbst.

DIE PRAXIS: WIE SIE IHREN KÖRPER NEU BESTIMMEN

Als ersten Schritt zur Neuerfahrung unseres Körpers müssen wir lernen, ihn anders zu interpretieren. Keine zwei Menschen erleben ihren Körper in genau derselben Weise, denn jeder von uns deutet Erfahrung – einschließlich der Erfahrung, einen Körper zu bewohnen – entsprechend seiner persönlichen Überzeugungen, Wertvorstellungen, Annahmen und Erinnerungen. Ein alternder Körper zeugt von einem bestimmten Interpretationsmuster; ein zeitloser Körper von dem entgegengesetzten.

Versuchen Sie, die Vorstellung loszulassen, daß Ihr Körper altert, weil das der Lauf der Dinge ist. Wenn Sie sicher sind, daß es natürlich, unvermeidlich und normal ist zu altern, verlange ich von Ihnen nicht, daß Sie diese Annahmen sofort aufgeben. Sie könnten das auch gar nicht, denn das alte Denkschema hat uns alle gelehrt, diese Annahmen fraglos zu akzeptieren. Aber auch wenn Sie noch ihrer tiefen Überzeugung von Alterung, Krankheit und Tod Respekt zollen, erlauben Sie sich, das alte Muster einmal für einen Augenblick beiseite zu lassen.

Die quantentheoretische Weltsicht, beziehungsweise das neue Denken, lehrt uns, daß wir ständig unsere Körper erschaffen und auflösen. Hinter der Illusion, ein festes, stabiles Objekt zu sein, ist der Körper ein Prozeß, und solange der Prozeß auf Erneuerung ausgerichtet ist, bleiben die Zellen neu, ganz gleich, wieviel Zeit vergeht oder in welchem Maße wir der Entropie ausgesetzt sind.

Der große Feind der Erneuerung ist die Gewohnheit; wenn eingefrorene Interpretationen aus der Vergangenheit auf die Gegenwart angewendet werden, gibt es immer Lücken: Die Lösung von damals entspricht nicht dem Bedürfnis des Augenblicks. Die folgenden Übungen sind dazu gedacht, Ihnen zu neuen Wahrnehmungen zu verhelfen. Manche davon sind Übungen zur Aufnahme von neuem Wissen aus der quantentheoretischen Weltsicht, soweit sie sich auf Ihren Körper bezieht. Andere sind Übungen für neue Erfahrungen, um ein inneres Gefühl für jene Ebene in Ihrem Körper zu gewinnen, die zeitlos ist. Idealerweise werden im Verlauf weiterer Übungen Wissen und Erfahrung allmählich verschmelzen – das ist das Zeichen, daß Sie sich diese neue Weltsicht anstelle der alten ganz und gar aneignen.

ÜBUNG 1: WIR BLICKEN HINTER DIE MASKE DER MATERIE

Der wichtigste Schritt, um die Erfahrung eines nicht alternden Körpers zu machen, besteht darin, die Vorstellungen, die uns in Gefühlen von Isoliertheit, Zerstückelung und Getrenntsein gefangenhalten, aufzutauen. Diese eingefrorenen Wahrnehmungen verstärken die Annahme, daß man nur der Wirklichkeit der fünf Sinne trauen kann. Sehen wir also, ob wir in einen Bereich jenseits der fünf Sinne gelangen können, um eine Ebene transzendentaler Erfahrung zu erreichen, die tatsächlich »wirklicher« ist als die Welt der Sinne.

Betrachten Sie Ihre Hand und untersuchen Sie sie gründlich. Gehen Sie den bekannten Linien und Furchen nach, fühlen Sie die Beschaffenheit der Haut, das geschmeidige Fleisch, das die darunterliegende Härte der Knochen mildert. Das ist die Hand, über die Ihre Sinne Ihnen berichten, ein materielles Objekt aus Fleisch und Blut. In dieser ersten Übung werden wir versuchen, Ihre Hand »aufzutauen«, und Sie diese in einer Weise erfahren lassen, die über die fünf Sinne hinausreicht.

Halten Sie nun das Bild Ihrer Hand vor Ihrem geistigen Auge fest und stellen Sie sich vor, daß Sie sie durch ein starkes Mikroskop untersuchen, dessen Linse bis zu den feinsten Materie- und Energiegeweben durchdringen kann. Bei der schärfsten Einstellung sehen Sie nicht mehr das glatte Fleisch, sondern eine Ansammlung einzelner Zellen, die lose miteinander verbunden sind. Jede Zelle ist ein wäßriger Sack aus Proteinen, die als lange Ketten kleinerer Moleküle erscheinen, die durch unsichtbare Bindungen zusammengehalten werden. Schaut man näher hin, so kann man einzelne Wasserstoff-, Kohlenstoff- und Sauerstoffatome erkennen, die keine Festigkeit besitzen – es sind vibrierende, spukhafte Schatten, die im Mikroskop als Flecken von Hell und Dunkel erscheinen.

Sie sind an der Grenze zwischen Materie und Energie angelangt, denn die subatomaren Teilchen, aus denen jedes Atom besteht – wirbelnde Elektronen, die um einen Kern aus Protonen und Neutronen herumtanzen –, sind keine Materieflecken oder -punkte. Sie gleichen eher den Lichtspuren, die eine in der Dunkelheit geschwenkte Wunderkerze hinterläßt. Auf dieser Ebene sehen Sie, daß alle Dinge, die Sie bisher für fest gehalten haben, lediglich Energiespuren sind: Kaum haben Sie eine Spur ins Auge gefaßt, hat sich die Energie bereits anderswohin begeben und läßt nichts Greifbares zurück, was berührt oder gesehen werden könnte. Jede Spur ist ein Quantenereignis, flüchtig, kaum bemerkt bereits dahin.

Nun beginnen Sie noch tiefer in den Quantenraum einzusinken. Alles Licht verschwindet und wird durch gähnende Abgründe schwarzer Leere ersetzt. Weit entfernt am Horizont des gerade noch Sichtbaren erkennen Sie ein letztes Aufblitzen wie den allerfernsten, schwächsten Stern, der am Nachthimmel leuchtet. Halten Sie dieses Aufblitzen in Ihrem Geist fest, denn es ist das letzte Überbleibsel von Materie oder Energie, das von einem wissenschaftlichen Instrument erfaßt werden kann. Die Schwärze nimmt überhand, und Sie sind in einem Raum, wo nicht nur Materie und Energie vergangen sind, sondern auch Raum und Zeit. Sie haben Ihre Hand als Raum-Zeit-Ereignis hinter sich gelassen. Wie alle Raum-Zeit-Ereignisse muß Ihr Körper seinen Ursprung jenseits der vierten Dimension haben. So etwas wie »vorher« und »danach« gibt es in diesem Bereich nicht, keinen Begriff von »groß« oder »klein«. Hier existiert Ihre Hand vor dem Urknall und nach dem Ende des Universums im Hitzetod des absoluten Kältepunkts. Tatsächlich sind diese Begriffe bedeutungslos, denn Sie sind im Schoß des Universums angelangt, dem vorquantischen Bereich, der keine Dimensionen und alle Dimensionen hat. Sie sind überall und nirgends.

Hat Ihre Hand aufgehört zu sein? Nein, denn indem Sie die Grenze zur vierten Dimension überschritten haben, sind Sie doch nirgendwo anders hingegangen – sämtliche Begriffe von Raum und Zeit haben hier keine Gültigkeit mehr. Alle gröberen Ebenen der Wahrnehmung sind Ihnen noch verfügbar: Ihre Hand existiert immer noch auf all den Ebenen, die Sie durchquert haben – die der Zellen, der Moleküle, der Atome, der subatomaren Teilchen und der Quanten – durch eine unsichtbare Intelligenz mit dem Platz verbunden, wo Sie sich jetzt befinden. Jede Ebene ist eine Schicht von Transformation, völlig verschieden von der nächsthöheren oder tieferen, aber hier, wo es nichts außer reiner Information und kreativem Potential gibt, sind alle Ebenen auf ihren gemeinsamen Ursprung zurückgeführt.

Denken Sie einen Augenblick über diese Übung nach, um die Lehre in sich aufzunehmen:

- Der dreidimensionale Körper, wie er sich durch unsere fünf Sinne darstellt, ist ein Trugbild.
- Jedes feste Materieteilchen besteht zu mehr als 99,999 Prozent aus leerem Raum.
- Der Raum zwischen zwei Elektronen ist proportional ebenso leer wie der Weltraum zwischen zwei Galaxien.
- Dringt man tief genug in das Gewebe von Materie und Energie ein, gelangt man an den Ursprung des Universums. Alle Ereignisse in der Raumzeit haben eine gemeinsame Quelle außerhalb der Wirklichkeit, die wir wahrnehmen.
- Jenseits der Quanten existiert Ihr Körper als reines schöpferisches Potential, ein vielschichtiger Prozeß, der von Intelligenz gesteuert wird.

Untersuchen Sie nun Ihre Hand mit neuem Verständnis – es ist die erste Stufe eines schwindelerregenden Abstiegs in den Tanz des Lebens, wo die Tänzer verschwinden, wenn man ihnen zu nahe kommt, und wo die Musik in der Stille der Ewigkeit verklingt. Der Tanz dauert für immer an, und der Tänzer sind Sie.

ÜBUNG 2: WIR SCHLIESSEN DIE LÜCKE

Da wir nun jene Ebene des Quantenraums berührt haben, die aller physischen Existenz zugrunde liegt, möchte ich, daß Sie sich dort wohler fühlen. Gemeinhin stellen wir uns den Weltraum als kalt und leer vor. Der Quantenraum aber ist angefüllt – er ist das Kontinuum, das alles im Universum verbindet. Wenn das Quantenfeld aktiv ist, läßt es ein Raum-Zeit-Ereignis hervortreten; wenn es ruhig ist, gibt es nur den Quantenraum. Das aber bedeutet nicht, daß es dort Lücken gäbe – stellen Sie sich die Erde vor, wie sie von Magnetfeldlinien umgeben ist, die aus dem magnetischen Süd- und Nordpol hervorstrahlen. Alle einzelnen Magnete auf diesem Planeten sind an diesem Feld beteiligt. Es sind kleine, separate Ausbuchtungen in dem Feld, von dem wir alle umgeben sind, auch dann, wenn es keinen Magneten in unserer unmittelbaren Umgebung gibt. Ein Hufeisenmagnet ist eine lokale Ausbuchtung des Feldes (ein Raum-Zeit-Ereignis), während die Magnetfeldlinien um die Erde nicht lokal sind, eine unsichtbare Gegenwart. Beide sind als Aspekte eines einzigen grundlegenden Energiefeldes miteinander verbunden.

Da Ihr Körper elektromagnetische Frequenzen aussendet, sind auch Sie eine solche Ausbuchtung dieses Feldes. Das Pulsieren der Nervensignale entlang Ihrer Glieder, die elektrische Entladung Ihrer Herzzellen und das schwache Stromfeld, das Ihr Gehirn umgibt, beweisen alle, daß Sie von keiner Art der Energie im Universum getrennt sind. Jeglicher Anschein von Trennung ist nur das Ergebnis der Begrenztheit Ihrer Sinne, die nicht auf diese Energien eingestellt sind.

Stellen Sie sich zwei Kerzen vor, die etwa einen Meter voneinander entfernt vor Ihnen auf dem Tisch stehen. In Ihren Augen erscheinen sie getrennt und unabhängig voneinander, aber das von ihnen ausgehende Licht erfüllt den Raum mit Photonen; der ganze Raum zwischen ihnen besteht aus Lichtbrücken. Daher gibt es auf der Quantenebene keine wirkliche Trennung. Tragen Sie nun nachts eine der Kerzen hinaus und halten Sie diese vor dem Hintergrund der Sterne empor. Die Lichtpünktchen im Himmel mögen Millionen von Lichtjahren entfernt sein, auf der Quantenebene aber ist jeder Stern ebenso mit Ihrer Kerze verbunden wie die zweite Kerze im Zimmer; der riesige Raum zwischen ihnen enthält Energiewellen, die sie miteinander verbinden.

Wenn Sie die Kerze und die fernen Sterne anschauen, so landen die Photonen von beiden auf Ihrer Netzhaut. Dort lösen sie Blitze von elektromagnetischen Entladungen aus, die zu einer von sichtbarem Licht verschiedenen Frequenz gehören und doch Teil desselben elektromagnetischen Feldes sind. Deshalb sind Sie selbst auch eine Kerze – oder ein Stern –, dessen lokale Materie- und Energiekonzentration eine Ausbuchtung im unendlichen Feld ist, das uns umgibt und erhält.

Denken Sie über diese organische Verbindung von allem in der Schöpfung nach. Die Lehre dieser Übung ist:

- Ganz gleich, wie getrennt irgend etwas den Sinnen erscheinen mag, ist doch auf der Quantenebene nichts getrennt.
- Das Quantenfeld besteht in, um und durch uns. Sie können nicht von außen auf das Feld schauen – in jeder Welle und jedem Teilchen ist das Feld Ihr erweiterter Körper.
- Jede unserer Zellen ist eine lokale Konzentration von Information und Energie innerhalb der Gesamtheit der Information und Energie Ihres Körpers. Ähnlich sind Sie selbst eine örtliche Konzentration von Information und Energie innerhalb der Gesamtheit, die der Körper des Universums darstellt.

Wenn Sie dieses Wissen allmählich verinnerlichen, werden Sie nichts mehr in Ihrer Umgebung als Bedrohung empfinden. Die Angst der Trennung wird schließlich ihren Griff lockern, und der stetige Fluß des Bewußtseins wird der Entropie und dem Altern entgegenwirken.

ÜBUNG 3: WIR ATMEN DAS FELD EIN

Das Quantenfeld überschreitet die Alltagswirklichkeit, und doch ist es uns sehr vertraut. Ein Wort aus unserer Erinnerung aufzurufen, eine Empfindung zu haben, einen Begriff zu verstehen – das sind Ereignisse, die das ganze Feld verändern. Der berühmte britische Physiker James Jeans bemerkte einmal: »Wenn ein Elektron vibriert, erzittert das Universum.« Es gibt auch nicht die kleinste Aktivität in irgendeiner unserer Zellen, die nicht im gesamten Quantenfeld bemerkt würde.

Auf seiner feinsten Ebene wird jeder körperliche Vorgang im Gewebe der Natur zur Kenntnis genommen. Mit anderen Worten: Je feiner ein Vorgang ist, desto mehr ist er mit der grundlegenden Aktivität des Kosmos verbunden. Hier ist eine einfache Atemübung, die einem eine erstaunlich lebendige Erfahrung dieses Phänomens vermitteln kann. Setzen Sie sich bequem in einen Sessel und schließen Sie die Augen. Atmen Sie sanft und langsam durch die Nase und stellen Sie sich dabei vor, daß Sie die Luft von einem unendlich weit entfernten Punkt her einatmen. Nehmen Sie wahr, wie die Luft sanft vom Rand des Universums zu ihnen kommt. Spüren Sie, wie sie kühl Ihren Körper durchdringt. Nun atmen Sie langsam und leicht aus und senden jedes Atom zurück an seinen unendlich weit entfernten Ursprung. Es mag Ihnen hilfreich sein, wenn Sie sich einen Faden vorstellen, der von Ihnen aus in die fernsten Fernen des Kosmos reicht; oder Sie könnten sich einen Stern vor Augen rufen, der vor Ihnen schwebt und sein Licht von unendlich weit zu Ihnen schickt – in beiden Fällen stellen Sie sich den Faden oder den Stern als Ihre Luftquelle vor. Wenn Sie sich so etwas nicht gut vorstellen können, machen Sie sich deswegen keine Sorgen; bewahren Sie einfach das Wort »unendlich« in Ihrem Geist, während Sie atmen. Welche Technik Sie auch anwenden, der Zweck ist immer der, zu spüren, daß jeder Atemzug aus dem Quantenfeld kommt, was auf feinster Ebene ja auch geschieht. Indem Sie die Erinnerung an Ihre Verbindung mit dem Quantenfeld wachrufen, wird die Erinnerung an die Erneuerung in Ihrem Körper erweckt.

ÜBUNG 4: NEUBESTIMMUNG

Wir haben nun das Wissen aufgenommen, daß unser Körper keine in Raum und Zeit isolierte Statue ist, und definieren uns selbst neu, indem wir im stillen die folgenden Aussagen wiederholen:

Ich kann die Macht meines Bewußtseins nutzen, um einem Körper Ausdruck zu geben, der folgendermaßen beschaffen ist:

- Fließend, nicht fest.
- Flexibel, nicht starr.
- Quantisch, nicht stofflich.
- Dynamisch, nicht statisch.
- Er besteht aus Information und Energie, nicht aus chemischen Zufallsreaktionen.
- Er ist ein Netzwerk von Intelligenz, nicht eine geistlose Maschine.
- Frisch und stets selbsterneuernd, nicht entropisch und alternd.
- Zeitlos, nicht zeitgebunden.

Hier sind weitere hilfreiche Aussagen zur Neubestimmung Ihres Körpers.

- Ich bin nicht meine Atome – sie kommen und gehen.
- Ich bin nicht meine Gedanken – sie kommen und gehen.
- Ich bin nicht mein Ego, mein Selbstbild verändert sich.
- Ich bin völlig darüber erhaben; ich bin der Zeuge, der Deuter, das Selbst jenseits des Selbstbildes. Das Selbst altert nicht und ist zeitlos.

Die Wiederholung dieser Aussagen dient nicht nur als Gedächtnisstütze. Eher Prozeß als Objekt, ist der menschliche Körper ständig mit Botschaften aller Art angefüllt: Die verbalen Botschaften, die wir in unserem Kopf hören, sind nur eine Version der Information, die in jeder Sekunde von Zelle zu Zelle ausgetauscht wird. Das Bewußtsein jedes Menschen ist von vergangenen Erfahrungen eingefärbt, so daß der Informationsfluß in uns durch unbewußte Eindrücke beeinflußt wird, derer wir uns kaum bewußt sind. Wir werden genauestens untersuchen, wie diese unbewußten Eindrücke den ruhigen Fluß der Botschaften unterbrechen und damit einen Informationsverlust bewirken, der das Altern zur Folge hat.

Fürs erste dürfen Sie gewiß sein, daß Sie diese Eindrücke verändern können, indem sie dem Unbewußten neue Annahmen und Überzeugungen geben, mit denen es wirken kann. Jeder Gedanke, den Sie haben, aktiviert ein Botenmolekül in Ihrem Gehirn. Das bedeutet, daß jeder geistige Impuls automatisch in biologische Information umgesetzt wird. Indem Sie diese neuen Überzeugungen wiederholen und sich selbst bestätigen, daß Ihr Körper nicht mehr durch das alte Denkschema festgelegt ist, lassen Sie zu, daß neue biologische Information erzeugt wird. Über die Geist-Körper-Verbindung wird Ihr neudefiniertes Selbstverständnis von Ihren Zellen als neues Programm aufgenommen. Damit beginnt sich die Lücke zu schließen, die zwischen Ihrem alten, isolierten Selbst und Ihrem Selbstbild als einem nichtalternden, zeitlosen Wesen klafft.

TEIL II
DER PROZESS DES ALTERNS UND DAS BEWUSSTSEIN

Das Bewußtsein hat die Macht, das Altern zu ändern. Aber das Bewußtsein ist ein zweischneidiges Schwert – es kann sowohl heilen als auch zerstören. Ausschlaggebend ist die Art und Weise, wie unser Bewußtsein zu verschiedenen Haltungen, Annahmen, Überzeugungen und Reaktionen konditioniert, das heißt erzogen wird. Wenn diese geistigen Muster zerstörerisch sind, wird ein Mensch sich durch seinen Geist zu einem destruktiven Verhalten angetrieben sehen; sind die Muster dagegen konstruktiv, führt das zu einem selbstbejahenden Verhalten. Bevor es erzogen wird, ist das Bewußtsein lediglich ein Energie- und Informationsfeld; es enthält die Fähigkeit des Geistes, einen Gedanken zu haben, bevor das Denken tatsächlich entsteht. Verglichen mit jeder beliebigen einzelnen Form von Materie oder Energie, sei es ein Atom oder eine Galaxie, ist das Quantenfeld unendlich stärker, denn es hat die Kraft, unbegrenzt viele Kombinationen von Raum-Zeit-Ereignissen zu erzeugen, die noch nie aufgetreten sind.

Da auch Ihr Bewußtsein stets in der Lage ist, neue geistige Impulse zu entwickeln, die wiederum neue biologische Information erzeugen, ist es ebenfalls viel mächtiger als jeder beliebige einzelne Gedanke, den Sie jemals haben können. An diese schöpferischen Kraftreserven angeschlossen zu bleiben, ist das Kennzeichen des Nicht-Alterns: Wenn man es dagegen zugunsten von Gewohnheiten, Ritualen, starren Glaubenssätzen und veraltetem Verhalten aufgibt, so ist das ein Merkmal für das Altern. Im alten China verkündete das Tao Te King dieselbe Wahrheit: »Was immer biegsam ist und fließend, neigt dazu zu wachsen; was immer starr und blockiert ist, wird welken und sterben.«

Die Eindrücke früherer Erfahrungen zwängen unseren Geist in

vorhersagbare Muster, die vorhersagbares Verhalten auslösen. Das Innenleben jedes Menschen ist kompliziert; es wimmelt von positiven wie negativen Gedankenmustern. Einfach ist dagegen die Tatsache, daß das Bewußtsein erzogen werden kann: Es ist das Grundlegendste, was mit uns von Geburt an geschieht. Wie geschmolzenes Wachs mit einem Siegelring geprägt wird, bewahrt das noch rohe, ungestaltete Bewußtsein einen Eindruck, und sobald der Eindruck einmal festsitzt, ordnet sich das Bewußtsein um ihn an.

HABEN WIR WIRKLICH KEINE WAHL?

In unserer Kindheit waren wir in hohem Maße beeinflußbar: Unser Bewußtsein war wie weiches, frisches Wachs, von keiner Erfahrung verdorben. Im Alter ist dasselbe Bewußtsein Tausende von Malen »beeindruckt« worden, und wie altes Wachs, das allzu oft benutzt wurde, wird der Geist spröde und steif. Es ist schwierig, auch nur einen kleinen Winkel zu finden, in dem nicht zahlreiche Schichten der Erfahrung eingelagert sind. Alte Körper spiegeln diese grundlegende Starrheit wider, die in jeder Zelle spürbar ist.

Die Vielzahl der Eindrücke, die in uns abgelegt werden, ist überwältigend – Verhaltensforscher schätzen, daß allein die Ermahnungen, die unsere Eltern uns in früher Kindheit angedeihen ließen und die immer noch wie unterschwellige Tonbandschleifen in unseren Köpfen ablaufen, etwa 25000 Stunden reine Verhaltensprägung darstellen. Für jeden von uns ist der Lernprozeß, der uns das Altern einprägt, kompliziert und endlos. Er setzt sich zusammen aus Einstellungen, die uns von frühester Kindheit an durch unsere Familie, durch Altersgenossen und durch die Gesellschaft als Ganzes vermittelt wurden. Was sagte Ihre Mutter, als sie ihre ersten Falten entdeckte? Sah sie darin das gefürchtete Symbol der verlorenen Jugend? Was empfand Ihr Vater bei seiner Pensionierung? War es das Ende seiner nützlichen Existenz oder die Schwelle zu einer besseren Zeit? Waren Ihre Großeltern gütige, weise Führer oder entfernte, angsteinflößende Fremde? Wurden die Anzeichen des Alters, die sich bei ihnen bemerkbar machten, als Senilität oder einfach als Veränderung angesehen?

Die Auswirkung der Konditionierung ist stets dieselbe: Der Entscheidungsfreiraum wird eingeengt. So ist zum Beispiel der Akt des Essens etwas, über das wir frei entscheiden, und die meisten von uns treffen diese Entscheidung zwanglos mehrmals am Tag. Aber für jemanden, der an der Eßstörung der Magersucht leidet, ist dieser Entscheidungsspielraum extrem eingeschränkt. Das Bewußtsein der Magersüchtigen ist stark geprägt von einem niedrigen Selbstwertgefühl, schweren Schuldgefühlen, unterdrücktem Ärger und einem defekten Körperbild. Diese Eindrücke können äußerst kompliziert sein, aber das Endergebnis ist denkbar einfach: der – meistens ist es die – Betreffende kann nicht mehr normal essen. Der bloße Anblick von Nahrung löst die unterschwellige Konditionierung aus; unwillkürlich steigen Ekelgefühle auf und töten jeglichen Appetit ab. Wenn die Störung ihr Endstadium erreicht, sind Magersüchtige so gut wie gelähmt. Sie werden übermannt von ihrer alten Konditionierung zu verhungern, selbst wenn reichlich Essen vorhanden ist.

Jeder Arzt, der einen Patienten mit Eßstörungen behandelt, hört denselben angstvollen Schrei: »Ich muß mich so verhalten; ich muß das tun, was ich tue.« Diese Überzeugung ist eine Täuschung, denn die Ketten der Konditionierung können ja zerbrochen werden. Solange diese Illusion jedoch Gültigkeit besitzt, ist sie für den Geist von erdrückender Überzeugungskraft, und unter ihrem Einfluß wird der Körpermechanismus des Hungerreflexes zu abnormen Reaktionen verzerrt. Derselbe Mechanismus steuert das Altern. In jedem von uns hat sich an verborgener Stelle die Überzeugung eingenistet »Ich muß altern«. Sie wirkt so machtvoll auf uns ein, daß unsere Körper ihr gehorchen.

Jedesmal, wenn unsere Entscheidungsfreiheit beschnitten zu sein scheint, ist irgendeine Täuschung am Werk. Vor Tausenden von Jahren erklärte Shankara, der größte unter den indischen Weisen: »Die Menschen altern und sterben, weil sie andere altern und sterben sehen.« Wir haben Jahrhunderte dazu gebraucht, um diese außerordentliche Einsicht auch nur annähernd zu begreifen. Als physikalischer Vorgang ist das Altern allgemeingültig und allem Anschein nach unvermeidlich. Eine Lokomotive verschleißt und zerfällt mit der Zeit nicht deswegen, weil sie andere abgenutzte Lokomotiven vor Augen hat. Die einzige Konditionierung, der jede Maschine unterliegt, ist der Verschleiß. Manche Teile nutzen sich scheinbar schneller ab als andere, weil sie den größten Druck oder die stärkste Reibung verkraften müssen. Auch unsere Körper sind Druck und Reibung ausgesetzt; verschiedene Organe und Gewebe verschleißen eher als andere. Dieses physikalische Bild rückt den mechanischen Verschleiß derart in den Vordergrund, daß wir den tieferen Sinn von Shankaras Aussage aus den Augen verlieren –, daß nämlich der alternde Körper auf gesellschaftliche Konditionierung reagiert.

Es gibt Gesellschaftsformen, in denen die Menschen ganz andere Arten der Konditionierung und damit ganz andere Arten des Alterns aufweisen. In den letzten Jahrzehnten haben Anthropologen mit Erstaunen festgestellt, daß viele sogenannte primitive Völker gegen jene Anzeichen von Altersschwäche immun sind, die der Westen seit langem akzeptiert. S. Boyd Eaton, der Mitverfasser eines faszinierenden Buches über die Gesundheit der frühen Menschheit, »The Paleolithic Prescription«, weist auf mindestens 25 traditionelle Gesellschaftsformen in aller Welt hin, in denen Herzleiden und Krebs, zwei Krankheiten, die seit langem mit dem Altern in Verbindung gebracht werden, weitgehend unbekannt sind.

Diese Gesellschaften sind unser bestes Prüffeld für die Hypothese, daß unser »normales« Altern in Wahrheit eine Ansammlung von Symptomen ist, die einer abnormen Konditionierung entstammen. Eaton führt Stammeskulturen an vielen Orten an – in Venezuela, auf den Salomon-Inseln, in Tasmanien und in der afrikanischen Wüste –, deren Mitglieder sich ein Leben lang eines gesunden Blutdrucks erfreuten. Das steht in völligem Gegensatz zu der Tendenz in den Vereinigten Staaten und in Westeuropa, wo der Blutdruck fast aller Leute mit jedem Lebensjahrzehnt um etliche Punkte ansteigt und die Hälfte der Senioren gegen Bluthochdruck behandelt werden müssen.

Gehörschwund ist ein weiteres Anzeichen für altersbedingten Verfall, der in den modernen Gesellschaftsformen seit langem als »normal« und unvermeidlich gilt. Die Taubheit kann hier sogar recht früh einsetzen: Eine Studie mit Oberschülern im amerikanischen Bundesstaat Tennessee brachte zum Vorschein, daß bereits bei 60 Prozent der Jugendlichen das Hörvermögen erheblich beeinträchtigt war. Bei etwa 25 Millionen erwachsenen Amerikanern ist der Gehörschwund so weit fortgeschritten, daß sie Invaliditätsleistungen beanspruchen können. Dagegen weisen einige Buschmännerstämme in Botswana und die Maaban im Südsudan mit zunehmendem Alter keinen nennenswerten Gehörschwund auf.

In ähnlicher Weise sind bei Stämmen wie den Hudza in Tanzania und den Tarahumara in Nordmexico selten Cholesterinwerte von über 150 anzutreffen; dieses Niveau, 60 Punkte unter dem amerikanischen Durchschnitt, der wie in allen Industrieländern mit dem Alter zunimmt, schützt diese Menschen nachhaltig vor Herzattacken. Einer Vielzahl von Kulturen ist es gelungen, einer oder auch mehreren dieser »Zivilisationskrankheiten« zu entkommen, wobei letzterer Begriff eigentlich irreführend ist, denn einige hochzivilisierte Gesellschaften sind auch durch gute Gesundheit gekennzeichnet. Der Brustkrebs, der in den USA jede neunte Frau befällt, ist sowohl in China wie in Japan äußerst selten; Dickdarmkrebs, der viele Amerikaner bedroht, tritt dort ebenfalls kaum auf, wie auch in vielen afrikanischen Stammesgemeinschaften.

Wenn Japaner, Taiwanesen oder Afrikaner ihre traditionelle Umgebung verlassen, um sich in den USA niederzulassen, wirkt sich der Kontakt mit dieser Zivilisation und ihrem »höheren« Lebensstil oft verheerend aus. Herzattacken, Dickdarmkrebs und Bluthochdruck, die nur einen Bruchteil der amerikanischen Werte betrugen, nehmen rasant zu; ab der zweiten Generation ist der Vorteil durchweg gleich Null. Bezieht sich aber die Veränderung nur auf die Eß- und Lebensgewohnheiten? Diese Ansicht vertreten die Epidemiologen. Diese Mediziner, die sich mit den Epidemien, zeittypischen Massenerkrankungen und Zivilisationsschäden beschäftigen, weisen auf die Japaner hin, die auf Hawaii leben, das hinsichtlich der Ernährung und des Lebensstils als kulturelle Etappe zwischen Ost und West gilt. Da die japanischen Einwanderer in Hawaii weniger Fett essen, als es auf dem amerikanischen Festland üblich ist, aber mehr als in Japan, liegt ihre Anfälligkeit für Herzattacken ebenfalls zwischen den beiden Extremen Japan und USA.

Diese lange Zeit akzeptierte Erklärung wurde jedoch erschüttert, als einige der Daten näher untersucht wurden. Wie der Psychologe Robert Ornstein und sein Mitautor David Sobel in ihrem Buch »The Healing Brain« berichten, gab es bei der Auswertung des Gesamtspektrums japanischer Einwanderer in Kalifornien eine Untergruppe, die weiterhin eine niedrige Anfälligkeit für Herzkrankheiten aufwies, ohne daß dies mit ihrer Ernährung und mit ihrem Cholesterinspiegel in Übereinstimmung gebracht werden konnte. Es handelte sich um Männer, die trotz ihrer Übersiedlung nach Amerika enge Verbindungen zur japanischen Kultur pflegten. In vielfacher Hinsicht blieb ihr Bewußtsein japanisch. Sie wuchsen in einer japanischen Nachbarschaft auf, gingen mit anderen japanischen Kindern zur Schule, sprachen ihre Muttersprache und achteten die überlieferten Bräuche und sozialen Beziehungen. Das alles trug dazu bei, gesunde Herzen zu erzeugen, unabhängig von ihrem Cholesterinspiegel.

Was diese Männer gesund erhielt, war eine soziale Bindung, die unsichtbar, aber sehr machtvoll ist. Sie hatten weiterhin Anteil am Bewußtsein des traditionellen Japan, das eine Art erweiterten Geistes darstellt, der natürlich auch körperliche Auswirkungen hat. Ähnliche Ergebnisse erbrachten Studien über Arbeiter der Automobilfabriken im amerikanischen Bundesstaat Michigan, die aufgrund der Wirtschaftskrise ihren Job verloren hatten. Bei Männern, die eine starke Unterstützung von ihrer Familie, ihren Verwandten und Freunden erhielten, traten deutlich weniger häufig körperliche oder psychische Symptome auf. Desgleichen ergab sich bei einer Umfrage bei schwangeren Frauen, ob sie sich von ihrer Familie und ihren Freunden unterstützt fühlten, daß 91 Prozent aller Komplikationen während der Schwangerschaft bei den Frauen auftraten, die angaben, daß sie ein streßreiches Leben führten und wenig Unterstützung von ihrer Umwelt bekamen.

Soziale Unterstützung ist ein kompliziertes Thema, das alle Beziehungen von Sprache, Gebräuchen, Familienstruktur und gesellschaftlichen Traditionen umfaßt, die Menschen miteinander verbinden. Das Endergebnis ist die Programmierung des Bewußtseins; soziale Bindungen finden auf der Ebene des Geistes statt. Wir nehmen wahr, daß jemand wie wir ist, und glauben, daß er uns ebenso sieht. Was wir miteinander teilen, ist ein größeres Selbst, eine vielfach verknüpfte Psyche, die so empfindsam und vielschichtig ist wie die des einzelnen Menschen.

Hunderte von Büchern sind über den Alterungsprozeß geschrieben worden – alle mit der Annahme, daß das Altwerden etwas ist, das den Menschen einfach so widerfährt. Nun jedoch begreifen wir, daß eine kollektive Konditionierung unseren Körpern beibringt, zu altern. Das ist ein extrem wichtiger Unterschied. Wenn das Altern etwas ist, das uns widerfährt, dann sind wir im Grunde Opfer; ist es aber etwas, das wir erlernt haben, dann sind wir auch in der Lage, ein Verhalten abzulegen, das uns altern läßt. Wir können neue Überzeugungen annehmen und zu neuen Chancen geführt werden.

Es gibt einen Ausspruch, den der verstorbene Norman Cousin berühmt gemacht hat: »Überzeugung erzeugt Biologie.« Etwas Wahreres über das Altern ist noch nie gesagt worden. Unsere ererbte Erwartungshaltung, daß der Körper mit der Zeit verschleißen muß, verbunden mit den tiefsitzenden Überzeugungen, daß wir dazu verdammt sind zu leiden, alt zu werden und zu sterben, erzeugt ein biologisches Phänomen, das wir Altern nennen. Trotz der einigen Tausend Stunden alter Tonbänder, die unsere Reaktionen vorbestimmen, leben wir deswegen weiter, weil das Bewußtsein neue Wege findet, um zu fließen. Die positive Seite des Bewußtseins – seine Fähigkeit zu heilen – ist immer da.

LERNEN, NICHT ALT ZU WERDEN: DER ZUSAMMENHANG ZWISCHEN BIOLOGIE UND ÜBERZEUGUNG

Obwohl das Bewußtsein auf tausend verschiedene Arten programmiert wird, sind unsere Überzeugungen das Wichtigste. Eine Überzeugung ist etwas, woran Sie glauben, weil Sie denken, daß es wahr ist. Anders als ein Gedanke aber, der aktiv Wörter oder Bilder in Ihrem Kopf bildet, ist eine Überzeugung im allgemeinen still. Ein Mensch, der an Klaustrophobie (Platzangst) leidet, braucht nicht erst zu denken: »Dieses Zimmer ist zu klein«, oder »Hier sind zu viele Menschen«. Kaum gerät er in einen kleinen, überfüllten Raum, reagiert sein Körper automatisch. Irgendwo in seinem Bewußtsein liegt eine verborgene Überzeugung, die alle körperlichen Angstsymptome erzeugt, ohne daß er besonders daran denken müßte. Der Adrenalinstoß, der sein Herzjagen, seine schwitzenden Handflächen, seinen keuchenden Atem und sein Schwindelgefühl verursacht, wird von einer Ebene her ausgelöst, die tiefer liegt als der denkende Geist.

Menschen mit Phobien kämpfen verzweifelt darum, mit Gedanken ihre Ängste zu vertreiben, doch ohne Erfolg. Die Gewohnheit der Angst hat sich so tief festgesetzt, daß der Körper sie automatisch auslöst, selbst wenn der Geist sich mit aller Kraft widersetzt. Die Gedanken eines Klaustrophoben – »Es gibt keinen Grund, Angst zu haben«, »Kleine Räume sind nicht gefährlich«, »Jeder sieht völlig normal aus; warum kann ich nicht darüber hinweg kommen?« – sind vernünftige Einwände, aber der Körper richtet sich nach Befehlen, die stärker sind als das Denken.

Unsere Überzeugungen vom Altern haben genau diese Macht über uns. Lassen Sie mich ein Beispiel anführen: Während der letzten 20 Jahre haben Gerontologen, die die Alterungsvorgänge im Menschen untersuchen, Experimente durchgeführt, um zu beweisen, daß ein lebenslanges Aktivbleiben, bis spät ins siebte Lebensjahrzehnt hinein, dem Muskel- und Knochenschwund Einhalt gebieten würde. Die Nachricht verbreitete sich unter den Senioren, daß sie weiterhin wandern, joggen, schwimmen und ihren Haushalt führen sollten; nach dem Motto »Wer rastet, der rostet« können heutzutage Millionen Menschen davon ausgehen, auch im Alter fit zu bleiben. Dank dieser neugewonnenen Überzeugung ist etwas geschehen, das früher als unmöglich galt.

Kühne Gerontologen von der Tufts University besuchten ein Pflegeheim, wählten eine Gruppe der gebrechlichsten Insassen aus und führte mit ihnen ein Programm zur Gewichtsreduzierung durch. Man hätte befürchten können, daß die plötzliche Einführung von Körperübungen diese schwächlichen Menschen erschöpfen oder töten würde, aber tatsächlich gediehen sie. Innerhalb von acht Wochen waren verkümmerte Muskeln auf das Dreifache angewachsen, die Koordination der Bewegungen und das Gleichgewicht verbesserten sich. Überhaupt kehrte das Gefühl zurück, ein aktives Leben zu führen. Einige der Versuchspersonen, die nicht ohne Hilfe hatten gehen können, konnten jetzt nachts aufstehen und allein auf die Toilette gehen – ein Akt wiedergewonnener Würde, der nicht zu unterschätzen ist. Was diesen Erfolg jedoch zu einem wirklichen Wunder macht, ist, daß die jüngste Versuchsperson in der Gruppe 87 und die älteste 96 Jahre alt war.

Solche Erfolge waren immer möglich; der Leistungsfähigkeit des menschlichen Körpers wurde hier nichts Neues hinzugefügt. Alles, was geschah, war, daß sich eine Überzeugung veränderte, und als das geschah, veränderte sich das Altern. Wenn man 96 ist und Angst hat, seinen Körper zu bewegen, wird er verfallen. Um in diesem Alter in einen Gewichtstrainingsraum zu gehen, muß man schon davon überzeugt sein, daß es dem Körper guttut; man muß frei von Angst sein und an sich selbst glauben. Wenn ich sage, daß das Altern das Ergebnis einer Überzeugung ist, dann meine ich damit nicht, daß jemand das Altern einfach »wegdenken« kann. Das Gegenteil ist der Fall – je stärker die Überzeugung ist, desto fester sitzt sie im Körper und widersetzt sich aller bewußten Kontrolle.

Nach unserer Überzeugung, Ihrer und meiner, hat die Natur uns in Körpern eingesperrt, die gegen unseren Willen altern. Die Tradition des Alterns reicht bis an den Anfang der aufgezeichneten Geschichte zurück, ja bis in die Vorgeschichte. Tiere und Pflanzen werden alt und erfüllen damit ein allgemeines Naturgesetz. Man kann sich nur schwer vorstellen, daß das Altern das Ergebnis von erlerntem Verhalten ist, denn man kann die Biologie nicht verleugnen.

Und doch ist die zentrale Überzeugung, daß das Altern ein festgelegter, mechanischer Prozeß ist – etwas, das uns einfach widerfährt –, nur eine Überzeugung. Als solche macht sie uns für alle Arten von Tatsachen blind, die nicht in das Überzeugungssystem passen, an das wir uns klammern. Wie viele der folgenden Aussagen halten Sie für Tatsachen?

1. Altern ist natürlich – alle Organismen altern und sterben.
2. Altern ist unvermeidlich – man kann dem nicht vorbeugen.
3. Altern ist normal – es trifft jeden ungefähr gleich.
4. Altern ist genetisch bedingt – man lebt wahrscheinlich so lange wie seine Eltern und Großeltern.
5. Altern ist schmerzhaft – es verursacht körperliches und psychisches Leiden.
6. Altern ist universell – das Gesetz der Entropie läßt alle geordneten Systeme verschleißen und verfallen.
7. Altern ist tödlich – wir alle altern und sterben.

Wenn Sie irgendeine oder alle diese Aussagen als Tatsachen ansehen, stehen Sie unter dem Einfluß von Überzeugungen, die nicht der Wirklichkeit entsprechen. Jede Behauptung enthält objektive Wahrheit, aber jede kann auch widerlegt werden:

1. Altern ist natürlich, aber es gibt Organismen, die nie altern, wie Amöben, Algen und Protozoen. Teile von Ihnen altern ebenfalls nicht – beispielsweise Ihre Gefühle, Ihr Ich, Ihr Persönlichkeitstyp, Ihr Intelligenzquotient und andere geistige Merkmale, wie auch große Teile Ihrer DNS. Vom physikalischen Standpunkt aus macht es keinen Sinn zu sagen, daß das Wasser und die Minera-

lien in Ihrem Körper altern, denn was ist »altes Wasser« oder »altes Salz«? Diese Bestandteile machen allein 70 Prozent Ihres Körpers aus.

2. Altern ist unvermeidlich, aber die Biene kann zu bestimmten Zeiten im Jahr ihre Hormone verändern und ihr Altern umkehren. Im menschlichen Körper mögen hormonale Veränderungen nicht so drastisch sein, aber es gibt genügend Spielraum, damit Ihr Hormonprofil an jedem beliebigen Tag jünger als tags zuvor, einen Monat oder ein Jahr zuvor sein kann.
3. Altern ist normal; es gibt jedoch keine normale Alterungskurve, die auf jeden zutrifft. Manche Menschen entkommen gewissen Alterungssymptomen völlig, während andere lange vor Beginn des Alterns davon betroffen sind.
4. Altern ist eine genetische Komponente, die jeden betrifft, doch nicht in dem üblicherweise angenommenen Maße. Eltern zu haben, die beide über 80 wurden, fügt der Lebenserwartung eines Kindes lediglich drei Jahre hinzu; weniger als fünf Prozent der Bevölkerung hat solch gute oder schlechte Gene, daß ihre Lebensspanne erkennbar länger oder kürzer sein wird. Dagegen lassen sich Alterungssymptome durch eine gesunde Lebensführung um fast 30 Jahre hinauszögern.
5. Altern ist oft schmerzhaft, körperlich wie geistig, doch ist das nicht das Ergebnis des Alterns selbst, sondern der vielen Krankheiten, die ältere Menschen befallen; vielen dieser Krankheiten kann vorgebeugt werden.
6. Altern scheint universell zu sein, denn alle geordneten Systeme verfallen mit der Zeit. Unsere Körper widerstehen diesem Zerfall jedoch ziemlich gut. Ohne negative Einflüsse von innen und außen könnten unsere Gewebe und Organe leicht 115 bis 130 Jahre funktionieren, bevor das bloße Alter sie zum Stillstand bringt.
7. Und schließlich ist Altern deswegen tödlich, weil jeder sterben muß, aber in der großen Mehrzahl der Fälle, möglicherweise bis zu 99 Prozent, ist die Todesursache nicht das Alter, sondern Krebs, eine Herzattacke, ein Schlaganfall, eine Lungenentzündung oder andere Krankheiten.

Es ist äußerst schwierig auszumachen, wie es wäre, wenn man den Körper als solchen altern sehen könnte. Zwei Autos draußen im Regen würden mit etwa derselben Geschwindigkeit verrotten; der Vorgang der Oxidation greift sie gleichermaßen an und verwandelt nach einem leicht erklärbaren chemischen Gesetz ihr Eisen und ihren Stahl zu Eisenoxid. Der Alterungsprozeß gehorcht keinen solchen einfachen Gesetzen. Für manche von uns ist das Altern stetig, gleichförmig und langsam, wie eine Schildkröte, die sich auf ihr Ziel zuschiebt. Für andere ist das Altern so, als kämen sie an eine unsichtbare Klippe – es gibt ein langes, sicheres Plateau von Gesundheit, gefolgt von einem rapiden Abfall in den letzten ein oder zwei Lebensjahren. Für wiederum andere bleibt der Körper größtenteils gesund, bis auf ein schwaches Glied wie das Herz, das viel schneller versagt als die anderen Organe. Man müßte einen Menschen schon die meiste Zeit seines Erwachsenendaseins beobachten, um herauszufinden, wie er altert, und dann wäre es auch bereits zu spät.

Die Tatsache, daß das Altern so etwas Persönliches ist, hat sich für die Medizin als sehr frustrierend erwiesen; sie findet es sehr schwierig, viele der häufigsten altersbedingten Erkrankungen vorherzusagen und zu behandeln. Zwei junge Frauen können dieselbe Menge Calcium einnehmen, denselben gesunden Hormonspiegel haben, und doch wird die eine nach den Wechseljahren durch Knochenschwund zum Krüppel werden, die andere aber nicht. Zwillingsbrüder mit identischen Genen gehen mit einer erstaunlich ähnlichen Krankengeschichte durchs Leben, aber nur einer wird an Alzheimerscher Krankheit, Arthritis oder Krebs erkranken.

Zwei der verbreitetsten Altersbeschwerden, steigender Blutdruck und erhöhte Cholesterinwerte, sind genauso unvorhersagbar. Der alternde Körper weigert sich, sich nach mechanischen Gesetzen und Regeln zu verhalten.

Nach Jahrzehnten intensiver Forschung gibt es immer noch keine angemessene Theorie des menschlichen Alterns. Sogar unsere Versuche zu erklären, wie Tiere altern, haben zu mehr als 300 verschiedenen Theorien geführt, von denen viele im Widerspruch zueinander stehen. Unsere Vorstellungen vom Altern haben sich über die letzten beiden Jahrzehnte hinweg radikal verändert. In den frühen siebziger Jahren sahen die Ärzte mit einem Male Patienten im sechsten oder siebten Lebensjahrzehnt vor sich, deren Körper immer noch mit der Kraft und der Gesundheit des mittleren Alters funktionierten. Die meisten von ihnen rauchten nicht; sie hatten damit aufgehört, nachdem der Gesundheitsminister in den frühen sechziger Jahren auf die Gefahr von Lungenkrebs hingewiesen hatte. Sie hatten nie Herzanfälle gehabt. Obwohl sie einige der üblichen Anzeichen des Alterns aufwiesen – erhöhten Blutdruck und Cholesterinspiegel, sowie die Neigung zu Übergewicht, Weitsichtigkeit und eine herabgesetzte Hörschwelle –, war an diesen Menschen nichts Ältliches. Die Epoche des »neuen Alterns« war angebrochen.

Früher war das fortgeschrittene Lebensalter durch unabänderliche Verfallserscheinungen auf allen Gebieten – körperlich, geistig und gesellschaftlich – charakterisiert. Seit etlichen Jahrhunderten gingen die Menschen davon aus, das hohe Alter – wenn sie es überhaupt erreichten – schwach, senil, sozial nutzlos, krank und arm zuzubringen. Verstärkt wurde diese grausige Erwartungshaltung durch grausige Fakten: Vor dem 20. Jahrhundert erreichte nur jeder Zehnte das Alter von 65 Jahren.

Jahrhundertelang war der menschliche Körper dem todbringenden Einfluß einer rauhen Umwelt ausgesetzt gewesen: Unzureichende Ernährung, lebenslange Schwerarbeit und unkontrollierbare Epidemien schufen Lebensbedingungen, die das Altern beschleunigten. Blättert man durch amerikanische Einwanderungsregister aus der Zeit um die Jahrhundertwende, überläuft einen bei manchen Fotos ein Schauder. Die Gesichter von 40jährigen Frauen sind hohläugig und verhärmt. Sie sehen aus, als ob sie 70 wären – und wirken auch dafür noch sehr alt. Halbwüchsige Jungen sehen aus wie abgearbeitete Männer mittleren Alters. Unter dem Skalpell des Chirurgen hätten ihre Herzen, Lungen, Nieren und Lebern so ausgesehen wie die eines modernen Menschen, der doppelt so alt ist. Altern ist die Reaktion des Körpers auf die Umstände, die ihm aufgebürdet werden, sowohl innere wie äußere. Die Spuren, die das Altern in uns hinterläßt, zeigen, wie wir leben und wer wir sind.

Der »neue« ältere Mensch trat in den USA nach mehr als einem halben Jahrhundert verbesserter Lebensbedingungen und intensiver medizinischer Fortschritte auf den Plan. Die durchschnittliche Lebenserwartung in Amerika von 49 Jahren um die Jahrhundertwende machte bis 1990 einen Sprung auf 75 Jahre. Um diesen enormen Altersanstieg ins rechte Licht zu rücken, muß man sich vor Augen halten, daß die zusätzlichen Lebensjahre, die wir in weniger als einem Jahrhundert dazugewonnen haben, der gesamten Lebensspanne entsprechen, die mehr als 4000 Jahre lang üblich war: Von vorgeschichtlicher Zeit an bis zum Beginn der industriellen Revolution lag die durchschnittliche Lebenserwartung bei unter 45 Jahren. Nur zehn Prozent der Gesamtbevölkerung erreichten das 65. Lebensjahr, heute leben 80 Prozent der Menschen mindestens ebenso lange.

DAS GEHEIMNIS DES ALTERNS

Obwohl das Altern offensichtlich ein bewegliches, fließendes Phänomen ist, müssen wir feststellen, daß wir immer noch nach der Überzeugung handeln, es wäre ein rein biologischer Vorgang. Wenn Sie Ihren Körper betrachten und bemerken, wie sehr er sich verändert hat, seit Sie jung waren, erscheint das Altern als ein offensichtliches Phänomen. Tatsächlich ist es aber alles andere als das.

Vor 20 Jahren war ich ein junger Stationsarzt in einem riesigen, trübseligen Kriegsveteranenkrankenhaus in der Nähe von Boston. An einem typischen Tag untersuchte ich dort Dutzende von Patienten, meistens alte Soldaten, die in beiden Weltkriegen gedient hatten. Die vergehenden Jahre hatten einen Tribut gefordert, der nur allzu sichtbar war. Selbst wenn ich die Augen zumachte, war das Geräusch und die Berührung ihrer Körper unverkennbar. Ihre Hände zitterten, während ich ihnen den Puls fühlte, und ihre Lungen keuchten unter dem Stethoskop. Das lebendige Pochen junger Herzen war schwächeren, abgehackteren Rhythmen gewichen.

Ich wußte, daß unter der dünnen Hülle ihrer trockenen, runzeligen Haut ein unsichtbarer Zerstörungsprozeß im Gange war. Die

Blutgefäße verhärteten sich und der Blutdruck stieg. Hätte ich in sie hineinfühlen und die drei Herzkranzarterien berühren können, wäre wahrscheinlich mindestens eine mit fettiger Schlacke verstopft gewesen. Die Hauptarterie des Körpers, die Aorta, hätte sich vermutlich hart wie ein Bleirohr angefühlt, steif von Calciumablagerungen. Dagegen wären die feinen Arteriolen im Kopf sicher so hauchdünn gewesen, daß sie bei der leisesten Berührung platzen und einen Schlaganfall auslösen konnten. Auch die Wirbel und Hüftknochen waren dünn und spröde und warteten nur darauf zu brechen, wenn der Betreffende auf der Treppe ausrutschte. Überall im Körper wurden verborgene Tumoren nur durch den langsamen Stoffwechsel des älteren Menschen in Schach gehalten, der gnädig die Ausbreitung von Krebs verzögert.

Das alles mag wie eine genaue, wenn auch grausige Beschreibung des Alterungsprozesses klingen, aber im Grunde sah ich ja gar keine alten Leute; ich sah kranke Leute. Überall in den USA machten die Ärzte denselben Fehler. Völlig damit beschäftigt, verschiedene Krankheiten zu behandeln, vergaßen wir, wie das Altern ist, wenn es keine Krankheit gibt. Darüber hinaus arbeiteten die wenigen medizinischen Forscher, die sich für den Alterungsprozeß interessierten, genau wie ich, oft an Kriegsveteranenkrankenhäusern, genaugenommen war das »normale« Altern, das sie dort beobachteten, abnorm, denn ein normaler Mensch ist nicht im Krankenhaus. Niemand käme auf die Idee, etwas über das Kindesalter auszusagen, indem er die Patienten einer Kinderstation untersucht, aber das Alter wurde weitgehend in dieser Weise beschrieben.

Bezogen auf die Gesamtbevölkerung befinden sich nur fünf Prozent aller Menschen über 65 Jahre in Krankenhäusern, Pflegeheimen oder Nervenheilanstalten. Erstaunlicherweise ist dieser Anteil nicht wesentlich höher als bei jüngeren Altersgruppen. Offensichtlich gibt es viele Gründe neben dem Alter, warum jemand in stationäre Behandlung kommt. Die großen Krankenhäuser sind immer ein Sammelbecken für verwitwete, obdachlose, alkoholkranke, geistesgestörte und verarmte Menschen. Ein Stationsarzt in einem typischen Großstadtkrankenhaus verbringt keinen Tag, ohne ein Polizeiauto zu sehen, das mit einer Ladung armseliger Gestalten ankommt, die man auf der Straße aufgelesen hat und die nun in die anonymen Statistiken eingehen, welche die Forscher zur Grundlage ihrer Beschreibung des Alterns machen.

»Fürchte das Alter«, warnte Plato vor 2000 Jahren, »denn es kommt nicht allein.« Er sprach die Wahrheit. Wenn wir älter werden, ist es nicht das Altern selbst, was uns am meisten belastet, sondern seine Begleiterscheinungen. In der Wildnis sterben nur wenige Tiere einfach deswegen, weil sie zu alt geworden sind. Andere Ursachen wie Krankheit, Nahrungsmangel, Witterungseinflüsse und die stets lauernden Raubtiere bringen die meisten Lebewesen um, bevor sie ihre maximale Lebensspanne erreicht haben. Betrachten Sie im Frühjahr eine Spatzenschar draußen vor dem Fenster; im nächsten Frühjahr wird die Hälfte der Vögel aus verschiedenen Gründen nicht mehr am Leben sein. Es ist also in der Praxis unerheblich, daß Spatzen über zehn Jahre alt werden können, wenn sie in der Sicherheit eines Käfigs aufwachsen.

Lange Lebensspannen sind aber bei Vögeln möglich – in Gefangenschaft können Adler über 50, Papageien über 70 Jahre alt werden –, was in Anbetracht ihres schnellen Stoffwechsels und des raschen Herzschlags verwunderlich ist. Aber im Alterungsprozeß ist nur Weniges logisch. Der naturgeschichtliche Zweck des Alterns selbst ist für die Biologen ein Rätsel, bedenkt man die vielen anderen Möglichkeiten, mit der die Natur einem Tierleben ein Ende machen kann. Zum Beispiel ist die Sterblichkeit in das System des Nahrungswettbewerbs eingebaut. Manche Tiere müssen sterben, damit andere leben können, sonst hätte das Überleben des Stärkeren keinen Sinn. Bei Bären und Hirschen kämpfen beispielsweise die Männchen während der Paarungszeit um das Revier. Wenn sich die stärksten Männchen das Recht auf die Paarung mit den Weibchen erkämpft haben, gewinnen sie auch das beste Revier – ein Gebiet mit reichem Nahrungsangebot –, während die Verlierer sich mit weniger guten Plätzen abfinden müssen, wo viele am Rande des Verhungerns dahinvegetieren und bald sterben.

Wenn ein wild lebendes Tier das Glück hat, seine maximale Lebensspanne zu erreichen, ist sein Körper nicht nur alt, sondern steckt auch voller Krankheiten. Krebs, Herzleiden, verhärtete Arterien, Arthritis und Schlaganfälle kommen bei älteren Tieren häufig vor. Alte Löwen leiden unter Herzversagen und alte Adler haben grauen Star. Das Altern ist derartig mit anderen Faktoren vermischt, daß es äußerst schwierig ist, es herauszufiltern.

Ähnlich verschwommen ist es bei den Menschen. Obwohl wir stolz darauf sind, den Prüfungen der Wildnis entkommen zu sein, sterben moderne Menschen selten aus Altersgründen. Die britische Ärztezeitschrift »The Lancet« brachte 1938 den Bericht eines älteren Pathologen, der behauptete, er habe niemals eine Leiche seziert, bei der der Tod nur durch das Altern eingetreten sei. In einem Fall hatte es zwar zunächst so ausgesehen: Ein 94jähriger Mann war einfach ohne offensichtliche Krankheit entschlafen. Der Anschein aber trog: Bei einer Autopsie ergab sich, daß er an einer nichtdiagnostizierten Lungenentzündung gelitten hatte, einer der häufigsten Todesursachen bei älteren Menschen.

Es leuchtet dem gesunden Menschenverstand zwar ein, daß wir alt werden, weil wir einfach verschleißen, aber keine Theorie des Alterns durch Verschleiß konnte je einer genaueren Prüfung standhalten. Alternde Körper verschleißen nur scheinbar wie überstrapazierte Waschmaschinen oder Traktoren. »Wie geht's unserer alten Pumpe?« fragt so mancher Arzt einen älteren Patienten, als ob dessen Herz ein Gerät wäre, das langsam den Geist aufgibt. Anders als Maschinen jedoch, die durch zu starke Beanspruchung abgenutzt werden, ist der menschliche Körper in der Lage, sich steigender Belastung anzupassen. Ein gut trainierter Bizeps verschleißt nicht, sondern wird eher stärker. Beinknochen werden dicker, je nachdem, wieviel Gewicht sie tragen müssen. Das ist der Grund, warum in Stammesgemeinschaften mit lebenslanger körperlicher Aktivität die Knochenkrankheit Osteoporose praktisch unbekannt ist. Wenn der Verschleiß der wahre Grund des Alterns wäre, bestünde ja ein gutes Gegenmittel darin, das ganze Leben im Bett zu verbringen. Tatsächlich aber wirkt sich lange Bettruhe verheerend auf den Körper aus – ein Krankenhauspatient, der einige Wochen völlig ans Bett gefesselt ist, verliert ebensoviel an Muskeln und Knochensubstanz wie jemand, der zehn Jahre älter geworden ist.

Jede rein physikalische Theorie des Alterns kann nur unvollständig sein. Betrachten wir einmal die Arthritis, eine der verbreitetsten Alterserscheinungen. Als Medizinstudenten lernten wir, daß die gewöhnliche Arthritis (oder Osteoarthritis) eine degenerative Erkrankung ist. Das bedeutet, daß sie schlicht und einfach auf Verschleiß beruht. Nach lebenslanger starker Beanspruchung schwindet das Knorpelpolster in den großflächigen gewichttragenden Gelenken, was erklärt, daß die Knie- und Hüftknochen, die die Last des Körpers tragen, die Hauptangriffspunkte für Arthritis werden. Die Gelenkschmiere (Synovia), die weiche innere Auskleidung der Gelenkkapsel, welche die Knochen an den Fugen schützt, entzündet sich ebenfalls oder nutzt sich ab, was zu den arthritischen Schmerzen und Schwellungen führt. Manchmal trocknet die Gelenkschmiere aus, und die Knochen reiben aufeinander, was eine Zerklüftung der Knochenoberfläche verursacht. Diese Art des Verfalls hat die Menschheit seit der Steinzeit geplagt. Das vertraute Bild des vorgeschichtlichen Menschen, der sich mit vorgebeugten Schultern fortbewegt, gilt heute als ein Zerrbild dessen, wie ein gesunder Höhlenmensch wirklich aussah. Die Archäologen, so scheint es, wurden dadurch irregeführt, daß bei vielen der intakten Skelette, auf die sie bei ihren Ausgrabungen stießen, die Wirbelsäule arthritisch verformt war.

Verschleiß als Ursache von Arthritis klingt zwar für den gesunden Menschenverstand einleuchtend, aber einige Dinge können dadurch nicht erklärt werden. Manche Menschen bekommen nie Arthritis, obwohl sie ihre Gelenke sehr starken Belastungen aussetzen. Andere Menschen bekommen Arthritis, obwohl sie ihr ganzes Arbeitsleben am Schreibtisch zugebracht haben. Überdies tritt die Krankheit besonders gerne an gewissen Stellen wie den Fingern auf, die so gut wie keine Last tragen müssen. Neuere Theorien über Arthritis halten sich an Hormone, Gene, einen Zusammenbruch des Immunsystems, die Ernährung und andere Faktoren: Alles in allem ist aber keine eindeutige Ursache zu erkennen.

Der andere Haupttyp von Arthritis, die rheumatische Arthritis, ist allerdings stark mit emotionalen Faktoren in Verbindung gebracht worden. Diese Störung scheint hauptsächlich bei Frauen aufzutreten, die besonders dazu neigen, ihre Gefühle zu unterdrücken.

Anstatt ihren Ärger zu zeigen und sich mit ernsthaften Gefühlsproblemen auseinanderzusetzen, verfallen sie in Passivität und Depression, um mit dem Streß fertig zu werden. Die Krankheit kann sich in Belastungssituationen verschlimmern, sie kann aber auch aus unerklärlichen Gründen verschwinden, vielleicht infolge einer tieferliegenden Veränderungstendenz.

DIE DREI LEBENSALTER

Die verwirrende Vielfalt der Kräfte, die in einem alternden Körper wirken, wird noch deutlicher, wenn man die scheinbar simple Frage stellt: »Wie alt sind Sie?«

Bevor Sie übereilt antworten, bedenken Sie, daß es drei deutlich voneinander getrennte Möglichkeiten gibt, das Alter einer Person zu bestimmen.

1. Das *chronologische Alter* – wie alt Sie dem Kalender nach sind.
2. Das *biologische Alter* – wie alt Ihr Körper ist in bezug auf bestimmte kritische körperliche Anzeichen und Zellentwicklungen.
3. Das *psychologische Alter* – wie alt Sie sich fühlen.

Nur das erste Alter ist festgelegt, obwohl das chronologische Alter auch das am wenigsten verläßliche der drei ist. Ein Fünfzigjähriger kann fast so gesund sein wie mit 25, während ein anderer bereits den Körper eines Sechzigjährigen oder gar Siebzigjährigen haben kann. Um wirklich zu wissen, wie alt Sie sind, kommt die zweite Meßgröße – das biologische Alter – ins Spiel; es sagt uns, wie die Zeit im Vergleich mit anderen Menschen unseres Alters unsere Organe und Gewebe verändert hat.

Die Zeit verändert unseren Körper nicht überall gleich; praktisch jede Zelle, jedes Gewebe und Organ altert nach seinem eigenen Plan, was das biologische Alter ungleich komplizierter macht als das chronologische Alter. Ein Marathonläufer mittleren Alters hat vielleicht dieselben Beinmuskeln, dasselbe Herz und dieselben

Lungen wie jemand, der nur halb so alt ist, aber seine Knie und Nieren können durch übermäßige Belastung rasch altern, und seine Sehkraft und sein Hörvermögen könnten nach ihren eigenen Regeln abnehmen. Im Verlauf der Jahre werden wir einmalig. Mit 20, wenn die Muskelentwicklung, die Reflexe, der Geschlechtstrieb und viele andere Hauptfunktionen ihren Höhepunkt erreicht haben, sehen die meisten Menschen für einen Physiologen gleich aus. Junge Herzen, Gehirne, Nieren und Lungen haben alle eine gesunde Farbe und Festigkeit; Hinweise auf fehlgebildetes, krankes oder absterbendes Gewebe sind selten oder nicht vorhanden. Aber mit 70 gleichen sich zwei Körper auch nicht mehr im entferntesten. In diesem Alter wird Ihr Körper keinem anderen in der Welt gleichen; seine altersbedingten Veränderungen werden die Einzigartigkeit Ihres Lebens widerspiegeln.

Auch das biologische Alter hat als Meßgröße seine Grenzen. Vom Blickpunkt der Biologie aus vollzieht sich der Alterungsprozeß so langsam, daß seine tödlichen Folgen kaum mit denen von schnellen voranschreitenden Krankheiten zu vergleichen sind. Die meisten lebenswichtigen Organe können auch bei einem Drittel der optimalen Leistungskraft gut funktionieren. Wenn also unsere Körper nach dem 30. Lebensjahr jährlich ein Prozent ihrer ursprünglichen Leistungskraft verlören, so würde es 70 Jahre dauern, bis im 100. Lebensjahr das Altern an sich ein beliebiges Organ mit unmittelbarem Stillstand bedrohen würde. Aber soziale und psychologische Einflüsse sind stets am Werk, unser Lebensstil setzt uns den unterschiedlichsten Bedingungen aus, und die Unterschiede in unserer Art zu altern zeigen sich bereits viel früher im Leben.

Zwei Patienten Mitte 50, die einen Hirnschlag gleicher Schwere erlitten haben, können (und tun es oft auch) in absolut entgegengesetzter Weise reagieren: Der eine erholt sich rasch, spricht gut auf die Therapie an und erlangt seine Sprech- und Bewegungsfähigkeit schnell wieder. Er kehrt schließlich in sein normales Leben zurück. Der andere reagiert kaum auf die Behandlung. Er wird von Depressionen übermannt und stellt alle Aktivität ein: Binnen kurzem kann er altern und sterben. Der ausschlaggebende Faktor ist das psychologische Alter, die persönlichste und geheimnisvollste der drei Meßgrößen, die zugleich im Hinblick auf die Umkehrung des Alterungsprozesses am verheißungsvollsten ist.

Das biologische Alter ist, wie wir wissen, beeinflußbar. Regelmäßige körperliche Betätigung zum Beispiel kann zehn der typischsten Auswirkungen des biologischen Alterns rückläufig machen, einschließlich des Bluthochdrucks, der Fettleibigkeit, des unausgewogenen Blutzuckerhaushalts und abnehmender Muskelmasse. Gerontologen haben herausgefunden, daß ältere Menschen, die bereit sind, einen gesünderen Lebensstil anzunehmen, ihre Lebenserwartung um etwa zehn Jahre steigern können. Der Zeitpfeil kann sich also rasch oder langsam voranbewegen, stillstehen oder sich gar umkehren. Ihr Körper wird biologisch jünger oder älter, je nachdem man ihn behandelt.

Ihr drittes Alter, das psychologische, ist sogar noch flexibler. Wie das biologische Alter ist auch das psychologische Alter völlig individuell. Kein Mensch hat genau dasselbe psychologische Alter wie ein anderer, denn die Lebenserfahrungen eines Menschen sind einzigartig. Lassen Sie mich dazu die 101jährige Anna Lundgren zitieren, die als Kind eine sehr wichtige Beobachtung machte, was ihren Alterungsprozeß in den nächsten 80 oder 90 Jahren entscheidend beeinflußte. »Damals in Norwegen, als ich ein junges Mädchen war, da saßen die Leute einfach herum, wenn sie 55 oder 65 wurden. Ich habe mich nie so alt gefühlt. Das ist alt sein. Ich fühle mich noch heute nicht so alt.« Wie alt man sich fühlt, unterliegt keinen Begrenzungen, und es kann sich in Sekundenschnelle umkehren. Eine alte Frau, die sich an ihre erste Liebe erinnert, kann plötzlich so aussehen und so klingen, als sei sie wieder 18; ein Mann in mittlerem Alter, der die Nachricht vom Tod seiner geliebten Frau erhält, kann aus dem Gefühl der Vereinsamung heraus innerhalb weniger Wochen völlig vergreisen.

Anstatt auf die Frage »Wie alt sind Sie?« mit einer genauen Zahl zu antworten, sollten wir zu einer gleitenden Skala gelangen, die zeigt, wie schnell unsere drei Alter im Verhältnis zueinander voranschreiten. Nehmen wir zwei Fünfzigjährige:

A, der seit kurzem Witwer ist, leidet unter einer akuten Depression; dazu kommen eine zurückliegende Herzerkrankung und Gewichtsprobleme.

B ist glücklich verheiratet, gesund, optimistisch und zufrieden mit seiner Arbeit. Wegen der unterschiedlichen Faktoren ist das wirkliche Alter von A und B am besten durch eine dreispaltige Graphik darzustellen:

Chronologisches Alter					A/B		
Biologisches Alter			B →				A ——→
Psychologisches Alter		← B			A ——→		
Jahre	30	35	40	45	50	55	60

Die Pfeile zeigen die Richtung des Alterns an, und ihre Länge steht dafür, wie schnell der Prozeß vor sich geht. Obwohl beide chronologisch 50 Jahre alt sind, steht A unter derartig vielen negativen Einflüssen, daß sein Körper biologisch 10 Jahre älter ist und rasch weiteraltert. Sein psychologisches Alter hält mit seinem chronologischen Alter in etwa Schritt, aber auch hier altert er ziemlich rasch. Bei B sieht das Bild ganz anders aus: Er ist sowohl biologisch als auch psychologisch jünger. Seine gute körperliche und geistige Gesundheit sind ein Hinweis darauf, daß er biologisch langsamer altert und psychologisch sogar jünger wird.

Insgesamt ist A in deutlich schlechterem Zustand als B. Je nach Schwere seiner Depression und seiner Herzkrankheit könnte er ein Gesamtalter von 60 Jahren erreichen, doch diese Zahl ist nur eine theoretische. Sie läßt außer Betracht, daß alle Faktoren, die ihn so viel älter als sein chronologisches Alter machen, umkehrbar sind. Zehn Jahre später ist er vielleicht so glücklich, optimistisch und fit wie B, und dann würde sein Gesamtalter abnehmen.

Wenn Gerontologen versuchen, Langlebigkeit vorauszusagen, müssen alle psychosozialen Fakten in Betracht gezogen werden. Nur dann ist es möglich, genau zu bestimmen, ob der Alterungsprozeß beschleunigt oder verzögert wird.

Negative Faktoren, die den Alterungsprozeß beschleunigen:

(Der Stern * kennzeichnet die Hauptmerkmale.)

* Depression
- o Die Unfähigkeit, Gefühle auszudrücken
- o Das Gefühl von Ratlosigkeit, wie man sich selbst und andere verändern kann
- o Allein leben
- o Einsamkeit, keine engen Freunde
* Mangelnde regelmäßige Tagesroutine
* Mangelnde regelmäßige Arbeitsroutine
* Unzufriedenheit mit der Arbeit
- o Arbeitswoche von mehr als 40 Stunden
- o Finanzielle Lasten, Schulden
- o Gewohnheitsmäßige oder übermäßige Sorgen
- o Bedauern von früher gebrachten Opfern
- o Reizbarkeit, leichte Erregbarkeit oder die Unfähigkeit, Ärger auszudrücken
- o Kritik an sich selbst und anderen

Positive Faktoren, die das Altern verzögern:

* Eine glückliche Ehe (oder glückliche dauerhafte Beziehung)
* Zufriedenheit am Arbeitsplatz
* Persönliches Glücksgefühl
- o Leicht zum Lachen zu bringen zu sein
- o Ein erfülltes Geschlechtsleben
- o Die Fähigkeit, Freundschaften zu schließen und aufrechtzuerhalten
* Regelmäßige Tagesroutine
* Regelmäßige Arbeitsroutine
- o Mindestens eine Woche Urlaub pro Jahr
- o Gefühl, das eigene Leben in der Hand zu halten
- o Angenehme Freizeit, erfüllende Hobbys

- Die Fähigkeit, Gefühle leicht auszudrücken
- Optimismus bezüglich der Zukunft
- Das Gefühl finanzieller Sicherheit, nicht über die Verhältnisse leben

Wie Sie sehen, geht das psychologische Alter weit über das Klischee »Du bist so alt, wie du denkst« hinaus, und die Veränderung des psychologischen Alters bedeutet ein Zusammenspiel von persönlichen und gesellschaftlichen Faktoren. Zu den wichtigsten gehören dabei einige, die wir bereits angesprochen haben. Die Bedeutung einer regelmäßigen Tages- und Arbeitsroutine wird von fast jeder Studie über Langlebigkeit unterstrichen. Zufriedenheit am Arbeitsplatz erweist sich als zuverlässiges Kennzeichen für ein geringes Herzinfarktrisiko, während die Unzufriedenheit bei der Arbeit dieses Risiko erheblich erhöht. Allein zu leben ist bedenklich, während eine glückliche Ehe erwarten läßt, daß man nur langsam altert.

Wenn man all diese Faktoren zueinander in Beziehung setzt, entsteht ein äußerst kompliziertes Bild, das die Vielfalt des eigenen persönlichen Lebens widerspiegelt. Die Gerontologen haben sich große Mühe gegeben, einige dieser Faktoren meßbar zu machen, und das mit überzeugendem Erfolg. Jemand, der vier Jahre lang allein lebte, hätte beispielsweise ein etwas anderes psychologisches Alter als jemand, der acht Jahre lang allein gelebt hat. Der relative Wert, der einer regelmäßigen Tagesroutine zugeschrieben wird, gilt als dreimal wichtiger als ein befriedigendes Geschlechtsleben, während eine optimistische Einschätzung der Zukunft, genau nach Punkten, die negativen Auswirkungen eines fehlenden Hobbys ausgleicht.

Ich persönlich habe meine Bedenken bei allen Versuchen, das Wesen eines Menschen zu quantifizieren; bei aller allgemeinen Genauigkeit dieser Faktoren gehen sie am Wesen des persönlichen Lebens vorbei, nämlich an der Fähigkeit, sich zu verschieben und zu verwandeln, viele glückliche und traurige Saiten zu berühren, plötzliche Umschwünge und unvermittelte Erleuchtungen zu erfahren. Wenn ich an mich denke, habe ich keine festgelegte Ansammlung von Eigenschaften vor Augen – alles verändert sich innerlich, manchmal in drastischer Weise.

Zahlenkolonnen können keine nichtgreifbaren Eigenschaften wie die, sich hinzugeben und für andere da zu sein, messen. Darin besteht ein grundsätzlicher Mangel der modernen Psychologie mit ihrer übermäßigen Abhängigkeit von Zahlen und unpersönlichen Daten. Es gibt allerdings eine ungewöhnliche Studie, die diese Lücke recht eindrucksvoll überbrücken konnte. Lary Scherwitz, ein Psychologe an der University of California, nahm die Gespräche von fast 600 Männern auf Tonband auf. Ein Drittel der Männer litt an Herzerkrankungen, der Rest war gesund. Scherwitz hörte die Bänder ab und zählte, wie oft jeder die Wörter »Ich«, »Mich« und »Mein« benutzt hatte. Beim Vergleich seiner Ergebnisse mit der Häufigkeit von Herzerkrankungen fand er heraus, daß die Männer, die die obengenannten Pronomen der ersten Person am häufigsten benutzt hatten, die höchste Anfälligkeit für Herzkrankheiten aufwiesen. Eine Langzeitstudie ergab darüber hinaus, daß die Männer, die am häufigsten über sich selbst sprachen, das größte Herzinfarktrisiko hatten.

Das Auszählen, wie oft jemand »Ich« sagt, ist eine raffinierte Methode, um zu messen, wie sehr jemand mit sich selbst beschäftigt ist. Meiner Ansicht nach macht es auch Sinn, daß das Herz unter dem Mangel an Zuwendung zu anderen leidet. Das Gegenmittel, so schloß Scherwitz, bestand darin, mehr auf andere zuzugehen: »Hören Sie aufmerksam zu, wenn andere sprechen; widmen Sie Ihre Zeit und Energie anderen; lassen Sie anderen ihren Willen; tun Sie Dinge aus anderen als eigennützigen Gründen.« Mit diesen Worten geht er über die meßbaren Daten hinaus, hin zu Fragen von Liebe und Mitgefühl, die unser intuitives Wissen bestätigen, daß ein offener, liebevoller Mensch auch in guter Weise alt wird.

Was die statistische Forschung bis heute gezeigt hat, ist sehr wertvoll: Das biologische Alter reagiert auf das psychologische Alter. Wenn Sie sich die Liste der psychosozialen Einflüsse anschauen, weisen subjektive Begriffe wie »glücklich«, »zufrieden« und »angenehm« darauf hin, daß diese Faktoren tatsächlich vollkommen persönlich sind. Indem man sein inneres Leben pflegt, nutzt man die Macht des Bewußtseins, um dem Altern bereits an der Wurzel zu begegnen. Veränderungen des Bewußtseins in Richtung auf Apathie, Hilflosigkeit und Unzufriedenheit dagegen geben den negativen Alterserscheinungen kräftig Auftrieb.

WARUM ANPASSUNGSFÄHIGKEIT SO WERTVOLL IST

Es ist schrecklich mitanzusehen, wie jemand seinen Lebenswillen verliert, und es ist äußerst schwierig, ihm klarzumachen, was er da tut. Wenn das Leben sinnlos wird, verliert der Körper seine Energie wie eine undichte Batterie. Bei genauerer Betrachtung aber erweist sich, daß dieses langsame Dahinschwinden der Lebensfreude, der Neugier und des Lebenswillens gesteuert werden kann und eigentlich nichts mit dem normalen Älterwerden zu tun hat. Der Körper lädt sich selbst wieder auf; er erneuert seine Energien nach Phasen der Erschöpfung von selbst. Ganz gleich, wie groß der Streß war, der Körper kehrt, sobald er einmal reagiert hat, zu einem Zustand der Ausgewogenheit zurück. Diese Tendenz, im Gleichgewicht zu bleiben, ist für das Leben absolut notwendig und erweist sich als wesentlicher Überlebensmechanismus.

Die Medizinerin Flanders Dunbar von der Columbia University stellte 1957 eine Studie über Hundertjährige und »rüstige Neunzigjährige« vor. Sie hatte festgestellt, daß diese Menschen in Streßsituationen sehr anpassungsfähig waren. Diese Eigenschaft hob sie mehr als alles andere von der übrigen Bevölkerung ab. Obwohl jeder von uns in Lebenssituationen gerät, wo er Kummer, Bestürzung, Traurigkeit und Enttäuschung erfährt, kommen manche Menschen viel schneller darüber hinweg als andere. Dunbar machte sich daran, eine Liste von sechs Eigenschaften aufzustellen, die ihrer Ansicht kennzeichnend waren für die »Fast-Hundertjährigen«, alte Menschen, die die besten Chancen hatten, 100 Jahre zu werden:

1. Kreative Reaktion auf Veränderung. Mehr als alles andere zeichnete diese Eigenschaft die Fast-Hundertjährigen vor anderen Menschen aus.

2. Freiheit von Angst. Angst ist ein großer Feind unserer Fähigkeit, zu improvisieren und schöpferisch zu sein.
3. Die ständige Fähigkeit zu erzeugen und zu erfinden.
4. Ein hohes Niveau von Anpassungsfähigkeit.
5. Die Fähigkeit, Neues in die eigene Existenz aufzunehmen.
6. Der Wille, am Leben zu bleiben.

Wie alle Vorhersagemodelle hat auch dieses seine Mängel. Es gibt zugegebenermaßen Menschen, die bis zum Alter von 100 Jahren dahinvegetieren, die starr und unkreativ sind und denen nichts daran liegt, am Leben zu bleiben. Aber positive Eigenschaften sind bei Hundertjährigen bei weitem häufiger, und als eine Beschreibung der wünschenswertesten Art, alt zu werden, ist die Dunbarsche Liste äußerst hilfreich. Ihre Fast-Hundertjährigen sind etwas Besonderes, denn sie verdeutlichen, daß, genauso wie verschiedene Menschen jeweils starke oder schwache Immunsysteme haben, wir alle auch in unserer geistigen Anpassungsfähigkeit unterschiedlich sind. Manche überstehen ihre Lebensreise, wie beschwerlich sie äußerlich auch sein mag, mit Spannkraft, anstatt daran zu zerbrechen. Sie sind wie Schilfrohre, die sich im Sturm biegen, nicht wie Eichen, die starr stehenbleiben und zerbersten.

Anpassungsfähigkeit kann am besten als das Freisein von vorbestimmten Reaktionen definiert werden. Für Veränderungen offen zu sein, das Neue anzunehmen und das Unbekannte zu begrüßen, verlangt bestimmte persönliche Fähigkeiten. Wenn er dagegen der Untätigkeit überlassen wird, neigt der Geist dazu, seine alten Gewohnheiten zu verstärken und dadurch immer mehr ein Opfer seiner Konditionierung zu werden.

FRAGEBOGEN ZUR ANPASSUNGSFÄHIGKEIT

Wenn Sie wissen wollen, wie es mit Ihrer persönlichen Anpassungsfähigkeit aussieht, beantworten Sie die folgenden Fragen, wie sie auf Sie zutreffen:

Trifft fast nie zu:	0 Punkte
Trifft manchmal zu:	1 Punkt
Trifft gewöhnlich zu:	2 Punkte
Trifft fast immer zu:	3 Punkte

1. Wenn ich zum erstenmal mit einem Problem konfrontiert werde und nicht weiß, wie ich es lösen soll, verlasse ich mich darauf, daß die richtige Antwort von selbst kommen wird.
2. Die Ereignisse in meinem Leben geschehen nach ihrem eigenen Zeitplan.
3. Ich sehe meine Zukunft optimistisch.
4. Wenn mich jemand abweist, fühle ich mich verletzt, aber ich akzeptiere diese Entscheidung.
5. Ich fühle den Verlust, wenn Verwandte oder Freunde sterben, aber die Trauer geht vorüber, und ich lebe weiter – ich klammere mich nicht an etwas, das nicht zurückkehren kann.
6. Ich glaube an Ideale, die größer sind als ich selbst.
7. Wenn ich mit jemandem diskutiere, verteidige ich meine Position. Es fällt mir aber nicht schwer, einen anderen Standpunkt gelten zu lassen.
8. Ich wähle einen Menschen, nicht seine Partei.
9. Ich widme meine Zeit einer guten Sache, auch wenn sie nicht populär ist.
10. Ich gelte als guter Zuhörer. Ich falle anderen nicht ins Wort.
11. Wenn jemand sehr viel Gefühl in eine Sache investiert, höre ich das heraus, ohne meine Ansichten darüber zu äußern.
12. Wenn ich die Wahl habe zwischen einem ziemlich langweiligen, aber hochbezahlten Job und einer interessanteren, aber nur halb so gut bezahlten Tätigkeit, entscheide ich mich für die Arbeit, die ich gerne tue.
13. Ich nehme auf andere so wenig Einfluß wie möglich. Ich lasse sie eher tun, was sie wollen, anstatt sie zu gängeln.
14. Es fällt mir nicht schwer, anderen zu vertrauen.
15. Ich neige nicht dazu, mir Sorgen zu machen; die Hochs und Tiefs in schwierigen Situationen beeinflussen mich weniger als die meisten anderen Menschen.

16. In Wettbewerbssituationen bin ich ein guter Verlierer. Ich sage eher »Es war ein gutes Spiel« als »Ich war nicht in Hochform«.
17. In jeder Situation recht zu haben, ist für mich überhaupt nicht wichtig.
18. Ich spiele gern mit kleinen Kindern; ich kann mich leicht in ihre Welt einfühlen.
19. Ich denke nicht viel über meine Stimmungen nach.
20. Es fällt mir leicht, nachzuempfinden, was andere fühlen.
21. Ich fühle mich bei ruhigen Menschen wohl. Nervöse Menschen machen mich nicht nervös.

Gesamtbewertung: ______________________

Auswertung:

50 Punkte und darüber:
Sie sind ein außergewöhnlich anpassungsfähiger Mensch, der sehr viel Zeit darauf verwendet hat, sich persönlich zu entwickeln. Andere suchen Ihre Führung und Ihren Rat. Sie legen großen Wert auf Ihre Fähigkeit, unter Druck die Ruhe zu bewahren und für neue Herausforderungen bereit zu sein. Sie sind stolz darauf, Konflikte erfolgreich lösen zu können.

30–40 Punkte:
Sie passen sich den Herausforderungen des Alltags recht gut an. Aber wahrscheinlich haben Sie noch nicht viel Arbeit in diese Fähigkeit investiert. Sie sind ein Mensch, den andere als gelassen empfinden, aber Sie haben mit Sicherheit mehr Kummer und Sorgen, als Sie sich eingestehen wollen. Konflikte regen Sie auf, und Sie neigen dazu, unter den Einfluß von Menschen zu geraten, die stärkere Gefühle haben als Sie.

20–30 Punkte:
Sie haben genaue Vorstellungen von richtigem und falschem Verhalten und legen großen Wert darauf, Ihren Standpunkt zu verteidigen.

Die Arbeit an ihrem persönlichen Wachstum spielte bislang in Ihrem Leben keine besondere Rolle. Bei Ihnen ist wahrscheinlich alles gut durchorganisiert und bestimmt verhalten sie sich zielgerichtet. Wenn Sie sich in einer Konflikt- oder Wettbewerbssituation befinden, möchten Sie unbedingt auf der Gewinnerseite sein.

Unter 20 Punkte:
Sie werden Ihrem Selbstgefühl eine beträchtliche Arbeit widmen müssen. Als Kind wurden Sie vermutlich von einem oder beiden Elternteilen dominiert. Nun fürchten Sie sich vor Zurückweisung, regen sich ständig auf oder kritisieren herum, wenn andere nicht mit Ihnen übereinstimmen. Sie haben Ihre eigenen Vorstellungen davon, wie man Dinge erledigt, und mögen keine Überraschungen. Sie sind wahrscheinlich übertrieben ordentlich und verdrängen Ihre zahlreichen Sorgen und Ängste. Oder aber Sie sind sehr unordentlich und reagieren heftig auf ein äußeres Ereignis nach dem anderen.

Der Zweck dieses Tests besteht nicht darin, irgend jemandem ein Gefühl der Unterlegenheit oder der Überlegenheit zu geben. Vielmehr soll er zum bewußten Wachstum anregen. Der gemeinsame Nenner bei allen anpassungsfähigen Menschen ist der, daß sie wirklich täglich daran arbeiten, ihr Bewußtsein offen zu halten.

Der größte Teil des vorliegenden Buches ist dieser Arbeit gewidmet, und ich spüre, daß es keinen höheren Lebenszweck gibt als zu versuchen, das Bewußtsein so weit zu öffnen, daß der volle Eindruck der Wirklichkeit in all ihrer Schönheit, Wahrheit, Geheimnisfülle und Heiligkeit bewußt erfahren wird. Die Wachheit nimmt ab, wenn das Leben nicht bewußt gelebt und geschätzt wird. Diese Tendenz ist oft so unmerklich, daß es Monate oder sogar Jahre dauern kann, bis die schädlichen Ergebnisse dieser Haltung sichtbar werden, aber die Spur der Anzeichen ist für jeden aufmerksamen Beobachter deutlich zu erkennen. Die alterungsbedingten Veränderungen in Geist und Körper sind das Endergebnis eines jahrelangen gedankenlosen Hinnehmens von Überzeugungen, Glaubenssätzen und Meinungen. Manche Menschen haben sich zum Beispiel die Ansicht zu eigen gemacht, daß sie im Alter ihr Gedächtnis verlieren werden, eine Erwartung, die häufig von denen verstärkt wird, die an das »alte« Alter glauben.

Sobald sie 55 oder 60 werden, beginnen solche Menschen sich bei jeder kleinen Gedächtnislücke Sorgen zu machen, wo doch gelegentliche Erinnerungslücken bei jedem auftreten, ganz gleich, ob jung oder alt. Das Gedächtnis ist etwas Seltsames. Man kann sich nicht dazu bringen, sich zu erinnern, aber man kann sich etwas vergessen lassen. Eine Möglichkeit ist die, eine Erinnerung durch Angst zu blockieren. Erinnern Sie sich an das letzte Mal, als Sie dringend zu Hause anrufen mußten? Sie rannten angsterfüllt in ein Telefonhäuschen, und als Sie den Hörer abnahmen, zuckte Ihnen der Gedanke »Wie ist meine Nummer? Ich habe meine Nummer vergessen« durch den Kopf. Dieser Gedanke verschwindet nicht, bis Sie sich beruhigt haben und der Nebel der Angst sich zurückgezogen hat; dann taucht das Gesuchte ganz von selbst wieder auf.

Manche Menschen machen sich solche Sorgen über das Älterwerden, daß in jede Situation, wo ihr Gedächtnis gefordert ist – der Name eines Freundes, eine Adresse, oder der Platz, wo sie die Schlüssel hingelegt haben –, etwas von dieser Angst hineinsickert. Sie fangen an, ihr Gedächtnis zu überwachen (»Vergesse ich jetzt etwas?«), was die Sache nur verschlimmert, bis sie schließlich in einem Teufelskreis stecken: Sie sind so überzeugt von dem Vordringen der Senilität, daß sie sich den Gedächtnisschwund regelrecht aufzwingen, indem sie dem Gedächtnis nicht genug Entspannung erlauben, damit es funktionieren kann.

Die Entwicklung jedes beliebigen Charakterzugs beginnt früh im Leben und tritt im mittleren Alter zutage. Die beste Art sicherzustellen, daß man auch im Alter noch anpassungsfähig ist, ist die, daß man bereits in jungen Jahren daran arbeitet. Das zeigt eine klassische Studie, die vor 50 Jahren von dem Psychologen George Vaillant an der amerikanischen Harvard University begonnen wurde. Er wählte 185 junge Männer aus, die während des Zweiten Weltkriegs in Harvard studierten, und verfolgte die Entwicklung ihrer Gesundheit über 40 Jahre hinweg. Vaillant fand heraus, daß jemand selbst dann, wenn er in jungen Jahren vollkommen gesund ist, wahrscheinlich frühzeitig stirbt, wenn er schlecht mit Streß umgehen kann, das Opfer von Depressionen wird oder psychisch labil ist. Von den Männern, die die beste geistige Gesundheit hatten, wurden nur zwei chronisch krank oder starben vor dem 53. Lebensjahr. Von den 48 Männern mit der schlechtesten geistigen Gesundheit waren zu diesem Zeitpunkt bereits 18 – also fast das Zehnfache – chronisch krank oder tot.

Vaillant schloß daraus, daß ein frühes Altern – definiert als unabänderlicher körperlicher Verfall – durch eine gute geistige Gesundheit aufgehalten und durch eine beeinträchtigte geistige Gesundheit beschleunigt wird. Die ausschlaggebenden Jahre für die Herausbildung der einen oder der anderen Verfassung waren die zwischen 21 und 46. Das sind die Jahre, in denen ein Mensch im allgemeinen, unabhängig selbst von schlimmsten Erschütterungen und Mißhandlungen in der Kindheit, ein sicheres Selbstgefühl aufbaut – oder dabei scheitert. Sobald einmal der Samen gelegt ist, treten die Ergebnisse geistiger Gesundheit ab dem fünften Lebensjahrzehnt körperlich zutage. Die späten mittleren Jahre sind das gefahrvolle Jahrzehnt, das als Gefahrenzone gilt, denn hier treten zuerst die meisten frühen Herzattacken, ausufernder Bluthochdruck und viele Krebsarten in größerer Anzahl auf.

Um es allgemeiner zu formulieren, fand Vaillant heraus, daß der Alterungsprozeß erlernt ist. Menschen mit guter geistiger Gesundheit lehren ihre Körper, gut zu altern; deprimierte, unsichere und unglückliche Menschen lehren ihre Körper, schlecht zu altern. Obwohl Vaillant beobachtete, daß im Leben der Männer, die chronisch krank wurden und früh starben, erhöhter Streß anzutreffen war, verstand er, daß nicht der Streß die Menschen krank macht; es ist vielmehr die Aufgabe des inneren Widerstands gegen den Streß. Die größte Bedrohung für das Leben und die Gesundheit besteht darin, keinen Sinn mehr im Leben zu finden. Kinder sind sehr lebendig und eilen jedem Tag mit offenen Armen entgegen. Das ist natürlich für sie und bleibt natürlich, bis sie die Gewohnheiten und Haltungen erlernen, die schließlich die spontane Neugier und Verwunderung ersticken.

Vaillant gehörte zu den ersten Forschern, die feststellten, daß Depressionen oft zu vorzeitigem Altern, chronischer Krankheit und frühem Tod führen. Im allgemeinen liegt der Depression eine Art von gefühlsmäßiger Taubheit zugrunde; der Betreffende hat die Empfindung, daß in ihm kein Lachen und keine Freude entstehen können, weil diese positiven Gefühle durch unglückliche Erinnerungen blockiert sind. Alte Verletzungen lauern im Innern, und wenn neue Gefühle versuchen emporzusprudeln, werden sie durch diese Erinnerungen gefiltert. Selbst die schönste Erfahrung, wie zum Beispiel, ein Kind zu gebären, kann nicht überdauern, wenn sie durch bereits vorhandene Hoffnungslosigkeit gefiltert werden muß. Der Geburtsvorgang erzeugt einen kraftvollen Strom von Hormonen und damit einen Schwall von Energie, der den ganzen Körper erfaßt. Eine Frau mit gesunden Erinnerungen an ihre frühe Kindheit erlebt diese wachsende Energie als ein starkes Band mit ihrem Kind; gleichzeitig erneuert der Körper seine Energie nach der Erschöpfung der Wehen. Innerhalb weniger Tage ist das gesamte Geist-Körper-System wiederhergestellt, um die Freude und die Kraft der Mutterschaft auszudrücken. Bei einer Frau, in deren Erinnerung die frühe Kindheit mit Traurigkeit und verletzten Gefühlen verbunden ist, ruft der Strom neuer Energie während der Geburt statt dessen die alte Programmierung wieder hervor. Die Freude und Kraft schlagen in Apathie und Erschöpfung um. Postnatale Depressionen sind das Ergebnis überholter Erinnerungen, die sich wieder dem Leben aufdrängen.

Obwohl die große Mehrheit der Menschen mit Depressionen mit Antidepressiva behandelt werden, heilen solche Medikamente nicht die grundlegende Traurigkeit, Erschütterung und Taubheit, die die eigentliche Ursache der Störung sind. Wenn das Medikament abgesetzt wird, blüht die Depression erneut auf. Es mag zwar länger dauern, und verlangt mehr Einsicht und Mut, aber die wirksamere Art, eine Depression zu behandeln, ist eine Psychotherapie. Obwohl die klassische »Couch-Therapie« oft geschmäht wird, bewirkt die Beratung eines depressiven Patienten, das Freilegen und Auflösen der inneren Verletzung, manchmal eine dauerhafte Heilung, die kein Medikament erreichen könnte. Das bedeutet, daß auch frühzeitiges Altern, das Vaillant so eng mit Depression und geistiger Unsicherheit in Verbindung gebracht hat, in ähnlicher Weise behandelbar ist. Im Grunde genommen sind wir alle dabei, das Älterwerden zu lernen, beziehungsweise zu ver-lernen; wir haben das nur noch nie so gesehen.

DIE ÖFFNUNG DES BEWUSSTSEINS

Zu der Zeit, als ich an diesem Teil des Buches schrieb, bekam meine Familie Besuch vom Onkel meiner Frau, Prem, der aus New Delhi anreiste. Prem, Onkel, wie er in Indien heißen würde, ist uns ein lieber Gast. Er ist 75 und pensioniert und springt die Treppen behender hinauf und hinunter als ich. In seiner Jugend war er ein Tennisstar, und er spielt noch heute jeden Tag. Anspruchslos in seinen Vergnügungen und zufrieden mit seinem Schicksal, betrachtet er das Leben beneidenswert heiter und gelassen.

Ich legte meine Fachliteratur beiseite und fragte ihn, wie er es fertigbrachte, so jung zu bleiben. Er antwortete: »Nun, weißt du, ich treibe es nie auf die Spitze. Ich bin einfach so geboren. Ich habe mir nie angewöhnt, zuviel zu essen. Heute morgen habe ich eine Banane und Getreideflocken gegessen, und mehr brauche ich auch gar nicht. Ich esse abends etwas Leichtes und trinke niemals mehr als ab und zu ein bißchen Brandy.

Zweitens schlafe ich sehr gut. Das hat etwas mit meiner Ernährung zu tun, denn nach einem reichlichen Abendessen ist mein Schlaf gestört. Drittens kümmere ich mich nicht um Kleinigkeiten. Die überlasse ich meiner Frau«, lachte er. »Weißt du, die Geburtstage und wann wir irgendwo sein müssen. Viertens spiele ich Tennis und liebe es.«

Prem ist der lebendige Beweis für seine Methode, aber wichtiger noch ist, daß er eigentlich gar keine Methode hat. Die Art, wie er alt geworden ist, ist einfach das Ergebnis seiner Persönlichkeit. Jemand anderes mit völlig anderen Gewohnheiten, aber mit demselben unproblematischen Selbstverständnis würde genauso positiv alt werden. In unserer Gesellschaft nehmen wir Hunderte von äußeren Hinweisen auf, wie wir leben sollen, und doch lehrt uns die Erfahrung immer wieder, daß einzig und allein die inneren Hinweise zählen.

Prem leitete seinen Lebensstil nicht von einer äußeren Autorität ab. Er entwickelte eine gemäßigte, vernünftige und gesunde eigene Art zu leben. Das trifft für die meisten Menschen zu, die positiv altern: Sie folgen ihren Eingebungen und finden heraus, was ihnen guttut.

Die Tatsache, daß ein glücklicher Lebensverlauf von der Einzelpersönlichkeit abhängt, ist nicht zufällig – es ist das Wichtigste überhaupt. In einer Gesellschaft, in der wir darauf dressiert werden, uns fachliche Ratschläge bei äußeren Autoritäten zu holen, in der jeder Wink aus unserem Inneren in einer Flut von äußeren Anweisungen ertränkt wird, ist der Individualist, der dem System entrinnt, eine Seltenheit. Sozialwissenschaftler haben versucht, die Persönlichkeitsmerkmale solcher Menschen aufzulisten, und die Ergebnisse enthüllen einige erstaunliche Ähnlichkeiten. Auf einer großen gerontologischen Konferenz an der Duke University wurden 1973 drei Arbeiten vorgestellt, die die besonderen Persönlichkeitsmerkmale von Menschen beschrieben, die ein hohes gesundes Alter zu erwarten haben, und zwar zwischen 85 und 100 Jahren (solche Menschen machen weniger als fünf Prozent der heutigen Bevölkerung aus).

Bernice Neugarten konzentrierte ihre psychologischen Forschungen an der University of Chicago auf den Aspekt der Zufriedenheit mit dem Leben, der sich in fünf Faktoren aufgliedert. Ein Mensch, der mit seinem Leben zufrieden ist,

- hat Freude an täglichen Aktivitäten,
- betrachtet sein Leben als bedeutungsvoll,
- glaubt, seine Hauptziele erreicht zu haben,
- hat ein positives Selbstbild und Selbstwertgefühl und
- ist optimistisch.

Aus seinen Forschungen an der Harvard University ergab sich für den Psychologen Vaillant ein weiterer, aber ähnlicher Aspekt (wie wir bereits sahen), nämlich der der geistigen Gesundheit. Die langlebigsten Menschen, so glaubte er, waren zugleich die in psychologischer Hinsicht anpassungsfähigsten. Ein geistig gesunder Mensch weist folgende Merkmale auf. Er

- hat ein stabiles Familienleben,
- sieht seine Ehe als erfüllend an,
- lebt selten allein,
- entfaltet sich in seinem Berufsleben,
- hat keine beeinträchtigenden Geistes- oder Gemütskrankheiten,
- ist kein Alkoholiker und
- hat weniger chronische Krankheiten als andere.

Einen dritten Faktor brachte Eric Pfeiffer ins Spiel, ein Psychiater von der Duke University, der lange Jahre Projektleiter einer Langzeitstudie über ältere Amerikaner gewesen war. In Übereinstimmung mit den beiden anderen Arbeiten wies Pfeiffer darauf hin, daß die maximale Ausnutzung der eigenen körperlichen und geistigen Fähigkeiten die beste Art war, gut alt zu werden. Menschen, die positiv altern, so fand er heraus, sind dadurch gekennzeichnet, daß sie während ihres ganzen Erwachsenenlebens in drei wichtigen Bereichen »am Ball bleiben«: im Hinblick auf körperliche Tätigkeit, geistige und intellektuelle Aktivität sowie auf gesellschaftliche Beziehungen. Wenn wir all diese Einzelergebnisse zusammenfassend betrachten, zeichnet sich das Profil von Menschen ab, die geistig und damit auch körperlich in positiver Weise alt werden.

Das Altern findet im Geist statt. Deshalb ist es nur beim Menschen veränderbar. Nach 20 Jahren ist jeder Hund ein alter Hund; nach 3 Jahren ist jede Maus eine alte Maus; nach 100 Jahren ist jeder Blauwal ein sehr alter Blauwal. Bei allen diesen Lebewesen ist allein das biologische Alter ausschlaggebend. Aber jeder von uns kennt Menschen, die mit 80 jung wirken, und andere, die mit 25 alt aussehen. Der große englische Renaissancephilosoph Francis Bacon urteilte sehr abschätzig über alte Leute, »die zu viele Einwände machen, zu lange Rat einholen, zu wenig wagen und zu früh bereuen«. Das ist die Art von Alter, die jeder vermeiden möchte. Glücklicherweise gibt es nichts in unseren körperlichen Anlagen, das uns zwingt, so zu werden. Wenn Sie nicht alt werden wollen, können Sie sich dagegen entscheiden.

Das hohe Alter bei guter Gesundheit von Belinda, einer 80jährigen Patientin, ist das Ergebnis von langen Wintern und steinigen Farmen in New Hampshire. Ihre Eltern hatten keine Zeit zu altern und blieben bis über die 80 hinaus rüstig. Sie erzogen ihre Tochter dazu, innere Werte zu würdigen: Selbstvertrauen, Vertrauen zu anderen, Glaube, Ehrlichkeit und Hingabe für die Familie. Belinda ist vielen typischen Leiden des Alters entgangen. Sie nimmt blutdrucksenkende Mittel. Mehr als die Hälfte der älteren Menschen nehmen Medikamente gegen den Bluthochdruck ein – oder wenigstens sollten sie es tun. Allerdings erfreuen sie sich keiner großen Beliebtheit und werden oft nicht genommen, auch wenn sie deutlich verbessert wurden. Belinda hatte auch nicht den kleinsten Schlaganfall oder eine Herzattacke; es gibt bei ihr keine Anzeichen für Diabetes.

Als Belindas Arzt glaube ich dabei nicht an Zufall. Für Sie, die Leser, ist heute das Jugendstadium Ihres Alters. Was Sie heute tun, wird in 30 oder 40 Jahren von heute an Wirkung zeigen. Belindas gute Gesundheit ist das direkte Ergebnis ihrer Lebensweise in den Tagen, bevor sie ihre ersten Falten entdeckte. Das wird medizinisch durch Hinweise bestätigt, daß alterungsbedingte Krankheiten wie Bluthochdruck, Herzerkrankungen und Arteriosklerose aus mikroskopisch kleinen Veränderungen in unserem Gewebe entstehen, die bereits im zehnten Lebensjahr und auch früher beginnen können.

»Was glauben Sie selbst, warum Sie so gut gealtert sind?« fragte ich Belinda einmal.

»Ich habe mir keine Probleme gemacht«, gab sie zurück, »und ich habe an jedem Tag meines Lebens hart gearbeitet.«

Viele alte Leute haben ein »Geheimnis« in bezug auf ihre Langlebigkeit. Belindas Glaube an harte Arbeit zum Beispiel wird von vielen älteren Menschen geteilt. In Wirklichkeit aber geht fast jedes dieser Geheimnisse auf nicht sichtbare Merkmale im Bewußtsein eines Menschen zurück. Manche Menschen werden von der grundlegendsten Ebene ihres Bewußtseins aus genährt und erhalten, andere nicht. Rein körperlich betrachtet hätte Belindas aufreibende

Landarbeit bei Sonne und Regen im harten Klima von New England sie ebenso gut vor der Zeit altern lassen können. Manche Menschen werden durch harte Arbeit verschlissen, andere gedeihen dabei. Der Unterschied liegt in komplizierten sozialen und psychologischen Faktoren, auf die unsere Körper ununterbrochen reagieren. Wir müssen diese Bereiche tiefer erforschen, bevor sich die drei Alter des Menschen – das chronologische, das biologische und das psychologische – zu einem stimmigen Bild anordnen.

DAS BEWUSSTSEIN IM QUANTENFELD

Da unsere innere Programmierung meist unbewußt geschieht, übersehen wir leicht eine Tatsache: Der größte Einfluß, den wir darauf haben, wie wir altern, geht einfach von unserem Bewußtsein aus. Um den Alterungsprozeß in den Griff zu bekommen, muß man sich zuerst seiner selbst bewußt werden, und das Bewußtsein jedes Menschen ist einzigartig. Was außerhalb unserer Bewußtheit liegt, kann offensichtlich nicht gesteuert werden, und weil sich das Altern so langsam vollzieht, bleibt es oft auch außerhalb der bewußten Erfahrung. Aber jeder von uns kennt jene seltenen Momente der Einsicht, wo wir begreifen, daß uns die Jugend entgleitet: Irgend etwas rüttelt unser Bewußtsein auf und teilt uns mit, daß wir uns nicht mehr so kraftvoll oder so stark oder sexuell anziehend fühlen wie früher. Diese bestürzenden Momente sind jedoch nicht das Altern. Gerade in der Abwesenheit von Bewußtheit, wenn wir nicht merken, daß etwas geschieht, entgleiten körperliche Prozesse unserer Kontrolle.

Wenn wir nichts merken, heißt das aber nicht, daß in unserem Körper nichts geschieht. Zu unserem wachen Bewußtsein gehört ein Unterbewußtsein – die Fähigkeit des Gehirns, Funktionen zu überwachen, an die man im Moment nicht denkt. Im Plan der Natur sind Vorkehrungen getroffen worden, die die Lücken in unserer bewußten Steuerung ausgleichen. Das menschliche Nervensystem ist so angelegt, daß lebenswichtige Funktionen wie das Atmen oder der Herzschlag sowohl eigenständig ablaufen oder willentlich gesteuert werden können. Ich habe bereits Swami Rama erwähnt, den indischen Meister, der eine erstaunliche Kontrolle über Körperfunktionen, die als völlig automatisch gelten, vorführte. In einem Fall ließ er die Körpertemperatur auf einer Seite seiner rechten Hand ansteigen, während die andere Seite kälter wurde. Die Temperaturveränderung vollzog sich mit etwa 2,2 °C pro Minute, bis die eine Seite seiner Hand glühendrot vor Wärme war, während die andere vor Kälte hellgrau war; der Gesamtunterschied betrug etwa 5,5 °C.

Welche Kraft wurde hier zur Schau gestellt? In der geistigen Tradition Indiens gibt es einen Zweig esoterischer Praxis mit Namen Tantra, in dem ausgefeilte Übungen zur Beherrschung unwillkürlicher Reaktionen gelehrt werden. Der tibetanische Buddhismus enthält ähnliche Lehren: Von den jungen Mönchen wird verlangt, daß sie ihre Körperbeherrschung durch Meisterleistungen beweisen: Sie müssen zum Beispiel auf einem gefrorenen See sitzen und das Eis um sich herum durch die Hitze schmelzen, die sie durch eine intensive Meditationsübung erzeugen. Indianer, Sufis und Schamanenkulturen in aller Welt kennen solche Praktiken, und doch ist die aufgerufene Kraft bei aller Esoterik dieser Übungen nichts Mystisches: Es ist dieselbe Kraft des Bewußtseins, die wir anwenden, wenn wir von unwillkürlichem Atmen, Augenzwinkern, Balancieren oder irgendeiner anderen eigenständigen Funktion auf die willkürliche Funktion umschalten.

Dieses Umschalten geschieht in unserem Bewußtsein, ohne daß wir darüber nachdenken müssen; deshalb übersehen wir die darin enthaltene Macht. Tatsächlich findet eine Verwandlung statt, sobald man irgendeiner Funktion Aufmerksamkeit schenkt. Wenn Ihnen zum Beispiel jemand ein Gewicht von fünf Pfund in die Hand gibt und hebt und senkt es für Sie hundertmal, wird Ihr Arm keine Muskelstärke hinzugewinnen. Wenn Sie diese Bewegungen dagegen willkürlich ausführen, sendet das Bewegungszentrum in Ihrem Gehirn ganz andere Signale aus. Nicht nur Ihr Bizeps, sondern auch Ihr Herz und Ihre Lungen werden verstärkt angeregt, ebenso spezielle Gehirnbereiche, die die Bewegungen steuern. Wenn Ihr Arm von jemand anderem bewegt wird, entspricht das dem unbewußten, unwillkürlichen Verhalten; die Bewegung selbst auszuführen stellt das bewußte, willkürliche Verhalten dar. Die zweite Bewegungsart löst den komplizierten Prozeß des Lernens aus, der allem Wachstum zugrunde liegt, im Gegensatz zum Altwerden. Jedesmal also, wenn Sie Ihren Bizeps anstrengen, lehren Sie ihn, stärker zu werden, und Ihr Gehirn, Ihre Lungen, Ihr Herz, Ihre innersekretorischen Drüsen und sogar Ihr Immunsystem passen sich einer neuen Funktionsweise an. Umgekehrt, wenn Sie Ihren Körper ohne Bewußtsein bewegen, tritt an die Stelle des Lernens Passivität. Bizeps, Herz, Lungen, innersekretorische Drüsen und Immunsystem verlieren an Funktionsfähigkeit, anstatt sie zu gewinnen.

Wenn Sie allmählich die Kontrolle über irgendeine Körperfunktion erlangen, ist die Auswirkung ganzheitlich. Das Geist-Körper-System reagiert als Ganzes auf jeden einzelnen Reiz; das heißt, daß durch die Stimulierung einer Zelle alle Zellen angeregt werden. Es gibt dazu eine Parallele in Quantenbegriffen: Eine Reaktion, die irgendwo in der Raum-Zeit stattfindet, einschließlich der Vergangenheit, Gegenwart und Zukunft, verursacht eine Verschiebung im gesamten Quantenfeld. Ein Nobelpreisträger formulierte das so: »Wenn man das Universum hier kitzelt, lacht es dort.« Die Tatsache, daß Bewußtsein sich wie ein physikalisches Feld verhält, gilt heute entscheidend für das Verständnis des Alterns.

Unter einem weiteren Blickwinkel prägte Walter M. Boritz, ein Gerontologe von der Stanford University, den Begriff »disuse syndrome« (Syndrom des Nichtgebrauchs), um zu beschreiben, wie die Nachlässigkeit bei der Beachtung grundlegender Bedürfnisse des Körpers, besonders des Bedarfs an körperlicher Aktivität, die Gesundheit zerstören und ein rasches frühzeitiges Altern hervorrufen kann. Es ist ein wohlbekanntes Prinzip in der Physiologie, daß jeder Teil des Körpers, der nicht benutzt wird, mit der Zeit verkümmert.

Ursprünglich hatte Boritz diesen Effekt nur auf das Herz-Kreislauf-System bezogen. Er ging dann jedoch einen Schritt weiter und entdeckte, daß der ganze Körper in dieser Weise reagiert. Wenn jemand beschließt, sich nicht mehr körperlich zu betätigen, so ist das im Grunde eine Einladung an den Gesamtorganismus zu verkümmern. Als Ergebnis treten eine Vielzahl von Problemen auf:

- Herz, Arterien und andere Bereiche des Herz-Kreislauf-Systems werden anfälliger,
- Muskeln und Knochen werden schwächer,
- Fettleibigkeit wird zu einem großen Risiko,
- es kommt zu Depressionen und
- Anzeichen frühzeitigen Alterns weisen darauf hin, daß der Körper biologisch älter ist als nach dem Kalender.

Das sind die fünf Komponenten, aus denen sich Boritz' »disuse syndrome« zusammensetzt, das heutzutage bei zahllosen älteren Menschen zu beobachten ist.

Die körperlichen Verfallserscheinungen auf dieser Liste sind nicht überraschend. Erstaunlich war aber, daß Inaktivität als solche zur Depression führen sollte, die bislang als reine Gemüts- oder Persönlichkeitsstörung gegolten hatte. Studien innerhalb des russischen Raumfahrtprogramms haben jedoch ergeben, daß junge Astronauten, die sich auf Raumflügen gezwungenermaßen wenig bewegen können, depressiv werden. Wenn sie regelmäßig Körperübungen machen, kommt es dagegen nicht zu Depressionen. Der Gehirnmechanismus, der die Depression auslöst, hat mit einer Klasse von neurochemischen Substanzen zu tun, die Katecholamine heißen; das ist der Oberbegriff für die Hormone Adrenalin und Noradrenalin. Bei depressiven Patienten, deren Katecholaminspiegel abnorm niedrig ist, kann man durch Antidepressiva wieder zu normalen Werten kommen, aber die natürliche Weise, diesen Mangel auszugleichen, ist regelmäßige körperliche Aktivität.

Aufgrund der ganzheitlichen Verflechtung sendet die Aktivität chemische Botschaften zwischen dem Gehirn und verschiedenen Muskelgruppen hin und her; ein Teil dieses Flusses von biochemischer Information regt die Produktion von Katecholaminen an. Wann immer also ein Arzt ein Antidepressivum verschreibt, ist das nur ein Ersatz für ein körpereigenes Rezept, das in Körperübungen besteht. Jeder weiß inzwischen, daß Körperübungen dem Altern vorbeugen. Daß sie auch Depressionen vorbeugen, ist wohl nicht so bekannt. Das Faszinierendste daran ist jedoch, daß man die zugrundeliegende Logik – die Funktion geht der Struktur voraus – zu der Aussage erweitern kann, daß das Bewußtsein der Funktion vorausgeht. Mit anderen Worten: Die Teile des Körpers, die altern (ihre Struktur verlieren), tun das nicht nur, weil sie nicht benutzt werden (ihre Funktion verlieren), sondern der Betreffende hat auch sein Bewußtsein von ihnen abgezogen.

DER MANN, DER NICHT RICHTIG ALTERN LERNTE

Lassen Sie mich Ihnen zeigen, wie die erlernten und die biologischen Komponenten des Alterns ein persönliches Muster bilden, das festlegt, wie ein Mensch altert. Einer meiner Patienten namens Perry, 67 Jahre alt, ist Immobilienmakler im Ruhestand. Seine Frau machte sich Sorgen, als er begann, »nicht mehr so ganz sein übliches Selbst zu sein«. Als sie mit ihm in meine Praxis kam, war Perry teilnahmslos und reagierte nicht auf Fragen. Seine Frau berichtete folgendes: Wenn sie spät vom Einkaufen oder von einem Besuch zurückkam, saß ihr Mann oft da und starrte wie gebannt auf den Fernseher. Er nahm kaum Notiz davon, daß sie den Raum betreten hatte.

Als ich Perry fragte, wie er sich fühlte, wich er aus. »Ich werde einfach alt«, sagte er. »Alles, was mit mir nicht stimmt, ist, daß ich nicht 20 Jahre jünger bin.« Tatsächlich aber hat der Perry von vor 20 Jahren bereits die Samen aus Gewohnheiten und Überzeugungen gelegt, die sich zu dem ausgewachsen haben, was er heute ist. Wie viele Menschen seiner Generation hat Perry beide Eltern überlebt, die nach einem Leben harter Arbeit in den Schuhfabriken von Boston im Alter von 70 und 72 Jahren starben. Seine Erwartungen für sich selbst sind wahrscheinlich stark dadurch geprägt, daß er gesehen hatte, wie seine Eltern abbauten. Sein Vater kam mit 65 »aufs Abstellgleis« und zog sich in einen Schaukelstuhl zurück. Da er kaum Interesse daran hatte, einen neuen Lebensabschnitt zu gestalten, nahm er zu, trank mehr als zuvor und las den ganzen Tag Zeitung. Drei Jahre, nachdem er zur Pensionierung die goldene Jubiläumsarmbanduhr bekommen hatte, bekam er einen Herzanfall. Seine Ärzte empfahlen ihm, alle Tätigkeit einzustellen, und überließen ihn dem Leben eines Invaliden. Innerhalb eines Jahres folgte ein zweiter Anfall, der tödlich endete.

Seine Mutter blieb dagegen ihr ganzes Leben lang aktiv. Wie viele Arbeiterfrauen in der Vergangenheit sorgte auch sie für ihren Ehemann und die Familie, kochte, führte den Haushalt und wusch, während sie gleichzeitig als Buchhalterin arbeitete. Was man auch sonst von einem solchen Leben halten mag, sie blieb jedenfalls in viel besserer körperlicher Verfassung als ihr Mann. Sie hatte keine Probleme mit ihrem Herzen oder ihrem Blutdruck und rauchte glücklicherweise nicht, weil sie das als unschicklich für eine Frau empfand. Nach dem Tod ihres Mannes versank sie jedoch in Apathie und Einsamkeit und ihr Leben verlor seinen Sinn. Da sie niemand mehr zu versorgen hatte und ihren Kindern nicht zur Last fallen wollte, zog sie sich fast völlig zurück. Schließlich starb sie nach mehreren Schlaganfällen.

Perrys Ansichten über das Altwerden waren von diesen beiden Lebensgeschichten geprägt worden. Obwohl er wahrscheinlich nicht bewußt denselben Weg einschlagen wollte wie seine Eltern, machte er den Eindruck, als stünde er kurz davor, ihr Altern nachzuvollziehen, indem er unbewußt ihre Einstellung übernahm. Er hatte die Kontrolle über seinen Alterungsprozeß verloren, weil er den Kontakt mit dem eigenen Bewußtsein verloren hatte.

Da ich Facharzt für Endokrinologie bin, waren Perry und seine Frau zu mir gekommen, um ihn auf eine Schilddrüsenstörung untersuchen zu lassen. Zu den Erkrankungen, die das Altern vorgaukeln können, gehört eine Schilddrüsenunterfunktion, die einen abnormen Rückgang des Stoffwechsels bewirkt. Die Erkrankten werden träge und stumpf, ihr Haar ergraut und die Haut wird runzlig. Diese Imitation des natürlichen Alterns verschwindet, sobald das fehlende Hormon Thyroxin ergänzt wird. Perry hatte jedoch die richtigen Thyroxinwerte, was die Last der Erklärung wieder anderen Einflüssen zuschob.

Wann immer jemand so stark altert, daß Anzeichen von Senilität, Schwäche und Behinderung auftreten, ist es wichtig, daß man seinen Lebensstil untersucht. Aus dem Tagesablauf eines Menschen ergeben sich Probleme, die oft übersehen werden, besonders wenn er bloß »so alt aussieht, wie er ist«. Es gibt Schätzungen, nach denen etwa ein Drittel bis die Hälfte aller Fälle von Senilität auf folgende Ursachen zurückzuführen sind:

- Falsche Ernährung
- Nebenwirkungen von Medikamenten
- Rauchen
- Alkoholmißbrauch
- Wassermangel
- Depression
- Mangel an körperlicher Bewegung

Alle diese Faktoren haben ihren Ursprung im Bewußtsein und gehen entweder auf Nachlässigkeit oder auf Gewohnheit zurück. Allein oder in Verbindung mit anderen können sie drastisch das Aussehen und das Verhalten eines Menschen beeinflussen. Im fortgeschrittenen Alter von Perrys Eltern hätten die meisten Menschen die zerstörerische Wirkung dieser Faktoren kaum beachtet. Ältere Menschen vergaßen eben, richtig zu essen, nahmen wenig Flüssigkeit zu sich, fingen an zu rauchen oder zu trinken, um ihre Einsamkeit zu lindern, und saßen in zurückgezogenem Schweigen herum, denn das war es ja, was alt sein bedeutete.

Früher verschrieben die Ärzte alten Menschen routinemäßig eine Kombination von blutdrucksenkenden Mitteln, Schlaftabletten und Beruhigungsmitteln, wohl wissend, daß die meisten von ihnen sie wahrscheinlich mit Alkohol mischten oder die falsche Dosierung nahmen. Das Rauchen wurde ärztlich geduldet (oder sogar empfohlen; ein Mann berichtete mir kürzlich, daß seine Großmutter, als er noch ein Kind war, mit einer Stirnhöhlenentzündung zu ihrem Hausarzt ging und den Rat bekam, Mentholzigaretten zu rauchen! Gehorsam rauchte sie mit 60 ihre erste Zigarette und blieb bis zu ihrem Tod 15 Jahre später süchtig). Empfehlungen bezüglich der Ernährung fielen nicht in den Bereich des Arztes, und ältere Patienten mußten ernsthaft unterernährt sein oder an Wasserentzug leiden, manchmal bis zum Koma, bevor ärztliche Hilfe in Anspruch genommen wurde. Selbst heute, wo man weiß, daß der Mangel an wichtigen Vitaminen, insbesondere an Vitamin B_{12}, die Symptome von Senilität hervorrufen kann, wird diese Information an viele ältere Menschen nicht weitergegeben.

Betrachten wir nun Perrys Zustand mit Blick auf die obige Liste. Da seine Frau mir bereits gesagt hatte, daß er den größten Teil des Tages herumsaß, war der Aspekt der körperlichen Untätigkeit bereits gegeben. Auf meine Frage hin gab Perry zu, daß er seit seinem Ruhestand mehr trank und oft schon früh am Tag damit anfing. Als er noch arbeitete, hatte er es sich zur Regel gemacht, sich vor fünf Uhr keinen Drink zu genehmigen. »Aber jetzt«, so bekannte er reuevoll, »ist meine Selbstdisziplin im Eimer. Das muß wohl so kommen.«

Sein Bluthochdruck war im kontrollbedürftigen Bereich, er nahm blutdrucksenkende Medikamente, ohne genau zu wissen, was es war – es waren Betablocker. Die Dosierung war seit zwei Jahren nicht geändert worden. »Ich versuche, die Tabletten erst dann zu nehmen, wenn mein Blutdruck hoch ist«, gestand er. Ich fragte ihn, wie er merke, daß sein Blutdruck angestiegen war. »Wissen Sie, ich fühle mich dann angespannt, oder meine Frau regt mich auf«, antwortete er. In Wirklichkeit hat aber Bluthochdruck nichts mit Anspannung zu tun, und er äußert sich auch nicht durch offenkundige Symptome. Die Medikamente müssen täglich eingenommen werden, um wirksam zu sein. Das gilt besonders für Betablocker, die eine Anlaufzeit brauchen, in der der Körper sich anpaßt.

Eine beträchtliche Anzahl vermeidbarer Altersprobleme läßt sich auf den wahllosen Gebrauch rezeptpflichtiger Medikamente zurückführen. Wenn sie sich dieser Gefahr nicht bewußt sind, wird das Durcheinander verschiedener Medikamente bei vielen Menschen mit zunehmendem Alter zur Gewohnheit. Schlaftabletten und Diuretika (häufig verschriebene Mittel zur Senkung des Bluthochdrucks) gehören zu den Medikamenten, die ältere Menschen am häufigsten einnehmen. Auch Beruhigungsmittel sind sehr weit verbreitet, ebenso Aspirin und verschiedene andere Schmerzmittel, die bei Arthritis eingenommen werden.

Ältere Menschen wenden diese Medikamente häufig falsch an, indem sie zu oft zu viele Tabletten schlucken. Außerdem werden sie auch nachlässig und lassen die Dosierung nicht regelmäßig durch einen Arzt überprüfen. Viele vergessen manchmal, wann sie ein Medikament absetzen sollen und welches Medikament bei welchem Symptom einzunehmen ist. Viele ältere Amerikaner trinken, und die Kombination von Medikamenten und Alkohol ist fast immer gefährlich. Daher sollte die Zusammenstellung der Medikamente beim ersten Anzeichen von körperlichen oder geistigen Symptomen durch fehlerhaften Gebrauch oder Mißbrauch gründlich überprüft werden.

In Perrys Fall vermutete ich auch stark eine verborgene schwache Depression – jemand, der den ganzen Tag fernsieht und seine Frau nicht beachtet, wenn sie ins Zimmer kommt, konnte leicht oder sogar klinisch depressiv sein. Der alte Mensch, der still in seiner Ecke saß – einst das vertraute Bild des normalen Alterns –, war wahrscheinlich depressiv. Schweigsam zu werden, zurückgezogen, apathisch, ängstlich und kindlich hilflos, sind die üblichen Anzeichen für diesen Zustand. Chronische Müdigkeit ist oft, in bis zu 50 Prozent aller Fälle, die körperliche Folge einer Depression. Gewisse schwere Depressionen, sogenannte Altersdepressionen, suchen ältere Menschen heim, ohne daß es einen bekannten Grund dafür gibt. Viele Fälle von Depression sind jedoch direkt auf gesellschaftliche und persönliche Probleme zurückzuführen. Ein Mensch, der sich nutzlos fühlt, beiseite geschoben und ohne Zuwendung, oder der seiner Familie zur Last zu fallen glaubt, kann gar nicht anders als depressiv werden.

In diesen Fällen ist eine nachhaltige Lösung nicht mit Medikamenten, sondern nur mit persönlichem Wandel zu erreichen. Die Psychologin Ellen Langer von der Harvard University hat nachgewiesen, daß bei Menschen in Pflegeheimen erstaunliche Besserungen eintreten, sobald man ihr Leben auch nur geringfügig verändert – ihnen einen Blumentopf zur Pflege gibt, ihnen erlaubt, ihr eigenes Essen zusammenzustellen oder sie ihr Zimmer aufräumen läßt. Anstatt passive, einsame Pflegefälle zu sein, die die Rolle von »alten Leuten im Pflegeheim« spielen, erlangten diese Menschen wieder ein Gefühl von Nützlichkeit und Selbstwert.

Bei Perry hätte der verborgene Faktor für seinen Zustand auch

Wassermangel sein können, der das Urteilsvermögen eines Menschen beeinträchtigt, bevor dieser merkt, daß es da ein Problem gibt. Nicht genug Wasser zu trinken, ist eines der verbreitetsten Übel im fortgeschrittenen Alter, und obwohl dies kaum an die Öffentlichkeit gedrungen ist, ist chronischer Wassermangel eine der wichtigsten vermeidbaren Ursachen des Alterns. Manche Fachleute gehen sogar davon aus, daß er zu den Haupttodesursachen im Alter gehört. Es ist sicherlich eine vermeidbare Komplikation, die zu vielen Problemen führt.

Sobald eine Körperflüssigkeit unter ein bestimmtes Niveau absinkt, gerät die Physiologie in einen toxischen Zustand: Der lebenswichtige Elektrolythaushalt gerät durcheinander und schließlich auch das Gleichgewicht der Gehirnchemie. Eine Unmenge von Schwierigkeiten kann sich daraus ergeben – buchstäblich alles, von Nierenversagen und Herzattacken über Ohnmacht, Schwindelgefühl, Lethargie bis hin zum ausgewachsenen Altersschwachsinn. Wenn die Wachheit des Betreffenden abnimmt und er vergeßlicher wird, beginnt ein Teufelskreis. Dasselbe gilt für fast alle Fälle von unechter Senilität – je länger sie übersehen werden, desto schwieriger ist es für den Betreffenden, das Problem zu erkennen.

Aber Perrys Frau war besorgt, im Gegensatz zu ihm selbst, und sie versprach, ihn an diese Dinge zu erinnern. Einiges würde leichter, anderes schwieriger sein: Da sie kochte, konnte sie etwas sorgfältiger auf seine Ernährung achten – eine Multivitamintablette richtet keinen Schaden an und kann gelegentlich sogar helfen. Sie konnte auch dafür sorgen, daß er mehr Wasser trank und seine Medikamente nach Vorschrift einnahm. Diese zusätzliche Aufmerksamkeit konnte auch dazu beitragen, seinen Gemütszustand zu heben, aber ich machte mir Sorgen über den Alkohol und die Depression. Aus meiner Sicht befand sich Perry auf einer Gratwanderung. Sein vorherrschendes Selbstbild war in drei beunruhigenden Worten enthalten: »Ich bin alt.« Man kann sich kaum einen Satz vorstellen, der mehr Unheil anrichtet, und der jemanden mit größerer Wahrscheinlichkeit zur Flucht in den Alkohol bringt oder ihn in die Sackgasse der Depression führt.

Das Altern als Ganzes ist ein Teufelskreis. Wenn jemand erwartet, nach einem gewissen Alter zurückgezogen, einsam und nutzlos zu sein, erschafft er genau die Umstände, die seine Annahmen bestätigen. Unsere tiefsten Überzeugungen sind die Auslöser für körperliche Veränderungen. Es wäre deshalb naiv zu glauben, daß das bloße Auflisten einiger vermeidbarer Ursachen für das Altern es wirksam verhindern könnte. Was nützt es jemandem wie Perry, wenn man ihm sagt, daß er das Trinken aufgeben soll, wenn er sich doch verzweifelt fühlt? Die ganze Angelegenheit des Altwerdens ist ein Morast verborgener Gefühle, mit denen die Menschen sich nicht gerne auseinandersetzen – der Alkohol ist wenigstens ein gnädiges Betäubungsmittel, verglichen mit dem Eingeständnis von Angst und verlorener Hoffnung. Es ist viel leichter, der eigenen inneren Programmierung zu folgen, als den Durchbruch in Neuland zu wagen. Mit der Zeit jedoch beraubt uns diese verborgene Festgelegtheit mehr und mehr unserer freien Wahl und macht es schwieriger, die Ketten des selbstzerstörerischen Verhaltens zu sprengen. In dieser Hinsicht ist das Altern selbst wie eine Sucht: Der Betreffende glaubt noch, die Kontrolle zu haben, während in Wirklichkeit das Verhalten ihn manipuliert. Von außen konnte ich das bei Perry beobachten. Er verwandelte sich vor meinen Augen in einen Sterbenden, und das Tragische daran war, daß er nicht sehen konnte, was er sich selbst antat. Das Bewußtsein nimmt, sobald es einmal konditioniert ist, die Gestalt einer Gewohnheit an; unbewußtes Wiederholen verstärkt die zerstörerischen Muster, und wenn kein neues Lernen stattfindet, wird es wegen dieser Trägheit mit dem Körper Jahr und Jahr weiter abwärtsgehen.

DAS BEWUSSTSEIN UND DIE UMKEHRUNG DES ALTERUNGSPROZESSES

Die positive Seite von Perrys Fall war, daß fast alles, was mit ihm geschah, durch die Einführung einer neuen Bewußtseinsform korrigiert werden konnte. Dabei machten wir uns die Tatsache zunutze, daß das Bewußtsein ständig biologische Informationen erzeugt. Bei der geringfügigen Veränderung im Bewußtsein bewegen sich Energie und Information in neue Muster hinein. Der Grund, warum alte Gewohnheiten derartig zerstörerisch wirken, ist der, daß neue Muster unterdrückt werden – konditioniertes Bewußtsein ist daher gleichbedeutend mit langsamem Sterben.

Andererseits kann das Altern durch eine Steigerung der Bewußtheit, das Einrichten auf einen neuen Mittelpunkt und ein Ausbrechen aus alten Mustern drastisch verändert werden. Einen brillanten Beweis dafür lieferten 1979 die Psychologin Ellen Langer und ihre Kollegen an der Harvard University, die tatsächlich durch einen einfachen, aber einfallsreichen Bewußtseinswandel das biologische Alter einer Gruppe von älteren Männern umkehrten. Die Versuchspersonen, alle 75 oder darüber und bei guter Gesundheit, wurden eingeladen, gemeinsam eine Woche in einem Ferienheim auf dem Land zu verbringen. Man sagte ihnen im voraus, daß sie einige körperliche und psychische Untersuchungen über sich ergehen lassen müßten: Darüber hinaus gab es eine ungewöhnliche Bedingung: Sie durften keine Zeitungen, Zeitschriften, Bücher oder Familienfotos mitbringen, die aus der Zeit nach 1959 stammten.

Der Zweck dieser seltsamen Forderung wurde deutlich, als sie ankamen – das Ferienheim war so hergerichtet worden, daß es den Lebensstil von vor 20 Jahren wiedergab. Anstelle von Zeitschriften von 1979 lagen auf den Lesetischen Ausgaben von »Life« und »Saturday Post« aus dem Jahre 1959. Die Musik, die sie hörten, war 20 Jahre alt, und gemäß dieser Rückblende waren die Männer aufgefordert, sich so zu verhalten, als wäre es das Jahr 1959. Alle Gespräche mußten sich auf Ereignisse und Menschen jenes Jahres beziehen. Alles in dieser Woche auf dem Land war darauf ausgerichtet, daß jeder Teilnehmer sich so fühlte, so aussah und sich so verhielt wie mit Mitte 50.

Während dieser Zeit nahm das Psychologenteam ausgiebige Messungen über das biologische Alter der Teilnehmer vor. Zwar haben die Gerontologen, wie ich bereits sagte, bisher noch keine präzisen Merkmale festlegen können, mit denen das biologische Alter exakt bestimmbar wäre. Ellen Langer und ihre Kollegen erarbeiteten aber mit Hilfe von Messungen der Körperkraft, der Körperhaltung, des Wahrnehmungsvermögens und des Kurzzeitgedächtnisses sowie der Hörschwelle, des Sehvermögens und des Geschmacksvermögens ein allgemeines Profil für jeden einzelnen der Männer.

Das Harvard-Team wollte die Zusammenhänge verändern, in die diese Männer sich eingebunden sahen. Die Voraussetzung ihres Experiments war, daß es einen direkten Einfluß auf den Alterungsprozeß hat, ob man sich jung oder alt fühlt. Um das Bezugsfeld in das Jahr 1959 zurückzuversetzen, mußten die Versuchspersonen Paßfotos von vor 20 Jahren bei sich tragen. Die Gruppenmitglieder lernten, einander anhand dieser Fotos zu erkennen anstatt nach dem gegenwärtigen Aussehen. Sie waren angehalten, ausschließlich so zu sprechen, als wäre das Jahr 1959 die Gegenwart (»Ich frage mich, ob Präsident Eisenhower bei den nächsten Wahlen gegen Nixon antreten wird?«). Von ihren Frauen und Kindern wurde gesprochen, als seien sie noch 20 Jahre jünger. Obwohl alle Männer im Ruhestand waren, unterhielten sie sich über ihre Karrieren, als wären diese noch voll im Gange.

Die Ergebnisse dieser Inszenierung waren beachtlich. Im Vergleich zu einer Kontrollgruppe, die ebenfalls in einem Ferienheim war, aber in der Bezugswelt von 1979 weiterlebte, verbesserte sich bei der So-als-ob-Gruppe das Gedächtnis und die manuelle Geschicklichkeit. Die Mitglieder dieser Gruppe waren aktiver und selbständiger. Sie holten sich bei den Mahlzeiten ihr Essen selbst und machten ihre Zimmer selbst sauber. Sie verhielten sich mehr wie Fünfundfünfzigjährige als wie Fünfundsiebzigjährige (viele von ihnen waren von jüngeren Familienmitgliedern abhängig geworden, die diese alltäglichen Aufgaben für sie übernommen hatten).

Die vielleicht bemerkenswerteste Veränderung betraf Entwicklungen im Altersprozeß, die bisher als nicht umkehrbar gegolten hatten. Unparteiische Beobachter, denen man Fotos der Männer vor und nach dem Experiment vorlegte, stellten fest, daß ihre Gesichter deutlich jünger wirkten, und zwar durchschnittlich um drei Jahre. Messungen der Fingerlänge, die mit fortschreitendem Alter abnimmt, ergaben, daß ihre Finger länger geworden waren. Steife Gelenke wurden beweglicher und die Körper richteten sich wieder auf, um die Haltung früherer Jahre einzunehmen. Die Muskelstärke, die am Zugriff der Hände gemessen wird, nahm zu, ebenso die Hörkraft und das Sehvermögen. Auch die Kontrollgruppe wies einige Verbesserungen auf. (Langer erklärte dies mit der Tatsache, daß das Reisen und die besondere Behandlung ihnen ebenfalls das Gefühl gegeben hatte, jünger zu sein.) Bei manchen Werten wie manuelle Geschicklichkeit und Fingerlänge schnitt die Kontrollgruppe jedoch tatsächlich schlechter ab. Intelligenz gilt bei Erwachsenen als unveränderlich. Und doch kam es bei der Hälfte der Versuchsgruppe während der fünf Tage dauernden Rückkehr ins Jahr 1959 zu einem Anstieg der Intelligenz, wogegen ein Viertel der Kontrollgruppe beim letzten Test schlechter abschnitt.

Professor Langers Studie war richtungsweisend für den Nachweis, daß sogenannte irreversible Anzeichen des Alterns durch psychologische Einflußnahme umgekehrt werden konnten. Sie schrieb diesen Erfolg drei Faktoren zu:

1. Die Männer wurden aufgefordert, sich so zu verhalten, als wären sie jünger.

2. Sie wurden behandelt, als hätten sie die Intelligenz und Unabhängigkeit jüngerer Menschen. Anders als zu Hause erkundigte man sich zum Beispiel respektvoll nach ihrer Meinung und nahm sie mit Interesse zur Kenntnis.

3. Sie wurden aufgefordert, komplizierten Anweisungen bezüglich ihrer Tagesroutine zu folgen.

Da sich die drei Faktoren überlagerten, war Langer nicht sicher, welcher davon der wichtigste war. Sie spekulierte, daß eine ähnliche Umkehrung des Alterns erfolgt wäre, wenn die Männer eine beliebige Aufgabe hätten durchführen müssen, zum Beispiel eine Oper zu komponieren – eine Aufgabe, die Verdi sich Ende 70 stellte.

Ich habe einige Jahre lang über die Ergebnisse dieses Experiments nachgedacht, seit ich zum erstenmal im Zusammenhang mit der persönlichen Zeit darüber schrieb. Das alte Denkschema will uns weismachen, daß die Zeit objektiv ist, tatsächlich aber reagieren unsere Körper auf eine subjektive Zeit, wie sie in Erinnerungen und inneren Gefühlen aufgezeichnet ist. Langer gab diesen Männern die Gelegenheit, eine Zeitreise ins eigene Innere zu unternehmen. Sie reisten geistig 20 Jahre zurück, und ihre Körper folgten nach. Die einfachste Erklärung ist die, daß zwei Aspekte des Bewußtseins einen Sprung machten: die Aufmerksamkeit und die Absicht. Das Bewußtsein hat immer diese beiden Komponenten. Die Aufmerksamkeit richtet das Bewußtsein auf eine lokalisierte Wahrnehmung. Die Absicht bewirkt einen Wandel in dieser Lokalisierung. In Langers Experiment hatten die Versuchspersonen ihre Aufmerksamkeit genau auf das Bezugsfeld des Jahres 1959 gerichtet. Dadurch entstand ein neuer Fluß biologischer Information, denn alles, was sie sahen, hörten oder erörterten, mußte sich auf diese eine besondere Lokalisierung beziehen. Gleichzeitig mußten sie einer Absicht entsprechend handeln: so zu sein, wie sie vor 20 Jahren gewesen waren. Nichts daran ist geheimnisvoll. Wir alle richten über den Tag hinweg unsere Aufmerksamkeit auf verschiedene Dinge; wir alle handeln entsprechend unseren Wünschen und Absichten.

Das Geheimnis liegt darin, wie der Körper diesen Bewußtseinswandel über die Zeitgrenze hinweg nachvollzieht. Es ist nicht vorstellbar oder realistisch, in der Vergangenheit leben zu wollen, aber es gibt hier wertvolle Hinweise, die man befolgen kann. Wir sehen wiederum: Die Qualität des eigenen Lebens hängt von der Qualität der Aufmerksamkeit ab. Welcher Sache Sie auch Ihre Aufmerksamkeit widmen – sie wird in Ihrem Leben an Bedeutung gewinnen. Es gibt keine Grenze für die Art von Veränderungen, die das Bewußtsein bewirken kann. In unserer Gesellschaft benutzen wir nicht den Fluß der Aufmerksamkeit, um Ergebnisse zu erzielen. Wir sind nicht darauf eingestellt, die Energie und Information wahrzunehmen, die jedesmal in uns erzeugt wird, wenn wir einen Bewußtheitssprung machen. In den folgenden Übungen werden wir auskundschaften, wie wir bewußt die Macht des Bewußtseins wachrufen und zu unserem Nutzen anwenden können. Wenn wir es nicht bewußt nutzen, wird unser Bewußtsein in der alten Konditionierung gefangen bleiben, die den Alterungsprozeß hervorruft.

DIE PRAXIS: WIE SIE DIE MACHT DES BEWUSSTSEINS ANWENDEN

Die folgenden Übungen sollen Ihnen beweisen, daß Sie den Energie- und Informationsfluß in Ihrem Körper bewußt steuern können. Sie werden überrascht sein, wie wohltuend es ist, wenn Sie damit anfangen, Ihr Bewußtsein gewollt einzusetzen:

- Sie können die feineren Informationsebenen durch Körpersignale abhören, die Sie bislang nicht beachtet haben. Ihr Körper wird Ihnen sagen, was er braucht, wenn er es braucht – das ist exakt das Gegenteil von gewohnheitsmäßigem Verhalten, das nie genau den tatsächlichen Bedürfnissen des Körpers entspricht.
- Sie können Ihre Aufmerksamkeit auf Teile des Körpers richten, die Ihnen Beschwerden bereiten. Allein dadurch, daß Sie Ihr Bewußtsein auf eine Schmerzquelle lenken, kann bereits der Heilungsprozeß einsetzen. Der Körper sendet seine natürlichen Heilkräfte dorthin, wo sich die Aufmerksamkeit befindet.
- Sie können Wünsche und Absichten aktivieren, um sie rascher zu erfüllen. Eine Absicht ist im Grunde ein verkapptes Bedürfnis, und das Geist-Körper-System ist so angelegt, daß es auf alle Bedürfnisse direkt und spontan eingeht. Das ist etwas völlig anderes als die sucht- und zwanghaften Begierden, die unsere alte Programmierung in uns aufgebaut hat.

Wenn alle diese drei Bereiche richtig funktionieren, löst sich die Konditionierung allmählich auf den tiefsten zellularen Ebenen. Das ist die Voraussetzung dafür, daß der Körper nicht alt wird. Überall auf der Welt gibt es zahlreiche spirituelle Lehren, die sich auf die Macht des Bewußtseins beziehen. Die Technik der indianischen Schamanen ist wahrscheinlich eine andere als die eines tibetanischen Mönchs oder eines indischen Yogis. Immer aber wird das Bewußtsein als Heilkraft benutzt: Es stellt das Gleichgewicht wieder her, wo immer ihm erlaubt ist, frei zu fließen.

Wenn man das Bewußtsein mit den eingefrorenen Mustern alter Konditionierung in Kontakt bringt, beginnen sie zu schmerzen, denn im Grunde ist alles, was wir spüren oder was wir denken können, nur ein Aspekt unseres Bewußtseins. Das Unwohlsein, das der Körper als Schmerz, Erstarrung, Krampf, Unbeweglichkeit und Trauma kundtut, besteht durchweg aus Knoten, die das Bewußtsein aus sich selbst herauslösen kann. Wenn man ausdauernd übt und sich genug Zeit nimmt, gibt es im Geist-Körper-System kein Ungleichgewicht, das nicht durch das Bewußtsein geheilt werden könnte, sobald die geeigneten Methoden der Entspannung, des Loslassens und der Innenschau erlernt sind.

Im folgenden finden Sie einige Übungen für den Anfang, um die Aufmerksamkeit zu lenken und Absichten auszuführen. Wir werden in späteren Abschnitten zu tiefergehenden, wirksameren Techniken fortschreiten, aber auch schon auf dieser Ebene sind die zwischen Geist und Körper entstehenden Verbindungen äußerst hilfreich, um aus den alten Pfaden, die den Alterungsprozeß bedingen, auszubrechen.

ÜBUNG 1: WIR SCHENKEN UNSEREM KÖRPER BEACHTUNG

Wir alle wissen, wie wir einer Sache außerhalb von uns Beachtung schenken, und wir alle spüren, daß unsere Aufmerksamkeit von einem Schmerz im Körper, zum Beispiel Zahnschmerzen oder einem Muskelkrampf, angezogen wird. Aber es gibt viele feine Signale, die uns im Alltag entgehen. Das Bewußtsein hat zahlreiche Ebenen, und es muß frei von der einen zur anderen fließen können, denn das Fließen ist sein natürlicher Zustand. In dieser ersten Übung sollen Sie Ihre Aufmerksamkeit zwanglos auf jeden einzelnen Bereich Ihres Körpers lenken. Dadurch werden sich tiefverwurzelte Spannungen lösen. Wie ein Kind verlangt Ihr Körper nach Aufmerksamkeit und fühlt sich getröstet, wenn er sie erhält.

Setzen Sie sich mit geschlossenen Augen in einen bequemen Stuhl oder legen Sie sich hin. Wählen Sie dazu einen ruhigen Raum, frei von störenden Geräuschen. Richten Sie Ihre Aufmerksamkeit auf die Zehen des rechten Fußes. Strecken Sie die Zehen nach vorn, bis sie sich gespannt anfühlen, lockern Sie dann die Spannung und spüren Sie das Gefühl der Entspannung, das in die Zehen einströmt. Lassen Sie weder beim Anspannen noch beim Lockern Hektik aufkommen. Nehmen Sie sich die Zeit zu spüren, was geschieht. Nun stoßen Sie einen langen, tiefen Seufzer aus, als ob Sie durch Ihre Zehen ausatmeten, und lassen Sie angestaute Erschöpfung und Spannung mit Ihrem Atem entweichen. Pusten oder blasen Sie nicht. Der Seufzer soll sich einfach ganz von selbst mit einem langen Ausatmen lösen, wie ein Seufzer der Erleichterung, ohne etwas zurückzuhalten. Wenn Sie dabei ächzen oder stöhnen, um so besser – das ist ein Anzeichen tiefer Entspannung.

Nun wiederholen Sie das noch einmal. Lenken Sie zunächst Ihre Aufmerksamkeit auf die Oberseite Ihres rechten Fußes und spannen dann die Muskeln an, indem Sie die Fußspitze nach oben zurückbeugen und den Fuß dann entspannen. Während sich die Oberseite Ihres Fußes entspannt, seufzen Sie so, als atmeten Sie durch die Zehen aus.

Sobald Sie diese Grundtechnik beherrschen, führen Sie Ihre Aufmerksamkeit in der folgenden Reihenfolge zu allen Teilen des Körpers.

Bedenken Sie dabei, daß es sich nicht bloß um eine Methode zur Muskelentspannung handelt. Ihre Aufmerksamkeit soll an jedem Ort des Körpers in angenehmer Weise nachklingen.

- *Rechter Fuß:* Zehen, Fußoberseite, Fußsohle, Knöchel (zwei Stufen: rückwärts beugen, dann vorwärts)
- *Linker Fuß:* Zehen, Fußoberseite, Fußsohle, Knöchel (zwei Stufen: rückwärts beugen, dann vorwärts)
- *Rechte Gesäßhälfte und Oberschenkel*
- *Linke Gesäßhälfte und Oberschenkel*
- *Unterleibsmuskeln* (Zwerchfell)
- *Lendengegend, oberer Rückenbereich*

- *Rechte Hand:* Finger, Handgelenk (zwei Stufen: rückwärts beugen, dann vorwärts)
- *Linke Hand:* Finger, Handgelenk (zwei Stufen: rückwärts beugen, dann vorwärts)
- *Schultern* (zwei Stufen: vorwärts beugen, dann hochziehen)
- *Hals* (zwei Stufen: vorwärts beugen, dann rückwärts)
- *Gesicht* (zwei Stufen: das Gesicht zu einer Grimasse verzerren, dann Brauen und Stirne runzeln)

Diese Übung klingt ziemlich kompliziert, wenn sie mit Worten beschrieben wird, aber das Strecken und Beugen verschiedener Teile des Körpers folgt einfach der natürlichen Weise, wie sich Gelenke und Muskeln bewegen. Nach einer Sitzung werden Sie den Weg durch Ihren Körper mühelos erspüren können.

Kurzvariante: Ein kompletter Durchgang wie der oben beschriebene dauert etwa 15 Minuten. Wenn die Zeit knapp ist, umfaßt diese Variante nur Zehen, Zwerchfell, Finger, Schultern, Hals und Gesicht.

ÜBUNG 2: WIR KONZENTRIEREN UNSERE ABSICHT

Diese Übung beweist, daß es ausreicht, eine Absicht zu haben, um ein Ergebnis zu erzielen. Wenn das Bewußtsein richtig darauf konzentriert ist – also zwanglos und ohne Anspannung – hat es die Fähigkeit, ganz bestimmte Befehle auszuführen. Eine Absicht muß nicht erst als Gedanke Gestalt annehmen; unsere tiefsten Absichten sind tatsächlich im Körper verankert. Unsere Grundbedürfnisse nach Liebe, Verständnis, Ermutigung und Unterstützung durchdringen jede Zelle. Die Wünsche, die in unserem Geist aufsteigen, werden oft von egoistischen Motiven verdunkelt, die keine wirklichen Bedürfnisse darstellen. Die Menschen sind gefangen im Wettlauf um Geld und Karriere oder in politischen Ambitionen. Das grundlegende Bedürfnis nach Trost und Wohlbefinden, das jeder gesunde Organismus erfüllen muß, ist davon losgelöst. Viele von uns sind ihren Grundbedürfnissen entfremdet, nur darauf programmiert, dem nachzurennen, was das Ego will. Wir müssen die grundlegenden Mechanismen von Aufmerksamkeit und Absicht erst wieder neu erlernen. Es gibt viele Arten, Erfüllung zu finden, nicht nur die nach außen gerichteten Methoden, die uns unsere Kultur vorgibt. Die wertvollste Lehre in dieser Hinsicht besteht darin, daß Absichten automatisch Erfüllung suchen, wenn sie in Ruhe gelassen werden. Jede Zelle in unserem Körper sucht ständig nach Erfüllung durch Freude, Schönheit, Liebe und Wertschätzung. Das ist kaum zu spüren, wenn der Geist seine eigenen Wege geht, um andere Arten von Begierden zu erfüllen, lieblose, ohne Freude oder Befriedigung. Und doch haben sich Millionen von Menschen auf das Erreichen ausschließlich solcher Ziele festgelegt.

In diesen drei hier dargestellten Übungen werden Sie mühelos lernen, wie eine Absicht unter Umgehung des Egos und des Verstandes verwirklicht werden kann. Um das beste Ergebnis zu erzielen, machen Sie Übung 1 als Aufwärmübung, damit Sie Ihren Körper in einen aufnahmebereiten Zustand versetzen. Obwohl es sich bei den Übungen zunächst um recht einfache Absichten handelt, gewinnen sie dadurch doch Vertrauen in Ihre Fähigkeit, Ihr Bewußtsein zu lenken. Das ist von entscheidender Bedeutung, wenn Sie die tiefsitzenden Muster des Alterns verändern wollen, denn das Altern ist ja selbst eine Absicht, der Ihre Zellen ohne Ihre Kontrolle gehorchen.

1. Nehmen Sie ein etwa 30 Zentimeter langes Stück Schnur und binden Sie an das eine Ende ein kleines Gewicht, so daß ein Pendel entsteht. (Ein Bleigewicht für eine Angel, ein kleiner Dichtungsring oder eine etwa 2 Zentimeter lange Schraube sind gut dafür geeignet.) Halten Sie die Schnur in der rechten Hand und stützen Sie den Ellenbogen auf den Tisch oder die Armlehne, so daß Sie das Pendel ruhig halten können. Sitzen Sie bequem und sorgen Sie dafür, daß sich das Pendel nicht bewegt.

Nun betrachten Sie das Gewicht und lassen die Absicht entstehen, daß das Pendel seitwärts ausschlägt. Die einfachste Form der Absicht besteht darin, sich vorzustellen, wie das Pendel schwingen soll, aber Sie können auch die Worte »von einer Seite zur anderen«

denken. Konzentrieren Sie Ihre Aufmerksamkeit auf das Pendel und halten Sie die Absicht fest in Ihrem Geist. Vergewissern Sie sich, daß Ihr Arm ruhig bleibt. Nach wenigen Sekunden werden Sie mit Erstaunen feststellen, daß sich das Pendel von selbst bewegt. Wenn es sich zunächst ziellos bewegt, versuchen Sie nicht, seine Schwingung zu beeinflussen – warten Sie einfach ab, bis die gewünschte Bewegung automatisch gefunden ist.

Nun ändern Sie Ihre Absicht, um das Pendel vor und zurück anstatt seitwärts schwingen zu lassen. Lassen Sie wiederum diese Bewegung vor Ihrem geistigen Auge entstehen und halten Sie sie dort fest. Ihr Pendel wird typischerweise einige Minuten lang zögern, ziellos umherirren und dann die gewünschte Richtung einschlagen.

Nachdem Sie es einen Moment lang beobachtet haben, ändern Sie erneut Ihre Absicht: Das Pendel soll nun im Kreis schwingen. Es wird wiederum anhalten, eine oder zwei Sekunden ziellos umherirren und sich dann so bewegen, wie Sie es sich vorgestellt haben. Je mehr Sie versuchen, Ihren Arm völlig ruhig zu halten, um so schneller wird sich das Pendel bewegen. Seltsamerweise erzeugt diese Übung in Gruppen die größte Wirkung. Ich habe Hunderte von Menschen gebannt dasitzen sehen, während ihre Pendel in Verbindung mit der Absicht sofort die Richtung wechselten und sich oft in weiten, raschen Bögen bewegten. Obwohl das so simpel ist, kann es recht unheimlich wirken.

2. Setzen Sie sich bequem hin und halten Sie Ihre rechte Hand mit der Handfläche nach oben. Nehmen Sie sich vor, daß Ihre Handfläche wärmer werden soll. Um das zu unterstützen, stellen Sie sich vor, daß Ihre Hand einen glutroten Ofen berührt oder brennende Kohle. Halten Sie das Bild in Ihrem Geist fest. Innerhalb weniger Sekunden wird eine Wärmeempfindung auftreten. Nun halten Sie die linke Hand hoch und zielen auf sie mit den gestreckten und gebündelten Fingern der rechten Hand. Lassen Sie die Absicht entstehen, daß die Wärme aus Ihrer rechten Hand in die linke Handfläche schießt. Um das zu unterstützen, gleiten Sie mit der rechten Hand hin und her, so als wollten Sie die Wärme über die andere

Hand streichen. (Die Hände dürfen sich dabei aber nicht berühren.) Die meisten Menschen werden spüren, wie Wärme von einer Hand auf die andere übertragen wird; andere werden ein leichtes Kribbeln oder Kitzeln in der linken Hand spüren.

Diese Übung ist besonders wirksam, wenn man von jemand anderem hindurchgeführt wird. Wenn Sie allein sind, machen Sie sich zunächst mit den Anweisungen vertraut, so daß Sie das Experiment ohne Unterbrechung durchführen.

3. Setzen Sie sich bequem auf einen Stuhl und halten Sie ein gewöhnliches Thermometer zwischen Daumen und Zeigefinger der rechten Hand. Schließen Sie die Augen und achten Sie einen Moment lang auf Ihren Atem. Wenn Ihr Körper sich entspannt, verfolgen Sie Ihren Atem zwanglos weiter. Dann lesen Sie die Temperatur auf dem Thermometer ab. Sie werden sie durch Ihre bloße Absicht verändern.

Die Absicht der Kälte: Atmen Sie durch den Mund, fühlen Sie die kühle Luft in Ihrer Kehle, wie sie ein- und ausströmt. Denken Sie dabei das Wort »kühl«. Nun stellen Sie sich vor, daß das Thermometer ein Stück Eis wäre, das Sie kaum zwischen den Fingern halten können. Nach etwa einer Minute sehen Sie nach der Temperatur – sie wird voraussichtlich bis zu zwei Grad gesunken sein. Wenn Sie keine Veränderung feststellen, machen Sie die Übung noch ein oder zwei Minuten länger und sehen dann erneut nach.

Die Absicht der Wärme: Atmen Sie durch die Nase, fühlen Sie einen Moment lang die Wärme in der Mitte der Brust. Denken Sie nun das Wort »heiß« und stellen Sie sich vor, daß das Thermometer ein glühendes Scheit wäre, das Sie kaum halten können. Nach etwa einer Minute schauen Sie auf das Thermometer – die Temperatur wird voraussichtlich bis zu drei Grad gestiegen sein. Wenn Sie keine Veränderung feststellen, setzen Sie die Übung noch ein oder zwei Minuten fort und sehen dann erneut nach.

Die beiden letzten Übungen beruhen auf klassischen Experimenten, die vor mehr als 50 Jahren von einem Pionier der Neurologie, dem Russen A. R. Luria, durchgeführt wurden. Lurias berühmteste

Versuchsperson war ein Journalist, den er einfach S. nannte, ein Mann, der ein fast perfektes fotografisches Gedächtnis besaß. S. nahm an Pressekonferenzen teil, ohne sich Notizen zu machen, und konnte anschließend jedes Wort jedes beliebigen Redners wiedergeben. Er konnte lange Reihen von beliebigen Zahlen speichern und sich die Einzelheiten jeder Szene ins Gedächtnis rufen, bei der er zugegen gewesen war.

Darüber hinaus konnte S. durch einfaches Vergegenwärtigen alle Arten von unwillkürlichen Funktionen verändern. Wenn er sich vorstellte, daß er die Sonne anstarrte, verengten sich seine Pupillen; stellte er sich vor, daß er im Dunkeln saß, weiteten sie sich. Er konnte mit der oben beschriebenen Methode die Temperatur seiner Hände ansteigen und sinken lassen. Wenn Sie das ebenfalls beherrschen, können Sie seine Methode zur Veränderung des Herzschlags ausprobieren. Wenn er wollte, daß sein Herz schneller schlug, sah sich S., wie er einem Zug nachlief, der aus dem Bahnhof fuhr. Wollte er sein Herz langsamer schlagen lassen, stellte er sich vor, er läge im Bett und döste.

Luria hielt diese Leistungen für äußerst bemerkenswert. Eine Generation später staunten die Forscher, die Swami Rama bei ähnlichen Meisterleistungen zusahen. Was jedoch in beiden Fällen demonstriert wurde, war ein Biofeedback ohne Apparate. Anstatt auf ein Oszilloskop oder einen Summer angewiesen zu sein, die anzeigten, daß ihre Absicht ausgeführt wurde, verließen sich S. und Swami Rama auf den natürlichen Rückmeldemechanismus ihres eigenen Körpers.

Obwohl wir uns dessen normalerweise nicht bewußt sind, regelt der Körper ununterbrochen die Temperatur, den Herzschlag und andere eigenständige Funktionen, indem er auf seine eigenen inneren Botschaften lauscht. Die geringste Veränderung in jeder Körperfunktion, wie schwach auch immer, schlägt sich im Bewußtsein des Nervensystems nieder. Wie unsere Übungen zeigen, können solche leisen Signale aber bewußt abgehört werden. Das Bewußtsein ist ein Feld, und indem man eine Absicht in dieses Feld eingibt, verändert sich der Fluß biologischer Information. Das wird im bewußten Geist als eine schwache Empfindung, Eingebung oder einfach als stilles Wissen wahrgenommen. Die Reaktion variiert von Mensch zu Mensch, aber mit steter Übung wächst die Feinfühligkeit gegenüber dem eigenen Bewußtsein.

In bezug auf das Altern ist diese Feinfühligkeit notwendig, denn das neue Denken lehrt uns, daß der Alterungsprozeß als eine Störung im Feld des Bewußtseins beginnt. Der glatte Informationsfluß im Körper wird durch Streß, Erinnerungen, alte Wunden und Zufallsfehler blockiert. Zwar sind solche Pannen nur geringfügig, aber sie entgehen dem Bewußtsein nicht: Herz, Leber, Nieren und jedes andere Organ wissen, wenn sie nicht richtig funktionieren. Störungen der zellularen Intelligenz werden schließlich im Geist als Behinderung, Schmerz oder einfach als Unbehagen registriert. Wir müssen lernen, unsere Wahrnehmungsfähigkeit zu verfeinern, damit wir die Störungen in einem früheren Stadium erkennen. Je früher die Wahrnehmung einsetzt, um so leichter kann eine gestörte Funktion allein durch den Einsatz des Bewußtseins korrigiert werden. Ein Alterungsprozeß, der in vollem Gange ist, weist drastisch darauf hin, daß der Körper an einem entscheidenden Punkt Energie und Information verloren hat, gewöhnlich im Gehirn, Immun- und Endokrinsystem.

Krebs, Diabetes und Senilität sind typische Spätfolgen von Funktionsstörungen. Es gibt seltene Fälle, in denen Patienten die Kraft ihres Bewußtseins benutzt haben, um selbst die schwersten Störungen zu heilen. Aber es ist bei weitem einfacher, das zugrundeliegende Problem in einem früheren Stadium zu korrigieren. Die allererste Phase jeder körperlichen Störung findet im Bewußtsein selbst statt: Natürlich besteht also die beste Methode darin, das Gleichgewicht wiederherzustellen, indem man das Bewußtsein benutzt.

ÜBUNG 3: ABSICHT BEWIRKT WANDEL

Jede Absicht ist ein Auslöser für Wandel. Sobald Sie beschließen, daß Sie etwas wollen, reagiert Ihr Nervensystem, so daß Sie das gewünschte Ziel erreichen. Das gilt sowohl für einfache Absichten wie zum Beispiel, aufzustehen und sich ein Glas Wasser zu holen, als auch für komplizierte Vorhaben, wenn Sie zum Beispiel ein Tennismatch gewinnen oder eine Mozartsonate spielen wollen. In beiden Fällen muß der bewußte Geist nicht erst jedes Nervensignal und jede Muskelbewegung einzeln ausrichten, um sein Ziel zu erreichen. Die Absicht wird in das Bewußtseinsfeld eingegeben und löst dann die geeignete Reaktion aus.

Wenn ich schlafen gehe, löst meine Absicht eine komplizierte Abfolge von biochemischen und nervlichen Prozessen aus. Die medizinische Wissenschaft kann diese Verbindung nicht nachahmen; sie wird von der Ebene der Intelligenz aus gesteuert. Die Verbindung zwischen Absicht und Reaktion kann höchstens auf der molekularen Ebene grob manipuliert werden. Ich kann beispielsweise eine Schlaftablette nehmen, aber mein Schlaf wird dann nicht natürlich sein: Es wird Störungen in der normalen Abfolge der Schlafphase geben, besonders der REM oder Traumschlafphase.

Wenn Sie eine Absicht haben, kann Ihr Gehirn nur die Reaktion anbieten, die es gelernt hat. Wenn Sie ein guter Tennisspieler oder Pianist sind, wird diese erlernte Antwort ganz andere Ergebnisse hervorbringen als bei jemandem, der diese Dinge nicht so gut beherrscht wie Sie. Die grundlegende Kunst liegt jedoch in der Steuerung der Absicht selbst. Die Menschen, die ihre Aufgaben am besten meistern, folgen im allgemeinen einem Muster, wie sie ihre Wünsche ohne unnötigen Kampf mit ihrer Umgebung erfüllen – sie sind »im Fluß«. Wenn Sie sich noch einmal das Kapitel »Warum Anpassungsfähigkeit so wertvoll ist« ansehen, finden Sie dort eine gute Beschreibung, wie erfolgreiche Menschen Probleme lösen – sie lassen zu, daß die Lösung sich von selbst einstellt und vertrauen auf ihre eigenen Fähigkeiten, mit schwierigen Herausforderungen fertig zu werden. Sie kennen nur ein Minimum an Angst, Konflikt, Sorge und falschen Hoffnungen und können dadurch höchst wirksam von ihren geistigen und körperlichen Energien Gebrauch machen. Daraus ergibt sich ein natürliches Zusammenwirken von Geist und Körper, das in direktem Bezug zu einem positiven Alterungsprozeß steht – je natürlicher Sie im Fluß Ihres Bewußtseins leben, desto geringer ist der Verschleiß des Körpers.

Wie bei allen anderen Fähigkeiten, unterscheiden sich Menschen auch sehr im Gebrauch ihrer Absicht. In der oben erwähnten Studie von Ellen Langer und ihren Kollegen wurde den Versuchspersonen ein gemeinsamer Schwerpunkt für ihre Absicht gegeben, nämlich zu handeln, als ob sie 20 Jahre jünger wären. Der Schlüssel zur Umkehrung des Alterns dieser Männer war, daß ihre Körper auf äußere Signale aus der Vergangenheit reagierten.

Anhand der folgenden Übung sollen Sie nun eine Art innerer Zeitreise unternehmen, indem Sie sich ein Bild aus Ihrer Vergangenheit ins Gedächtnis rufen. Sie werden dabei erleben, wie schnell sich Ihr Körper dieser Absicht mit Gefühlen wiedererlangter Jugendlichkeit anpaßt.

Setzen Sie sich bequem hin oder legen Sie sich mit geschlossenen Augen hin. Achten Sie eine Weile auf Ihren Atem, verfolgen Sie zwanglos, wie sich Ihre Brust hebt und senkt, und fühlen Sie, wie die Luft durch Ihre Nase ein- und ausströmt. Spüren Sie, wie Ihre Arme schwer werden. Wenn Sie entspannt sind, rufen Sie sich einen der schönsten Augenblicke aus Ihrer Kindheit ins Gedächtnis. Es sollte eine lebendige Szene voller Freude sein. Am besten wäre es, wenn Sie darin eine aktive Rolle spielen.

Für mich gab es zum Beispiel eine solche Situation, als ich als Kind Cricket spielte. Im Sommer fuhr mein Vater mit uns immer in die Ferienorte in den Hügeln Nordindiens. Ich erinnere mich lebhaft an einen Ort namens Shillong, der eingebettet in den kühlen grünen Bergen lag. Ich habe noch die flachen Wiesen vor Augen, umgeben von Hügeln, in denen wir spielten. Es gab einen Moment, wo ich einen Siegeslauf machte, und das ist der Moment, den ich in der Erinnerung gerne wiedererlebe. Ich spüre das Gewicht des Schlägers in meiner Hand und den harten Rückschlag, als ich den Ball traf. Ich sehe ihn hochsteigen, gegen die grünen und roten Dächer der entfernten Hütten. Ich spüre die kühle Luft und die Erregung in meinem Körper, als ich loslaufe. Mein Herz pocht, meine Beine geben ihr Bestes. Vor meinem inneren Auge breite ich die Arme weit aus und nehme diesen siegreichen Moment in mich auf: Mit jeder Faser nehme ich daran teil. Ich denke nicht nur daran. Die Heftigkeit des Wunsches, wieder dort in meiner Jugend zu sein, gibt mir ein Gefühl der Leichtigkeit, Weite, des Glücklichseins. Ich gehe auf in einem Erleben, das so erfüllend ist, daß es die Zeit zum Stillstand bringt.

Finden Sie Ihren eigenen Moment und spüren Sie, wie es bei Ihnen wirkt. Einzelheiten sind wichtig. Aus diesem Grund sind intensive körperliche Erfahrungen besonders geeignet. Fühlen Sie die Luft und das Sonnenlicht auf Ihrer Haut. Spüren Sie, ob Ihnen heiß war oder kalt. Achten Sie auf Farben, Strukturen, Gesichter. Erinnern Sie sich an den Namen des Ortes und der Menschen in Ihrer Szene. Beachten Sie, wie jeder angezogen war und sich verhielt. Am wichtigsten aber: Vergegenwärtigen Sie sich das Gefühl in Ihrem Körper, wie Sie in diesem Moment aufgingen, ja, zu diesem Moment wurden. Indem Sie sich wieder in den Fluß eines magischen Augenblicks ergeben, lösen Sie eine Verwandlung in Ihrem Körper aus. Signale aus Ihrem Gehirn werden genauso leicht durch Erinnerungen und innere Bilder ausgelöst wie durch tatsächliche Bilder und Klänge. Je lebhafter Ihre Beteiligung ist, desto mehr nähert sich die Chemie Ihres Körpers jenem Augenblick der Jugend. Die alten Kanäle sind nie versperrt, sie sind nur unbenutzt. Indem man das Umfeld der inneren Erfahrung verändert, kann man mit Hilfe der Biochemie der Erinnerung eine Zeitreise in die Vergangenheit unternehmen.

ÜBUNG 4: ABSICHTEN UND DAS FELD

Nach dem neuen Denken ist unsere zugrundeliegende Wirklichkeit ein zusammenhängendes Feld und daher gleichermaßen an allen Punkten der Raumzeit gegenwärtig. Ihr Bewußtsein und jede Absicht, die Ihrem Bewußtsein entspringt, sind in diesen Zusammenhang eingewoben. Wenn Sie also einen Wunsch haben, senden Sie im Grunde eine Botschaft an das ganze Feld. Ihre kleinste Absicht zieht auf der Quantenebene Kreise durch das Universum. Wir haben bereits gesehen, daß körperbezogene Absichten automatisch ausgeführt werden. Dasselbe sollte mit Absichten geschehen, die sich auf etwas außerhalb Ihres Körpers beziehen. Das Feld hat die gestaltende Kraft, jede Absicht spontan zu verwirklichen.

Jeder kennt die Situation, daß ein Wunsch unerwartet in Erfüllung geht. Etwas, das man sich gewünscht hat, verwirklicht sich plötzlich – ein Besuch von einem alten Freund, ein unerwarteter Geldsegen oder ein Stellenangebot, eine neue Beziehung. In diesen Augenblicken ist Ihre Verbindung mit dem Feld ungetrübt. Wenn Ihre Wünsche sich nicht verwirklichen, ist Ihr Bewußtsein durch irgendeine Blockade oder Fehlverbindung von seinem Ursprung getrennt. Es ist normal, daß alle Wünsche erfüllt werden, wenn das Bewußtsein offen und klar ist. Es bedarf keiner besonderen höheren Macht, damit sich Wünsche erfüllen. Das universale Feld der Existenz ist so angelegt, daß es diesem Zweck dient. Wäre das nicht so, dann könnten Sie auch nicht Ihre Zehen bewegen, mit den Augen zwinkern oder irgendeinen Geist-Körper-Befehl ausführen. Jede willentliche Handlung besteht aus sichtbaren Umsetzungen einer abstrakten Absicht in ein materielles Ergebnis.

Ihr Körper ist das materielle Ergebnis aller Absichten, die Sie jemals hatten. In der letzten Übung haben wir einen Moment der Vergangenheit wachgerufen, indem wir die Absicht benutzten, um eine bestimmte Geist-Körper-Reaktion zu erreichen. Wenn Sie sich Ihre vergangene positive Erfahrung nur lebhaft genug vorstellten, würden sich alle unwillkürlichen Reaktionen – Blutdruck, Herzschlag, Atem, Körpertemperatur und so fort – genau so einrichten, wie Sie sich in der Vergangenheit gefühlt haben. Sie würden nicht nur eine Situation aus Ihrer Vergangenheit noch einmal erleben, sondern auch die gesamten damit verbundenen körperlichen Reaktionen. Millionen solcher ganzheitlicher Reaktionen sind in Ihre gegenwärtige Physiologie eingegangen. Aber da Sie bisher noch nicht die Fähigkeit hatten, diese Absichten zu Ihrem Nutzen bewußt einzusetzen, enthält Ihr Körper verdrängte traumatische Eindrücke und Verspannungen, die den Alterungsprozeß beschleunigen.

Im nächsten Abschnitt werde ich beschreiben, wie man diese alten Eindrücke ausmerzen kann. Zunächst aber ist es wichtig, die Mechanismen zu lernen, die das Altern von vornherein verhindern. Eine Absicht ist ein Signal, das Sie an das Feld abschicken, und das Ergebnis, das Sie vom Feld erhalten, ist das Beste, was Ihrem speziellen Nervensystem zuteil werden kann. Wenn zwei Menschen dasselbe wollen, bekommen sie dennoch nicht dasselbe Ergebnis. Die Beschaffenheit der Absicht verändert sich nämlich auf dem Weg ins Feld und somit auch auf dem Weg zurück. Wenn Sie sich zum Beispiel heftig danach sehnen, geliebt zu werden, ist die Liebe, die Sie sich wünschen und die Ihnen entgegengebracht wird, in hohem Maße von Ihrer Erfahrung vorbestimmt: Die Liebe des heiligen Paulus ist völlig verschieden von der Liebe, die einem mißbrauchten Kind bekannt ist. Und doch haben die Mechanismen der Wunscherfüllung bei allen Menschen gewisse Ähnlichkeiten:

1. Ein bestimmtes Ergebnis wird beabsichtigt.
2. Die Absicht ist präzise und eindeutig. Der Betreffende weiß, was er will.
3. Wenig oder keine Aufmerksamkeit wird den Einzelheiten der ablaufenden Körperprozesse gewidmet. Tatsächlich beeinträchtigt es den Fluß der Intelligenzimpulse, die das Ergebnis erzeugen, wenn man zu sehr auf die Einzelheiten achtet. Das verlangsamt oder verhindert gar den Erfolg. Mit anderen Worten: Der Betreffende läßt den Dingen ihren Lauf.
4. Der Betreffende erwartet ein Ergebnis und vertraut darauf, daß es sich auch einstellt. Er klammert sich jedoch nicht ängstlich an das Ergebnis – wenn man um jeden Preis einschlafen will, wird genau das verhindert. Sorgen, Ungewißheit und Zweifel sind die drei Haupthindernisse, die uns daran hindern, die in jeder Absicht enthaltene Kraft wirksam zu nutzen. Die Kraft ist zwar da, aber wir wenden sie gegen sich selbst. Mit anderen Worten: Wenn man daran zweifelt, daß ein Wunsch sich verwirklicht, sendet man im Grunde eine selbstzerstörerische Absicht aus, die das Feld als Aufhebung des ursprünglichen Wunsches registriert.
5. Es gibt einen selbstbetätigenden Rückkopplungseffekt. Mit anderen Worten: Jede verwirklichte Absicht zeigt uns, wie wir die nächste Absicht noch besser umsetzen können. Wenn ein Ergebnis eintritt, bestätigt es die Kraft der Absicht auf bewußter

Ebene, erhöht das Selbstvertrauen und macht den Erfolg stärker – der Effekt verstärkt sich selbst. Das verwandelt Zweifel in Gewißheit. Menschen, deren Wünsche sich nicht verwirklichen, erfahren ebenfalls eine Rückmeldung, allerdings eine negative, die weitere Mißerfolge erzeugt.

6. Am Ende gibt es keinen Zweifel, daß das Ergebnis durch einen eindeutigen, bewußten Prozeß erreicht wurde, der sich über den einzelnen hinaus bis in eine größere Wirklichkeit hinein erstreckt – für manche ist es Gott oder die Vorsehung, für andere ist es das Selbst oder das Absolute. Ich habe einen unpersönlicheren Begriff verwendet – das Feld –, ohne jedoch irgendeinen dieser eher traditionellen spirituellen Namen auszuschließen. In jedem Fall ist die materielle Welt ein Ausdruck einer nichtmanifesten, allgewaltigen Intelligenz, die auf menschliche Wünsche reagiert.

Diese sechs Schritte verdeutlichen das wichtigste charakteristische Merkmal der inneren Intelligenz – sie besitzt strukturierende Kraft. Diese gestaltende Kraft ist die Verbindung, die Absicht und Ergebnis miteinander verknüpft. Ohne sie gäbe es weder Ursache noch Wirkung. Die »Quantensuppe« würde chaotisch bleiben, denn ohne eine organisierende Kraft kann es keine Muster geben, keine Ordnung, keine Naturgesetze, physikalische Strukturen oder biochemische Prozesse.

Um dieses Wissen umzusetzen, kann die folgende Übung bei jeglichem Wunsch angewandt werden. Machen Sie sich keine Gedanken darüber, wenn Sie in der Vergangenheit bei der Erfüllung Ihrer Wünsche nicht viel Erfolg hatten. Klarheit zu gewinnen über das Funktionieren von Absicht ist die wichtigste Voraussetzung für das Erreichen jedes Zieles. Indem Sie diese Übung machen, beschreiten Sie bereits den Weg des Erfolgs. Haben Sie einfach Vertrauen, daß das Feld automatisch alle Impulse erfüllt, die es erreichen. In irgendeiner Weise kommt jede Absicht ans Ziel; es ist nur unsere begrenzte Perspektive in der Raum-Zeit, die unsere Wahrnehmung in bezug auf das Ergebnis trübt.

1. Setzen Sie sich ruhig hin und wenden Sie irgendeine der bereits genannten Methoden zur Körperentspannung und inneren Ruhe an.
2. Beabsichtigen Sie das Ergebnis, das Sie wollen. Seien Sie genau. Sie können sich das Ergebnis vor Augen rufen oder es im stillen in Worte fassen.
3. Verzetteln Sie sich nicht in Einzelheiten. Zwingen Sie sich nicht und konzentrieren Sie sich nicht. Ihre Absicht sollte so natürlich sein wie die, den Arm zu heben oder ein Glas Wasser zu holen.
4. Erwarten Sie den Erfolg und glauben Sie daran. Seien Sie davon überzeugt, daß er bestimmt eintreten wird.
5. Erkennen Sie, daß Zweifel, Sorgen und Festklammern den Erfolg nur beeinträchtigen.
6. Lassen Sie den Wunsch los. Sie brauchen einen Brief nicht zweimal abzuschicken. Seien Sie einfach davon überzeugt, daß die Botschaft abgesandt wurde und daß die Antwort unterwegs ist.
7. Seien Sie offen für die Rückmeldung, die entweder aus Ihrem Inneren oder aus der Umgebung zu Ihnen kommt. Erkennen Sie, daß die Rückmeldung, welcher Art auch immer, genau das ist, was sie eigentlich wollten.

Dieser letzte Schritt ist äußerst wichtig. Wir sind so sehr auf eine materialistische Weltsicht eingeschworen, daß wir alle dazu neigen, nach materiellen Ergebnissen Ausschau zu halten. Es ist jedoch möglich, daß jemand, der sich wünscht, reich zu sein, in Wirklichkeit die Sicherheit anstrebt, die er sich vom Reichtum verspricht. Wenn nun diese Absicht in seinem Bewußtsein vorherrscht, könnte das Feld ein Ergebnis bevorzugen, das eher ein Gefühl von Sicherheit erzeugt als greifbare materielle Sicherheit. Die Rückmeldung, die auf eine Absicht folgt, kann unerwartete Formen annehmen. Aber irgendein Ergebnis, wie klein es auch sein mag, gibt es immer.

Was das Altern betrifft, möchten die meisten von uns am liebsten den Verfall der geistigen und körperlichen Kraft vermeiden. Vielleicht haben wir etwas Bestimmtes im Auge. Wir möchten zum Beispiel nicht die Alzheimersche Krankheit oder Krebs bekommen. Diese Absichten wirken aber wahrscheinlich nicht, weil sie tieferliegende Wünsche verbergen, wie etwa nicht zu leiden und zu sterben. Ich schlage Ihnen vor zu beabsichtigen, daß sie auf der jugendlichsten Funktionsebene bleiben. Sie können sich auch vornehmen, sowohl in geistiger wie körperlicher Hinsicht täglich besser zu werden. Um die Ergebnisse dieser Absicht zu verstärken, können Sie beschließen, auf alles zu achten, was Sie von Tag zu Tag besser machen. Gehen Sie nicht von festgelegten Erwartungen aus – vielleicht ist an einem Tage alles, was Sie bemerken, daß Sie beim Wäschewaschen fröhlicher waren oder einen Sonnenuntergang genossen haben. Das Bewußtsein verzweigt sich in tausend Richtungen, und das Offenhalten jedes dieser Kanäle ist äußerst wertvoll.

Hier ist eine Form, die Ihre Absicht annehmen könnte:

Heute beabsichtige ich für mich

1. Mehr Energie
2. Mehr Wachheit
3. Mehr jugendliche Begeisterung
4. Mehr Kreativität
5. Eine ständige Verbesserung der körperlichen und geistigen Fähigkeiten auf allen Ebenen

Die folgende Absicht kann als allumfassender Wunsch hinzugefügt werden: Ich beabsichtige, daß meine innere schöpferische Intelligenz mein Verhalten, meine Gefühle und meine Reaktion in jeder Situation spontan harmonisiert und leitet, so daß alle fünf obengenannten Absichten automatisch ausgeführt werden.

Und schließlich ist es hilfreich, wenn Sie sich daran erinnern, daß Sie diesem Vorgehen vertrauen können. Sie nähern sich dadurch dem ursprünglichen Wesen Ihrer Physiologie, wie es unablässig wirkt: Meine inneren Signale sind meine beste Rückmeldung, und je mehr ich auf sie höre, um so mehr verstärke ich die Kraft meiner Absicht, um das gewünschte Ergebnis zu erzielen.

TEIL III
DAS ALTERN BESIEGEN

Der Grundstoff des menschlichen Körpers ist äußerst empfindlich. Wenn man eine einzelne Zelle aussondern und sie an einem lauen Junitag der Luft aussetzte, würde sie in wenigen Minuten schrumpfen und sterben. Innerhalb jeder Zelle befindet sich ein mikroskopisch kleiner Strang aus Genmaterial, die DNS, der sogar noch empfindlicher ist. Trotz der Tatsache, daß sie in den Kernen unserer Zellen völlig verborgen sind, werden unsere Gene tagtäglich durch Radioaktivität, ultraviolettes Licht, chemische Giftstoffe und Umwelteinflüsse, Zufallsmutationen, Röntgenstrahlen und sogar den Lebensprozeß selbst geschädigt. Hochreaktive Sauerstoffatome, die man freie Radikale nennt, werden freigesetzt, wenn Nahrung in den Zellen umgewandelt wird, und zu den vielen chemischen Substanzen, mit denen sie sich verbinden und die sie schädigen, gehört auch die DNS.

Die Welt ist selbst schon ein gefährlicher Ort zum Überleben. Aber wenn wir einmal von den örtlich begrenzten Gefahren auf unserem Planeten absehen, müssen wir erkennen, daß es eine kosmische Gewalt gibt, die sich stets bereit hält, das Leben zu zerstören. Man nennt sie Entropie, die allgemeingültige Tendenz der Ordnung, in Unordnung zu zerfallen.

Die Entropie entstand im Moment des Urknalls. Seit Beginn der Schöpfung haben sich Hitze, Licht und alle anderen Energieformen mit der Zeit verstreut und mit dem sich ausdehnenden Universum ausgebreitet. Diese Tendenz, sich auszudehnen und die Energie in weniger verdichtete Bereiche abfließen zu lassen, ist das Kennzeichen der Entropie.

Dieser Prozeß verläuft nur in eine Richtung. Wenn ein altes Auto anfängt zu rosten und zu verfallen, kann sich diese Entwicklung nicht automatisch umkehren. Ebensowenig kann ein gealterter Körper selbsttätig wieder jung werden.

Wann immer Materie und Energie sich zu geordneten Mustern sammeln, wird der Entropie getrotzt. Aber die Physik vertritt von jeher die Meinung, daß diese »Inseln negativer Entropie« nur vorübergehend bestehen, selbst wenn einige von ihnen, zum Beispiel Planeten, Sterne oder Galaxien, sehr langlebig sind. Irgendwann brennen doch alle Sterne aus, geraten Planeten aus ihrer Umlaufbahn, zerstreuen sich Galaxien. Der Planet Erde ist eine Insel negativer Entropie, die von der geborgten Sonnenenergie gespeist wird. Wenn das Sonnenlicht erlischt, werden wir der Entropie anheimfallen, kalt und leblos werden. Entropie zerrt den ganzen Kosmos auf sein Ende zu. Dann wird die gesamte Energie gleichmäßig über die Weite des Weltraums verteilt sein. Dieser letzte »Hitzetod« ist noch Millionen von Jahren entfernt, aber jedes Molekül wird schon jetzt darauf hinbewegt. Einige der grundlegendsten Bausteine der Materie, wie zum Beispiel das Proton, sind so langlebig, daß sie eine Ewigkeit brauchen, um zu zerfallen, während andere exotische subatomare Teilchen wie die Mesonen nur ein paar Millionstelsekunden eine physikalische Existenz annehmen, bevor sie wieder außer Sichtweite huschen. Der Zusammenbruch der Ordnung liegt im physikalischen Aufbau des Universums begründet, und das ist der eigentliche Grund, warum unsere Körper mit der Zeit verfallen und altern. Wenn wir dem Altern widerstehen wollen, müssen wir zuerst lernen, wie wir die Entropie besiegen können.

DEM CHAOS WIDERSTEHEN

Der menschliche Körper existiert in totalem Gegensatz zur Entropie. Er ist unglaublich geordnet und sogar in der Lage, noch kompliziertere Muster in diese Ordnung anzugliedern. Als erstes stellt sich also die Frage, warum wir überhaupt am Leben sind. Welche Kraft ist hier am Werk, die immer höher entwickelte Ordnungssysteme gegen das Chaos verteidigt? Die Erschaffung der menschlichen DNS mit ihren Milliarden von präzise kodierten chemischen Bausteinen geht auf eher einfache chemische Grundstoffe (Aminosäuren und Zucker) zurück. Diese Stoffe sind in der Lage, über Jahrmilliarden hinweg intakt zu bleiben und immer kompliziertere Molekülketten aufzubauen. Diese Strukturen hätten jederzeit zerbrechen und sich wieder in der Quantensuppe auflösen können. Die Macht der Entropie kennt keine Ausnahmen; sie stürzt alle Dinge in Auflösung und Chaos.

Unter rein stofflichen Gesichtspunkten kennt die Physik keine Kraft, die der Entropie entgegenwirkt. Und doch ist es offenkundig, daß das Universum sich nach dem Urknall nicht nur ausgebreitet, sondern auch weiterentwickelt hat. Die ursprünglichen Wasserstoffatome, die unmittelbar nach dem Urknall entstanden, waren mit ihrem einfachen Leben nicht zufrieden. Sie entwickelten kompliziertere Strukturen und bildeten Heliumatome, deren Ordnung stabil blieb, und dann zu noch kunstvolleren Gebilden führte, bis hin zu den superschweren Uran- und Plutoniumatomen. Die Evolution oder Wachstumstendenz erschafft aus simplen Strukturen komplizierte Systeme.

Einen gewaltigen Riß bekam die Evolutionstheorie jedoch durch die wissenschaftliche Behauptung, daß die gesamte Evolutionskette von den einfachsten Algen und Bakterien bis hin zu dem am höchsten entwickelten Organ in der Natur, dem menschlichen Gehirn, auf Zufall beruht. Es trifft zwar wahrscheinlich zu, daß das Überleben in der Tierwelt von einer zufälligen Auswahl abhängt. Aber die tiefliegenden Mängel dieser Erklärung liegen auf der Hand. Wann immer ein Kind gezeugt wird, teilt sich das befruchtete Ei auf dieselbe Weise, die bereits Milliarden von Kindern hervorgebracht hat. Wenn sich eine Zelle teilt, aus diesen zwei vier werden, daraus acht und so weiter, ist es das Werk der Evolution. Daran ist überhaupt nichts Zufälliges. Warum heißt es dann, daß der Prozeß, der der Geburt zugrundeliegt, ein zufälliger ist? Ganz eindeutig gibt es eine Gegenkraft, die die Evolution vorantreibt, Leben erzeugt und die Gefahr der Entropie bannt.

Diese Gegenkraft ist die Intelligenz, die auf der Quantenebene weit mehr ist als ein geistiges Phänomen. Intelligenz bewahrt die Blaupause jeder Zelle in deren DNS, und viele Wissenschaftler glauben heutzutage, daß dasselbe für das ganze Universum gilt. In seinem Buch »Prinzip Chaos« führt der britische Physiker Paul Davies viele theoretische Ergebnisse an, um die neue Ansicht zu untermauern, daß sich das Universum selbst organisiert und auf seine eigenen inneren Ereignisse ebenso reagiert, wie unsere Zellen das tun. Der Kosmos dehnt sich nicht bloß wie ein Ballon aus, sondern wächst wie ein Lebewesen. »Das Universum enthüllt sich in einem neuen, begeisternden Licht«, schreibt Davies. »Es entfaltet sich von seinen primitiven Anfängen und erreicht Schritt für Schritt immer kunstvollere und komplexere Stadien.« Etwas, das sich fortentwickelt, weist dadurch Anzeichen von Intelligenz auf, wie sehr sich auch die orthodoxe Naturwissenschaft dagegen sträubt, diesen Begriff zu verwenden.

Intelligenz ist gleichbedeutend mit Schöpfungskraft. Sie langt ins Chaos hinein und formt aus der Quantensuppe wunderschöne ebenmäßige Ordnungen. Sie flößt toten Molekülen Leben und Atem ein. Wenn die Entropie die Oberhand gewinnt, muß die Intelligenz weichen. Diese beiden Kräfte befinden sich in einem ständigen Kampf gegeneinander. Da beide seit dem Urknall existieren, stellt sich die Frage, was für den Ausgang ihres Widerstreits entscheidend ist? Die Geburt eines Babys stellt einen monumentalen Sieg der

Intelligenz dar. Aber eines Tages beginnt das Kind zu altern, was einen Sieg der Entropie bedeutet. Es ist nicht ganz zutreffend, das Altern mit Entropie gleichzusetzen – man muß einen feinen, aber notwendigen Unterschied machen. Schöpfung und Zerstörung bestehen nebeneinander. In jeder Zelle gibt es schöpferische chemische Reaktionen. Aus den Bausteinen der Aminosäuren zum Beispiel entstehen neue Proteine. Andere chemische Vorgänge zerstören: Durch den Verdauungsprozeß werden zusammengesetzte Nahrungsstoffe in einfachere Bestandteile zerlegt, der Stoffwechsel verbrennt Zucker und setzt dessen gespeicherte Energie frei.

Ohne Zerstörung gäbe es kein Leben. Deshalb ist das Altern nicht einfach die Zerstörung des Körpers. Das ist ein äußerst wichtiger Punkt, der denen entgeht, die im Leben nur das Wechselspiel zufälliger materieller Kräfte sehen. Die Entropie steht eigentlich auf der Seite des Lebens. Sie spielt ihre Rolle in einem komplizierten Gleichgewicht der Kräfte. Ohne die Intelligenz würde dieses Gleichgewicht sofort zerstört.

Es gibt beispielsweise eine schreckliche endokrine Störung namens Progerie (vorzeitige Vergreisung), die durch eine Mißbildung in nur einem der 100000 Gene eines Neugeborenen ausgelöst wird. Progerie ist eine äußerst seltene Krankheit und führt zu rasch fortschreitendem Altern. Falten, Haarausfall, Muskelschwund und Arterienverhärtung beginnen bereits in früher Kindheit. Mit zwölf kann ein an Progerie leidendes Kind schon einen schweren Schlaganfall haben oder ein Patient für eine Bypass-Herzoperation sein. Der Tod tritt sehr früh ein; diese Menschen werden selten 20 Jahre alt.

Progerie ist Entropie, die erschreckend drastisch beschleunigt wurde. Sie tritt auf, weil ein Gen, ein winziges Fleckchen im Intelligenzmuster des Körpers, verrückt spielt. Ordnungsfeindliche Kräfte werden freigelassen, weil das Gleichgewicht zerstört ist, das jede Zelle aufrechterhalten muß, um am Leben zu bleiben. Das gleiche gilt für den normalen Alterungsprozeß. Solange der Körper sich entsprechend den in der DNS gespeicherten Mustern erneuern kann, wird die Entropie in Schach gehalten. Wenn eine alte Magen- oder Hautzelle zerfällt, wird sie ersetzt. Jedesmal wenn ein Nahrungsteilchen im Stoffwechsel umgewandelt wird, werden Abfallstoffe ausgeschieden und neue Nahrung aufgenommen.

Wir können diese Balance von Schöpfung und Zerstörung dynamische Nicht-Veränderung nennen. Mit anderen Worten: Die Veränderung findet in einem stabilen Rahmen statt. Soweit es unsere Körper angeht, ist dieser Zustand der Nicht-Veränderung ausschlaggebend. Wenn das Gleichgewicht in die eine oder die andere Richtung kippt, kommt es zu einer Katastrophe. Mangelnde Veränderung führt zum Tod. Zuviel Wandel führt zu wilder Unordnung. Wenn eine Krebszelle sich hemmungslos teilt, bis sie schließlich auf lebensnotwendiges Gewebe übergreift, verursacht sie am Ende ihre eigene Zerstörung, zusammen mit der des ganzen Körpers.

Jede Zelle weiß, wie sie die Angriffe der Entropie abwehren kann, indem sie die Intelligenz zu Hilfe nimmt, sobald sich irgendwo Unordnung zeigt. Das entscheidendste Beispiel liefert die DNS selbst. Lange hielt man sie für eine träge Substanz, die reglos im Zellkern sitzt. Heute weiß man aber um ihre bemerkenswerte Fähigkeit zur Selbstreparatur. Unter dem Ansturm freier Radikale und anderer zerstörerischer Einflüsse können mindestens sieben verschiedene Arten von Fehlern in einem DNS-Strang auftreten. (Sie können sich die DNS als ein Computerband vorstellen, dessen Information fehlerhaft wird, wenn das Band reißt, sich verdreht oder staut.) Wenn unsere Gene einen solchen Schaden untätig hinnähmen, wie jede andere chemische Substanz, dann würde die auf der Doppelspirale der DNS gespeicherte Information immer weiter verstümmelt werden; ein geordnetes Leben wäre nicht mehr möglich. Aber die DNS hat gelernt, sich selbst zu reparieren. Sie kann genau spüren, welche Art von Schaden aufgetreten ist, und mittels spezieller Enzyme werden die entsprechenden Bindeglieder wieder eingefügt. Dieser erstaunliche Beweis von Intelligenz ist direkt mit dem menschlichen Altern in Verbindung gebracht worden. Wenn man sich eine Graphik der Lebensdauer verschiedener Wesen, von den kurzlebigen Spitzmäusen und Mäusen über Kühe und Elefanten bis hin zum Menschen denkt, so entspricht die Kurve genau der Selbstreparaturfähigkeit der DNS jedes Lebewesens. Die Lebensspanne einer Spitzmaus zum Beispiel ist sehr kurz. Sie beträgt gewöhnlich weniger als ein Jahr. Die menschliche Lebensdauer dagegen ist die längste aller Säugetiere mit einem bekannten Höchstalter von 115 bis 120 Jahren.

In den frühen siebziger Jahren setzten zwei junge Gerontologen, Ron Hart und Richard Setlow, die DNS verschiedener Tiere ultraviolettem Licht aus, um eine bestimmte Schädigung zu erzeugen: Die nebeneinanderliegenden Moleküle auf dem DNS-Strang nahmen eine unnatürliche Position zueinander ein. Dann maßen die Wissenschaftler, wie groß die jeweilige Reparaturleistung innerhalb einer Stunde war. Tatsächlich reparierten sich die Zellen der Spitzmaus langsamer als die einer gewöhnlichen Maus, die etwas länger lebt. Die Geschwindigkeit der Selbstreparatur nahm bei Kühen und Elefanten zu und gipfelte bei den Menschen, deren Gene die schnellste bekannte Selbstreparatur aufweisen. Später bewies Edward Schneider vom National Institute on Aging, daß ältere Zellen sich erheblich langsamer reparieren als jüngere. Als Schlußfolgerung ergibt sich aus alledem, daß das Altern von der Unfähigkeit der DNS herrührt, mit der ständigen Schädigung, die ihr jährlich millionenmal zugefügt wird, Schritt zu halten.

Wenn das Gleichgewicht der Kräfte in uns auf solche Weise nachläßt, warum macht die Natur da nicht gleich Schluß? Wenn einer menschlichen Zelle zu mehr als 99 Prozent die Selbstreparatur gelingt, warum hat die Evolution nicht diese letzte Lücke auch noch gefüllt? Das ist eine verwirrende Frage, denn um sie zu beantworten, muß man das Geheimnis des Lebens selbst kennen. Wir können nur sagen, daß unsere Zellen im Laufe des Lebens mehr Schaden erleiden, als sie beheben können. Das Altern ist das Ergebnis dieses Defizits. Wenn sich eine Zelle jedesmal perfekt reparierte, wäre jede Zelle in uns stets so neu wie am Tage unserer Geburt, und wir würden nie altern. Das bedeutet, wenn wir so viele genetische Fehler wie möglich verhinderten, könnten wir auch das Ergebnis dieser Fehler vermeiden – den Alterungsprozeß.

Von der Ebene der Intelligenz aus gesehen möchten unsere Zellen in jedem Moment neu sein. Alte Zellen sind verschmutzt durch frühere Fehler, die physische Gestalt angenommen haben, durch toxische Rückstände, Pigmentablagerungen, falsch verbundene Moleküle und eine beschädigte DNS. Diese starren Materieteilchen fließen und verändern sich nicht mehr, was lebensnotwendig ist. Im folgenden Abschnitt werden wir uns den lebendigen Bauplan des Körpers zuwenden, der aus Intelligenz besteht. Wir werden entdecken, wie er diese Fehler geschehen läßt. Es gibt keine biologische Notwendigkeit für diese Fehler, aber zahlreiche Techniken, um sie zu korrigieren oder zu vermeiden.

Anders als Spitzmaus, Maus, Kuh oder Elefant sind wir nicht auf eine bestimmte Geschwindigkeit der Selbstreparatur festgelegt. Nach dem neuen Denken ist unser ganzer Körper ein Bewußtseinsfeld. Die Aktivität in unseren Zellen wird direkt dadurch beeinflußt, wie wir denken und handeln. Wir verständigen uns mit unserer DNS durch chemische Botschaften aus dem Gehirn, und diese Botschaften beeinflussen direkt den Informationsausstoß der DNS. Ein bleibendes Vermächtnis aus den vergangenen zwei Jahrzehnten der Geist-Körper-Forschung besteht darin, daß wir eine sehr genaue Vorstellung davon haben, wie die Umwandlung von Intelligenz zu Physiologie vonstatten geht. Wir haben keinen Zweifel mehr an der Tatsache, daß unsichtbare Bruchstücke von Gedanken oder Gefühlen die Zellchemie von Grund auf verändern. Dieses Wissen weckt die Hoffnung, daß die Fehlfunktion des Alterns an ihrem Ursprung in den Tiefen des Bewußtseins der Zellen beseitigt werden kann.

UNEBENHEITEN IM QUANTENFELD: DIE UMWANDLUNG VON BOTSCHAFTEN ZU MOLEKÜLEN

Um der Spur der Entropie von der sichtbaren zur Quantenebene zu folgen, können wir ein einzelnes Symptom des Alterns untersuchen: Falten. Betrachten Sie einmal vor dem Badezimmerspiegel die winzigen Falten, die sich mit der Zeit um Ihre Augen- oder Mundwinkel herum gebildet haben. Die Linien in Ihrem Gesicht zeichnen alte, vertraute Gefühle nach, und die Landkarte der Angst, des Ärgers, der Frustration, der Erfüllung, des Glücks und der Freude prägt sich jedes Jahr tiefer in die Haut ein. »Falten sollten nur zeigen, wo einmal ein Lächeln war«, meinte Mark Twain. Aber selbst wenn jede Falte die Spur eines Lächelns wäre, wie ist sie entstanden?

Für einen Zellbiologen liegt die Ursache für Falten in der Struktur der Haut. Unsere Haut besteht aus vielen Gewebearten – Blutgefäßen, Nerven, Haarbälgen, Muskeln (die Gänsehaut verursachen und uns das Haar zu Berge stehen lassen), Fettzellen und zwei Schichten von Hautzellen, der Dermis und der Epidermis – das ganze umgeben von Wasser und losem Bindegewebe. Dieses Bindegewebe besteht hauptsächlich aus Kollagen, einem Protein, das die äußerst nützliche Eigenschaft hat, Wasser zu binden.

Kollagen versorgt die Haut mit einem weichen, feuchten Elastikpolster, das ihr sowohl ihre Festigkeit als auch ihre Fähigkeit verleiht, sich entsprechend den Bewegungen des Körpers zu dehnen oder zusammenzuziehen. Kollagen selbst besteht nicht aus Zellen, aber die umliegenden Zellen erzeugen und reparieren es. Der Zustand dieses Bindegewebes untersteht daher der Aufsicht der DNS. Wenn Menschen altern, verändert sich ihr Kollagen, wird steifer und weniger feucht. In dem Maße, wie es an Elastizität verliert, kehrt das Kollagen nicht mehr in seine alte Form zurück, wenn es gedehnt oder zusammengezogen wird. Allmählich bleiben die

Kniffe und Furchen bestehen, und sobald das endgültig geschehen ist, hat sich eine Falte gebildet.

DIE THEORIE DER FREIEN RADIKALE

Viele physische Einflüsse können das Altern des Kollagens beschleunigen: Rauchen, übermäßiges Sonnenbaden, Vitaminmangel, Unterernährung, Wasserentzug, Schilddrüsenunterfunktion und erbliche Veranlagung, um nur einige zu nennen. Eine deutliche Trennlinie zwischen diesen und psychologischen Faktoren gibt es aber nicht. Eine trauernde Witwe kann rasch verhärmt und faltig aussehen. Die Haut eines mit Chemotherapie behandelten Krebspatienten kann frühzeitig altern, sowohl durch die Nebenwirkungen der Medikamente als auch durch seinen emotionalen Aufruhr.

Diesen verschiedenen Einflüssen ist gemein, daß sie alle einen spezifischen Fehler in der Molekularstruktur des Kollagens fördern. Einige Kollagenmoleküle hängen sich in einem Prozeß aneinander, der als »cross-linkage« (Kreuzkopplung) bezeichnet wird. Das ist eine chemische Reaktion, die auf Dauer die äußeren Atomhüllen des Kollagens verschließt. Die Ursache der »cross-linkage« liegt in der zerstörerischen Wirkung der freien Radikale. Sie sind hochgradig instabile Sauerstoffatome, die sich wahllos an viele lebensnotwendige Moleküle des Körpers anbinden, so auch an die DNS. Mitte der fünfziger Jahre stellte Denham Harman von der University of Nebraska als erster Forscher die Theorie auf, daß freie Radikale ein wichtiger, wenn nicht sogar der Hauptgrund des Alterns auf der zellularen Ebene sind.

»Cross-linkage« ist nur ein Beispiel für den Schaden, den freie Radikale anrichten können. Sie können Moleküle in ihrer Nähe spalten, einzelne Stücke herausbrechen, Information in verschiedenen Teilen einer Zelle verstümmeln, Zellmembranen verstopfen, krebsartige Veränderungen verursachen und die Funktion der Mitochondrien (der Energiegeneratoren in jeder Zelle) beeinträchtigen. Manche Cholesterin-Forscher glauben, daß freie Radikale für den Schaden verantwortlich sind, den das Cholesterin in unserem Körper anrichtet. Im Labor ist es fast unmöglich, Zellen dazu zu bringen, daß sie Cholesterin in seiner normalen Form aufnehmen. Sobald aber freie Radikale mit dem Cholesterin reagieren und es oxidieren lassen (derselbe Prozeß, der Fett ranzig werden läßt), nehmen die Zellen es bereitwillig auf. Wie Haie greifen freie Radikale fast jedes Molekül an. Das Ausmaß des von ihnen angerichteten Schadens ist so groß, daß die Theorie der freien Radikale mit jedem Jahrzehnt an Popularität gewonnen hat.

Freie Radikale liefern ein ausgezeichnetes Beispiel für den Prozeß der Entropie, denn die Veränderungen, die sie bewirken, sind unumkehrbar und dauerhaft. Faltige Haut ist weniger geordnet als glatte, und normalerweise repariert sie sich nicht selbst. Es ist der gleiche Schaden, wenn Geschirr in Scherben geht, unumkehrbar, denn die Entropie folgt dem Zeitpfeil. Sobald etwas Geordnetes zerbricht, kommen die verstreute Materie und Energie nicht automatisch wieder zusammen. Die Zukunft hält nur noch mehr Unordnung bereit: Die Stücke eines zerbrochenen Gefäßes werden schließlich in noch kleinere Stücke zerbrochen, und die alternde Haut wird irgendwann verkümmern und absterben.

Paradoxerweise sind freie Radikale aber lebensnotwendig. Aus chemischer Sicht sind die freien Radikale des Körpers im wesentlichen instabile Varianten des Wasserstoffatoms (Wasserstoffperoxid und Hydroxyl sind zwei bekannte Beispiele), die von ihrer ursprünglichen Struktur dadurch abweichen, daß sie eine zusätzliche elektrische Ladung in ihrer äußeren Elektronenhülle haben. Diese scheinbar geringfügige Veränderung veranlaßt die freien Radikale dazu, sich unverzüglich an in der Nähe befindliche Moleküle anzubinden, um die zusätzliche Ladung auszugleichen und wieder stabil zu werden. Ein freies Radikal ist in Wirklichkeit ein Übergangsstadium zwischen einem stabilen Molekül und dem nächsten. Die normale Lebensspanne solcher instabiler Teilchen kann in Tausendstelsekunden gemessen werden. In jeder Zelle werden Millionen dieser flüchtigen Moleküle freigesetzt, wenn diese den lebensspendenden Sauerstoff im Nahrungsstoffwechsel verarbeitet.

Wenn freie Radikale so heimtückisch sind, warum erzeugt sie der Körper dann überhaupt? Es ist nicht so, daß sie willkürlich durch die Zelle rasen; sie haben ihren Platz im ausgeglichenen Gesamtgefüge des Körpers. Manchmal ist es sogar gut, daß es sie gibt: Weiße Zellen im Immunsystem nutzen freie Radikale, die sie an eindringende Bakterien und Viren anbinden und diese damit abtöten. In dieser Funktion rettet die Tendenz der freien Radikale, sich an alles anzuhängen, unser Leben.

Um sich selbst vor Schaden zu schützen, produziert jede Zelle Enzyme, die freie Radikale aufbrechen, neutralisieren und entgiften. Diese freien Radikale enthalten verschiedene Antioxidantien (wie Superoxid-Dismutase und Katalase), die sich an hochgradig reaktionsfreudige Sauerstoffionen anbinden und diese außer Gefecht setzen, bevor sie ein verletzbares Molekül angreifen können. Auch hier ist das Gleichgewicht von Schöpfung und Zerstörung das Wesentliche, und nicht die an diesem Prozeß beteiligten Moleküle oder chemischen Reaktionen. Ganz zu Beginn des Lebens, beim Auftreten der ersten einfachen Bakterien, wußte die Natur bereits, wie freie Radikale durch die Erzeugung von oxidationshemmenden Enzymen neutralisiert werden konnten. Wäre diese Vorkehrung nicht getroffen worden, hätte der Sauerstoff in unserer Atmosphäre leicht die Chancen für das Leben auf dieser Erde zunichte machen können. Aber dank der zellularen Intelligenz, die gegen die Entropie ankämpft, machte der Sauerstoff das Leben erst möglich.

Millionen von Menschen haben die Theorie des Alterns durch freie Radikale durch das erfolgreiche, 1983 erschienene Buch »Life Extension« von Durk Pearson und Sandy Shaw kennengelernt. Die Autoren gehen davon aus, daß freie Radikale Feinde des Körpers sind, und raten ihren Lesern daher, ihre Körper mit einer Vielzahl von Antioxidantien zu versorgen. Der bekannte japanische Forscher Yukie Niwa, der selbst ein eingeschworener Vertreter der Theorie der freien Radikale ist, hat im Laborversuch nachgewiesen, daß die Behandlung von Zellkulturen mit Antioxidantien gewöhnlich nicht dazu beiträgt, um die Erzeugung freier Radikale einzuschränken. Es kann demnach überhaupt nichts bewirken, wenn jemand diese Antioxidantien schluckt. Das meiste wird von den Verdauungssäften in Mund, Magen oder Darm ausgeschaltet, bevor es zu den Zellen gelangt, die es hätte schützen sollen.

Und dennoch schlucken viele Menschen, die ihr Leben verlängern wollen, alle Arten von Antioxidantien in Form von Vitaminen, Nahrungsmittelzusätzen und verschreibungspflichtigen Medikamenten. Zu den meistgepriesenen gehören Vitamin C und E (zwei Substanzen, die Niwa als gänzlich nutzlos erkannte, nachdem er sie im Reagenzglas auf Zellkulturen aufgetragen hatte). Ironischerweise waren die erwähnten Langlebigkeitsfanatiker oft früher höchst gesundheitsbewußte Menschen von jener Sorte, die üblicherweise diese Zusätze in Brot, Kräckern, Keksen, Getreideflokken und anderen Fertignahrungsmitteln verdammten. Heute sind es genau dieselben Menschen, die dem Diktat der Lebensverlängerung folgen und Konservierungsstoffe in massiven Dosen einnehmen, verglichen mit den wenigen Milligramm, die es braucht, um einen Laib Brot im Ladenregal vor dem Altwerden zu bewahren.

Verschiedene verschreibungspflichtige Medikamente mit oxidationshemmender Wirkung sind starke Arzneimittel mit zahlreichen Nebenwirkungen. Jedes kann Dauerschäden verursachen, wenn es in Überdosen oder zu lange eingenommen wird. Die Langlebigkeitspharmazie macht aber nicht halt. Man schlucke noch ein paar andere beliebte alterungshemmende Zusätze – zum Beispiel Beta-Karotin, den ganzen Vitamin-B-Komplex, Zink und Selen – und man hat sich angeblich mit der besten, wissenschaftlich erprobten Abwehr gegen die Selbstzerstörung des Körpers durch freie Radikale ausgerüstet.

Warum sollten wir überhaupt glauben, daß der Körper selbstzerstörerisch ist? Das ganze »Unternehmen Langlebigkeit« übersieht meines Erachtens das Wesentliche. Der von freien Radikalen verursachte Schaden ist sekundär und nicht ausschlaggebend, genauso wenig wie die aus einer Pistole abgefeuerte Kugel für die Betätigung des Abzugs verantwortlich ist. Im Normalzustand hat der Körper ganz selbstverständlich die Kontrolle über die freien Radikale.

Ihr Körper kämpft nicht blindlings gegen »böse« Substanzen um sein Leben; solch eine Vorstellung ist zu simpel. Könnten Sie eine Zelle beobachten, wie sie ihre Myriaden von freien Radikalen und Antioxidantien gleichzeitig erzeugt, so würden Sie die beiden in derselben Umgebung umhergleiten sehen, allerdings nicht wie unbefestigte Ladung auf einem Schiffsdeck, sondern aufmerksam überwacht und gesteuert von der außergewöhnlichen Intelligenz der DNS. Beide werden im Gleichgewicht gehalten und benutzt, wie sie gebraucht werden. Der Hauptgrund dafür, warum freie Radikale so faszinierend auf Wissenschaftler wirken, besteht darin, daß sie »Dinge« sind; sie erfüllen unsere Forderung an physische Objekte, daß sie nämlich gewogen, gemessen und etikettiert werden können.

Man kann nicht leugnen, daß es Schäden durch freie Radikale gibt, die in verdächtiger Weise mit dem Altern verbunden sind, zusammen mit Krebs und Herzkrankheiten, den beiden Haupttodesursachen. Doch bislang ist nicht erwiesen, daß die Zellen älterer Menschen notwendigerweise höhere Werte von freien Radikalen oder niedrigere Werte von Antioxidantien zeigen. Ich möchte behaupten, daß der Schaden, der durch freie Radikale verursacht wird, nur *eine* Art von Ungleichgewicht ist, das auf der Ebene der zellularen Intelligenz auftreten kann, wenn die Entropie überhand nimmt. Wenn die Intelligenz des Körpers in voller Stärke zur Verfügung steht, greifen Unordnung und Chaos keine Zelle an. Das Grundprinzip der Lebensverlängerung – Schaden durch freie Radikale zu vermeiden, bevor er entsteht – ist vernünftig. Aber um das zu erreichen, müssen wir verstehen, wie wir die Intelligenz der Zellen direkt beeinflussen können.

KÖRPERLICHE AKTIVITÄT GEGEN ENTROPIE

Eine der einfachsten Arten, Entropie zu vermeiden, ist die, dem Körper etwas zu tun zu geben. In der Physik ist Entropie der Gegensatz von Arbeit. In diesem Zusammenhang bedeutet der Begriff Arbeit die geordnete Anwendung von Energie. Ohne Arbeit zerstreut sich Energie einfach. Wir haben bereits gesehen, daß geistige und körperliche Nachlässigkeit eine Ursache für vorzeitiges Altern ist. Keine Gruppe weist ein höheres Risiko für Depressionen, Krankheiten und einen frühen Tod auf als Menschen, die fast ihr ganzes Leben im Sitzen zubringen. Heute weiß man um den Wert regelmäßiger körperlicher Bewegung für alle Altersgruppen. Früher glaubten die Physiologen, daß Körperübungen uns hauptsächlich im jüngeren Alter nutzen, wenn die Muskeln ihr höchstes Entwicklungsstadium erreicht haben. Untersuchungen an älteren Menschen haben jedoch eindeutig gezeigt, daß unabhängig vom Alter jeder – selbst ein Hundertjähriger –, der mit Körperübungen beginnt, denselben Zuwachs an Körperkraft, Ausdauer und Muskelmasse erreicht. Das gilt im übrigen für Männer wie für Frauen. In der Vergangenheit wurden die meisten Untersuchungen bei Männern durchgeführt, doch hat sich mittlerweile gezeigt, daß Frauen jeden Alters genauso der Aktivität bedürfen.

Ein großer Vorteil der Körperübungen besteht darin, daß sie die Auswirkungen der Entropie rückgängig machen können. Forscher der Tufts University, an der die amerikanische Regierung ein wichtiges Zentrum für Studien über das menschliche Altern unterhält, haben nachgewiesen, daß die Hauptsymptome für biologisches Altern allein durch Körperübungen abgeschwächt werden können. Diese Wirkung kann daneben durch eine verbesserte Ernährung verstärkt werden. Zwei Forscher von Tufts, William Evans und Brian Rosenberg, haben diese Befunde in ihrem Buch »Biomarkers« beschrieben. Der Titel bezieht sich auf die zehn altersbezogenen Meßgrößen oder »Marker«, die nun als umkehrbar gelten:

1. Muskelmasse
2. Stärke
3. Grundumsatz des Stoffwechsels
4. Körperfett
5. Aerobe Effizienz, also die Leistungsfähigkeit, Sauerstoff im Körper umzusetzen
6. Blutdruck
7. Blutzuckerspiegel
8. Cholesterin/HDL (high density lipoproteins)
9. Knochenfestigkeit
10. Regelung der Körpertemperatur

Alle diese Meßwerte verschlechtern sich typischerweise bei zunehmendem Alter. Es gibt dabei von Mensch zu Mensch viele Variationen. Bevor die Ergebnisse der Forscher von Tufts bekannt wurden, bestimmte man normales Alter nach folgenden Kriterien:

1. *Muskelmasse:* Der Durchschnittsamerikaner verliert nach Ende des frühen Erwachsenenalters mit jedem Jahrzehnt etwa drei Kilogramm Muskelmasse; diese Rate nimmt ab einem Alter von 45 Jahren zu.
2. *Stärke:* Ältere Menschen sind weniger stark, weil sich ihre Muskelbündel und Bewegungsnerven (»motorische Einheiten«) zurückgebildet haben. Zwischen dem Alter von 30 bis 70 Jahren verliert der Durchschnittsmensch 20 Prozent der motorischen Einheiten in den Schenkeln, und ähnliche Verluste treten in allen großen und kleinen Muskelgruppen auch anderswo im Körper auf.
3. *Grundumsatz des Stoffwechsels:* Die Geschwindigkeit des Stoffwechsels, die Energiemenge, die der Körper braucht, um sich zu erhalten, nimmt nach dem 20. Lebensjahr mit jedem Jahrzehnt um zwei Prozent ab.
4. *Körperfett:* Zwischen dem 20. und 65. Lebensjahr verdoppelt ein Mensch den Anteil des Fetts im Verhältnis zur Muskelmasse. Eine sitzende Tätigkeit und übermäßiges Essen können dieses Verhältnis noch negativer gestalten.
5. *Aerobe Effizienz:* Ab einem Alter von 65 Jahren nimmt die Fähigkeit des Körpers, Sauerstoff wirksam zu nutzen, um 30 bis 40 Prozent ab.
6. *Blutdruck:* Die Mehrzahl der Amerikaner weist mit zunehmendem Alter einen stetig steigenden Blutdruck auf.
7. *Blutzuckertoleranz:* Die Fähigkeit des Körpers, die Glukose im Blut zu nutzen, nimmt mit dem Alter ab und erhöht das Risiko einer Altersdiabetes.
8. *Cholesterin/HDL:* Bis zum 50. Lebensjahr steigt der Cholesterinspiegel sowohl bei Männern wie bei Frauen. Dann verliert das »gute« HDL-Cholesterin, das den Körper gegen Herzkrankheiten schützt, gegenüber dem »bösen« LDL- (low density lipoproteins) Cholesterin, das das Risiko von Herzattacken erhöht, an Boden.

9. *Knochenfestigkeit:* Die Knochen verlieren im Alter Calcium, wodurch das Skelett schwächer, weniger dicht und spröder wird. Wenn diese Tendenz ausufert, entsteht die Krankheit Osteoporose (Knochenschwund).
10. *Regelung der Körpertemperatur:* Die Fähigkeit des Körpers, eine gleichmäßige innere Temperatur von 37 °C aufrechtzuerhalten, nimmt mit dem Alter ab. Deshalb reagieren alte Menschen empfindlicher auf Witterungseinflüsse.

Als die Forscher von der Tufts University entdeckten, daß die negativen Meßwerte für alle zehn Biomarker bei älteren Menschen rückgängig gemacht werden konnten, lieferten sie eine umfassende Bestätigung für den Nutzen von Körperübungen. Evans und Rosenberg halten die beiden ersten Marker – Muskelmasse und Körperstärke – für die bedeutsamsten, denn die Tendenz des Körpers, seine Fettmasse zu verdoppeln und seine Muskelmasse zu halbieren, ist die Ursache zahlreicher anderer Stoffwechselprobleme. Traditionsgemäß besteht eines der klassischen Kennzeichen des Alterns in der Abnahme der mageren Körpermasse. Das ist ein medizinischer Begriff für alle Gewebe, die nicht fett sind, wie zum Beispiel Knochen, Muskeln und die wichtigsten Organe.

Mit jedem Jahrzehnt verliert der Durchschnittsamerikaner nach Ende des frühen Erwachsenenalters etwa drei Kilogramm dieser mageren Körpermasse. Viele Menschen, die in ihren mittleren Jahren immer weiter zunehmen, glauben, ihr Problem sei zuviel Fett. Für die Forscher von Tufts ist das tatsächliche Problem aber eine Kombination von zuviel Fett und zuwenig magerer Körpermasse, besonders Muskeln. Fett und Muskelgewebe haben nicht denselben Stoffwechsel; Fett ist im Vergleich viel weniger aktiv. Es dient als Speichergewebe für Energie, wohingegen die Muskeln Energie benutzen.

Wenn Sie in einer Gemeinschaft von prähistorischen Jägern und Sammlern lebten, so wäre Ihnen eine dicke Schicht von Körperfett sicher nützlich. Gespeicherte Energie stellt dem Körper eine Brennstoffreserve für Hungerzeiten zur Verfügung, und ihre isolierende Eigenschaft bewahrt im Winter die Körperwärme. Da es biologisch gesehen weitaus aktiver ist, eignet sich das Muskelgewebe aber viel besser für das moderne Leben. Es braucht viel mehr Energie als das Fettgewebe, um sich zu erhalten. Das gleiche gilt auch für die anderen Bestandteile der mageren Körpermasse, Knochen und innere Organe, wenn auch in geringerem Maße. Jemand der mehr Muskeln besitzt als Fett, hat auch einen rascheren Stoffwechsel und kann deshalb mehr essen, ohne zuzunehmen.

Die Gerontologen haben herausgefunden, daß Muskeln in einem höheren Maße für die Vitalität des gesamten Körpers verantwortlich sind, als die meisten Menschen, einschließlich der Ärzte, jemals angenommen haben. Ausgehend von ihren Untersuchungen behaupten Evans und Rosenberg, daß die Muskelmasse, zusammen mit Körperstärke, ausschlaggebend ist: Ältere Menschen können auch noch spät im Leben durch den Aufbau von Muskelmasse ihre ganze Physiologie bedeutend verjüngen. Da der Rückgang der mageren Körpermasse sich ab 45 Jahren beschleunigt, konzentriert sich das Team von Tufts auf umfangreiche Fitness-Programme für die Altersgruppe über 45 und stellt damit unsere erlernte Überzeugung auf den Kopf, daß kräftige körperliche Betätigung nur etwas für junge Leute ist.

Früher betrachtete man das Nachlassen der Muskelkraft in fortgeschrittenem Alter als unvermeidlich. Die Muskelstränge überall in unserem Körper sind mit dem Zentralnervensystem durch motorische Nerven verbunden. Nerven und Muskeln bilden zusammen motorische Einheiten. Anhand von Querschnitten durch das Muskelgewebe fanden die Physiologen heraus, daß mit zunehmendem Alter motorische Einheiten verlorengehen.

Die Gruppe von Tufts wies nun eindeutig nach, daß sich diese Tendenz umkehren läßt. Zwölf Männer zwischen 60 und 72 Jahren nahmen an einem regelmäßigen Programm mit einem überwachten Krafttraining teil, das über drei Monate hinweg dreimal in der Woche stattfand. Die Männer trainierten mit 80 Prozent ihrer »wiederholbaren Höchstleistung«. Das war das schwerste Gewicht, das sie beim ersten Versuch heben konnten. Am Ende des Experiments hatte sich die Kraft der Männer bemerkenswert erhöht, der Umfang ihrer Oberschenkelmuskulatur hatte sich mehr als verdoppelt, und ihre Achillessehnen hatten sich mehr als verdreifacht. Diese älteren Männern konnten schwerere Kisten heben als die Fünfundzwanzigjährigen, die im Labor arbeiteten. Weniger anspruchsvolle Krafttrainingsprogramme für Männer über 95 erwiesen sich als ebenso erfolgreich.

Aus alledem geht klar hervor, daß wir unsere Vorstellungen davon, es im Alter »locker zu nehmen«, noch einmal überprüfen müssen. Das Übungsprogramm, das die Muskeln aufbaut, hat eine ganzheitliche Wirkung und bringt die anderen Biomarker ebenfalls auf Vordermann. Blutdruck und Blutzuckertoleranz verbessern sich, der typische alterungsbedingte Verfall des Stoffwechsels wird rückgängig gemacht und die Fähigkeit des Körpers, seine innere Temperatur zu regulieren, stabilisiert sich. Körperliche Fitness ist auch eng mit dem allgemeinen Wohlbefinden verbunden. Obwohl dies nicht ihr eigentliches Ziel war, stellten die Forscher von Tufts mit Genugtuung fest, daß ihre Testpersonen sich jünger fühlten und gesünder einschätzten als seit Jahren.

Wieviel Bewegung ist nun nötig, um diese positiven Ergebnisse zu erzielen? Während des Experiments hing die Art der Aktivität weitgehend davon ab, was untersucht wurde: Schon ein zwanzigminütiger Spaziergang an drei Tagen in der Woche verbesserte zum Beispiel die Cholesterin/HDL-Werte. Aber um das beste Ergebnis zu erreichen, muß das Übungsprogramm auf den einzelnen zugeschnitten sein. Das Gewicht, das Alter und die Kondition des Betreffenden müssen dabei berücksichtigt werden. Wenn wir einmal zurückschauen in der Geschichte der Menschheit, erweist sich, daß die Vorteile lebenslanger körperlicher Aktivität sogar schon in prähistorischer Zeit auf der Hand lagen. Die Urmenschen der Jäger-Sammlergesellschaften waren hochgewachsen und gingen aufrecht. Sie hatten ausgezeichnete Knochen und Muskeln, die sie durch alle Lebensalter hindurch bewahrten. Das weitverbreitete Auftreten von Arthritis bildet offenkundig die einzige Ausnahme. Osteoporose dagegen war so gut wie unbekannt. Jeder blieb das ganze Leben lang fit und körperlich aktiv. Vergleichen wir das mit dem modernen Amerika, wo Gesundheitsapostel lauthals ihre Rezepte »Fit fürs Leben« anpreisen, während doch die Statistiken zeigen, daß 40 Prozent aller erwachsenen Amerikaner den Großteil ihres Lebens sitzend zubringen (der Prozentsatz ist bei den Älteren noch höher) und nur 20 Prozent bei vernünftiger Betrachtung als körperlich aktiv gelten können.

VOM WERT DER AUSGEWOGENHEIT

Bevor Sie nun zu dem Ergebnis kommen, daß harte Arbeit ein Weg ist, um das Altern zu vermeiden, bedenken Sie, daß »Arbeit«, wie die Physik sie definiert, nicht mit Schwitzen und Abrackern gleichzusetzen ist. Arbeit ist erforderlich, um Ordnung zu erzeugen und der Entropie entgegenzuwirken. Körperübungen haben immer einen Quanteneffekt, unabhängig davon, wieviel oder wie wenig wir tun. Sie geben dem Körper die Gelegenheit, geordnete Funktionsmuster wiederherzustellen. Die ganzheitliche Wirkung von körperlicher Bewegung hat sich erst allmählich gezeigt, nach langer wissenschaftlicher Detailarbeit. In den sechziger Jahren wollte ein schwedischer Physiologe namens Bengt Saltin die Auswirkungen totaler Bettruhe auf den menschlichen Körper erforschen. Schwerkranken Patienten wurde von jeher empfohlen, sich im Bett zu erholen, doch gab es einigen Zweifel daran, ob dieser Rat vernünftig war. Saltin bat fünf junge Männer, deren Kondition von »extrem fit« bis »in schlechter Verfassung« reichte, drei Wochen lang rund um die Uhr im Bett zu bleiben. Am Ende dieser Zeit stellte er mit Erstaunen fest, daß alle Versuchspersonen, unabhängig von ihrer ursprünglichen körperlichen Kondition, einen Rückgang des Sauerstoffumsatzes erlitten hatten, der einem Altern um 20 Jahre entsprach.

Das war ein verblüffendes Ergebnis. Noch faszinierender war ein weiteres Experiment, bei dem die Versuchspersonen jeden Tag fünf Minuten aufstehen durften. Dadurch wurde der Funktionsverlust fast vollständig vermieden. Die jungen Männer mußten nicht umhergehen oder ihre Muskeln in irgendeiner Weise bewegen. Allein der Kontakt mit einer Quantenkraft – der Schwerkraft – erlaubte es ihren Körpern, normal zu bleiben. In einer späteren amerikanischen Studie wurden Läuferinnen daraufhin untersucht, ob hartes Training Osteoporose verhindern kann. Der beste Schutz gegen diese Krankheit ist nach Ansicht mancher Experten kein zusätzliches Calcium oder Östrogen, sondern der Aufbau einer guten Knochensubstanz in jungen Jahren. Da Knochen bei höherer Belastung stärker werden, vermutete man, daß durch Langlauf die Knochenfestigkeit in den Beinen erheblich erhöht wird. Die Anwendung auf das Altern geht über die Osteoporose hinaus, die eine Extremform des Knochenschwunds darstellt. Aber auch ohne diese Krankheit bekommen viele Menschen im Alter dünne Knochen, und bei den sehr alten tritt bei jeder vierten Frau und bei jedem siebten Mann ein Hüftknochenbruch auf.

Im Altersforschungszentrum der Tufts University wurde eine Gruppe von jungen Läuferinnen hinsichtlich der Knochenfestigkeit mit Frauen verglichen, die nicht regelmäßig Sport trieben. Obwohl sie um 20 Prozent leichter waren als die Nicht-Läuferinnen, hatten die Läuferinnen dennoch die stärkeren Beinknochen. Das machte Sinn, wenn man bedachte, daß ihre Beinknochen mehr Arbeit leisteten und mehr Gewicht trugen. Aber die Forscher waren verblüfft, als sie herausfanden, daß auch die Unterarmknochen der Läuferinnen fester waren, trotz der Tatsache, daß diese Knochen kein zusätzliches Gewicht zu tragen hatten. Irgendwie hatte das gesamte Skelett über chemische Signale – wahrscheinlich in Gestalt von Hormonen –, die auf der Quantenebene ausgelöst wurden, die Botschaft erhalten, daß mehr Calcium in das Knochengewebe einzulagern war. Der ganze Körper wußte, daß er trainiert wurde.

In Quantenbegriffen ist alles, was Ordnung fördert, hilfreich bei der Bekämpfung der Entropie. Die gesamte Physiologie ist eine Insel negativer Entropie, und deshalb müssen unsere Bemühungen ganzheitlich darauf ausgerichtet sein, Ordnung in jedem Aspekt zu bewahren. Da der Körper sowohl Schöpfung und Zerstörung benutzt, um seine lebenswichtigen Prozesse in Gang zu halten, kann beständige Aktivität nicht die Antwort sein. Körperübungen müssen mit Ruhephasen abwechseln, denn es kommt während der körperlichen Betätigung zu einer beträchtlichen Muskelzerstörung, die in der Ruhephase ausgeglichen werden muß. In jedem Lebensbereich heißt der Schlüssel Ausgewogenheit. Das ist ein sehr allgemeiner Begriff, der in vier Punkte untergliedert werden kann:

Mäßigung
Regelmäßigkeit = Ausgewogenheit
Ruhe
Aktivität

Mäßigung bedeutet, daß man nicht in Extreme verfällt. Regelmäßigkeit bedeutet, daß man eine klare Routine befolgt. Ruhe bedeutet Ruhe. Aktivität bedeutet Aktivität. Diese vier Dinge klingen einfach, aber da wir die einzige Spezies sind, die mit Selbstbewußtheit ausgestattet ist, haben nur wir Menschen bewußte Kontrolle darüber. Der Zyklus von Ruhe und Aktivität bei niederen Tieren wird vom Instinkt diktiert, über den Menschen sich hinwegsetzen können. Wenn wir uns aber in der falschen Richtung darüber hinwegsetzen, dann beschleunigen wir tatsächlich die Entropie. Das wird an den schlimmsten Aspekten des heutigen Lebens sichtbar, wo sich steigender Wohlstand mit wachsender Unordnung vermischt.

Ein augenfälliges Beispiel dafür, wie unsere Körper die Unausgewogenheit unseres Lebensstils widerspiegeln, ist Herzversagen, ein Hauptproblem der älteren Menschen in unserer Gesellschaft und die Ursache von mehr Todesfällen als bei allen anderen Krankheiten insgesamt. In den zwanziger Jahren entwickelte sich die Kardiologie zu einem blühenden Spezialgebiet als direkte Antwort auf die alarmierende Epidemie von Herzattacken, die sich geheimnisvoll durch unsere Gesellschaft zog. Die Epidemie griff in den nächsten 50 Jahren ungehindert um sich, und auch als sie schließlich in den späten sechziger Jahren abebbte, war man sich nicht darüber einig, was geschehen war. Wir fragen uns immer noch, warum Amerikaner, an zweiter Stelle nach den Finnen, häufiger an Herzversagen leiden als jedes andere Volk in der Welt.

William Osler, ein Mitbegründer der Johns Hopkins Medical School und einer der berühmtesten amerikanischen Ärzte um die Jahrhundertwende, bemerkte einmal, daß er während seiner zehnjährigen Tätigkeit in einem Krankenhaus keine Fälle von Angina pectoris gesehen hätte, dem typischen Brustschmerz, der auf eine Herzkrankheit hinweist. In den sieben Jahren an der Johns Hopkins Medical School behandelte Osler insgesamt vier Fälle. Heutzutage hat jeder Kardiologe in jeder Stunde so viele Herzpatienten. Das Vorkommen von Herzattacken hat sich seit 1900 in den USA alle 20 Jahre verdoppelt. Paul Dudley White, der berühmteste Kardiologe in der Generation nach Osler, meinte, daß die Epidemie hauptsächlich auf zwei Veränderungen zurückzuführen war, die in diesem Jahrhundert in Amerika stattgefunden hatten – die enorme Beschleunigung im Tempo des täglichen Lebens und eine »allgemein reichhaltigere Ernährung«.

»Reichhaltiger« bedeutet im wesentlichen mehr Fett. In den zwanziger Jahren und danach wurden Nahrungsmittel wie Butter, Sahne und Rindfleisch auch für die weniger Betuchten erschwinglich. Das beschleunigte Lebenstempo ergab sich vor allem aus der rasanten Zunahme von Autos, wodurch die Zeit, in der die Menschen ihr Ziel erreichten, enorm verkürzt wurde und die »Krankheit des In-Eile-Seins« neuen Auftrieb bekam. Diese beiden großen Veränderungen entsprachen dem Bedürfnis der Menschen nach einem materiell besseren Leben. Ein irischer Einwanderer, der seiner Familie statt Kohl und Kartoffeln ein Steak vorsetzen konnte, war davon überzeugt, daß sich damit ihr Los verbesserte. Der Wunsch, sich ein kleines Auto leisten zu können, um Pferd und Wagen zu ersetzen, war Allgemeingut.

Durch unseren erhöhten Verbrauch an dunklem Fleisch und anderen Nahrungsmitteln, die reich an gesättigten Fetten sind, wie Milch, Käse, Eis oder Eier, ist unsere Ernährung bisher extrem unausgewogen gewesen. Wenn man die Häufigkeit von Herzattakken, Arteriosklerose, Brustkrebs und Dickdarmkrebs in allen Ländern der Erde graphisch darstellt, ergibt sich eine aufsteigende Kurve. Gewisse Länder bilden bei fast allen Krankheiten das Schlußlicht – Japan, Taiwan, Thailand, El Salvador, Ceylon –, während andere immer an der Spitze stehen – USA, Canada, Australien, Deutschland. Wenn man nun eine Aufstellung dagegenhält, die den Verbrauch an Milch, rotem Fleisch, Eiern und Käse wiedergibt, zeigt sich dieselbe Verteilung. Die Staaten mit den niedrigsten Krankheitsraten erweisen sich als die, in denen fettreiche Nahrungsmittel nur einen Bruchteil der Ernährung ausmachen, während die Gesellschaften mit der reichhaltigsten Kost katastrophale Statistiken über Herzattacken, Arteriosklerose und Krebs vorlegen.

Die Gesunderhaltung von Herz und Gefäßen wurde in unserer Freizeitgesellschaft zum Problem, wo die Unterhaltung durch Radio, Fernsehen und Film oberflächlich betrachtet viel ansprechender war als körperliche Betätigung. Gymnastik ist überhaupt etwas Künstliches. Bis ins 20. Jahrhundert hinein waren die Menschen körperlich extrem aktiv, ob sie es nun mochten oder nicht. Bevor Amerika ein mechanisiertes Land wurde, war der Gedanke einer als Selbstzweck durchgeführten Tätigkeit unbekannt, denn der Alltag erforderte einen großen körperlichen Einsatz. Einer amerikanischen Farmersfrau zu raten, Aerobic zu machen, wäre lächerlich gewesen. Noch um die Jahrhundertwende wurde die Landarbeit zu 80 Prozent durch menschliche Arbeitskraft erledigt, trotz der Tatsache, daß Traktoren und Mähdrescher bereits eine weite Verbreitung gefunden hatten. Heutzutage, wo fast die gesamte Landwirtschaft mechanisiert ist, beträgt der Anteil menschlicher Arbeitskraft nurmehr 1 Prozent. Um die normale Aktivität, die der Körper braucht, wiederaufzunehmen, müssen wir alle bewußt dem Trend zu steigender körperlicher Muße entgegenwirken.

Andere weniger greifbare Veränderungen sind ebenfalls von Bedeutung. Vor 1920 lebte die Hälfte aller Amerikaner in Kleinstädten, hauptsächlich auf Farmen. Nach diesem Zeitpunkt lebte die Mehrzahl in größeren Städten. Die Abwanderung in die Großstädte dauert an, obwohl es Familien aus den mittleren und oberen Schichten neuerdings zurück aufs Land zieht. Allerdings wollen sie dort meist nicht von Landarbeit leben. Der Grund ist: bessere Luft und weniger Lärm. Das Leben der Menschen ist nicht länger auf den Sonnenauf- und Sonnenuntergang abgestimmt. Wir stehen nach Belieben auf und gehen zu Bett, wann wir wollen. Wir arbeiten in Büros mit Klimaanlagen, ohne Kontakt mit der frischen Luft. Wenn wir wollen, können wir die ganze Nacht durcharbeiten. Wichtiger noch: Wir arbeiten nicht für uns selbst, sondern sind häufig für die

Ziele anderer eingespannt. Unternehmen stellen Zeitpläne auf und setzen Fristen, weisen Aufgaben zu und erstellen Vorgaben. Die Entscheidungen werden von einigen wenigen Privilegierten getroffen.

Die Tatsache, daß das moderne Leben derartig zur Unausgewogenheit neigt und die körpereigenen Bedürfnisse vernachlässigt, bleibt nicht ohne Folgen für die Physiologie. Unser Körper sendet unmißverständliche Botschaften, wann immer seine Bedürfnisse nicht erfüllt werden. Der Magen sagt, er sei zu voll. Die Muskeln zittern, wenn sie überanstrengt werden. Menschen, die auf das Wohlbefinden ihres Körpers achten, die versuchen, mit ihrer täglichen Aktivität zu fließen, anstatt zu drängen und zu hasten, können sich mühelos auf die wenigen körperlichen Anforderungen des modernen Lebens einstellen. Für sie verlangsamt sich der Alterungsprozeß ganz natürlich.

Der Gesamtnutzen eines ausgewogenen Lebensstils wurde 1965 deutlich, als ein Forschungsteam aus Südkalifornien unter der Leitung von Nadia Belloc und Lester Bredlow, der heute Dekan der Fakultät für Gesundheitswesen an der University of California in Los Angeles ist, beschloß, den Alterungsprozeß der Menschen im Alameda County zu verfolgen. Fast 7000 Personen erhielten einen Fragebogen von 23 Seiten, der detaillierte Fragen zu ihrem Gesundheitszustand und ihrem Lebensstil enthielt.

Nach fünfeinhalb Jahren waren 371 der Befragten verstorben. Auf der Grundlage ihrer früher gemachten Aussagen entdeckten die Forscher, daß die wichtigste herausragende Besonderheit der Überlebenden weder ihr Einkommen, noch ihre körperliche Verfassung oder ihre Erbanlagen waren, sondern eine Handvoll äußerst einfacher Lebensgewohnheiten:

- Sieben bis acht Stunden Schlaf pro Nacht
- Ein regelmäßiges tägliches Frühstück
- Keine Zwischenmahlzeiten
- Normalgewicht – das heißt, nicht mehr als fünf Prozent Untergewicht und nicht mehr als zehn bis zwanzig Prozent Übergewicht (die kleinere Zahl für Frauen, die größere für Männer)

- Regelmäßige körperliche Aktivität – das heißt, häufiges Ausüben aktiver Sportarten, lange Wanderungen, Gärtnern oder andere Tätigkeiten
- Mäßiges Trinken – das heißt, nicht mehr als zwei alkoholische Getränke am Tag
- Keine Zigaretten

Das ist eine sehr kurze Liste guter Angewohnheiten, die schon Kinder auf dem Schoß der Mutter lernen, und die doch spektakuläre Schlußfolgerungen zuließen. Bei der Analyse der Statistiken fand Belloc heraus, daß ein 45jähriger Mann, der null bis drei gesunde Gewohnheiten hatte, erwarten konnte, durchschnittlich noch 21,6 Jahre zu leben, während jemand, der sechs oder sieben gute Gewohnheiten hatte, erwarten konnte, 33 Jahre länger zu leben. Mit anderen Worten: Etwas so einfaches wie ein Frühstück, ganz gleich, welcher Art, sowie genügend Schlaf fügten dem Leben eines Menschen 11 Jahre hinzu. Im Vergleich dazu erhöht sich die Lebenserwartung eines Menschen nur um drei Jahre, wenn seine Eltern und Großeltern 80 Jahre alt geworden ist.

Die Ergebnisse dieser Umfrage waren bei Frauen weniger aufsehenerregend, aber dasselbe Muster trat auf allen Altersebenen zutage. Eine 45jährige Frau, die mindestens sechs gute Gewohnheiten hatte, konnte 7,2 mehr Lebensjahre erwarten als eine, die weniger als vier hatte; der Unterschied erhöhte sich im Alter von 55 Jahren auf 7,8. So eindrucksvoll diese Zahlen bereits sind, sie werden noch verblüffender, wenn man bei der bloßen längeren Lebensdauer die Gesundheit in Betracht zieht. Personen mittleren Alters (55–64), die alle sieben guten Gewohnheiten besaßen, erwiesen sich als ebenso gesund wie junge Erwachsene zwischen 25 und 34, die nur eine oder zwei hatten.

Diese Tendenz gilt auch für höhere Altersgruppen. Wenn jemand alle sieben guten Gewohnheiten hatte, war seine Gesundheit mit 75 vergleichbar mit der eines anderen um die 30 oder 40, der sich um diese guten Gewohnheiten nicht kümmerte. Was sich scheinbar auszahlt, ist die bloße Regelmäßigkeit – die Art der Nahrung oder körperliche Betätigung war unerheblich. Im Vergleich dazu zeigten ähnliche Querschnittsstudien aus Südkalifornien, daß Menschen über 65, die Vitamine in hoher Dosierung einnahmen und sich strikt an biologische Nahrungsmittel hielten, ihre Lebenserwartung dadurch nicht bedeutend erhöhen konnten.

Die kalifornischen Forscher stellten weiterhin fest, daß ältere Menschen im allgemeinen ein gesünderes Leben führten, was den Schluß zuließ, daß alle anderen bereits in früherem Alter gestorben waren. Das stimmt mit der Schätzung des Gesundheitsministeriums überein, daß zwei Drittel der altersbedingten Leiden vermeidbar sind. Ganz oben auf der Liste derer, die im Verlauf der Studie als erste starben, stehen diejenigen, die sich wenig bewegten und rauchten.

Insgesamt zeigte die Studie, daß Menschen, die mit guten Gewohnheiten durchs Leben gingen, in den Genuß eines Gesundheitsvorteils von 30 Jahren kamen, verglichen mit denen, die schlechte Gewohnheiten hatten. In den beinahe 30 Jahren nach der kalifornischen Studie hat nie jemand die vorrangige Schlußfolgerung in Frage gestellt: Ein ausgewogener Lebensstil ist eine der wichtigsten Maßnahmen zur Verzögerung des Alterns. Nun wollen wir tiefer in die Mechanismen des Gleichgewichts vorstoßen, um zu sehen, wie dieser nützliche Effekt verstärkt werden kann. Der menschliche Körper gedeiht auf der Grundlage von Ordnung, aber die endgültige Verantwortung für die Schaffung von Ordnung aus der Unordnung heraus liegt bei jeder Zelle. Das Geheimnis, wie die Zerstörung in Schach zu halten ist, wird nur auf der unsichtbaren Ebene begreiflich, wo die Intelligenz beharrlich das Gleichgewicht des Lebens bewahrt.

DER FLUSS DER INTELLIGENZ: WIE DAS GLEICHGEWICHT DES LEBENS ERHALTEN WIRD

Die Moleküle des Körpers besitzen an sich keine Intelligenz. Sauerstoff oder Wasserstoff werden nicht deshalb »klüger«, weil sie durch menschliche Zellen wandern. Dieselben Zuckermoleküle, die träge in einem Zuckerwürfel sitzen, finden sich mit geringen Veränderungen auch in der DNS, aber in uns wird der Zucker lebendig. Der Grundbrennstoff des Körpers ist Glukose oder Blutzucker, der die einzige Nahrung des Gehirns darstellt. Verbrennt man einen Zukkerwürfel über einer Gasflamme, entstehen helles Licht, Hitze und ein klebriges Stück Kohle. Als Brennstoff im Gehirn erzeugt derselbe Zucker all unsere Gedanken und Gefühle. Die Sixtinische Kapelle, Miltons »Verlorenes Paradies« und Beethovens »Neunte Sinfonie« sind alles Erzeugnisse von brennendem Zucker. Das gleiche gilt für dieses Buch und für Ihre Fähigkeit, es zu lesen.

Angefangen bei der DNS über die RNS und die von ihnen erzeugten Enzyme wimmeln unsere Zellen von Molekülen, die mit brillanter Intelligenz reagieren. Aber diese Tatsache ist irreführend, denn die wahren Entscheidungen werden von der Intelligenz des Körpers getroffen, die unsichtbar ist. Sie ist der Choreograph, der jeden Schritt des Tanzes erfindet, aber selbst nicht auf der Bühne erscheint. Da alle Zellen im Körper aus Molekülen bestehen, die ihren Platz gefunden haben, weil die DNS sie dort hingeleitet hat, könnte man sagen, daß Ihr Körper nichts anderes als Intelligenz ist, und daß jeder Vorgang in jeder Zelle im wesentlichen ein Selbstgespräch der Intelligenz darstellt.

Ein Polygraph-Experte namens Cleve Backster hat Hunderte von erstaunlichen Experimenten durchgeführt, die diese Theorie untermauern. Das Grundprinzip des Polygraphen oder Lügendetektors besteht darin, daß er kleine Veränderungen des galvanischen Widerstands der Haut – ihre elektrische Leitfähigkeit – mißt. Dadurch kann indirekt festgestellt werden, ob der Körper eines Menschen angespannt ist oder entspannt (er sagt die Wahrheit).

Dieselben Unterschiede in der elektrischen Ladung treten jedoch ebenfalls bei Bedrohung oder Erregung auf. Der Polygraph verzeichnet einen Sprung, egal, ob nun jemand ein erotisches Bild anschaut oder ein altes Trauma neu durchlebt. Erstaunlicherweise fand Backster heraus, daß sogar Zellen, die aus dem Körper entfernt und in einen anderen Raum gebracht wurden, in gleicher Weise auf diese Reize reagieren wie die Versuchsperson selbst. Wenn man aus dem Mund eines Menschen ein paar Zellen entnimmt und in einem gesonderten Raum an einen Polygraph anschließt, bleibt ihre elektrische Entladung gleichförmig, solange er stillsitzt. Wilde Zacken entstehen, wenn er erotische Bilder betrachtet. Kaum legt er die Bilder beiseite, beruhigt sich sein Polygraph ebenso wie der Polygraph mit seinen Zellen im nächsten Raum.

Diese unheimlichen Ereignisse sind scheinbar unabhängig von der Entfernung. In einem Experiment bat Backster einen Marineveteranen aus dem Zweiten Weltkrieg, sich Filme von Seeschlachten im Pazifik anzuschauen. Als in einer Filmszene ein Jagdbomber brennend abstürzte, zeigte der Polygraph des Mannes sofort eine erhöhte galvanische Reaktion. Gleichzeitig ließ sich über eine Videokamera verfolgen, daß auch der in elf Kilometern Entfernung aufgestellte Polygraph ausschlug, der an Mundschleimhautzellen des Mannes angeschlossen war. Entscheidend war, daß dieser Mann selbst an den Kämpfen teilgenommen und miterlebt hatte, wie Flugzeuge von feindlichen Jagdbombern abgeschossen worden waren. Seine Erinnerung an diese Bedrohung wurde wachgerufen, und jede Zelle seines Körpers wußte es.

Da sie abstrakt und unsichtbar ist, muß Intelligenz handeln, bevor sie sich bemerkbar macht. Unser Gehirn zeigt Intelligenz, indem es Wörter und Gedanken hervorbringt. Unser Körper läßt seine Intelligenz zutage treten, indem er Moleküle erzeugt, die Botschaften übermitteln können. Es ist faszinierend zu beobachten, wie diese beiden Arten von Intelligenz miteinander verschmelzen. Der ganze Vorgang findet auf der Quantenebene statt, wo sich die

Grenze zwischen abstrakt und konkret verwischt. An der Quelle der Intelligenz gibt es kaum einen Unterschied zwischen Gedanken und Molekülen, wie an einem einfachen Beispiel deutlich wird.

DER KÖRPER ALS INFORMATION

Wenn Sie in eine Zitrone beißen, läuft Ihnen sofort das Wasser im Mund zusammen. Die Speicheldrüsen unter der Zunge schütten zwei Verdauungsenzyme namens Speichelamylase und -maltase aus. Diese setzen den Prozeß der Verdauung des Fruchtzuckers im Zitronensaft in Gang, bevor er an die komplizierteren Verdauungssäfte im Magen weitergeleitet wird. Das ist an sich nichts Besonderes; jede Nahrung in unserem Mund löst automatisch die Verdauung aus.

Was aber geschieht, wenn Sie sich die Zitrone nur vorstellen oder das Wort »Zitrone« dreimal denken. Wieder läuft Ihnen das Wasser im Mund zusammen und dieselben Enzyme werden erzeugt, auch wenn es nichts zu verdauen gibt. Die Botschaft aus dem Gehirn ist wichtiger als das tatsächliche Vorhandensein der Zitrone. Wörter und Bilder funktionieren genauso gut wie »richtige« Moleküle als Auslöser im fortschreitenden Lebensprozeß. Wir können den Prozeß als einen Kreis darstellen, der sich ständig selbst erneuert:

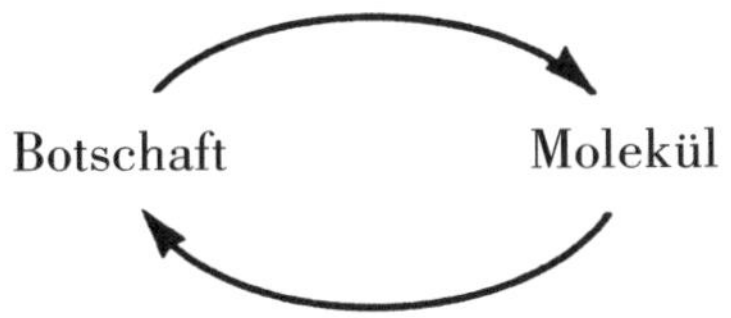

Eine Botschaft ist kein Ding, aber Ihr Körper verwandelt sie dazu. Auf diese Weise wirkt die Natur hinter der Illusion physischer Wirklichkeit. Unsere materialistische Voreingenommenheit zwingt uns, die Moleküle als Ursprung des Lebens anzusehen (ungeachtet der offenkundigen Tatsache, daß der Körper eines soeben Verstorbenen genau dieselben Moleküle enthält wie vor seinem Tod, einschließlich eines vollen Satzes DNS). Wir nehmen an, daß der Zitronensaft das Wirkliche ist, und halten das Wort »Zitrone« nur für eine Nachahmung. Speichel verdaut ja schließlich keine Wörter. Wir aber verdauen die ganze Zeit Botschaften. Die Zitronenmoleküle lösen den Speichelfluß aus, indem sie sich in die Rezeptoren an den Geschmacksknospen einpassen, die ein Signal an das Gehirn senden und damit Rückantworten an die Speicheldrüsen veranlassen.

Nichts in der Natur ist wunderbarer als diese Umwandlung. Blei in Gold zu verwandeln, ist im Vergleich dazu trivial, denn dabei handelt es sich um nur geringfügig voneinander abweichende Gruppierungen von Protonen, Neutronen und Elektronen. Wenn Sie die Worte »Ich liebe Dich« hören und Ihr Herz schneller schlägt, dann hat eine viel erstaunlichere Metamorphose stattgefunden: Eine Empfindung im Geiste eines anderen Menschen hat sich in Adrenalinmoleküle verwandelt, die durch Ihr Blut kreisen. Diese wiederum aktivieren Rezeptoren an der Außenwand Ihrer Herzzellen, die dann jeder Zelle erzählen, daß die geeignete Reaktion auf Liebesbeweise darin besteht, schneller als gewöhnlich zu zucken. Und wichtiger noch: Der Körper fühlt sich verwandelt an. Das Wissen, geliebt zu sein, gibt Ihnen ein Gefühl der Leichtigkeit und Freude, die Welt erscheint lebendiger, und die Alltagsprobleme treten in den Hintergrund.

Warum sind diese Reaktionen die richtigen? Wie hat der Körper gelernt, daß das Wort »Liebe«, und nicht »Diebe« oder »sieben« der Auslöser für überschwengliche Freude im Herzen ist? Dieses Geheimnis entzieht sich den tiefschürfendsten Erkenntnissen der Biologie, der Medizin, Psychologie, Chemie und Physik, und doch ist es von höchster Bedeutung. Das Herz wird physisch durch einen Strom von Botschaften aus den Genen intakt gehalten, und diese wiederum entstehen aus subatomaren Botschaften, die aus dem Quantentanz ausscheren und sich wieder einfügen.

Deshalb ist auch die Sprache, mit der wir uns auf uns selbst beziehen, von enormer Bedeutung. Kinderpsychologen haben herausgefunden, daß Kinder durch faktische Aussagen ihrer Eltern (beispielsweise »Du bist ein böser Junge«, »Du bist ein Lügner«,

»Du bist nicht so klug wie deine Schwester«) viel tiefer beeinflußt werden als durch Ermahnungen (beispielsweise »Wasch dir immer die Hände vorm Essen«, »Steck das Spielzeug nicht in den Mund«, »Sei pünktlich in der Schule«). Mit anderen Worten: Einem Kind zu sagen, was es ist, hinterläßt einen weitaus tieferen Eindruck, als ihm zu sagen, was es tun soll. Das Geist-Körper-System strukturiert sich um solche Worterfahrungen herum, und die Wunden, die Worte schlagen, können viel dauerhafter sein als eine körperliche Verletzung.

Das ist besonders wichtig, wenn wir jene beiden mächtigen Worte »jung« und »alt« betrachten. Es macht einen großen Unterschied, ob wir sagen »Ich bin zu müde dazu« oder »Ich bin zu alt dazu«. Die erste Aussage vermittelt unterschwellig die Botschaft, daß die Dinge sich bessern werden; wenn man auch jetzt zu müde ist, wird die Energie doch zurückkehren, und man wird später nicht mehr zu müde sein. Zu alt zu sein klingt dagegen viel endgültiger. In unserer Kultur wird »alt« damit in Zusammenhang gebracht, daß die Zeit immer weiter fortschreitet. Altes wird nicht wieder jung.

Worte haben die Macht, das Bewußtsein zu programmieren. Deshalb ist es wichtig, daß wir die negativen Bedingungen, die das Wort »alt« in sich trägt, nicht einfach so hinnehmen. Viele Menschen gehen davon aus, daß sie im Alter noch mehr Probleme und Sorgen haben werden. Sie sehnen sich nach ihrer Jugend zurück, und zwar nicht, weil sie etwas besonderes gewesen wäre, sondern weil danach erst das ganze Elend anfing. In »Age Wave«, einem tiefsinnigen Buch über das Altern in Amerika, zitiert Ken Dychtwald eine Geburtstagskarte, die so lautet:

> (Vorderseite) »Fühl Dich nicht alt. Wir haben einen Freund in Deinem Alter ...«
> (Innenseite) »... und an guten Tagen kann er noch ohne Hilfe essen.«

Über diese Art von schwarzem Humor kann man gerade noch lachen, weil er nur ein bißchen von der Angst sichtbar macht, die, wäre man ihr unvermittelt ausgesetzt, wahrscheinlich überwältigend wäre. Ob humorvoll oder nur krankhaft, der Witz deutet eine Sorge an, die eine andere Geburtstagskarte unverblümt zum Ausdruck bringt: »Du bist gerade 30 geworden. Du wirst für den Rest des Lebens keinen Spaß mehr haben.« Aus diesen Worten geht die tiefe Abneigung gegen das Altern deutlich hervor, ungesagt bleibt, daß wir nichts dagegen tun können. Es ist eine traurige Tatsache, daß die Gesellschaft uns, in Ermangelung ansprechender Vorbilder für das Altern, nicht beigebracht hat, wie wir damit fertig werden sollen.

Dychtwald veranschaulicht drastisch, was es bedeutet, wenn man alt und jung als Gegensätze betrachtet:

- Wenn jung gut ist, muß alt schlecht sein.
- Wenn die Jungen alles haben, dann müssen die Alten es verlieren.
- Wenn jung kreativ und dynamisch bedeutet, muß alt dumpf und steif sein.
- Wenn jung schön bedeutet, muß alt unattraktiv sein.
- Wenn es aufregend ist, jung zu sein, muß es langweilig sein, wenn man alt ist.
- Wenn die Jungen voller Leidenschaft sind, muß den Alten alles egal sein.
- Wenn Kinder unser Morgen sind, dann müssen alte Leute unser Gestern sein.

Die typische amerikanische Art, damit umzugehen, besteht darin, sich vorzugaukeln, daß man immer jung bleibt. Junge, wunderschöne Körper füllen die Seiten der Zeitschriften und die Fernsehschirme. Urteilt man nach der Massenwerbung, so ist Amerika ein Paradies, das von Menschen unter 30 mit stets gebräunter Haut, geschmeidigen Muskeln und einem strahlenden Lächeln bewohnt wird. Aber das Bild von Amerika als einem Land der ewigen Jugend stimmt in keiner Weise mit der Wirklichkeit überein: Seit Juli 1983 gibt es in diesem Land mehr Menschen über 65 als Teenager. Das bedeutet, daß die USA vor einem Jahrzehnt offiziell aufgehört haben, jung zu sein.

Diese Tatsache ist nur schwer mit einem Wertesystem in Einklang zu bringen, in dem die Begriffe »alt« und »jung« als entgegengesetzte Pole gelten, wobei der positive Pol die Jugend ist. Die Jugend als das Ideal des Lebens emporzuhalten, ist eine Seite der Medaille, auf der anderen steht die Verleugnung des Alters. Im Fernsehen sind nur drei Prozent der Darsteller über 65, verglichen mit 16 Prozent in der Gesamtbevölkerung. Ältere Menschen werden selten als Darsteller in der Werbung herangezogen. Es gilt als unhöflich, jemand in der Öffentlichkeit nach seinem Alter zu fragen, und wenn der Betreffende dennoch antwortet, unterschlägt er bestimmt ein paar Jahre (anders als in China und einigen anderen Ländern, wo das Alter noch etwas gilt – dort fügen die Menschen gerne ein paar Jahre hinzu).

Dychtwald hebt hervor, daß heutzutage die Menschen über 65 gesünder als je zuvor ihr reifes Alter erreichen. Das hat aber nichts daran geändert, daß »das Bild der Jugend als kraftvoll, robust und sexy immer noch als Schatten ein Bild älterer Menschen nach sich zieht, die unfähig, starr, an der Vergangenheit hängend, unattraktiv, unkreativ, arm, krank und langsam sind«. Für jemanden, der glaubt, daß diese herabwürdigenden Begriffe auf das Alter zutreffen, ist ihre festschreibende Kraft genauso stark wie die der erwähnten elterlichen Aussagen, die uns noch Jahre später ein Gefühl von Schuld, Scham und Unwert geben. Worte sind mehr als Symbole; sie sind Auslöser von biologischer Information. Bei genauer Betrachtung ist das Wort »jung« ein Symbol für viele Dinge, die eigentlich nichts mit Jugend zu tun haben. Die höchsten Zahlen über Verbrechen, Drogenmißbrauch, Alkoholismus, Selbstmord, Schizophrenie und soziale Unruhen beziehen sich auf die Jungen. Und trotzdem ist die Jugend das Sinnbild für ein Ideal, auf das fast jeder positiv reagiert.

Wenn wir wollten, könnten wir dem Alter denselben positiven Wert zuordnen. Ein Vers aus dem Alten Testament, der aus der Herrschaftszeit Salomons stammt, erklärt:

> Fröhlichkeit des Herzens ist Leben für einen Mann,
> Freude gibt seinen Tagen Länge.

Die Überzeugung, daß langes Leben höchste Freude bedeutet, findet ihr Echo in anderen Kulturen, wo besonders in jenen Ländern das Erreichen eines hohen Alters geschätzt wird, und jedem weiteren Jahr ein großer Wert zugemessen wird. Hokusai, der große japanische Holzdruck-Künstler, war zu Beginn seines Lebens ein Wunderkind – er konnte bereits mit sechs hervorragend zeichnen –, aber er erzählte, daß er erst im Alter von 70 Jahren mit seinem Können zufrieden war. Weiter in die Zukunft schauend, sagte er voraus: »Mit 80 werde ich ein ansehnliches Talent haben, mit 100 herrlich sein und mit 110 werde ich einer einzelnen Linie, einem einzelnen Punkt Lebendigkeit geben.« Hokusai erreichte nicht das Alter von 110 Jahre – er starb 1849, kurz bevor er 90 wurde –, aber er war immer davon überzeugt, daß das Beste noch vor ihm läge.

In unserer Gesellschaft bedeutet das Wort »alt« eine wachsende Anfälligkeit für Krankheiten und Gebrechlichkeit. Tatsächlich kann die Anfälligkeit jedoch als Ergebnis von Unausgewogenheit in jedem Lebensalter auftreten: Ein 70jähriger Jogger hat wahrscheinlich ein Immunsystem, das dem eines inaktiven 45jährigen überlegen ist. Trotz unserer Befürchtungen, daß das alternde Gehirn der Senilität zum Opfer fällt, bewahren die meisten älteren Menschen ihre geistigen Fähigkeiten. Viele schöpferische Anlagen gelangen sogar erst gegen Ende des Lebens zur Reife. 1992 kündigte ein wunderbarer 99jähriger Pianist, Mieczyslaw Horsowski, ein Konzert zu seinem 100. Geburtstag an und folgte damit einer langen Tradition meisterhafter Musiker, die bis in ihr achtes oder neuntes Lebensjahrzehnt hinein auftraten, zum Beispiel Toscanini, Horowitz, Rubinstein oder Serkin. Obwohl wir den schöpferischen Genius allgemein mit Wunderkindern wie Mozart gleichsetzen, weisen die Kreativitätsforscher darauf hin, daß die Karrieren, die am längsten andauern, oft auch die sind, die am spätesten begonnen haben.

Wenn wir über die falsche Dualität von »alt« und »jung« hinausblicken, finden wir eine andere Wirklichkeit: Der Körper ist ein Netzwerk von Botschaften, die ständig übermittelt und empfangen werden. Einige dieser Botschaften nähren und erhalten uns, während andere zu Unordnung und Zusammenbruch führen. Lebensfördernde Erfahrungen gehen weit über die Zellbiologie hinaus. Die

Zärtlichkeit einer Mutter, die die ersten Schritte ihres Kindes beobachtet, nährt den Körper des Babys. Beobachten Sie einmal, wie ein Baby nach seiner Mutter schmachtet, wenn ihm ihre Liebe auch nur einen Tag lang entzogen wird. Für ein heranwachsendes Kind ist die mitfühlende Ermutigung durch seinen Lehrer ebenso wichtig wie ein warmes Mittagessen. Was erzeugt ein stärkeres Rückgrat, mit Vitamin D angereicherte Milch oder Selbstachtung?

Wenn wir erwachsen sind, wehrt der aufrichtige Respekt unserer Kollegen Herzkrankheiten ebenso wirksam (und auf viel natürlichere Weise) ab wie die Kontrolle unseres Cholesterinspiegels. Respekt gibt dem Herzen Vertrauen und Zuversicht, zwei wesentliche Dinge, die in einen gesunden Körper gehören. Die Entscheidungen, die wir in bezug auf unser grundlegendes Glücksgefühl und unsere Erfülltheit treffen, bestimmen deshalb auch darüber, wie wir altern.

Es ist den Medizinern inzwischen klargeworden, welche enorme Bedeutung der liebevollen Aufmerksamkeit in körperlicher Hinsicht zukommt. Wenn Neugeborene berührt und liebkost werden, steigt Ihr Wachstumshormonspiegel an, und die Schutzschicht auf den motorischen Nerven, das Myelin, wird dicker. Das zärtliche Bedürfnis einer Mutter, mit ihrem Baby zu schmusen, übersetzt sich direkt in lebensfördernde biochemische Reaktionen. Babys, die ohne liebevolle Zuwendung bleiben, können gefühlsmäßig abstumpfen oder gestört sein. Bei Experimenten mit Rhesusaffen trennte man die Muttertiere von ihren Neugeborenen. Die Affenbabys hatten nun die Wahl zwischen zwei künstlichen Ersatzmüttern – entweder einem kalten Modell aus Maschendraht mit einer Flasche mit Milch in der Mitte oder einem warmen Plüschgebilde, das keine Flasche hatte und somit keine Milch anbieten konnte. In jedem Fall zogen es die Äffchen vor, sich an die warme, weiche »Mutter« zu klammern, obwohl sie keine Nahrung gab. Ihrem Instinkt folgend zogen die kleinen Affen die gefühlsfördernde Wärme der tatsächlichen Nahrung vor.

DIE MELODIE DES KÖRPERS

Wie kann ein Mensch ein »nährendes« Leben führen? Das ist angesichts der rauhen Bedingungen unserer Umwelt eine weitreichende, entmutigende Frage. Jeder Mensch führt ein anderes Leben und jeder einzelne beherbergt einzigartige Informationen in seinem Geist-Körper-System. Und dennoch gibt es einige Grundregeln, die unser aller innere Intelligenz steuern:

1. Intelligenz ist dazu bestimmt zu fließen.
2. Jeder Intelligenzimpuls hat eine körperliche Entsprechung.
3. Der Körper bewahrt sein Gleichgewicht durch komplizierte Rhythmen und Zyklen – unser Biorhythmus ist unser Bindeglied zu den größeren Naturrhythmen.
4. Wenn der Körper im Gleichgewicht ist, sendet er Signale des Wohlbefindens aus, bei Unausgewogenheit Signale des Unwohlseins. Wohlbefinden zeigt, daß jemand in harmonischem Einklang mit seiner Umwelt steht; Unwohlsein weist darauf hin, daß irgendeine Disharmonie entstanden ist.
5. Ein Leben in Harmonie mit den Rhythmen des Körpers überwindet die Entropie, indem es einen reibungslosen Fluß biologischer Information erlaubt. Das Leben im Widerspruch zu den Körperrhythmen erzeugt eine Zunahme der Entropie und führt zu Unordnung und Krankheit.

Wenn man im Einklang mit seiner Umwelt leben möchte, kann man am Wohlgefühl des eigenen Körpers am besten ablesen, ob das auch gelingt. Wir sind in unserem Leben so vielen Erfahrungen ausgesetzt, daß es schwierig ist, sich der eigentlichen Grundlage des Wohlbefindens bewußt zu werden. Viele geistige und körperliche Elemente vermischen sich in jedem Moment unserer Existenz. Aber die Natur hat uns biologisch mit Rhythmen und Zyklen programmiert, die bei den meisten Menschen erstaunlich ähnlich sind. Ein neuer Wissenschaftszweig, die Chronobiologie (Biologie der Zeit), hat die Auswirkungen dieser Zyklen auf das Alltagsleben untersucht. Gegründet und benannt von Franz Halberg, einem Mediziner an der University of Minnesota, behauptet die Chronobiologie, daß in unseren Körpern eine innere Melodie klingt, auf die wir uns einstellen können – und sollten.

Damit Sie Ihr Auge von meinem letzten Wort zu diesem bewegen können, müssen beispielsweise ein Dutzend Aktivitäten mit absoluter Präzision aufeinander abgestimmt sein. Jede Netzhautzelle und jedes Gehirnneuron pulsiert mehrere hundert Male pro Sekunde aufgrund elektrischer Ladungen, die durch das Pumpen von Kalium- und Natriumionen durch die Zellmembranen erzeugt werden; die Synapsen oder Lücken zwischen den Neuronen feuern Salven von Neurotransmittern ab, um Signale durch den Sehnerv und das Sehzentrum in der Hirnrinde zu schicken; die winzigen Muskeln, die das Auge bewegen, zucken ständig wie eine Maschine im Leerlauf, die unter chemischen Entladungen pocht; dieses gesamte zellulare Pulsieren geht wiederum auf die unglaublich raschen Vibrationen der atomaren »Uhren« auf der Quantenebene zurück.

Biorhythmen haben zahlreiche medizinische Auswirkungen: Die Körpertemperatur des Menschen unterliegt einem täglichen Zyklus, und die Hormone bewegen sich in kompliziert verwobenen Kreisläufen, wobei die Tagesrhythmen in größere Monats- und Jahreszeitenzyklen eingebettet sind. Das Wachtumshormon verändert sich beispielsweise täglich, während der weibliche Menstruationszyklus monatliche Hormonzyklen widerspiegelt. Rheumatische Arthritis schmerzt morgens am meisten, wo die natürlichen Entzündungshemmer des Körpers offensichtlich einen Tiefstand erreichen. Das ist die beste Zeit, um Aspirin oder andere Schmerzmittel zu nehmen. Blutdruck und Adrenalin erreichen am Morgen einen Höchststand. Vielleicht ist das der Grund, warum so viele Herzattacken und Schlaganfälle um neun Uhr auftreten. Bei Asthmatikern sind die Bronchien am späten Abend stärker verengt als am Morgen. Wenn wir die individuellen Zyklen von Patienten untersuchen, können wir möglicherweise Krankheiten vermeiden. Zum Beispiel treten bei manchen Babys Blutdruckzyklen auf, die einen Bluthochdruck im Erwachsenenalter erwarten lassen, und Wärmeschwankungen in der Brust können auf einen Tumor hinweisen.

Halberg hat die faszinierende Entdeckung gemacht, daß die

Wahl des richtigen Zeitpunkts für Operationen oder eine Chemotherapie das Ergebnis für den Patienten bedeutend verändern kann. Zum Beispiel war bei Frauen, die sich in der Woche vor und während ihrer Periode einer Brustkrebsoperation unterzogen, die Gefahr, einen Rückfall zu haben und innerhalb von zehn Jahren zu sterben, viermal höher als bei Frauen, die zwischen dem siebten und zwanzigsten Tag ihres Monatszyklus operiert wurden (dieses Ergebnis entspricht dem einer Vorstudie am Albany Medical Center in New York). Die Ursache ist wahrscheinlich darin zu suchen, daß die während der Menstruation ausgeschütteten Hormone das Immunsystem unterdrücken. In der Mitte des Zyklus sind dagegen wahrscheinlich genügend Zellen vorhanden, die vereinzelte bösartige Zellen, die bei dem Eingriff nicht entfernt wurden, auch noch zerstören.

Die Anpassung der Chemotherapie an die Biorhythmen des Körpers hat nach Aussage von Forschern an der University of Texas in Houston auch Patienten mit Blasen-, Dickdarm- und Mastdarm-, Bauchspeicheldrüsen- und Eierstockkrebs geholfen. Da Krebszellen andere Aktivitätsmuster haben als normale Zellen, ist es am günstigsten, die Medikamente dann zu verabreichen, wenn die Krebszellen aktiv und die normalen Zellen inaktiv sind. Man braucht eine weniger hohe Dosierung, und die schädlichen Nebenwirkungen werden verringert.

Nach ausführlichen Messungen zahlreicher entscheidender Funktionen zu verschiedenen Tageszeiten haben die Chronobiologen einen Zeitplan über die optimale Wirksamkeit aufgestellt:

Morgen	Die Wachheit wächst beständig. Das Kurzzeitgedächtnis ist in Hochform. Die Empfindlichkeit für Allergene nimmt ab. Die Sexualhormone erreichen ihren Höchstwert.
Mittag	Die Körpertemperatur erreicht ihren Höchstwert. Wachheit und Aufmerksamkeit nehmen zu.

	Die Stimmung ist am besten.
	Die Sehkraft ist am schärfsten.
Nachmittag	Die manuelle Geschicklichkeit erreicht ihren Höchststand.
	Die Flexibilität erreicht ihren Höchstwert.
	Das Langzeitgedächtnis ist optimal.
Später Nachmittag/ Früher Abend	Beste Zeit für leichte, immer wiederkehrende Aufgaben.
	Beste Zeit für körperliche Arbeit.
	Geschmacks- und Geruchssinn sind am schärfsten.
	Schlimmste Zeit für Allergien.
Abend	Schlechtester Zeitpunkt für eine große Mahlzeit, wenn man abnehmen will; der Stoffwechsel erreicht seinen Tiefstand.
Mitternacht bis zur Dämmerung	Geringste Wachheit zwischen 3 und 6 Uhr.
	Höchste Unfallgefährdung.
	Häufigste Geburtszeit.

Ob es ratsam ist, sein Leben genau nach diesen Regeln auszurichten, mag dahingestellt sein. Die Tatsache, daß der Körper, sich selbst überlassen, in einem 25-Stunden-Zyklus (zirkadianischer Rhythmus) natürlich aufwacht und einschläft, hindert uns nicht daran, ohne Schaden in einem 24-Stunden-Zyklus zu wachen und zu schlafen. Andererseits haben Untersuchungen bei Nachtschichtarbeitern ergeben, daß sich ihre Körper nie ganz der Umkehrung des Zyklus von Wachen und Schlafen anpassen. Bei Nachtarbeitern kommt es öfter zu Erkältungen und Depressionen als bei Tagarbeitern; oft haben sie ein chronisch geschwächtes Immunsystem.

Die grundlegende Bedeutung der Biorhythmen liegt meines Erachtens darin, daß sie die Basis für einen Zustand der dynamischen Nicht-Veränderung bilden. Ich benutze diesen Ausdruck, um das Gleichgewicht der Gegensätze zu beschreiben, das aufrechterhalten bleiben muß, damit der Körper der Unordnung widerstehen kann. Es ist wichtig, daß wir in ausgewogenen Zyklen denken, handeln und uns bewegen. Wenn Sie zum Beispiel an einem Marathonlauf teilnähmen, und Ihr Körper würde seine normalen Funktionsweisen beibehalten, würden Sie nach kurzer Zeit zusammenbrechen. Ein schnellerer Herzschlag, höhere Körpertemperatur und erhöhter Blutdruck sind erforderlich, damit Sie laufen können. Medizinisch gesprochen hat ein Läufer leichtes Fieber, einen erhöhten Herzschlag und Bluthochdruck. Aber diese Symptome sind im Zusammenhang mit dem Laufen völlig normal, vorausgesetzt, sie halten sich in gesunden Grenzen und kehren zu ihrem Gleichgewichtspunkt zurück, sobald der Läufer wieder zur Ruhe kommt.

Wir treiben in einem Auf und Ab mit den Gezeiten von Gleichgewicht und Ungleichgewicht. Dutzende von Körperfunktionen werden in jeder Sekunde gestört. Deshalb kann es auch keine fest umrissene Definition von Gesundheit geben. Genauso gut könnte man versuchen, eine Sinfonie zu definieren, indem man das Orchester bei einem Akkord anhält. Nahrung, Wasser und Luft durchfließen uns nach rhythmischen Mustern, die durch Dutzende von Variablen bestimmt sind. Die Überbleibsel von Erfahrungen bauen sich dazwischen auf wie Treibsanddünen. Struktur und Bewegung, das Feste und das Veränderliche – beides zählt. Vielleicht sagt Ihnen Ihr Arzt, daß Sie im Ruhezustand einen Puls von 80 haben, einen Blutdruck von 120/70 und eine Körpertemperatur von 37 °C. Das alles gilt als normal. Und doch ist diese Festlegung von Werten eine recht willkürliche Sache, denn solche Messungen gelten nur für den Moment, wo man sie vornimmt. Jeder Wert tanzt um seinen Gleichgewichtspunkt herum und trägt auf diese Weise bei zur Melodie des lebendigen Körpers.

WENN DIE MELODIE ERSTIRBT

Das Alter ist gekennzeichnet durch den Verlust vieler wesentlicher Gleichgewichtspunkte des Körpers. Ältere Menschen stellen oft fest, daß sich ihre Körpertemperatur langsamer von den Extremen der Hitze oder Kälte wieder einpendelt. Ihr Gleichgewichtssinn ist beeinträchtigt, was das Gehen erschwert. Die Blutzucker-, Hormon- und Stoffwechselwerte spielen verrückt. Um zu verstehen, warum das geschieht, wenden wir uns einem der schlimmsten Ungleichgewichte im Alter zu, dem Bluthochdruck. Unbehandelter Bluthochdruck verkürzt das Leben um etwa 20 Jahre und ist damit wesentlich lebensbedrohlicher als irgendeine andere Krankheit. Bluthochdruck ist eigentlich keine Krankheit, sondern ein verzerrter Zyklus unter den natürlichen Rhythmen des Körpers. Der Blutdruck wird vom Gehirn aus kontrolliert, das einen Zyklus aufstellt, der über den Tag hinweg ansteigt und sinkt und auf alle Arten von inneren und äußeren Signalen reagiert. Das Messen des Blutdrucks ist daher wie ein Schnappschuß auf der Berg- und Talbahn – man braucht mindestens drei weit auseinander liegende Messungen, um einen Einblick in das Auf und Ab Ihres Blutdruckzyklus' zu bekommen, und das kann einige Tage dauern.

Der Blutdruck steigt und fällt bei jedem Menschen, aber manchmal kehrt er nicht zu seinem ursprünglichen Wert zurück. Ein erhöhter Druck schleicht sich ein, und mit der Zeit pendelt sich das zyklische Schwingen in Richtung Bluthochdruck ein. Diese Tendenz ist bei alternden Menschen so verbreitet, daß sie einem vorhersagbaren allgemeinen Muster folgt. Ein Überblick in bezug auf Männer zwischen 20 und 70 Jahren ergibt folgendes Bild:

Durchschnittlicher Blutdruck:

20 Jahre:	122/76
30 Jahre:	125/76
40 Jahre:	129/81
50 Jahre:	134/83
60 Jahre:	140/83
70 Jahre:	148/81

Dieser Überblick zeigt einen beständigen Anstieg sowohl bei den niedrigeren (diastolischen) wie auch bei den höheren (systolischen) Werten, aber mit unterschiedlicher Geschwindigkeit – beim diastolischen Blutdruck erfolgt der Anstieg nur halb so schnell. Dasselbe gilt im übrigen auch für Frauen, obwohl sich bei ihnen der Anstieg insgesamt langsamer vollzieht. Die Erhöhung des Blutdrucks mit zunehmendem Alter ist nicht normal. Um gesund zu bleiben, muß der Körper Werte um 120/80 aufrechterhalten, wobei es vorübergehend auch einmal zu höheren Werten kommen darf.

Da man den Bluthochdruck gewöhnlich erst bei Werten über 140/90 als behandlungsbedürftig einstuft, scheint der durchschnittliche Mann bis nach dem 70. Lebensjahr sicher zu sein. In Wirklichkeit haben aber 60 Millionen Menschen (fast ein Drittel aller Erwachsenen) bereits die Schwelle zum Bluthochdruck überschritten. Selbst ein geringfügiges Überschreiten kann gefährlich sein. Die Hälfte aller Todesfälle, die mit Bluthochdruck in Verbindung gebracht werden, tritt bei Grenzfällen auf, wo der Blutdruck um die 130/90 liegt. Viele Männer ab 30 befinden sich bereits in diesem Bereich. Verglichen mit einem Gesunden, ist bei jemandem mit Bluthochdruck das Risiko, im nächsten Jahr zu sterben, doppelt so hoch. Dreimal so hoch ist sein Risiko, an einer Herzattacke zu sterben, viermal so hoch das Risiko des Herzversagens und siebenmal das Risiko eines Schlaganfalls. Der Preis für den Verlust der inneren Ausgewogenheit ist sehr hoch.

Die Liste von Einflüssen, die den Blutdruck ansteigen lassen können, ist lang und weitreichend. Wenn Sie den Körper anstrengen, steigt der Blutdruck. Emotionaler Streß und Angst können dasselbe Ergebnis haben. Auch wenn es keine äußeren Einflüsse gibt, spielt die Tageszeit eine Rolle (eines der Probleme, die die Diagnose von Bluthochdruck erschweren, besteht darin, daß bei manchen Menschen die Höchstwerte in der Nacht auftreten). Aber 90 Prozent aller Patienten mit Bluthochdruck werden als »wesensmäßige« Hypertoniker eingestuft, was bedeutet, daß es keine erkennbare Ursache für ihre Krankheit gibt.

Forscher haben Sekretärinnen, Krankenschwestern und Börsenmakler von der Wall Street, die einen normalen Blutdruck haben, mit tragbaren Monitoren ausgestattet. Diese Monitore zeichnen elektronisch auf, welche Schwankungen des normalen Blutdrucks infolge der Ereignisse im Laufe eines typischen Tages auftreten. Die Forscher fanden heraus, daß der Begriff »normal« in bezug auf irgendeine feste Zahl eine Illusion ist. Wenn eine Sekretärin angeschrieen wurde, eine Krankenschwester sich um eine lebensgefährliche Schußwunde kümmern mußte oder der Makler in der Hektik einer brenzligen Situation an der Börse seine Angebote abgab, schoß der Blutdruck nach oben. Wie hoch der Anstieg war, hing von der Person und dem Streß ab. Es gab auch von Person zu Person Unterschiede bezüglich der Dauer des Anstiegs. Die Krankenschwester mochte noch sechs Stunden nach dem Notfall einen erhöhten Blutdruck haben, wenn sie sich zu Hause scheinbar bei einem ruhigen Essen entspannte. Was ihren Körper anging, war die Erinnerung an den Streß genauso wirklich wie der Streß selbst.

Das gibt uns einen wertvollen Hinweis – die Erinnerung des Körpers an den Streß bringt normale Zyklen aus dem Gleichgewicht. Anstatt zu ihrer Ausgangsposition zurückzukehren, verschieben sie sich etwas. Mit der Zeit ergibt sich ein Zustand dynamischen Ungleichgewichts. Das Hin- und Hertanzen geht weiter, allerdings ein bißchen außer der Reihe. In bezug auf das Altern kann man dies mit einem einfachen Schaubild verdeutlichen:

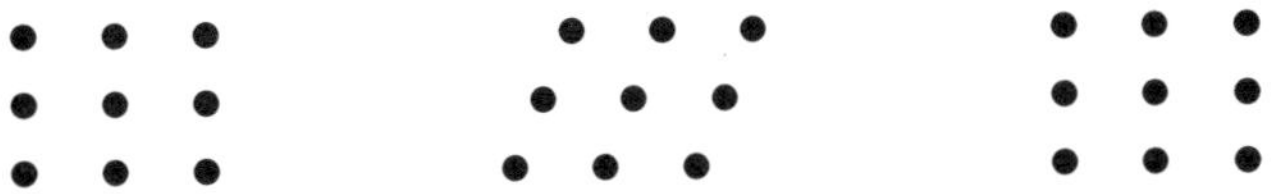

Ruhezustand Streß Ruhezustand

Jeder Punkt stellt einen der vielen Gleichgewichtspunkte für Blutdruck, Körpertemperatur, Hormonspiegel und so fort dar, die die Intelligenz des Körpers im Gleichgewicht hält. Unter Streßeinfluß verschieben sich alle Werte gemeinsam, um erst dann in ihre Ausgangsposition zurückzukehren, wenn der Körper wieder seinen Ruhezustand erreicht. Nehmen wir einmal an, das Schaubild zeige Sie im Alter von 20 Jahren. Mit 60 wird sich das Bild in Richtung Streß verändert haben, auch wenn Sie nicht unter Streß stehen:

Der Alterungsprozeß

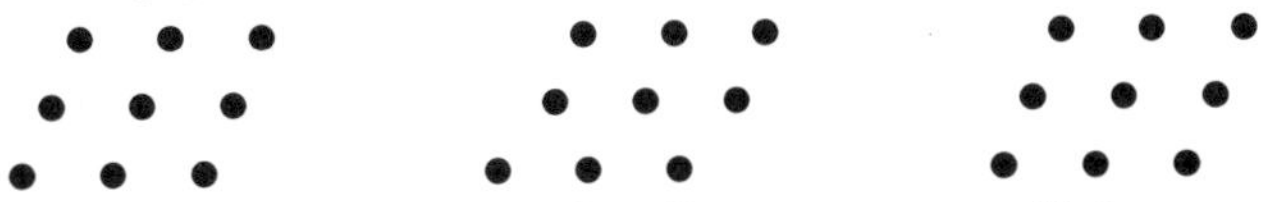

Ruhezustand Streß Ruhezustand

Der Unterschied zwischen dem Ruhezustand und Streß ist nun viel größer, und wenn der Streß vorüber ist, fühlt der Körper immer noch die Wirkung. Die Gleichgewichtspunkte haben sich infolge der Erinnerung an die zahlreichen seelischen Belastungen verschoben. Medizinisch gesprochen haben die Streßhormone verschiedene Gewebe beschädigt; aus subjektiver Sicht fühlt der Betreffende weniger Energie, und mit der Zeit breitet sich ein vages Gefühl der Verschlechterung aus. Die verschobenen Punkte auf der rechten Seite erinnern mich an die Art, wie alte Menschen vornübergebeugt gehen. Diese nach vorn gesunkene Körperhaltung spiegelt die Ungleichgewichte wieder, die ihre Physiologie verwüsten. Schließlich bricht dann das Gleichgewicht im Moment des Todes völlig zusammen.

In Todesnähe

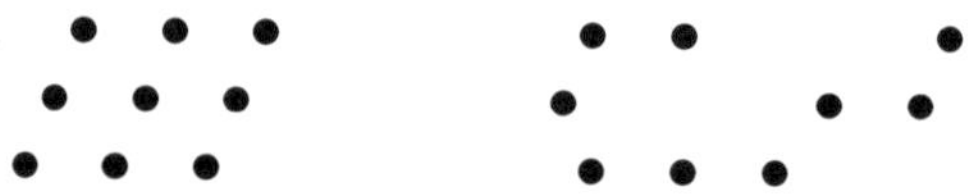

Ruhezustand Streß Tod

Die verstreuten Punkte stellen Gleichgewichtspunkte dar, die von der Ordnung abweichen, was bedeutet, daß die Intelligenz des Körpers sie – wenn überhaupt – nicht mehr ausreichend kontrolliert. Kurz vor dem Tod ist der Körper so nahe am totalen Ungleichgewicht, daß zusätzlicher Streß in Form von Krankheit, emotionalem Schock oder einfachen täglichen Herausforderungen das geschwächte Informationsnetzwerk, das den Bauplan des Lebens darstellt, unter zu großen Druck setzt. Die Gleichgewichtspunkte zerstreuen sich in einigen kritischen Bereichen – der Herzschlag flattert unregelmäßig, das Immunsystem bricht zusammen, ein Geschwür bricht durch. Der Zustand dynamischer Nicht-Veränderung verliert seinen Zusammenhang, und im Tod zerstreuen sich die Gleichgewichtspunkte in der Unordnung. Die Entropie hat gesiegt.

Die beste Verteidigung gegen diese Katastrophe ist es, den Instinkt des Körpers für Gleichgewicht aufrechtzuerhalten und zu erneuern. Aufgrund der Tatsache, daß der Blutdruck von dem autonomen (unwillkürlichen) Nervensystem gesteuert wird, glaubten die Ärzte früher, daß er sich der bewußten Kontrolle entziehe. Drei Jahrzehnte der Forschung über Biofeedback, Meditation, Hypnose und andere Geist-Körper-Techniken haben aber gezeigt, daß der Geist fähig ist, die Kontrolle über unwillkürliche Funktionen auszuüben. Die tieferliegende Frage war, ob die Steuerung eines beliebigen Rhythmus wie des Blutdrucks bedeutete, daß ein weitaus umfassender Effekt wie das Altern ebenfalls gesteuert werden konnte. Man kann niemanden an ein Biofeedback-Gerät anschließen, das jedesmal piepst, wenn er älter wird. Glücklicherweise gibt es einen sehr ausgedehnten Zyklus im Körper, der den Alterungsprozeß direkt widerspiegelt, nämlich den Zyklus der Hormone. Die Botenmoleküle enthalten eine riesige Menge von Information, die in uns kreist. Wenn das hormonelle Gleichgewicht bewahrt werden kann, haben wir einen zuverlässigen Indikator dafür, daß der Fluß der Intelligenz ebenfalls ausgeglichen ist. Wahrscheinlich ist es so, daß die wichtigsten altersbedingten Veränderungen durch Hormone entstehen, die durch Streß ausgelöst und durch die Eindämmung von Streß verhindert werden können. Das ist die Möglichkeit, die wir als nächste untersuchen wollen.

DIE UNSICHTBARE BEDROHUNG: ALTERN, STRESS UND KÖRPERRHYTHMEN

Seit über 50 Jahren wissen wir aufgrund medizinischer Forschungen, daß Streß den Alterungsprozeß bei Tieren erheblich beschleunigt. Wenn man eine Maus auf ein elektrisches Gitter setzt, durch das Stromstöße laufen, braucht man sie nicht bis auf tödliche Stärke zu steigern. Indem man der Maus einfach in willkürlichen Abständen ganz schwache Stromstöße versetzt, wird ihre Streßreaktion ausgelöst. Jedesmal wenn das geschieht, bricht ihr Körper ein bißchen mehr zusammen. Nach einigen Tagen unter solchem Streß stirbt die Maus, und bei einer Autopsie weisen ihre Gewebe viele Anzeichen des beschleunigten Alterns auf. Da die Stromstöße an sich eher schwach waren, löste nicht der äußere Streß den Tod aus, sondern die Reaktion der Maus – ihr Körper tötete sich selbst.

In ähnlicher Weise können Menschen außergewöhnlichen Belastungssituationen standhalten. Wird der Bogen jedoch überspannt, kehrt sich die Streßreaktion gegen unsere eigenen Körper und erzeugt sowohl geistige wie körperliche Zusammenbrüche. Im Krieg, einem Zustand extrem hoher Daueranspannung, bekommt jeder Soldat an der Front, der zu lange unter Feuer bleibt, schließlich eine Kriegsneurose; beide Syndrome sind Zeichen des Körpers, daß er die Grenze seiner Bewältigungsmechanismen überschritten hat.

Wenn jemand ein Gewehr auf uns richtet und uns zu erschießen droht, vollzieht sich in uns ein dramatischer Wandel in einen Zustand erhöhter Erregtheit. Eine Kampf-oder-Flucht-Reaktion explodiert durch den ganzen Körper hindurch und bereitet uns auf Aktion vor. Ein Alarmsignal aus dem Gehirn setzt einen Adrenalinstoß aus der Nebennierenrinde frei, der durch den Blutstrom rast und das übliche Körpergeschehen völlig auf den Kopf stellt. Die meiste Zeit über sind unsere Zellen mit Erneuerung beschäftigt –

etwa 90 Prozent der zellularen Energie fließen normalerweise in den Bau neuer Proteine und die Erzeugung von neuer DNS und RNS. Wenn das Gehirn eine Bedrohung wahrnimmt, kommt der Aufbauprozeß zum Erliegen. Was immer Sie in einer Kampf-oder-Flucht-Situation entscheiden, Ihr Körper braucht einen massiven Energiestoß, um die Muskeln anzutreiben. Um das zu ermöglichen, verkehrt sich der normale anabolische Stoffwechsel, der den Körper aufbaut, in sein Gegenteil, den katabolischen Stoffwechsel, der Gewebe abbaut.

Das Adrenalin setzt einen Wasserfall von Reaktionen in Bewegung – der Blutdruck nimmt zu, die Muskeln spannen sich an, der Atem wird flach und schnell, Sexualtrieb und Hungerreflex werden unterdrückt, die Verdauung steht still, das Gehirn wird überwacht und die Sinne unheimlich klar (in Momenten intensiver Angst, wie in der Schlacht, hören Soldaten sich selbst so laut wie Blasebälge atmen, und die Augen eines herannahenden Feindes erscheinen so groß wie Untertassen). Als vorübergehendes Hilfsmittel ist die Streßreaktion lebensnotwendig, hört sie jedoch nicht rechtzeitig auf, sind die Auswirkungen des katabolischen Stoffwechsels verheerend. Jeder Aspekt des Erregungszustandes zieht bei übermäßiger Dauer seine eigene spezifische Erkrankung nach sich:

Streßreaktion	*Krankheitsergebnis*
Mobilisierte Energie	Erschöpfung, Muskelzerstörung, Diabetes
Erhöhte Herz-Kreislauf-Aktivität	Streßbedingter Bluthochdruck
Unterdrückte Verdauung	Geschwürbildung
Unterdrücktes Wachstum	Seelisch bedingter Zwergwuchs
Unterdrückter Sexualtrieb	Impotenz, Libidoverlust, Aussetzen der Menstruation
Unterdrückte Immunreaktion	Erhöhtes Krankheitsrisiko
Angespanntes Denken und geschärfte Wahrnehmung	Nervenschäden oder Tod

Was bei diesen Langzeitfolgen von Streß insgesamt besonders ins Auge fällt, ist ihre Ähnlichkeit mit dem Alterungsprozeß. Bluthochdruck, Muskelschwund und Diabetes sind normale Anzeichen des Alterns. Ältere Menschen haben eine geringere Widerstandsfähigkeit gegen Krankheiten, und Senilität scheint direkt mit dem Verlust oder der Beschädigung von Neuronen im Gehirn in Verbindung zu stehen. Oberflächlich betrachtet scheinen diese Symptome nichts miteinander zu tun zu haben, und doch sind sie alle extreme Ergebnisse der Streßreaktion. Streßforscher haben gezeigt, daß die Erregung nur am Beginn der Belastungssituation auftaucht. Wenn die Erregung aber fortgesetzt andauert, wird die Erregung zu Erschöpfung, denn der Körper ist außerstande, zu seinem normalen anabolischen Stoffwechsel zurückzufinden, der die Gewebe- und Energiereserven aufbaut. Alte Menschen wirken deshalb oft wie Opfer einer Kriegsneurose, die durch den überlangen Lebenskampf ausgelaugt sind.

Ein stetiges Abnehmen der Fähigkeit, Streß zu bewältigen, tritt bei zunehmendem Alter allgemein auf. Ältere Menschen brauchen länger, um sich von Streß zu erholen, und sie können starkem Streß weniger Widerstand bieten (es ist beispielsweise sehr selten, daß ein junger Mensch an Kummer stirbt, was aber im Alter wahrscheinlicher wird). Dieser Verfall ist mehr als ein gradliniger Rückgang. Er beschleunigt sich im Verhältnis immer mehr. Ein Jahr im hohen Alter bewirkt ein ebensolches Abnehmen der Streßreaktion wie zwei Jahre im mittleren Alter. Bei sehr alten Menschen kann es auch nur sechs Monate dauern. Der Instinkt bricht schließlich auf dem Weg zurück zum Gleichgewicht völlig zusammen, so daß sogar schwächere Belastungen – eine leichte Erkältung, ein minderschwerer Sturz, der Verlust einer kleineren Geldsumme – sehr schwer zu verkraften sind.

Als Hans Selye in den dreißiger Jahren den Begriff Streß einführte, ging er davon aus, daß ein starker äußerer Streßfaktor, beispielsweise eine körperliche Verletzung, Hunger, übermäßige Hitze oder Kälte oder Schlafentzug jedesmal etwa dieselbe Streßreaktion hervorrufen würde. Diese Annahme erwies sich jedoch als falsch. Wenn man zwei Affen über längere Zeit hinweg die Nahrung vorenthält, reagieren ihre Körper durch die Ausschüttung von Glukokortikoiden, den uns mittlerweile bekannten Streßhormonen. Kurz vor dem Verhungern beginnen die Körper der Affen, ihre Muskeln aufzuzehren, um zu überleben. Wenn man aber einem der Tiere mit Zuckeraustauschstoff gesüßtes Wasser zu trinken gibt, das absolut keinen Nährwert hat, steigt sein Glukokortikoidspiegel nicht, obwohl er ja keine wirkliche Nahrung erhalten hat. Der Affe nimmt wahr, daß sich seine Situation verbessert hat, und das reicht aus, um seinem Körper zu signalisieren, daß die Hungersnot vorüber ist.

In vieler Hinsicht hat sich die Streßforschung von diesem schokkierenden Ergebnis nicht erholt. Wie kann eine Scheinnahrung tatsächliches Futter ersetzen? Die einzig sinnvolle Antwort ist meines Erachtens, daß der Affe sich von ihnen ernährt fühlte. Seine Wahrnehmung der Befriedigung wurde vom Körper als Nahrung akzeptiert. Die Streßtheorie mußte abgeändert und die Geist-Körper-Verbindung hineingenommen werden. Die unsichtbaren Elemente wie Auslegung, Glaube und Einstellung spielen eine äußerst wichtige Rolle im eigentlichen Ablauf der Streßreaktion.

STRESSZUSTÄNDE

Immer wenn Sie unter Streß geraten, erfolgt Ihre Reaktion in drei Phasen: (1) das streßerzeugende Ereignis, (2) Ihre innere Einschätzung, (3) Ihre Körperreaktion. Die Streßreaktion ist schwer zu steuern; wenn sie erst einmal eingesetzt hat, verliert der Geist die Kontrolle darüber. In völlig unpassenden Situationen, zum Beispiel mitten im Stau oder bei einer Kritik von Vorgesetzten kommt es oft zu Streßreaktionen ohne jegliche Aussicht darauf, daß ihr eigentlicher Zweck – Kampf oder Flucht – ausgeführt werden kann.

Das moderne Leben ist voll von äußerlichen Streßfaktoren, denen man sich kaum entziehen kann. Unsere Städte sind im Grunde riesige steinerne Streßmaschinen, die Lärm und Umweltverschmutzung sowie die typische Hektik, Überfüllung und Rücksichtslosigkeit produzieren. Die Lärmbelastung, nur einer der allgegenwärtigen Streßfaktoren, hat, wissenschaftlichen Studien zufolge, zahlreiche schädliche Auswirkungen: Das Auftreten von psychischen Beschwerden nimmt in den Einflugschneisen der Flughäfen zu; Kinder, die in der Nähe des Flughafens von Los Angeles leben, haben einen überdurchschnittlich hohen Blutdruck; Schlafstörungen dauern in unmittelbarer Nachbarschaft von unkontrollierbaren Lärmquellen auch dann noch lange an, wenn der Betreffende meint, er habe sich daran gewöhnt; Gewaltausbrüche und unhöfliche Verhaltensweisen treten häufiger in lärmerfüllter Arbeitsumgebung auf. Ein Geräusch muß nicht laut sein, um Schaden anzurichten. Die streßerzeugende Wirkung stellt sich dann ein, wenn sich ein lästiges Geräusch beständig wiederholt, ohne daß wir es abstellen könnten.

Dadurch wird die Last, mit dem Streß fertig zu werden, der zweiten Phase zugeschoben, der inneren Einschätzung. Obwohl Sie vielleicht das streßauslösende Ereignis oder die Reaktion Ihres Körpers darauf nicht beeinflussen können, liegt doch die Einschätzung, jenes wichtige Bindeglied zwischen Ereignis und Reaktion, in Ihrer Hand. Zwei Situationen, die sich nach außen hin gleichen, können starke gegensätzliche Gefühle wecken, je nachdem, von welcher Seite man es betrachtet. Ein Polizist, der am Ort eines Verbrechens erscheint, ruft bei dem Verbrecher gewaltige Angst hervor, bei dem Opfer jedoch große Erleichterung. Eine Krebsdiagnose versetzt den Patienten in wilde Panik, nicht jedoch den Arzt.

Die völlig subjektive Weise, in der wir alle Ereignisse filtern, bestimmt, wie stark sie uns belasten. Die Streßfaktoren von außen stellen im wesentlichen nur die Auslöser dar. Wenn Sie darauf nicht reagieren, gibt es auch keinen Streß. Es gibt den Mythos, daß manche Menschen bei Streß gedeihen. Sie leisten am meisten unter Zeitdruck und blühen in der Hitze des Wettbewerbs auf. Was wirklich passiert, ist, daß sie körperlich nicht auf den Streß reagieren. Niemand kann gedeihen, wenn der Körper immer weiter Kortison und Adrenalin ausschüttet. Wir haben bereits gesehen, daß es die Funktion dieser Hormone ist, das Gewebe anzugreifen. Über einen längeren Zeitraum machen sie krank.

Der Umgang mit Streß ist also wesentlich komplizierter, als man allgemein annimmt. Die Art, wie ein Mensch eine Situation auslegt, wird grundsätzlich von seiner Erinnerung beeinflußt – unsere Reaktionen auf neue Situationen unvoreingenommen von vergangenen Erfahrungen eingefärbt. Anstatt jede neue Situation frisch einzuschätzen, gleiten wir in alte Kategorien zurück; das geschieht unvermittelt und ist dem Zugriff unserer bewußten Kontrolle entzogen. Wenn Sie rohe Austern hassen, kann sich Ihnen beim bloßen Anblick schon der Magen umdrehen. Wenn Sie wütend sind wegen heftiger Scheidungsauseinandersetzungen, wird Ihr Zorn erneut aufflammen, sobald Sie Ihrem früheren Ehepartner über den Weg laufen. Es ist lebensnotwendig, diese alten Eindrücke auszumerzen, denn sonst haben Sie keine Kontrolle über den Streß. Jedes streßgeladene Ereignis wird automatisch Ihre Reaktion auslösen und Sie zu seinem Gefangenen machen.

Dieser unglückliche Zustand von »Hoffnungslosigkeit und Hilflosigkeit« ist ausführlich untersucht worden. Da ähnliche tiefsitzende Empfindungen dieser Art auch mit dem Älterwerden einhergehen, sind diese Forderungen äußerst wertvoll. Ein klassisches physiologisches Experiment besteht darin, zwei Mäuse so aneinanderzukoppeln, daß nur eine essen, schlafen, herumwandern und aktiv sein kann, wenn sie will, während die andere passiv mitgezerrt wird. Binnen kurzem sehen die beiden Tiere deutlich unterschiedlich aus. Die Maus mit freier Wahl bleibt weiterhin robust und gesund, während die andere, die ihre Eigenständigkeit eingebüßt hat, apathisch, kränkelnd und frühzeitig gealtert wirkt.

Die herumgeschleppte Maus hat noch keinen körperlichen Schaden erlitten, aber der Verlust ihrer Entscheidungsfreiheit stellt eine ausreichende Belastung dar, um massive zerstörerische Reaktionen in ihrem Körper hervorzurufen. Durch ähnliche Techniken kann bei Versuchstieren praktisch jede Krankheit ausgelöst werden. Wenn eine Krankheit wie zum Beispiel ein chemisch erzeugter Tumor bereits vorliegt, kann das Fortschreiten dadurch stark beschleunigt werden. Wenn Ratten zusammengepfercht werden wie Mieter in einer Mietskaserne, verfällt ihr Immunsystem, und Anzeichen von Bluthochdruck, Neurose, Apathie und Depression treten auf. Wenn Affenbabys bei ihrer Geburt ihrer Mutter fortgenommen werden und keine mütterliche Fürsorge erhalten, kommt es bei ihnen zu Orientierungslosigkeit, Überaktivität, Introversion und zahlreichen Lernschwierigkeiten. Es hat sich erwiesen, daß künstlich erzeugter Streß allgemein die Ausbreitung von Krebs bei Ratten, Kaninchen und Mäusen beschleunigt und Herzattacken Vorschub leistet.

DER ENTSCHEIDENDE PUNKT: DIE INTERPRETATION

Jeder Mensch hat eine unterschiedlich hohe Streßtoleranz. In einer beliebigen Situation entsteht der größte wahrgenommene Streß offensichtlich aus folgenden Gründen:

- Mangel an Voraussehbarkeit
- Mangel an Steuerbarkeit
- Mangel an Ventilen für die Frustration

Wenn diese Elemente vorhanden sind, kann selbst in harmlosen Situationen Streß entstehen, wobei nicht selten die Maus zum Elefanten wird. Wenn man auf der Landstraße hinter einem Zickzackfahrer herfährt, so ist das nervenaufreibend, weil man nicht voraussagen kann, was als nächstes geschieht. Dasselbe gilt, wenn sich ein Abflug um unbestimmte Zeit verzögert. Beide Situationen enthalten das Element der Ungewißheit. Wenn man sich einmal aus Unachtsamkeit aus dem Auto ausgeschlossen hat und eine Stunde auf einen Autoschlosser warten muß, so ist das auch dann extrem frustrierend, wenn man weiß, daß man wieder ins Auto kommt; man erwartet üblicherweise, daß man sein Auto unter Kontrolle hat, und plötzlich ist das nicht mehr der Fall. Steckt man in einer hitzigen Debatte, und der andere gibt plötzlich nach, so ist das ärgerlich; man hat zwar gewonnen, aber gleichzeitig das Ventil für seinen Ärger verloren.

Man braucht kaum zu betonen, daß der Alltag voll ist von solchen Situationen, und so, wie sie sich aufbauen, verinnerlichen wir die Erinnerung daran und verstärken damit unsere konditionierten Reaktionen. In einer Reihe genauer Experimente haben die Streßforscher bewiesen, daß wir gar keine äußeren Streßereignisse brauchen. Die bloße Wahrnehmung von Unvorhersehbarkeit, Mangel an Beherrschbarkeit und Mangel an Ventilen für Frustration reicht aus, um die Streßreaktion zu erzeugen. Die Experimente wurden mit Ratten durchgeführt, die in winzigen Käfigen unter verschiedenen Bedingungen elektrische Schläge erhielten.

Unvorhersehbarkeit: Wenn die Ratten durch eine rote Lampe im voraus gewarnt wurden, daß ein Schlag kam, fiel bei ihnen die Schockreaktion milder aus als bei den nichtgewarnten Ratten. Das Signal erlaubte den Tieren, den Schock vorauszusehen. Dadurch wurde ihre Angst gemindert und ihre Körper konnten sich entspannen. Ratten, die ständig dem unmittelbaren Schockrisiko ausgesetzt waren, mußten die ganze Zeit auf der Hut sein, und dieser Alarmzustand löste Streß aus.

Keine Steuerbarkeit: Zwei Ratten waren gleich starken Stromstößen ausgesetzt, aber eine konnte einen Hebel drücken, um die Häufigkeit der Stöße zu verringern, während die andere nur immer gleichzeitig mit dem ersten Tier einen Schlag erhielt. Da sie keinen Zugriff auf die Situation hatte, war die Streßreaktion bei der zweiten Ratte stärker, obwohl für beide Tiere ja die Anzahl der Stromstöße gleich war. In einer faszinierenden Variante dieses Versuchs wurde einer Ratte ein Hebel gezeigt, mit dem sie die Stromstöße vermeiden konnte. Wenn man sie nun daran hinderte, kam es selbst dann zu einer Streßreaktion, wenn kein Stromstoß ausgelöst wurde. Die bloße Erinnerung daran, daß sie einmal die Kontrolle hatte, erzeugte eine Streßsituation.

Kein Frustrationsventil: Als man die Ratten Elektroschocks aussetzte, zeigten sie eine geringere Streßreaktion, wenn sie an einem Stück Holz nagen oder eine andere Ratte angreifen konnten. Dieselbe Verminderung trat auf, wenn sie etwas zu essen oder zu trinken bekamen, oder ein Rad zum Spielen.

Für Millionen von Menschen ist das Leben so frustrierend, daß ihre einzige Hoffnung, dem Streß zu entkommen, in übermäßigem Essen und Trinken besteht. Ganze Volksgemeinschaften versuchen, ihrem Elend zu entkommen, indem sie andere Länder angreifen. Streit bricht bei Anlässen aus, die für einen Außenstehenden trivial erscheinen, aber Frustration und Mangel an Beherrschbarkeit sind äußerst quälende Lebensumstände. Wenn jemand, der Ihnen nahesteht, ganz plötzlich stirbt, mischt sich unter den unerträglichen Schmerz das Unfaßbare: Sie konnten seinen Tod nicht vorhersehen. Sie konnten ihn nicht verhindern, und oft gibt es kaum eine Möglichkeit, die aufgestauten Gefühle von Verlust und Einsamkeit ausdrücken zu können. Das ist besonders schmerzlich, wenn derjenige, bei dem man sich hätte ausweinen können, der Verstorbene ist.

Aus ärztlicher Sicht sind diese seelischen Belastungen die Ursache für viele Krankheiten. George Eagle, ein Psychiater an der University of Rochester, untersuchte 160 Fälle von plötzlichem Tod, für die es keine körperlichen Ursachen gab: 58 Prozent traten nach dem Tod eines Angehörigen oder in einer Zeit des Verlustes ein und 35 Prozent in einer Phase der Bedrohung; nur sechs Prozent entfielen auf eine Zeit der Freude. Nicht der Streß selbst ist tödlich, denn andere Menschen überleben dieselben Verluste und Bedrohungen. Was fehlt, ist die Fähigkeit, dem Streß zu widerstehen. Die seelische Verwundbarkeit zählt höher als körperliche Faktoren. Wenn beispielsweise jemand unter 50 Jahren an einem Herzanfall stirbt, ist in der Hälfte aller Fälle keiner der klassischen Risikofaktoren für Herzkrankheiten – Bluthochdruck, erhöhtes Cholesterin und Rauchen – dafür verantwortlich. Die Hauptkrebsart in den USA, der Lungenkrebs, hängt eng mit dem Rauchen zusammen. Für die meisten Menschen ist diese Angewohnheit nur ein Ventil für frustrierte Gefühle, eine Ablenkung, nach der sie ebenso begierig greifen wie die Versuchsratte im Käfig nach ihrem Knabberholz.

Im Labor reagieren Tierarten, die weniger entwickelt sind als Ratten (Frösche beispielsweise) nicht auf abstrakte Streßfaktoren. Das Schlüsselmoment ist die Erinnerung. Wenn ein Tier nur ein primitives Gedächtnis hat, kann es den Unterschied zwischen einer Situation und der nächsten nicht erkennen. Ratten erinnern sich an das unangenehme Gefühl bei einem Stromschlag. Deshalb kann man ihnen beibringen, einen Hebel zu betätigen, um diese Empfindung zu vermeiden. Auch wenn der Hebel entfernt wird, reicht ihre Erinnerung allein aus, um sich vor dem nächsten Schlag zu fürchten – sie haben Erwartungen, ähnlich wie der nervöse Patient beim Zahnarzt, der vom Stuhl aufspringt, sobald er den Bohrer hört. Das bloße Geräusch löst eine Erwartungshaltung des Schmerzes aus, die wiederum die Schmerzreaktion aktiviert.

In diesem Fall stellt die Erwartung den Streßfaktor dar. Daraus ergeben sich weitreichende Konsequenzen für das Altern. Wir alle tragen in uns eine Welt – die Welt unserer Vergangenheit. Wir erzeugen unseren eigenen Streß, indem wir uns auf diese Welt und die ihr eingeprägten Traumen beziehen. Ohne die Erinnerung an Streß gäbe es keinen Streß, denn die Erinnerungen diktieren, was uns ängstigt oder uns ärgerlich macht. Wir fühlen uns ausgeliefert und frustriert, wann immer uns eine Situation zu sehr an frühere Momente erinnert, wo wir hilflos und frustriert waren: Es ist der Fluch der Erinnerung, daß sie uns von innen her altern läßt; unsere innere Welt wird älter und schließt uns von der Wirklichkeit aus, die nie alt ist.

Die Vollkommenheit des menschlichen Gedächtnisses ist erstaunlich. In den ersten Tagen der Psychoanalyse war Freud verblüfft über die Genauigkeit, mit der seine Patienten vergangene Ereignisse in ihrem Unterbewußtsein gespeichert hatten. Er konnte einen depressiven Patienten zu einem Trauma zurückführen, das dieser im Alter von zwei Jahren erlitten hatte, etwa, daß ihn seine Mutter wegen einer Mandeloperation über Nacht in der Klinik gelassen hatte. Zuerst mußte Freud feststellen, daß die Erinnerung sich durchaus nicht klar aufdecken lassen wollte. Hüllen von Taubheit und Verweigerung verbargen das ursprüngliche Gefühl der Verlassenheit, und doch konnten diese Deckmäntel allmählich abgestreift werden, wenn der Patient mutig genug war.

Mit äußerster Klarheit erinnerte sich der Patient genau daran, was in jener Nacht im Krankenhaus geschehen war, nicht nur an jede Nuance des Gefühls, sondern an die kleinsten Details der Umgebung – die Zeit auf der Uhr, die Anzahl der Schritte bis in den Operationssaal, die Haarfarbe der Krankenschwester. Warum aber sollten wir uns auch nicht an solche Einzelheiten erinnern? Sie sind uns eingeprägt worden wie auf Mikrochips und steuern nun allen zukünftigen Ereignissen ihre Daten bei.

Es gibt, wenn überhaupt, nur wenige simple Belastungssituationen im menschlichen Leben, denn sobald ein neues Ereignis eintritt, wird der Eindruck der alten Erinnerungen aktiviert und löst die erwartete Art von Streß aus. Damit wird Streß zu einer sich selbsterfüllenden Voraussage: Unsere Reaktionen entsprechen unseren Erwartungen. Die Tatsache, daß jedes Ereignis unweigerlich zusammen mit einer Interpretation gespeichert wird, gibt der Erinnerung eine heimtückische Macht.

DIE SACHE MIT DEN HORMONEN

Während der Streßreaktion kommt es zur Ausschüttung wirkungsreicher chemischer Substanzen. Diesen Vorgang muß der Körper, wie ich bereits geschrieben habe, beenden, damit er sich selbst keinen Schaden zufügt. Endokrinologen klassifizieren die Streßhormone als Glukokortikoide, als Hormone also, die von den Nebennieren abgesondert werden, sobald die erhöhte Erregung des Körpers unter Streß dies erfordert. Die Aufgabe der Glukokortikoide besteht darin, die Verschiebung vom anabolischen zum katabolischen Stoffwechsel in Gang zu setzen. Insbesondere spalten die Glukokortikoide das Glukagon in der Leber auf, eine Art gespeicherte Energie, die der Körper im Bedarfsfall nutzen kann. Wenn das Glukagon aufgebraucht ist, machen sich dieselben Glukokortikoide über die Proteine her. In extremen Situationen wie bei einer Hungersnot entgeht der Körper dem Verhungern, indem er seine eigenen Muskeln aufzehrt, damit der Blutzuckerspiegel nicht sinkt, und wieder sind die verantwortlichen Stoffe Glukokortikoide.

Das bekannteste Glukokortikoid ist das Kortison, das beim Altern bestimmter Tiere eine verborgene Rolle spielt, besonders beim pazifischen Lachs. Nach dem Ausschlüpfen verbringen die Lachse ihre ersten vier Jahre im Meer, bevor sie, geheimnisvoll geleitet, über Tausende von Meilen hinweg zu den Süßwasserseen zurückkehren, wo sie zur Welt kamen. Nach einer heldenhafte Reise flußaufwärts über Stromschnellen und Staumauern laichen die erwachsenen Lachse hier und sterben bald darauf.

Was diese Fische über Nacht zu schwachen, verbrauchten Kreaturen altern läßt, ist nicht bloße Erschöpfung, sondern eine innere »Alterungsuhr«, die in ihre DNS eingebaut ist. Sie wartet ab bis zur Laichzeit und schüttet dann einen Schwall von Kortikoiden aus den Nebennieren aus. Kortison ist bei allen Tieren ein starkes Streßhormon; für die Lachse ist es ein Todeshormon. Diese tödliche Hormonausschüttung vollzieht sich selbst dann, wenn ein Fisch vor seiner aufreibenden Wanderung aus dem Wasser genommen wird und in optimaler körperlicher Verfassung laichen kann.

Alterungsuhren folgen ihrem eigenen Zeitplan, ohne Rücksicht auf die Umgebung. Auch wenn wir den Lachs flußaufwärts tragen, ihm entsprechende Nahrung geben und ihn vor allem Streß bewahren, wird ihn das nicht retten: Nach dem Laichen weiß die biologische Uhr des Fisches, daß der geeignete Moment für den Tod gekommen ist. »Geeignet« ist in der Natur ein sehr dehnbarer Begriff. Eine Eintagsfliege und eine Riesenmuschel, die über 100 Jahre lebt, haben jede ihre »geeignete« Lebensspanne. Die Natur zieht viele Aspekte in Betracht, um die Lebensspanne eines Geschöpfes zu bestimmen. Größe, Gewicht, Stoffwechsel, Nahrungsaufnahme, natürliche Feinde, Geschlechtsreife und Anzahl des Nachwuchses beeinflussen unter anderem, wann das Altern einsetzt.

Eine Maus lebt vielleicht nur ein Jahr in der freien Natur, aber innerhalb dieses Jahres erreicht dieses Geschöpf seine Geschlechtsreife, paart sich, zeugt Nachkommenschaft und erhält so seine Art. Im Gleichgewicht der Natur ist das ausreichend; wenn eine Art sich fortpflanzen kann, bevor sie altert und stirbt, ist ihr Zweck erfüllt.

Bei Tieren ist der Zweck des Alterns mit der körperlichen Entwicklung verbunden. Jedes Tier hat sich bis zu einer bestimmten Lebensspanne entwickelt, die am besten mit seinem Leben harmonisiert. Wenn Mäuse 100 Jahre alt würden und jedes Jahr dutzendweise Nachwuchs hätten, würde die Welt bald von Mäusen und deren natürlichen Feinden wimmeln. Die Natur verhindert jedoch solche groben Ungleichgewichte. Alle Arten passen in ihre eigene Lebensspanne und folgen ihren eigenen spezifischen Alterungsmustern. Manchmal ist die genaue Absicht der Natur schwer zu entziffern – warum leben zum Beispiel winzige braune Fledermäuse zwölf Jahre oder länger, während Feldmäuse, die genauso viel wiegen und denselben schnellen Stoffwechsel haben, mit Mühe ein oder zwei Jahre überleben? Die Faktoren, die die Lebensdauer der verschiedenen Tiere beeinflussen, sind so kompliziert und fein, daß es schwer zu erklären ist, wie Tiere altern – gegenwärtig ringen mehr als 300 Theorien um eine Antwort.

Alterungsuhren beunruhigen die Phantasie, denn sie sind Zeitbomben, die die Tiere unwissentlich als Instrumente ihrer eigenen Zerstörung mit sich herumtragen. Viele Biologen spekulieren, daß auch die menschliche DNS eine Alterungsuhr enthält. Wenn das so ist, muß sie aber variabler sein als die des Lachses, denn Menschen sterben in extrem unterschiedlichem Alter. Im Römischen Reich lag die durchschnittliche Lebenserwartung bei 28 Jahren; heute hat sie in Amerika 75 Jahre erreicht und bei Frauen in Japan, der weltweit langlebigsten Gruppe, 82,5 Jahre. Dieser Altersanstieg ist auf das Merkmal zurückzuführen, das uns vor den niederentwickelten Tieren auszeichnet – den freien Willen. Unsere Todesstunde ist bei der Geburt nicht vorherbestimmt; die Menschen widerstehen dem Schicksal, indem sie sich zum Schutz vor den Elementen Unterkünfte errichten, Pflanzen gegen den Hunger anbauen und Heilmethoden gegen Krankheiten erfinden.

Und doch stellt das biochemische Erbe, das wir in uns tragen, eine ständige Gefahr dar. Wie der pazifische Lachs haben unsere Körper die Fähigkeit, ohne unser bewußtes Dazutun große Dosen Hormone auszuschütten. Zum Beispiel wird jedesmal, wenn wir uns in einer Streßsituation befinden, eine kleine, nicht-tödliche Dosis Kortison ausgeschüttet. Nach Ansicht vieler Physiologen ist das ein Zeichen dafür, daß unsere Körper dem modernen Leben nicht gut angepaßt sind. Auch die Ausschüttung von Glukokortikoiden, die mit einer Reihe von Verfallsprozessen in Verbindung gebracht werden – Muskelschwund, Diabetes, Erschöpfung, Knochenschwund, Dünnerwerden der Haut und der Blutgefäße, Umverteilung von Körperfett, Bluthochdruck, Flüssigkeitsstau, Unterdrückung der Immunfunktion und beeinträchtigte geistige Funktion – entzieht sich unserem bewußten Zugriff.

Das alles sind Anzeichen einer Steroidvergiftung, die als Gefahr im Hintergrund lauert, wenn ein Patient zu lange mit hochdosierten Steroiden behandelt wird. In Situationen, wo jemand die Streßreaktion nicht abstellen oder ihr entsprechend handeln kann, verabreicht der Körper sich selbst eine kleine Giftportion Steroid. Die Gefahr, die von wiederholtem unangebrachtem Streß ausgeht, ist also viel größer als die Belastung durch eine einzelne Katastrophe.

MEDITATION REDUZIERT DAS BIOLOGISCHE ALTER

Die Verbindung zwischen dem Alterungsprozeß und den Streßhormonen ist eindeutig nachgewiesen worden, aber das Problem, wie man diese Hormone in den Griff bekommt, bleibt bestehen. Da die Streßreaktion in einem Sekundenbruchteil ohne Vorwarnung ausgelöst werden kann, ist es für uns unmöglich, die Moleküle selbst zu steuern. Es gibt jedoch eine einzige Geist-Körper-Technik, die unmittelbar bis an die Wurzel der Streßreaktion vordringt, indem sie die erinnerten Belastungssituationen, die neuen Streß auslösen, freisetzt: die Meditation. Langzeitmeditierende weisen niedrigere Kortison- und Adrenalinwerte auf. Ihre Bewältigungsmechanismen sind im allgemeinen überdurchschnittlich stark ausgeprägt.

Vor den frühen siebziger Jahren ahnte man noch nichts von diesem Nutzen. Die Meditation fand in der westlichen Medizin wenig Anklang, bis R. Keith Wallace, ein junger Physiologe von der University of California in Los Angeles, bewies, daß die Meditation außer ihren spirituellen Auswirkungen auch einen tiefgreifenden Einfluß auf den Körper hat. In einer Reihe von Experimenten, mit denen er Ende der sechziger Jahre im Rahmen seiner Doktorarbeit begann, nahm Wallace Gruppen von Freiwilligen im College-Alter, die Transzendentale Meditation (TM) ausübten, und schloß sie an Geräte an, mit denen ihre wichtigsten Körperfunktionen gemessen wurden, während sie meditierten. Aus subjektiver Sicht berichteten diese Freiwilligen über ein Gefühl zunehmender Ruhe und innerer Stille. Obwohl man zuvor angenommen hatte, daß es Jahre der Praxis bedurfte, um einen Zustand tiefer Meditation zu erreichen, erzeugte die TM-Technik sehr rasch tiefe Entspannung und eindeutige Veränderungen beim Atemrhythmus, Herzschlag und Blutdruck.

Die TM beruht auf der stillen Wiederholung eines spezifischen Sanskritwortes oder Mantra, dessen Schwingungen den Geist allmählich aus seinem üblichen Denkprozeß herausführen in die dem Denken zugrundeliegende Stille. Das Mantra als solches ist eine sehr spezifische Botschaft, die in das Nervensystem eingegeben wird. Da Mantren in Indien seit Jahrtausenden Anwendung finden, ist ihre genaue Wirkung auf die Physiologie im Rahmen der Wissenschaft des Yoga oder Wissenschaft der Einheit sehr gut bekannt. Das Ziel von Yoga ist es, den denkenden Geist mit einem Ursprung im reinen Bewußtsein zu vereinen. Nach modernen Begriffen ist »reines Bewußtsein« gleichbedeutend mit dem Quantenraum, jener stillen Leere, die der Schoß aller Materie und Energie ist. Reines Bewußtsein besteht in der Lücke zwischen den Gedanken. Es ist der unveränderliche Hintergrund, vor dem alle gedankliche Aktivität stattfindet. Normalerweise kämen wir nicht darauf, daß es einen solchen Zustand gibt, denn unser Geist ist zu sehr mit dem Strom der Gedanken, Wünsche, Träume, Phantasien und Gefühle beschäftigt, die unser Wachbewußtsein in Beschlag nehmen. Daher mußten die alten indischen Weisen eine spezifische Meditationstechnik entwickeln, um zu zeigen, daß der Geist seinen Ursprung in den Quantentiefen hat.

Eine kurze Zwischenbemerkung zur Praxis der Transzendentalen Meditation: Die Beschreibung von TM muß in diesem Buch notwendigerweise stark verkürzt ausfallen und kann keine tatsächliche Einführung in diese Meditationstechnik bieten. Die Technik der TM kann zwar mündlich oder schriftlich dargestellt werden, aber um sie richtig zu erlernen, sollte man eine persönliche Einführung durch einen ausgebildeten TM-Lehrer erhalten. Tausende von Menschen beginnen mit der Meditation und geben es bald wieder auf. Der Grund dafür liegt in der großen Herausforderung, die sich aus der durch die Meditation eröffneten engen Beziehung zu sich selbst ergibt. Wenn man unverbindlich anfängt zu meditieren, führt das fast immer zu einem Fehlschlag. Da der Nutzen zu tiefgreifend ist, um ihn so leichtfertig aufzugeben, habe ich mich, obwohl widerstrebend, dazu entschlossen, meinen Lesern nicht zu beschreiben, wie man meditiert. Vielleicht lernen dann weniger Menschen zu meditieren, aber die Reinheit und der Wert der Lehre wird bewahrt bleiben, was nur zum Vorteil derer sein kann, die richtig damit beginnen.

Als Wallace mit seinen Forschungen begann, war die Funktionsweise der Meditation in wissenschaftlichen Begriffen kaum bekannt. Er zeigte als erster, daß die meditative Sitzhaltung mit geschlossenen Augen das Nervensystem in einen Zustand »ruhiger Wachheit« versetzt, das heißt, der Geist bleibt wach, während der Körper in einen tief entspannten Zustand übergeht. Im Sprachgebrauch der Physiologie nannte Wallace diesen Zustand »hypometabolischen Wachzustand«, um zu zeigen, daß der Stoffwechsel des Betreffenden abgenommen hatte, obwohl dieser das Wachbewußtsein aufrechterhielt. Als der Zustand ruhiger Wachheit zum erstenmal beobachtet wurde, rief das in Ärztekreisen erhebliche Neugier hervor, da Ruhe- und Wachzustand bis zu diesem Zeitpunkt als Gegensätze gegolten hatten. Der Schlaf ist ein hypometabolischer Zustand, in dem der Sauerstoffverbrauch zurückgeht, der Herzschlag sich verlangsamt und das Wachbewußtsein ausgeblendet ist. Der Wachzustand andererseits ist gekennzeichnet durch höheren Sauerstoffverbrauch, schnelleren Herzschlag und einen wachen Geist.

Wallace fand heraus, daß sich diese Gegensätze in der Meditation miteinander vereinigten: Während seine TM-Versuchspersonen wach genug blieben, um jedesmal, wenn sie transzendierten (das heißt, wenn sie die Erfahrung reinen Bewußtseins machten), einen Knopf zu drücken, erreichten sie einen Ruhezustand, der doppelt so tief war wie im Tiefschlaf. Dazu kam, daß dies sehr schnell eintrat, gewöhnlich innerhalb von zehn Minuten, nachdem sie die Augen geschlossen hatten, verglichen mit den vier bis sechs Stunden, die man braucht, um den tiefsten Zustand der Entspannung im Schlaf zu erreichen.

Ab 1978 untersuchte Wallace die Auswirkungen der Meditation auf das menschliche Altern. Er legte drei Meßwerte für das biologische Altern zugrunde, die für den Alterungsprozeß als ganzes repräsentativ waren: Blutdruck, Sehkraft im Nahbereich und Hörschwelle, die alle mit zunehmendem Alter eine Verschlechterung zeigen. Er konnte nachweisen, daß es bei allen diesen Meßwerten durch Langzeitausübung der TM zu Verbesserungen kam, was darauf hinwies, daß das biologische Alter tatsächlich umgekehrt wurde. Bei Meditierenden, die die TM-Technik regelmäßig während weniger als fünf Jahren ausgeübt hatten, lag das biologische Alter um fünf Jahre unter dem chronologischen. Bei denjenigen, die mehr als fünf Jahre meditiert hatten, lag das biologische Alter um zwölf Jahre unter dem chronologischen.

Diese Ergebnisse trafen sowohl auf jüngere wie auch auf ältere Personen zu. Spätere Forschungen über die Gesamtgesundheit von 2000 Meditierenden in einem Gruppenversicherungsprojekt einer amerikanischen Krankenversicherung waren, bestätigten, daß die Versuchspersonen eine erstaunlich gute Gesundheit in allen Altersgruppen aufwiesen. TM-Ausübende nahmen die Leistungen von Ärzten und Krankenhäusern nur halb so oft in Anspruch wie die Versicherten aus der Kontrollgruppe. Rückgänge gab es in 13 wesentlichen Gesundheitskategorien, darunter über 80 Prozent weniger Herzkrankheiten und über 50 Prozent weniger Krebs als bei der Kontrollgruppe. Auffälligerweise wiesen die Meditierenden der Altersgruppe von 65 Jahren und darüber die meisten Verbesserungen auf.

Ein Jahrzehnt später konnte ich selbst zu dem Beweis beitragen, daß diese Verbesserungen mit genau jener Art von Hormonen zu tun haben, die ich als wichtigste Meßgrößen für das Altern erörtert habe. Als Arzt verordne ich die TM seit 1980 und übe sie auch selbst aus. Ende der achtziger Jahre bat mich einer meiner Kollegen, Jay Glaser, mich an seinen Forschungsarbeiten über ein höchst interessantes Steroid namens DHEA (Dehydroepiandrosteron) zu beteiligen. DHEA ist eine häufig vorkommende, aber erst vage erforschte Substanz, die von der Nebennierenrinde abgesondert wird. Es wandert durch den Kreislauf in Mengen, die tausendmal größer sind als die der beiden Geschlechtshormone Östrogen und Testosteron, und doch ist es bislang nicht gelungen, dieser Substanz eine bestimmte Rolle im Körper zuzuweisen.

Glaser stellte bei seinen Untersuchungen eine besondere Eigenschaft des DHEA in den Mittelpunkt: Es ist nämlich das einzige Hormon, das mit zunehmendem Alter kontinuierlich abnimmt. Es erreicht einen Höchstwert etwa bei 25 Jahren, nimmt nach den Wechseljahren immer mehr ab und schwindet zu einem Rest von fünf Prozent des Höchststandes im letzten Lebensjahr. Man wußte bereits, daß das DHEA ein Vorläufer von Streßhormonen wie Adrenalin und Kortison ist. Jedesmal, wenn der Körper diese Hormone erzeugt, zapft er den DHEA-Vorrat an, den wir bei der Geburt mitbekommen haben. Das erklärte zwar, warum das DHEA mit der Zeit abnimmt. Allerdings ist dieser Schwund nicht die Ursache des Alterns. Vielmehr spiegelt er den Streß wider, der sich beständig über ein Leben hinweg aufbaut.

Große Aufregung entstand gegen Ende der achtziger Jahre, als Arthur Schwartz, ein Biochemiker an der Temple University, Mäuse mit DHEA fütterte und eine bemerkenswerte Umkehrung des Alterns beobachtete. Alte Mäuse erlangten ihre Jugendkraft zurück und ihre Felle wurden wieder glatt und glänzend. Beginnende Tumore, sowohl natürliche wie künstlich erzeugte, verschwanden. Fettleibige Tiere fanden zu ihrem Normalgewicht zurück. Die Immunreaktion verbesserte sich, und bei Tieren mit Diabetes kam es zu einer deutlichen Besserung. Das Wettrennen um die Patentierung einer Variante des DHEA-Hormons begann, obwohl wie bei allen Hormonen das Risiko schwerwiegender Nebenwirkungen beunruhigend war und die Einnahme in Tablettenform wenig nützte, weil das DHEA im Verdauungstrakt aufgespalten wird.

Nichtsdestoweniger glaubte Glaser, ebenso wie ich, daß das DHEA eine Meßgröße für die Konfrontation des Körpers mit Streß ist. Wir wissen, daß mit gesteigerter Streßbelastung die Glukokortikoide zunehmen, wobei sie gleichzeitig den DHEA-Vorrat vermindern. Andererseits bringt man hohe DHEA-Spiegel auch mit einem selteneren Auftreten von Erkrankungen der Herzkranzgefäße, Brustkrebs und Knochenschwund in Verbindung. Das macht Sinn, weil alle diese alterungsbedingten Störungen auch mit einer übermäßigen Streßreaktion in Zusammenhang stehen. Schließlich bedeutet ein höherer DHEA-Spiegel eine längere Lebensdauer und weniger Erkrankungen mit tödlichem Ausgang bei älteren Männern.

Diese Forschungsergebnisse wurden weiter untermauert, als man herausfand, daß der Kortisonspiegel bei Patienten, die vor einer Operation stehen, deutlich ansteigt. Er hält seine Höhe am Tag nach der Operation; das DHEA nimmt leicht zu. Zwei Wochen später ist das Kortison noch gleich hoch, während das DHEA abgenommen hat. Dieser Befund erhärtet die Theorie, daß der DHEA-Vorrat durch Streß erschöpft wird.

Daraus kann man eine logische Schlußfolgerung für den Alterungsprozeß ableiten: Wenn jemand seinen DHEA-Spiegel beibehalten kann, ist sein Körper nicht anfällig für Streß, und mit weniger Streßreaktionen sollte auch dem Altern Einhalt zu bieten sein. War das der Schlüssel, warum TM-Ausübende biologisch langsamer altern? Offensichtlich ja. Glaser untersuchte 328 Langzeitmeditierende und verglich ihre DHEA-Spiegel mit denen von 1462 Nichtmeditierenden (um genau zu sein, beobachtete er das nahe verwandte DHEAS oder Dehydroepiandrosteron-Sulfat).

Seine Versuchspersonen wurden nach Geschlecht und Alter aufgeteilt. Bei allen Frauengruppen waren die DHEAS-Werte bei den Meditierenden höher; dasselbe galt für acht der Männergruppen. Da bei jüngeren Menschen mehr DHEA vorhanden ist, sah Glaser darin einen Beweis dafür, daß sich das biologische Altern als Ergebnis der Ausübung von TM verringert. Interessanterweise zeigten sich die größten Unterschiede bei den älteren Versuchspersonen. Die meditierenden Männer über 45 Jahre hatten 23 Prozent mehr DHEA, die Frauen sogar 47 Prozent. Dieses beeindruckende Ergebnis war unabhängig von Faktoren wie Ernährung, körperlicher Betätigung, Alkoholkonsum und Gewicht. Insgesamt schätzte Glaser, daß die DHEA-Spiegel der Meditierenden denen von fünf bis sechs Jahre jüngeren Menschen entsprachen.

DIE VERBINDUNG VON GEIST, KÖRPER UND INTELLEKT

Unabhängig davon, ob sich das DHEA als derartig bedeutsam erweisen wird, wie es jetzt erscheint, ist diese Verbindung zwischen dem verlangsamten Altern und der Meditation äußerst wichtig. Aber die

Konsequenzen reichen noch weiter. Meditation ist eine spirituelle Übung. Darin besteht ihr Zweck in Indien und im gesamten Osten. Millionen von Menschen im Westen nehmen deshalb fälschlicherweise an, daß die Meditation etwas vom Körper Abgehobenes ist, etwas, das im Kopf stattfindet. Tatsächlich ist aber nichts nur im Kopf oder nur im Körper. Als ich zum erstenmal mit Seiner Heiligkeit Maharishi Mahesh Yogi zusammentraf, der die TM in den Westen gebracht hat, war ich vor allem von einer bedeutungsvollen Aussage tief beeindruckt: »Spiritualität ist nicht getrennt vom Körper zu sehen. Krankheit und Altern stellen die Unfähigkeit des Körpers dar, sein natürliches Ziel zu erreichen, das heißt, sich dem Geist in Vollkommenheit und Erfülltheit anzuschließen.«

In jeder Phase des spirituellen Wachstums ist der Körper unser stärkster Verbündeter. Sind Sie über diese Behauptung erstaunt? Die meisten von uns glauben, daß Körper und Geist einander diametral gegenüberstehen. Wenn wir körperbezogene Empfindungen haben wie Hunger und Durst, Schmerz und Freude, betrachten wir das nicht als spirituelle Erfahrungen. Sinnlichkeit, die den gesamten Bereich der körperlichen Lustempfindung einschließt, wird oft als niedrig angesehen, verglichen mit den Höhen, die die Seele erreichen kann. Aber auch Spiritualität muß sinnlich sein, denn ein spiritueller Mensch ist jemand, der ganz in der Gegenwart lebt, und das bedeutet, ganz im Körper zu leben. Maharishi gab mir zu erkennen, daß es ein folgerichtiges spirituelles Ziel ist, das Altern durch Meditation zu bekämpfen.

Unglücklicherweise ist unsere Kultur zu der falschen Überzeugung gekommen, daß der menschliche Körper wie eine Maschine ist; ein träger Kloß von Materie, der ohne jegliche eigene Intelligenz funktioniert. Diese Fehleinschätzung führte zu einem zweiten Fehler – daß die inspiriertesten Menschen auch diejenigen sein müßten, die dem Körper und seinen Leidenschaften entsagen oder zumindest versuchen, seine Begierden zu unterdrücken.

Diese Vorurteile gegen den Körper stehen im Gegensatz dazu, wie uns die Natur geschaffen hat. Die Natur hat Geist, Körper und Intellekt gleichwertige Rollen bei der Erzeugung unserer persönlichen Wirklichkeit zugewiesen. Wir können absolut nichts tun, vom Verlieben über das Beten bis hin zur Umwandlung eines einzigen Zuckermoleküls im Stoffwechsel, ohne alles, was wir sind, mit einzubeziehen. Der Körper ist die Bühne, auf der jede Erfahrung auftaucht und das Tageslicht erblickt; er ist eine dreidimensionale Projektion von Milliarden einzelner Prozesse, die unablässig ablaufen, einschließlich eines Vorgangs, der so tiefreichend ist wie das Erkennen der Wirklichkeit Gottes.

In unserer Gesellschaft leiden die Menschen an dem Gefühl, daß der Geist etwas fundamental von ihnen Getrenntes ist: Unsere Körper verarbeiten Nahrung, Luft und Wasser problemlos ohne den Geist; unser Verstand denkt erfolgreich über Millionen von Dingen nach, ohne dabei auf den Geist zu stoßen. Es fällt uns leicht, das spirituelle Leben beiseite zu lassen. Wir warten einfach auf den Tag, an dem uns ein gegenwärtig unvorstellbarer Sprung aus dem Alltag in eine erhabenere Sphäre entführt.

Jeder Aspekt der Wirklichkeit ist ein Teil von dem Geheimnis, eine Facette der alles umspannenden Ganzheit, der Gesamtheit alles Bestehenden. Atome, Moleküle, Felsen, Sterne und der menschliche Körper sind materielle Ausdrücke dessen, was ist. Schmerz und Lust sind Ausdrücke dessen, was ist. Mitgefühl und Liebe sind Ausdrücke dessen, was ist. Wenn die materiellen, psychologischen und spirituellen Dimensionen ins Gleichgewicht gebracht werden, wird das Leben ganz, und diese Einheit bringt Gefühle von Wohlempfinden und Sicherheit mit sich. Nur, wenn man sich seines Platzes im Universum sicher ist, kann man sich mit der Tatsache abfinden, daß man von Schöpfung und Zerstörung umgeben ist, die sich ständig gegeneinander ausspielen. Wir können die Entropie als physikalische Kraft nicht ausschalten, aber wir können uns auf eine Ebene der Wahrnehmung erheben, die von der Entropie nicht berührt wird. Auf ihrer tiefsten Ebene ist Intelligenz gegen Verfall immun. Unsere Zellen kommen und gehen, aber das Wissen unseres Körpers, wie eine Zelle gemacht wird, überlebt, und wird von Generation zu Generation weitergegeben. Die evolutionäre Intelligenz, die die DNS verkörpert, hat viele Ebenen. Unsere Aufgabe als Menschen ist es, jede Ebene zu erfahren und zu einem Teil unsererseits zu machen.

Inmitten des Wandels gibt es fünf Erkenntnisse, die von der Entropie unberührt bleiben. Sie finden ihren Ausdruck in jeder spirituellen Tradition und bilden zu allen Zeiten den Kern der persönlichen Entwicklung:

1. Ich bin Geist.
2. Dieser Moment ist so, wie er sein sollte.
3. Ungewißheit ist ein Teil der Gesamtordnung der Dinge.
4. Wandel ist die Grundlage des Nicht-Wandels.
5. Entropie ist keine Bedrohung, denn sie untersteht einer unendlichen gestaltenden Kraft.

Diese Erkenntnisse sind höchst bedeutsam, denn sie gestatten einem Menschen, sich über eine Welt des Zwiespalts zu erheben, die notwendigerweise im Widerstreit zwischen Schöpfung und Zerstörung gefangen ist. Es gibt eine Sichtweise, die das Neue Testament das »Sehen mit einem einzigen Auge« nennt. Gemeint ist damit ein Zustand der Einheit, in dem alle Ereignisse, wie schmerzlich und beklemmend sie im Moment auch sein mögen, nur einem Ziel dienen, das intelligent, liebevoll und wohlgeordnet ist. Diese einheitliche Sichtweise kann niemandem aufgezwungen werden. Das Bewußtsein muß dazu bereit sein, sie zu akzeptieren. Wenn Sie in Ihrem eigenen Schmerz stecken und von der Dramatik des eigenen Lebens übermannt werden, so spiegelt das Ihre eigene Perspektive wider und Sie haben ein Recht darauf. Aber jeder Mensch möchte den Schmerz und das Leiden beenden. Ab einem bestimmten Punkt in unserer persönlichen Entwicklung werden diese fünf Erkenntnisse den Pfad bilden, der den Geist aus dem Leiden herausführt. Lassen Sie mich jeden Punkt in den Begriffen des neuen Denkens ausführlicher beschreiben:

1. Ich bin Geist.

Obwohl meine körperliche Existenz in Raum und Zeit festgelegt ist, ist meine Bewußtheit nicht darauf beschränkt. Ich bin mir des ganzen Feldes als eines Spieles von Schöpfung und Zerstörung bewußt. Materie und Energie kommen und gehen, schwirren wie Glühwürmchen in die Existenz und wieder hinaus, und doch werden alle Ereignisse von einer tiefen Intelligenz, die alle Dinge durchströmt, zusammengehalten und geordnet. Ich bin eine einzelne Erscheinung dieser Intelligenz. Ich bin das Feld, das sich selbst in lokalisierten Ereignissen entfaltet. Mein Geist erlebt die materielle Welt durch die Linse der Wahrnehmung, aber selbst wenn ich nichts höre und sehe, ich bin immer noch ich selbst, eine ewige Gegenwart der Bewußtheit.

Praktisch gesehen wird diese Erkenntnis wirklich, wenn kein äußeres Ereignis unser Selbstgefühl erschüttern kann. Jemand, der sich selbst als geistiges Wesen erkennt, verliert inmitten der Erfahrungen niemals den Erfahrenden aus dem Blick. Seine innere Wahrheit sagt: »Ich trage die Bewußtheit der Unsterblichkeit mitten in die Sterblichkeit hinein.«

2. Dieser Moment ist so, wie er sein sollte.

Dieser gegenwärtige Moment ist ein Raum-Zeit-Ereignis innerhalb des ewigen Kontinuums. Da ich selbst das Kontinuum bin, ist nichts, was geschehen kann, außerhalb meiner selbst. Deshalb kann alles als Teil meiner umfassenderen Identität gelten. Genauso wie jede Zelle den Gesamtprozeß des Körpers widerspiegelt, steht jeder einzelne Moment für alle anderen Momente, vergangene, gegenwärtige und zukünftige. Diese Erkenntnis bricht durch, wenn ein Mensch damit aufhört, die Wirklichkeit steuern zu wollen. Dieses Bedürfnis ist eine natürliche Reaktion auf vergangene Schmerz- und Frustrationsgefühle. Es ist die Erinnerung an alte seelische Wunden, die uns antreibt, die Gegenwart zu manipulieren und der Zukunft vorzugreifen.

In der allgemeingültigen Einheit ist jeder Moment so, wie er sein sollte. Der Schatten der Vergangenheit stört nicht die Fülle, die nur in der Gegenwart möglich ist. Deshalb ist jeder Moment wie ein blitzblankes Fenster, das den Blick freigibt auf die Möglichkeit echter Freude, echter Wertschätzung, dessen, was sich vor uns entfaltet. Die Stimme der inneren Wahrheit sagt: »Meine Wünsche sind Bestandteil dieses Moments, und alles was ich brauche, steht hier und jetzt zur Verfügung.«

3. Ungewißheit ist ein Teil der Gesamtordnung der Dinge.

Gewißheit und Ungewißheit sind zwei Aspekte unserer Natur. Auf einer Ebene müssen die Dinge gewiß sein, sonst gäbe es keine Ordnung. Auf einer anderen Ebene müssen die Dinge ungewiß sein, sonst könnte nichts Neues entstehen. Die Evolution bewegt sich durch erstaunliche Ereignisse vorwärts. Die gesündeste Haltung ist die Einsicht, daß »das Unbekannte« nur ein anderes Wort für »Schöpfung« ist. Diese Erkenntnis rettet einen Menschen vor der Angst, die immer aufkommt, wenn man sich gegen die Ungewißheit wehrt.

Im Bewußtsein, daß alles eins ist, kann der Mensch die Weisheit in der Ungewißheit erkennen. Er begreift, daß sogar sein nächster Atemzug, sein nächster Herzschlag oder sein nächster Gedanke völlig unvorhersagbar sind. Und doch wird aus dieser totalen Offenheit heraus dennoch die Ordnung aufrechterhalten. Gegensätze können und müssen nebeneinander bestehen. In Wirklichkeit sind alle Gegensätze in uns selbst eingeschlossen, genauso wie das Quantenfeld die größten Gegensätze in sich vereinigt: Entropie und Evolution. Für jemanden, der sich der Einheit bewußt ist, stellt die Ungewißheit der Dinge nichts Beängstigendes dar, denn er ist sich seiner selbst sicher. Die Stimme der inneren Wahrheit sagt: »Ich nehme das Unbekannte an, denn es erlaubt mir, neue Aspekte meiner selbst zu entdecken.«

4. Wandel ist die Grundlage des Nicht-Wandels.

Das Leben ist ein ewiger Tanz. Die Bewegungen des Tanzes entstehen in Ihrem Bewußtsein. Ihre Wünsche und Ihre Aufmerksamkeit bereiten den Pfad Ihres Wachstums. Da das Bewußtsein in einem stetigen Fluß begriffen ist, endet der Tanz nie. Das ist das Wesen des Lebens. Jede Bewegung ist ein Teil des Tanzes und deshalb ist jedes Raum-Zeit-Ereignis bedeutungsvoll und notwendig. Es ist die Ordnung innerhalb des Chaos.

Wenn Sie begreifen, daß Sie in diesem unwandelbaren Rahmen sicher geborgen sind, entsteht die Freude des freien Willens. Man kann den freien Willen nicht ausleben, wenn man befürchtet, daß er Ungewißheit, Unfälle und Unheil nach sich zieht. Im Bewußtsein, daß alles eins ist, wird dagegen jede Entscheidung innerhalb des Gesamtmusters angenommen. Wenn man A wählt, wird sich das Feld so falten, daß es uns zu Gefallen ist. Wenn wir B wählen, wird das Feld das ebenfalls unterstützen, auch wenn B das genaue Gegenteil von A ist. Alle Möglichkeiten sind für das Feld akzeptabel, da das Feld definitionsgemäß ein Feld aller Möglichkeiten ist. Die Stimme der inneren Wahrheit sagt: »Ich werde das Absolute erkennen, indem ich hier im Relativen spiele.«

5. Entropie ist keine Bedrohung, denn sie untersteht einer unendlichen gestaltenden Kraft.

Unser Körper spiegelt die Gleichzeitigkeit von Ordnung und Chaos wider. Die Moleküle der Nahrung, der Luft und des Wassers, die durch unser Blut wirbeln, bewegen sich chaotisch, aber sobald sie in eine Zelle eindringen, werden sie mit präziser Genauigkeit verwendet. Die Neuronen, die in unserem Gehirn umherschießen, erzeugen einen chaotischen Sturm elektrischer Signale, und doch entstehen daraus sinnvolle Gedanken. Das Chaos ist demnach nur ein Aspekt. Dinge, die einem begrenzten Bewußtsein als zufällig erscheinen, fügen sich perfekt aneinander, sobald die Bewußtheit sich erweitert. Im Bewußtsein der Einheit begreift man, daß jeder

Schritt hin zu Verfall, Auflösung und Zerstörung nur dazu dient, um neue Ordnungsmuster zu erzeugen. Wenn unsere Wahrnehmung in der Lage ist, das Neue zu erkennen, das aus dem Verfall entsteht, dann sagt die innere Stimme der Wahrheit: »Durch abwechselnde Schritte von Verlust und Gewinn, Stille und Aktivität, Geburt und Tod beschreite ich den Pfad zur Unsterblichkeit.«

Dies alles sind nur Beschreibungen; die Worte in einem Buch können die persönliche Erkenntnis nicht ersetzen, die ich die innere Stimme genannt habe, wie sie sich bei jedem einzelnen entfaltet. Aber schließlich wollen wir alle intuitiv dem Unwohlsein entkommen. Befriedigende Antworten auf die Fragen, wer wir sind und warum wir hier sind, sind notwendig, um das innere Unwohlsein zu beenden. Seinem eigentlichen Wesen nach ist das Leben angenehm, leicht, ungezwungen und intuitiv richtig.

Das bedeutet, daß der Zustand der Selbstverwirklichung der natürlichste ist. Die Ansammlung von Streß, zusammen mit dem dadurch erzeugten Altern, sind ein Zeichen dafür, daß es immer noch Spannungen und Unwohlsein gibt. Solange wir den Zustand der Selbstverwirklichung noch nicht erreicht haben, bleibt das Leben ein Kampf. Wir versuchen ständig, alte Wunden zu lindern, alten Ängsten zu entkommen und das Nicht-Steuerbare doch zu kontrollieren. Der folgende Abschnitt ist dazu bestimmt, diesen Kampf durch eine Praxis zu beenden, die tatsächlich funktioniert. Wir lernen, unser Leben nicht mehr als eine Reihe von Zufallsereignissen anzusehen, sondern als einen Pfad des Erwachens, dessen Zweck es ist, größtmögliche Freude und Erfülltheit zu empfinden.

DIE PRAXIS: WIE SIE DIE WEISHEIT DER UNGEWISSHEIT FINDEN

Die Ungewißheit des Lebens stellt ständig neue Anforderungen an die Bewältigungsfähigkeit jedes einzelnen. Es gibt im Grunde nur zwei Wege, um mit Ungewißheit fertig zu werden – Hinnahme und Widerstand. Hinnahme bedeutet, daß man den Ereignissen um sich herum erlaubt, sich zu entfalten, und daß man spontan auf sie reagiert, ohne Verdrängung. Widerstand bedeutet, daß man versucht, die Ereignisse von ihrem eigentlichen Lauf abzubringen und in gewohnter, sicherer Art auf sie zu reagieren. Hinnahme ist gesund, denn sie ermöglicht uns, jeden Streß, sobald er auftaucht, loszuwerden; Widerstand ist ungesund, denn er türmt Frustrationsmüll auf, falsche Erwartungen und unerfüllte Wünsche.

In seinem Buch »Emotionally Free« bezeichnet der bekannte Psychologe David Viscott den Zustand aufgestauter Gefühle als emotionale Schulden und bringt sie direkt mit dem Altern in Verbindung: »Sorgen lassen einen frühzeitig altern. Wenn man emotionale Schulden hat, sieht man die Zukunft pessimistisch, und sogar in den Blütejahren des Lebens verlangt es einen immer wieder, in die Vergangenheit zurückzukehren, um den Mangel an Liebe und Möglichkeiten auszugleichen, unter dem man gelitten hat. Manchmal sehnt man sich nach mehr Fürsorge, nach mehr Zeit mit jemandem, der nicht mehr da ist, nach einer Gelegenheit, sich auszusprechen und seine emotionale Bürde abzuladen, oder einfach danach, seine Verwirrung loszuwerden, indem man endlich entdeckt, was einem damals wirklich widerfahren ist.«

Unzählige Menschen stecken in emotionalen Schulden, die mit den Jahren zunehmen. Alt zu werden ist ein psychischer Zustand, in dem die emotionalen Schulden anwachsen, bis die Anpassungsmechanismen des Körpers den gegenwärtigen Streß nicht mehr angemessen verarbeiten können. Das Ergebnis ist Gebrechlichkeit, Krankheit und Tod. Es bedarf einer bewußten Anstrengung, um nicht in diese Falle zu geraten. Obwohl jeder neue Moment unbekannt und daher möglicherweise gefährlich ist, bedeutet es keine wirkliche Sicherheit, wenn man sich der Vergangenheit zuwendet. Wie Viscott schreibt: »Man kann spekulieren, klagen, sich sehnen, aber so sehr man sich auch wünschen mag, zurückzukehren und seine emotionalen Erfahrungen abzurunden, kann man doch niemals nach Hause zurück. Unser wirkliches Heim ist an diesem Ort, in dieser Zeit. Die Gegenwart ist für das Handeln da, für das Werden und für das Wachsen.«

Vom biologischen Standpunkt aus ist unser Körper perfekt ausgerüstet, um in der Gegenwart zu leben, und dort findet er auch seine größte Freude und Befriedigung. Unser Körper weiß nie, wie hoch sein Blutdruck in der nächsten Sekunde sein wird. Deshalb besitzt er einen eingebauten Spielraum, der große Druckschwankungen zuläßt. Alle anderen eigenständigen Reaktionen sind ähnlich flexibel. Das ist die Weisheit der Ungewißheit, die das Unbekannte geschehen läßt und es als eine Quelle von Wachstum und Verständnis begrüßt. Wir sehen diese Weisheit in der Spontaneität jeder Zelle und jedes Organs ausgedrückt. Kein Muster der elektrischen Salven in unserem Gehirn wiederholt sich in einem Leben. Und doch erlaubt uns diese fundamentale Ungewißheit, neue und originelle Gedanken zu haben. In jeder Minute sterben fast 300 Millionen Zellen ab, die nie wiederauftauchen. Aber dieser Todesstrom geht in dem größeren Lebensstrom auf, der unseren Körper in Gang hält.

Dem Geist fällt es jedoch schwer, die Ungewißheit zu akzeptieren. Er fürchtet sich vor Veränderung, Verlust und Tod. Das ist die Ursache des Widerstands, den der Körper als Streß wahrnimmt. Indem man einen geistigen Widerstand erzeugt, schafft man eine Bedrohung, mit der der Körper fertig werden muß. Manche Menschen, die auf der Achterbahn fahren, schreien vor Aufregung, andere vor Angst. Die Fahrt ist dieselbe, aber diejenigen, die sich zurückhalten und ihre Körper anspannen, erzeugen einen Strom von Streßhormonen und erleben Furcht. Diejenigen, die einfach loslassen und sich von der Erfahrung mitreißen lassen, finden dagegen daran Vergnügen.

In den folgenden Übungen werden Sie lernen, wie Sie Ihr Bewußtsein in einen Zustand der Hinnahme zurückversetzen können, so daß das Leben in der Gegenwart möglichst erfüllend wird. Zunächst müssen Sie jedoch eine Vorstellung davon bekommen, wieviel Widerstand Sie in sich haben. Unsere inneren Verteidigungsmechanismen verstehen es sehr gut, sich vor uns zu verbergen. Definitionsgemäß sind verdrängte Gefühle diejenigen, die wir nicht fühlen können. Widerstand läßt jedoch ein verräterisches Verhalten entstehen – alles unter Kontrolle haben zu wollen. Ständig alles unter Kontrolle zu haben, ist ein Zwang, der auf Gefühlen von Angst und Bedrohung beruht. Selbst wenn man gar nicht bis zu der Bedrohung vorstößt, verrät das Kontrollieren-Wollen, daß sie da ist.

FRAGEBOGEN

Geben Sie bei den folgenden Aussagen an, ob sie auf Sie »häufig« (0 Punkte), »meistens« (1 Punkt) oder »fast immer« (2 Punkte) zutreffen. Manche der Aussagen klingen nicht sehr schmeichelhaft. Versuchen Sie dennoch, so aufrichtig und ehrlich sich selbst gegenüber zu sein, wie nur irgend möglich.

1. Ich habe gerne die Kontrolle über Arbeitssituationen und bin viel glücklicher, wenn ich alleine arbeiten kann.
2. Wenn ich unter Druck stehe, werde ich leicht ärgerlich oder gereizt.
3. Ich sage selten jemandem, daß ich ihn brauche.
4. Ich neige dazu, alte Verletzungen zu horten. Ich sage es nicht, wenn jemand mich verletzt hat, sondern male mir lieber aus, wie ich es ihm heimzahlen kann.
5. Ich bin ziemlich wütend darüber, wie meine Eltern mich erzogen haben.
6. Je mehr Geld ich für jemanden ausgebe, desto mehr liebe ich ihn.

7. Ich schlucke es herunter, wenn andere mich unfair behandeln.
8. Wenn eine Beziehung sich verschlechtert, wünsche ich mir insgeheim, dem anderen alle Geschenke wieder abnehmen zu können.
9. Bei mir zu Hause sollten sich die Leute nach meinen Regeln richten.
10. Es fällt mir schwer, meine Verletzlichkeit zuzugeben. Ich sage nicht oft »Ich habe unrecht« und ich meine das dann auch.
11. Es ist besser, meine Wunden zu pflegen als anderen meine Schwäche zu zeigen.
12. Ich kann besser reden als zuhören.
13. Was ich zu sagen habe, ist im allgemeinen wichtig.
14. Ich denke insgeheim, daß andere meine Ansichten nicht so ernst nehmen wie sie sollten.
15. Ich habe ein ziemlich gutes Gespür dafür, was gut für andere ist.
16. Ich bin mindestens einmal in meinem Leben dabei ertappt worden, als ich Post an jemand anderen geöffnet habe.
17. Ich bin schon einmal als zynisch und negativ bezeichnet worden.
18. Ich stelle hohe Ansprüche, die andere manchmal als Kritik mißdeuten.
19. Ich möchte alles perfekt machen. Es wurmt mich, wenn ich Schlamperei sehe.
20. Ich fühle mich unwohl, wenn mir jemand gefühlsmäßig zu nahe tritt.
21. Wenn eine Beziehung in die Brüche gegangen ist, halte ich Rückschau und denke, daß ich größtenteils recht hatte.
22. Ich bin sauber und ordentlich. Ich mag meine Art, die Dinge zu tun. Es fällt mir schwer, mit jemandem zu leben, der schlampig ist.
23. Ich plane meinen Tag gerne durch und lege großen Wert auf Pünktlichkeit.
24. Ich sorge gut für andere Menschen, bin aber enttäuscht, wenn sie sich nicht gleichermaßen um mich kümmern.
25. Ich habe stets eine logische Erklärung für meine Handlungsweise, auch wenn andere das nicht immer so hinnehmen.

26. Es macht mir nicht so viel aus, wenn andere Menschen mich nicht mögen.
27. Meiner Ansicht nach verheimlichen die meisten Leute die wahren Beweggründe für ihr Verhalten.
28. Ich kann nicht mit lauten und herumtobenden Kindern umgehen. Ich finde sie irritierend.
29. Ich mache meine Eltern immer noch für eine Menge meiner Probleme verantwortlich, habe es ihnen aber nie gesagt.
30. Wenn ich mich mit meinem Lebenspartner streite, kann ich nicht anders, als alten Ärger wieder auszugraben.

Gesamtpunktzahl ____________________

Auswertung:

0–10 Punkte:
Ihre Persönlichkeit wird nicht von dem übermäßigen Bedürfnis beherrscht, die Dinge im Griff zu haben. Sie sind wahrscheinlich mit Ihren Gefühlen in Einklang und anderen Menschen gegenüber tolerant. Sie begreifen, daß Sie unvollkommen sind und haben daher Verständnis für das Versagen anderer. Es fällt Ihnen leicht, den Dingen ihren Lauf zu lassen, und Überraschungen werfen Sie nicht aus der Bahn. Sie legen wahrscheinlich großen Wert auf Spontaneität und das Ausdrücken von Gefühlen.

10–20 Punkte:
Die Dinge in den Griff bekommen, ist für Sie oft ein Problem. Sie haben mehr Ängste und verletzte Gefühle, als Sie sich eingestehen, aber Sie arbeiten nicht genug daran, diese Gefühle aufzulösen. Verantwortlich zu sein, ist nicht unbedingt so wichtig für Sie; Ihren Willen durchzusetzen dagegen sehr. Sie halten sich für organisiert und leistungsstark, aber auch schon bei kleineren Schwierigkeiten geraten die Dinge außer Kontrolle. Sie haben jemand gefunden, dem gegenüber Sie ehrlich und offen sein können, aber auch ihm

gegenüber gibt es Grenzen dafür, was Sie gefahrlos sagen oder tun können.

Über 20 Punkte:
Sie sind ein kontrollierender Mensch. Sie glauben, daß das nötig ist, weil man Ihre Gefühle oft verletzt hat, und Ihre Erinnerung daran führt Sie in eine schmerzliche Kindheit zurück. Um neue Verletzungen zu vermeiden, versuchen Sie, Ihre Gefühle im Zaum zu halten, was im Grunde bedeutet, daß Sie sehr wählerisch sind, wem Sie sich anvertrauen. Ihr übermächtiges Verlangen, Verantwortung zu übernehmen oder Ihren Willen durchzusetzen, hält andere Menschen auf Distanz, obwohl Sie sich sehr darum bemühen, den Bedürfnissen anderer gerecht zu werden. Das einzige Gefühl, das Sie leicht zeigen, ist Ärger oder Reizbarkeit. Sie erklären ständig Ihre Motive und geben Gründe dafür an, warum Sie so sind, wie Sie sind, aber irgendwie hilft es Ihnen nicht, das zu bekommen, was Sie wollen, nämlich Liebe und Zuneigung von ihren Mitmenschen.

Der Zweck dieses Fragebogens besteht nicht darin, jemanden schlecht zu machen, weil er die Dinge im Griff haben möchte. Die Kontrolle zu verlieren, ist für die meisten Menschen ein äußerst unangenehmer Zustand, und wir alle setzen viel Energie ein, um die Kontrolle zu behalten. Aber es gibt eine gesunde Art, die Kontrolle zu haben, und eine ungesunde. Der gesunde Weg ist der, einen ausreichenden Rückhalt in sich selbst zu finden durch Selbstwertgefühl, Liebenswürdigkeit und Erfolg, so daß äußere Ereignisse Ihr Bewältigungsvermögen nicht in Gefahr bringen. Die ungesunde Art besteht darin, Menschen und Ereignisse so zu beeinflussen, daß Ihre Schwächen und Ihre Unsicherheit überdeckt werden. Sie müssen sich selbst gegenüber ehrlich sein, wenn Sie den ersten Weg beschreiten wollen. Sie müssen Ihre Grenzen in verschiedenen Situationen kennen. Sie müssen wissen, wo Sie schwach werden und wo Ihre Stärken zum Ausdruck kommen. Selbsterkenntnis ist ein Anker, der das Unvorhersagbare erträglich macht.

Ein weiser Mensch sagte mir einmal: »Wenn ich bei einem Problem nicht weiterkomme, sage ich mir, daß es da noch etwas zu lernen gibt. Entweder wird mir jemand helfen, oder der Gang der Dinge wird zeigen, was notwendig ist. In jedem Fall werde ich die Lösung nicht finden, bevor ich mir nicht eingestehe, daß meine Reaktion unvollkommen war.« Kontrollwütigen Menschen fehlt diese Flexibilität und Demut; sie bestehen darauf, die Dinge im Griff zu haben, und finden tausend Entschuldigungen, um in jedem Konflikt recht zu behalten. Dieses Verhalten führt zu einer Disharmonie sowohl in ihnen selbst wie auch in ihrer Umgebung. Für ihre Unfähigkeit, den Dingen ihren Lauf zu lassen, zahlen sie einen hohen Preis: Sie erfahren niemals, wie erfüllend und kraftspendend es ist, wenn man dem Leben erlaubt, in uns, um uns und durch uns zu fließen.

ÜBUNG 1: WIR BEFREIEN UNSERE WAHRNEHMUNGEN

Ihr Leben kann nur so frei sein, wie Sie es wahrnehmen. Immer wenn wir eine Situation betrachten, finden wir darin unsere Vergangenheit, denn jedes Ereignis wird gedeutet, und Deutungen haben ihre Wurzeln in der Vergangenheit. Wenn Sie als Kind Angst vor Spinnen hatten, werden Sie diese Angst auch heute auf Spinnen übertragen. Wenn ein Elternteil Alkoholiker war, wird Ihr Urteil über jemanden, der trinkt, von Ihren früheren schmerzlichen Erfahrungen überschattet sein. Wenn Sie nur erst erkennen, daß wir alles, wie belanglos es auch sein mag, einer Interpretation unterziehen, ist das bereits ein wichtiger Schritt in Richtung auf eine Befreiung von der Vergangenheit. Machen Sie sich klar, daß Sie die Dinge immer aus einem bestimmten Blickwinkel heraus betrachten. Wenn Sie sich zum Beispiel mit jemandem streiten, wird der andere zu einer Bedrohung, wenn Sie auf Ihrem Standpunkt beharren. Wenn Sie dagegen anerkennen, daß zwei einander entgegengesetzte Standpunkte gleichermaßen richtig sein können, verschwindet diese Bedrohung.

Erinnern Sie sich daran, daß Phase 2 der Streßreaktion – die Bewertung – das einzige Stadium ist, in dem Sie die Reaktion Ihres

Körpers kontrollieren können. Sobald Sie eine Situation einmal als bedrohlich interpretiert haben, erzeugt Ihr Körper automatisch irgendeine Streßreaktion. Daher ist es wichtig, daß man seine Interpretation in Frage stellt. Alte Deutungen sind meistens über die ursprüngliche Situation hinaus nicht mehr gültig. Die einzige Möglichkeit, dem Streß ein Ende zu machen, besteht darin wahrzunehmen, daß er aufgehört hat. Man könnte viel darüber sagen, wie man das erreicht. In meinem eigenen Leben versuche ich, jede streßgeladene Situation mit der Absicht anzugehen, ihre Bedrohlichkeit in mir selbst zu entschärfen. Fünf Schritte sind dabei unendlich hilfreich.

1. Erkennen Sie, daß Sie interpretieren. Ich selbst versuche in Konfliktsituationen, mir bewußt zu machen, daß meine Sichtweise begrenzt ist; ich habe kein Patent auf die Wahrheit.
2. Lassen Sie Ihre alten Vorurteile fallen. Wenn ich mich angespannt fühle, werte ich das als ein Signal, daß ich zu starr an meiner Sichtweise festhalte.
3. Betrachten Sie die Dinge aus einer neuen Perspektive. Ich lenke meine Aufmerksamkeit auf die Empfindungen in meinem Körper, und während ich das tue, beginnt mein Geist zwangsläufig, die Dinge etwas anders einzuschätzen.
4. Stellen Sie Ihre Interpretation in Frage, um zu sehen, ob sie noch gültig ist.
5. Lenken Sie Ihre Aufmerksamkeit auf das Geschehen, nicht auf das Ergebnis. Streß entsteht immer dann, wenn man sich auf ein bestimmtes Ergebnis versteift. Das ist die Fallgrube für denjenigen, der glaubt, er könnte die Ereignisse unter seine Kontrolle bringen oder vorhersagbare Ergebnisse erzwingen. Um mich daran zu hindern, mir eine trügerische Kontrolle anzueignen, erinnere ich mich daran, daß ich nicht wissen muß, wohin ich gehe, um an der Straße Gefallen zu finden, auf der ich bin.

Wenn ich diese fünf Punkte durchgehe, lösen sich die täglichen Ärgernisse, die unnötigen Streß verursachen, rasch auf. Ich versuche, nicht zu streng mit mir zu sein. Manchmal gibt es in einer

Situation zu viele Anknüpfungspunkte, und die Streßreaktion setzt ein, bevor ich es merke. Wenn das geschieht, ist das einzig Vernünftige, dem nachzugeben. Der Körper wird nicht eher zu seinem ungestreßten Zustand zurückkehren, bis die Reaktion völlig abgelaufen ist.

Die Übung besteht nun darin, diese fünf Schritte zur Veränderung Ihrer Interpretation zu lesen und darüber nachzudenken, und sie dann anzuwenden. Zunächst sollten Sie diese Techniken auf ein beunruhigendes Ereignis in Ihrer Vergangenheit anwenden. Denken Sie an jemanden, der Sie sehr verletzt hat und dem Sie nicht vergeben können. Die fünf Schritte könnten bei Ihnen etwa folgenden Gedankengang auslösen:

1. Ich fühle mich verletzt, aber das bedeutet nicht, daß der andere Mensch schlecht war oder mich verletzen wollte. Er kennt nicht meine ganze Vergangenheit, und ich kenne seine nicht. Ich bin zwar sehr verletzt, aber es gibt bei jeder Geschichte zwei Seiten.
2. Ich bin schon einmal in dieser Weise verletzt worden und habe deswegen vielleicht diese Situation voreilig beurteilt. Ich muß jedes Ding so sehen, wie es ist.
3. Ich brauche mich hier nicht als Opfer zu sehen. Wann habe ich zuletzt in der gleichen Situation auf der anderen Seite gestanden? War ich da nicht sehr mit meinen eigenen Beweggründen beschäftigt. Habe ich damals das Verletztsein des anderen tatsächlich wichtiger genommen als das jetzt mit mir geschieht?
4. Ich will meine Gefühle für eine Sekunde vergessen. Wie fühlte sich der andere damals? Vielleicht hatte er einfach die Kontrolle verloren oder war zu sehr mit seiner eigenen Welt beschäftigt, um mein Verletztsein zu bemerken.
5. Dieser Vorfall kann mir helfen. Ich bin wirklich nicht darauf aus, diesen Menschen zu tadeln oder ihm eins auszuwischen. Ich möchte herausfinden, was in mir das Gefühl der Bedrohung erzeugt. Je mehr ich darüber nachdenke, desto mehr sehe ich es als eine Gelegenheit, um die Verantwortung für meine eigenen Gefühle zu übernehmen. Das erleichtert es mir zu vergeben, denn jeder, der mich über mich selbst aufklärt, verdient meinen Dank.

Wenn Sie sich angewöhnen, bewußt und sorgfältig auf diese Weise Ihre alten Interpretationen zu überprüfen, erzeugen Sie einen Raum für spontane Momente der Freiheit. Das sind die Momente, wo sich Ihre alten Vorurteile in einem Aufblitzen der Einsicht auflösen. Mit diesem Aufblitzen einher geht ein Gefühl der Offenbarung, denn Sie werfen einen Blick auf die Wirklichkeit selbst und nicht länger auf ein Abbild Ihrer Vergangenheit. Die wertvollsten Gefühle im Leben – Liebe, Mitgefühl, Schönheit, Vergebung, Inspiration – müssen spontan in uns entstehen. Wir können lediglich den Weg für sie ebnen (einer meiner spirituellen Freunde nennt das »ein Loch in die vierte Dimension zu machen«).

In der Einsicht liegt große Freiheit. Ich kenne einen Mann, der jahrelang seinen Eltern nicht begegnen konnte, ohne mit seinem Vater in einen heftigen Streit zu geraten. Dann besuchte er sie eines Tages wieder – er war 40 und sein Vater 75. »Mein Vater begrüßte mich, als ich aus dem Flugzeug stieg, und wie immer gingen wir in freundschaftlicher Stimmung hinüber zur Gepäckausgabe. Es braucht immer etwa eine halbe Stunde, bis mein Vater und ich in den Ring treten. Ich versuchte, meine Anspannung zu unterdrükken, aber ich wußte, sobald wir im Auto saßen, würde er an meiner Fahrweise herumkritisieren und ich langsam anfangen zu kochen.

Wir hatten uns am Gepäckkarussell nicht viel zu sagen – für gewöhnlich geht uns da bereits der Gesprächsstoff aus. Mein Koffer kam durch die Luke, ich wollte ihn nehmen, aber mein Vater schob mich beiseite, um ihn für mich zu tragen – ein weiterer Teil des Rituals, das sich über 20 Jahre hinweg nicht verändert hat.

Diesmal jedoch stolperte er ein bißchen, als er das schwere Gepäckstück hochhob, und ich bemerkte zum erstenmal, daß er alt wurde. Sie werden denken, daß das wohl keine große Offenbarung war. Aber ich begriff in diesem Moment, daß ich die ganzen Jahre mit meinem Vater in Fehde gelegen hatte, als ob ich immer noch sieben Jahre alt wäre und er ein ungeheuer kräftiger, starker Erwachsener. Ich nahm ihm den Koffer nicht weg, denn er ist ein stolzer Mann. Aber diesmal folgte ich ihm nicht zum Wagen wie ein Junge, der vor seinem übermächtigen Vater kuscht. Ich sah, daß er helfen wollte, und das war seine Art zu zeigen, daß er mich liebte.

Es ist schwer zu beschreiben, wie stark sich dieser Einstellungswandel anfühlte.«

Dieser Bericht führt uns beispielhaft vor Augen, wie durch die Abwehr von alten Interpretationen eine veränderte Wirklichkeit zutage tritt. Was mein eigenes Leben betrifft, so stellte ich auf Vortragsreisen irgendwann fest, daß ich mit einer seltsamen Häufigkeit mein Flugzeug verpaßte, was mir immer mehr Streß verursachte. Eines Tages rannte ich auf das Rollfeld hinaus und sah nur noch, daß die Rampe für die Passagiere sich langsam von der Maschine entfernte. Ich blieb stehen, spürte einen Knoten im Magen und hatte das Gefühl, vor Verzweiflung verrückt zu werden. Aber dann fragte ich mich plötzlich: »Welche Rolle spielt wohl heute in einem Jahr für mein Leben, daß ich dieses Flugzeug verpaßt habe?« Der Effekt grenzte an Zauberei: Mein Herz hörte auf zu jagen, mein Atem beruhigte sich, meine Muskeln entspannten sich, der Knoten in meinem Magen löste sich auf, und meine Eingeweide beruhigten sich.

Als ich meine Deutung der Situation in Frage stellte, begriff ich, daß es meine unausgesprochenen Annahmen gewesen waren, die den Streß verursacht hatten, und nicht der verpaßte Flug. Mein Körper war darauf festgelegt zu denken: »Oh nein, nicht das schon wieder«, was für die meisten Streßreaktionen gilt. Es sind Vorwegnahmen. Man erinnert sich an den letzten Ehekrach, die letzte Kritik an der eigenen Arbeit, die letzte feindselige Frage von einem Zuhörer, und eine ausgewachsene Streßreaktion bahnt sich an. Ich fühlte mich wie die Ratte, die bei einem Stromstoß zusammenfährt, auch wenn er gar nicht kommt, denn bei genauerer Betrachtung war dieser verpaßte Flug nicht von Bedeutung. Als ich die falsche Interpretation überwunden hatte, war mein Körper von seinen alten Gewohnheiten erlöst.

ÜBUNG 2: WIR SCHÄLEN DIE ZWIEBEL DER VERGANGENHEIT

Die Vergangenheit hat sich in uns in vielen komplizierten Schichten abgelagert. Unsere innere Welt ist voll von verwickelten Beziehungen, denn sie enthält die Vergangenheit nicht nur so, wie sie tatsächlich war, sondern auch in der Form, wie wir sie gerne gehabt hätten. All die Dinge, die sich anders hätten entwickeln sollen, laufen tatsächlich anders ab an dem Ort, wo wir in die Phantasie flüchten, in Rachegedanken, Sehnsucht, Sorge, Selbstanklage und Schuldgefühle. Um von diesen Ablenkungen loszukommen, muß man verstehen, daß es einen tieferliegenden Ort gibt, wo alles in Ordnung ist.

In seinem »Siddharta« schreibt Hermann Hesse: »In dir da ist Stille und ein Heiligtum, in das du dich zu allen Zeiten zurückziehen kannst, um du selbst zu sein.« Dieses Heiligtum ist ein schlichtes Bewußtsein von Wohlergehen, das von den Stürmen der Ereignisse nicht gestört werden kann. Dieser Ort fühlt kein Trauma und speichert keine Verletzungen. Es ist der geistige Bereich, den man in der Meditation zu erreichen versucht, die, wie ich glaube, eine der wichtigsten Beschäftigungen ist, denen man nachgehen kann. Aber auch wenn Sie nicht meditieren, können Sie diesen Ort der Ruhe mit Hilfe der folgenden Übung erreichen. Schreiben Sie die Behauptung auf:

»Ich bin vollkommen, so wie ich bin. Alles in meinem Leben geschieht zu meinem höchsten Wohl. Ich werde geliebt und ich bin Liebe.«

Halten Sie sich nicht damit auf, diese Aussage zu analysieren – schreiben Sie sie einfach nieder. Wenn Sie damit fertig sind, schließen Sie die Augen und lassen jede Antwort auftauchen, die Ihnen in den Sinn kommt, und schreiben Sie dann die ersten Worte, die Ihnen eingefallen sind, auf. Schreiben Sie diese Antwort direkt unter die Behauptung. Ihr erster Gedanke enthält wahrscheinlich eine Menge Widerstand, denn natürlich ist kein Leben vollkommen, und es ist kaum vorstellbar, daß alles so geschieht, wie es sein sollte.

Typische Antworten sind: »Quatsch!«; »Das ist Unsinn!«; »Nein!« Wenn Ihre Reaktion ähnliche Gefühle zeigt, ist sie ehrlich.

Schreiben Sie nun ohne Zögern die Behauptung noch einmal, schließen Sie die Augen und schreiben Sie wieder die ersten Worte, die Ihnen in den Sinn kommen, darunter. Versuchen Sie nicht zu analysieren oder bei Ihrer Reaktion zu verweilen. Machen Sie weiter, bis Sie Ihre Behauptung und Ihre Widerrede zwölfmal wiederholt haben. Sie werden erstaunt sein, wie sich Ihre Reaktionen verändern; bei den meisten Menschen wird die letzte Antwort viel positiver ausfallen als die erste. Das Wichtigste an dieser Übung ist, daß sie uns erlaubt, die innersten Bereiche unseres Bewußtseins zu belauschen.

Die meisten Menschen haben die größten Widerstände an der Oberfläche ihres Bewußtseins, denn hier laufen ihre öffentlichen und überwachten Reaktionen ab. Unser gesellschaftliches Selbst, das sich so verhält, wie es erwartet wird, ist auch oberflächlich. Es wurde darauf trainiert, einen guten Eindruck zu machen und sich nicht zu sehr bloßzustellen. Diese oberflächlichen Schichten Ihres Bewußtseins werden nicht sehr persönlich auf solche starke Behauptungen wie »Ich bin Liebe« reagieren. Wenn wir tiefer gehen, stoßen wir auf die Ebenen der jüngsten Frustrationen, Wünsche und verdrängten Gefühle. Wenn Sie diese Ablagerungen berühren, kann es zu recht unerwarteten und irrationalen Reaktionen kommen. Die Behauptung »Ich bin Liebe« verursacht möglicherweise einen ärgerlichen Ausbruch, der von einem Ereignis der jüngsten Vergangenheit herrührt, wo Sie sich durchaus nicht geliebt fühlten.

Tiefer noch liegen die Schichten, wo Ihre tiefsten dauerhaften Gefühle gespeichert sind. Wenn Sie sich von Grund auf als nicht liebenswert empfinden, kann es auf dieser Ebene viel Schmerz und Widerstand geben. Aber unterhalb auch der stärksten Konditionierung gibt es eine Ebene des Bewußtseins, die ohne Zögern den Worten »Ich bin Liebe« zustimmt.

Der Grund dafür, daß Sie lieben und geliebt werden können, liegt darin, daß diese Schicht Ihres Bewußtseins dieses besondere Gefühl wachruft. Hier liegt die Erfahrung der tiefsten menschlichen Werte. Ohne dieses Wissen – nicht nur von Liebe, sondern auch von

Schönheit, Mitgefühl, Vertrauen, Stärke und Wahrheit – wären diese Worte sinnlos. Liebe ist ein wesentlicher Bestandteil der menschlichen Natur. Wir erkennen das daran, daß sie in uns schwingt, wie tief auch immer unter unserem Alltagsbewußtsein verborgen. Die Fähigkeit, von dieser Ebene aus zu leben, vermittelt das Gefühl vollständiger Erfüllung. Aber das geschieht erst, wenn man die Konflikte und Widersprüche ausgelöst hat, aus denen sich unser Widerstand zusammensetzt.

Wenn man sich dem Fluß des Lebens widersetzt, so widersetzt man sich im Grunde seinem eigenen inneren Wesen, denn alles, was mit uns geschieht, ist eine Spiegelung dessen, was wir sind. Das ist keine mystische Behauptung. Es hat eher etwas mit dem Wahrnehmungsapparat zu tun. Etwas wahrnehmen heißt, seine Bedeutung zu erfassen. Ein Felsen ist kein Felsen, wenn man mit der Vorstellung eines Felsens nicht vertraut ist. Sonst wäre ein Felsen ein bedeutungsloser Sinneseindruck, ähnlich wie wenn man arabische oder kyrillische Schrift betrachtet, wenn man sie nicht kennt. Man muß eine Fremdsprache lernen, man muß all die Dinge »da draußen« in der Welt lernen, aber man braucht nicht zu lernen, wie man existiert. Das Dasein entsteht natürlich. Ein menschliches Nervensystem zu haben, bedeutet zu sein. Mit dem Nervensystem zusammengepackt ist das menschliche Bewußtsein, das Wissen, daß man sich als Mensch von anderen Lebewesen grundsätzlich unterscheidet.

Gleichzeitig mit diesem Wissen entsteht das uranfängliche Gefühl, das uns auf Liebe, Vertrauen, Mitgefühl und die anderen wesentlichen Gefühle reagieren läßt. Sie sind unser Ursprung, aber sie sind auch das, wonach wir suchen, denn jede dieser Empfindungen kann wachsen. Ein Leben von der Bewußtseinsebene aus, die sagt »Ich bin Liebe«, bedeutet ein Leben, in dem Liebe wachsen kann. In den frühen Phasen der persönlichen Entwicklung stellen die meisten Menschen diese wesentlichen Zustände in Frage. Sie wissen nicht genau, ob sie liebenswert, vertrauensvoll, stark, wertvoll und so fort sind. Man kann nichts über diese Zustände herausfinden, indem man versucht, sie sich einzureden. Der Versuch, geliebt zu werden, indem man Gutes tut, ist nett, endet aber immer mit einem Fehlschlag. Wenn man einmal aufhört, sich so zu verhalten, bleibt einem grundsätzlich nur der Zweifel, und damit ist man wieder da, wo man angefangen hat.

Das Ende der Suche nach Liebe liegt in Ihnen selbst, denn mit der Zeit beginnt der Geist, nach innen zu schauen. Wenn das geschieht, verwandelt sich die Suche zu einer Suche nach dem wesentlichen Selbst, dem Ich, das weiß: »Ich bin Liebe.« In jeder Schicht Ihres Bewußtseins ist eine Wahrheit über Sie selbst enthalten, aber erst wenn man alle Schichten der Zwiebel abgelöst hat, stößt man auf die grundlegende Wahrheit. Sie sind Liebe, Sie sind Mitgefühl, Sie sind Schönheit, Sie sind Existenz und Sein. Sie sind Bewußtsein und Geist. Jede dieser Aussagen kann als eine Bestätigung benutzt werden, die, wie der Begriff nahelegt, etwas bestätigt, ja sagt. Die Technik ist äußerst wirksam, um uns an unser eigentliches Wesen zu erinnern, aber mehr noch: Sie erinnert uns an unsere Aufgabe. Wir müssen jenen Punkt erreichen, wo die Worte »Ich bin Liebe« an der Oberfläche unseres Bewußtseins sind und nicht in dunklen Tiefen begraben.

ÜBUNG 3: IN DER GEGENWART LEBEN

Alles, was wir denken und fühlen, spiegelt wider, wer wir sind. Denkt und fühlt man von einer oberflächlichen Ebene des Bewußtseins aus, so ist man auch oberflächlich. Um tiefer in sich einzutauchen und hoffentlich jenen Ort zu erreichen, wo Sie Liebe, Mitgefühl, Vertrauen und Wahrheit sind, müssen Sie der Spur Ihrer gegenwärtigen Reaktionen folgen. Jemand, der sich nicht geliebt fühlt, kann dennoch Liebe in ihrer reinsten Form finden, aber er muß sich erst durch die Schichten des Widerstands durcharbeiten, die die Empfindung reiner Liebe blockieren. Ihre momentanen Gefühle spiegeln den gegenwärtigen Zustand Ihres Nervensystems mit all seinen vergangenen Eindrücken wider. Immer wenn Sie eine Erfahrung machen, diktieren diese Eindrücke Ihre Reaktion. Das bedeutet, daß Ihre Reaktionen meistens Echos aus der Vergangenheit sind. Sie leben nicht wirklich in der Gegenwart.

Zumindest reagieren Sie aber in der Gegenwart, und hier beginnt die Suche nach dem wahren Selbst. Ihre Gefühle sind das in Ihnen, was am meisten auf die Gegenwart ausgerichtet ist. Ein Gefühl ist ein Gedanke, der mit einer Empfindung verbunden ist. Der Gedanke hat meistens etwas mit der Vergangenheit oder der Zukunft zu tun, aber die Empfindung ist in der Gegenwart. Unser Geist verbindet heute rasch Empfindungen mit Gedanken. Aber als kleine Kinder waren unsere ersten Erfahrungen und Gefühle eher körperliche Empfindungen. Wir hatten keine Hemmungen oder Hintergedanken, wenn wir schrien, weil wir naß, kalt, einsam oder ängstlich waren. Unser Geist kannte jene beiden mächtigen Worte »schlecht« und »nein« noch nicht. »Schlecht« lehrt uns, daß bestimmte Gedanken verboten sind, »nein« bringt uns bei, unsere eigenen Impulse zu unterdrücken.

Die Worte und Deutungen kamen später. Wenn wir uns als Erwachsene die Erfahrung eines Gefühls versagten, errichtet unser Geist einen Schutzschirm aus Worten, und das schleuderte uns aus der Gegenwart entweder in die Vergangenheit oder in die Zukunft. Ein Gefühl voll und ganz zu fühlen, zu erleben und dann loszulassen, bedeutet, in der Gegenwart zu sein, dem einzigen Moment, der niemals altert.

Im Grunde genommen erzeugen Gefühle nur zwei Empfindungen – Schmerz und Lust. Wir alle wollen Schmerzen vermeiden und Lust empfinden. Deshalb sind all die komplizierten Gefühlszustände, in die wir geraten, das Ergebnis unserer Unfähigkeit, diesen grundlegenden Trieben zu folgen. Der Psychiater David Viscott hat die Vielfalt der Gefühle auf einen einzigen Ablauf reduziert, der sich im Leben jedes Menschen unzählige Male wiederholt. Dieser Ablauf beginnt in der Gegenwart, wo nur Schmerz und Lust gefühlt werden, und endet mit komplizierten Gefühlen, die ausschließlich auf die Vergangenheit ausgerichtet sind, wie Schuldgefühle und Depression. Der Ablauf der Gefühle ist folgender:

1. Schmerz in der Gegenwart wird als Verletzung erfahren.
2. Schmerz in der Vergangenheit wird als Ärger erinnert.
3. Schmerz in der Zukunft wird als Angst wahrgenommen.

4. Unausgesprochener Ärger, gegen sich selbst gerichtet und unter Verschluß gehalten, wird als Schuld bezeichnet.
5. Der Energieverlust, der entsteht, wenn man den Ärger gegen sich selbst richtet, erzeugt Depression.

Dieser Ablauf zeigt uns, daß angesammelter Schmerz für eine Vielzahl seelischer Nöte verantwortlich ist. Verborgene Verletzungen verkleiden sich als Ärger, Angst, Schuld und Depression. Die einzige Möglichkeit, mit diesen Schichten des Schmerzes fertigzuwerden, besteht darin, herauszufinden, worin die Verletzung besteht, wenn die Schmerzen auftreten, damit aufzuräumen und weiterzugehen. In der Gegenwart zu leben bedeutet, ehrlich genug zu sein, um dem simplen Gefühl des Ärgers auszuweichen und sich der Verletzung zu stellen, der schwerer zu begegnen ist. Wenn die Verletzung in der Gegenwart nicht beseitigt wird, kann es nur schlimmer werden.

Das Ziel dieser Übung ist es, schrittweise zu lernen, was es bedeutet, sich in der Gegenwart zu fühlen:

1. Erkennen Sie, daß das Verletztsein das grundlegende negative Gefühl ist. Sie können sich nicht in der Gegenwart fühlen, ohne die Verletzung zu spüren.
2. Bleiben Sie bei Ihrer Empfindung. Widerstehen Sie dem Impuls, entweder zu leugnen, was Sie fühlen, oder es in Ärger umzuwandeln.
3. Sagen Sie demjenigen, der Sie verletzt hat, was Sie fühlen.
4. Lassen Sie die Empfindung los und machen Sie weiter.

Das mag ein bißchen wie eine Übung im Leiden aussehen. In Wirklichkeit ist es aber eine Übung in Freiheit. Verletzt zu sein, ist nicht angenehm, aber es ist wirklich. Es hält Sie in der Gegenwart fest, während konditionierte Reaktionen wie Ärger, Angst, Schuld und Depression Sie aus der Gegenwart hinausstoßen. Wenn Sie einmal in der Gegenwart sind, können Sie die Spur Ihrer Empfindungen bis zu ihrem Ursprung zurückverfolgen, der nicht Schmerz ist, sondern Liebe, Mitgefühl, Wahrheit – Ihr wahres Selbst.

Es gibt keinen Sinn im Leiden als den, Führer zur eigenen Wahrheit zu sein. An und für sich hat der Schmerz keinen Wert außer als Signal, das Sie aus dem Schmerz herausholen will. Wenn ein Kind verletzt ist, schreit es, treibt die Verletzung aus seinem System und entspannt sich dann. Es begibt sich in den Grundzustand seines Körpers, der Freude, Leichtigkeit und Wohlbefinden ist. Wenn Sie das empfinden wollen, brauchen Sie nur Sie selbst zu sein. Aber vorher müssen Sie sich abgewöhnen, Gefühle zu unterdrücken oder abzulenken, wie wir es alle in unserer Kindheit gelernt haben.

Wenn wir jetzt unsere Aufmerksamkeit auf den Schmerz lenken, erlaubt uns das, den Schmerz aufzulösen, sobald er auftritt. Diese Auflösung tritt spontan ein – denn sie ist ja das, was der Körper will – und die Aufmerksamkeit ist die Heilkraft, die sie auslöst. Wenn Sie Ihre Aufmerksamkeit auf die Gefühle lenken, werden Sie mehr zu einem Zeugen: Sie nehmen den Schmerz wahr, ohne in all die nebensächlichen Vorwürfe, Ausweichmanöver und Weigerungen verwickelt zu werden, die sich üblicherweise anschließen. Durch den Akt des Zuschauens wird Einsicht möglich. Man braucht inneren Abstand, um zu verstehen. Wenn man in seine Verletzung verstrickt ist, kann man ihre Ursache nicht erkennen. Niemand kann Sie heute verletzen, ohne daß er eine Verletzung aus der Vergangenheit erneut wachruft. Das müssen Sie einsehen, damit Sie sich selbst finden können.

Wenn Sie allmählich lernen, »Ich fühle mich verletzt« zu sagen und sich ganz auf das Gefühl einstellen, wird sich mehr Offenheit entwickeln. Die Gefühle, die uns ängstigen, sind verwickelt und vielschichtig. Sie setzen den natürlichen Auflösungsmechanismus außer Kraft. Man kann nicht einfach Schuldgefühle oder Depressionen beseitigen. Es sind sekundäre Gebilde, die entstanden sind, als wir vergessen haben, wie man Verletzungen aus der Welt schafft. Je mehr man sich verletzt fühlt, um so leichter kommt man mit Schmerz zurecht, denn die Fähigkeit, ihn aufzulösen, wächst. Wenn das geschieht, werden Sie mit all Ihren Gefühlen leichter umgehen können. Für einen blockierten Geist ist es genauso schwierig, »positive« Gefühle wie Liebe und Vertrauen zu empfinden wie »negative«, zum Beispiel Haß oder Mißtrauen. In beiden Fällen brechen nur die alten, nicht verheilten Wunden auf. Mit den eigenen Empfindungen gut zurechtzukommen bedeutet auch, daß man sich nicht so sehr in die Gefühle anderer Menschen verwickeln läßt. Anstatt die zu beschuldigen, die uns verletzen, können wir ihnen vergeben.

Die Lehren, die man aus dieser Übung ziehen kann, sind sehr tiefgreifend:

- Jeder handelt von seiner Bewußtseinsebene aus. Mehr können wir von uns selbst und von anderen nicht verlangen. Wie verletzend jemand auch sein mag, angesichts der Begrenztheit seines Bewußtseins gibt er sein Bestes.
- Andere vergeben erst dann, wenn man seine eigene Verletzung auflösen kann. Je vollständiger diese Auflösung ist, desto aufrichtiger ist die Vergebung.
- Niemand kann Sie wirklich verletzen, wenn Sie ihm nicht Macht dazu geben. Diese Macht ist in Ihrem eigenen unaufgelösten Schmerz begründet. Sie können den alten Schmerz in den Griff bekommen und wieder Macht über Ihre Gefühle erlangen. Solange Sie das nicht tun, werden Ihre Gefühle weiterhin der Spielball der Launen anderer sein.
- Äußere Ereignisse haben keine Macht, Sie zu verletzen. Die Verletzung kommt zustande, wenn in Ihrem Geist eine Interpretation dieser Ereignisse stattfindet. Sie können jenseits der Interpretation leben, in einem Zustand des Zeuge-Seins, in jener reinen, unberührbaren Bewußtheit, die Ihr wirkliches Selbst ist.

Noch einmal: Der Grund, warum diese Übung dem Altern Einhalt gebietet, liegt darin, daß Sie in die Gegenwart zurückversetzt werden. Das Gegenwartsbewußtsein altert nie. Es spielt keine Rolle, ob Sie 5 oder 85 sind. Die Entdeckung der Freiheit in der Gegenwart öffnet die Tür für die andauernde Erfahrung der Zeitlosigkeit, in der Vergangenheit, Gegenwart und Zukunft sich als Illusionen erweisen, verglichen mit der wahren Wirklichkeit, die immer hier und jetzt ist.

TEIL IV
DIE WISSENSCHAFT VON DER LANGLEBIGKEIT

Ich bin Belle Odom nie begegnet, aber ich habe ihr Foto in der Morgenzeitung vor mir. Sie ist eine winzige alte Frau, die lächelt und mit einem spitzenbesetzten Taschentuch winkt. Belle ist in der Zeitung, weil sie das bemerkenswerte Alter von 109 Jahren erreicht hat. Obwohl sie älter als die US-amerikanischen Bundesstaaten New Mexico, Oklahoma oder Arizona ist, sind ihre Augen klar und wach; aus dem Begleitartikel geht außerdem hervor, daß ihr Verstand schärfer ist als der von vielen jüngeren Bewohnern des Altersheims, in dem sie lebt.

Ich kann mir den Wirbel vorstellen, der veranstaltet wurde, um Belle für ihren Moment an der Sonne fertigzumachen. Da sitzt sie in einem freundlichen altmodischen Kattunkleid mit rosa Blumen und einem großen Spitzenkragen, das ohne Zweifel extra für diesen Anlaß angeschafft wurde. Der Begleitartikel listet ein paar statistische Angaben zu Menschen auf, die 100 Jahre oder älter werden:

- 80 Prozent aller Hundertjährigen sind Frauen
- 75 Prozent sind Witwen
- 50 Prozent sind in Altersheimen
- 16 Prozent sind schwarz (im Bevölkerungsdurchschnitt sind nur 12 Prozent schwarz)

Diese letzte Zahl ist wichtig, denn Belle ist eine schwarze Frau, geboren und aufgewachsen im rauhen Farmland von Texas. Bis sie 100 wurde, lebte sie allein in einer Hütte ohne fließendes Wasser; heute ist sie der Star eines Altersheims in Houston. Über ihren Gesundheitszustand wird nichts gesagt, aber wahrscheinlich läßt er zu wünschen übrig – das Leben flackert wie eine tropfende Kerze, wenn man die Grenzen menschlicher Langlebigkeit erreicht.

Mit 109 Jahren hat Belle alle biologische Wahrscheinlichkeit bis hin zu einem geheimnisvollen und ungewissen Überleben weit hinter sich gelassen. Langlebigkeit ist etwas Rätselhaftes, denn die Wissenschaft kann immer noch nicht voraussagen, wer ein sehr hohes Alter erreichen wird. Die Genetik kann nicht alles sein – es gibt keinen Bericht über einen Hundertjährigen, von dessen Eltern einer ebenfalls 100 wurde.

Auch der Lebensstil ist nicht unbedingt entscheidend – jemand wie Belle, die mit einer dürftigen Ernährung und zermürbender körperlicher Arbeit aufwuchs, hatte nach modernem Standard ein schreckliches Leben, und doch hat sie 99,99 Prozent der Menschen ihrer Generation überlebt, einschließlich derer, die in weitaus besseren Umständen lebten. Die offiziell älteste Amerikanerin war Delina Filkins, eine Landarbeiterin aus Herkimer County, New York, die 1928 im Alter von 113 Jahren starb. Inoffiziell werden immer wieder viel höhere Altersangaben gemacht, und es gibt kaum einen Zweifel daran, daß so mancher Unbekannte sang- und klanglos 115 Jahre oder älter wurde. Belle erhebt noch keinen Anspruch auf den Rekord, aber selbst als Mitbewerberin steht sie in der ersten Reihe der Langlebigen.

»Fühlen Sie sich einsam?« fragt sie der Reporter, der sie für den Bericht der Morgenzeitung besucht hat.

»Ja, manchmal schon«, antwortet sie. Die ganz Alten sind unvermeidlich allein, denn sie haben ihre Familie und Freunde zurückgelassen, mit denen sie die Lebensreise begonnen haben. Belle ist in dieser Hinsicht typisch. Sie hat drei Ehemänner, einen Bruder und sechs Schwestern zu Grabe getragen. Anders als die meisten Frauen ihrer Generation, hat Belle keine Kinder. Sogar ihre Nichten sind zu alt, um sich heute um sie zu kümmern.

Es heißt, daß in einer gewöhnlichen Bergsteigersaison am Mount Everest durchschnittlich 64 Bergsteiger im Basislager ankommen. Von dieser Zahl, die einen winzigen Bruchteil der erfahrensten Bergsteiger der Welt darstellt, unternimmt lediglich ein Drittel den letzten Aufstieg zum Gipfel. Zwei von diesen Bergsteigern werden dabei ihr Leben lassen, und nicht mehr als vier werden es schaffen. Belle Odom ist wie einer dieser vier Bergsteiger, die zehn Meter unterhalb des Gipfels menschlicher Langlebigkeit stehen, erschöpft, kaum fähig, einen weiteren Schritt zu tun, aber da, an dieser Stelle.

In den kommenden Jahrzehnten wird der Gipfel sehr viel belebter sein. Außer im Fall einer frühzeitigen Herzattacke, einer Krankheit oder eines Unfalls, die zum Tode führen, werden Sie und ich zumindest das Basislager erreichen. Lebensalter von 85 und 90 Jahren werden in der Zukunft so normal werden, wie sie in der Vergangenheit selten waren. Die Zeitungen werden ebenso beiläufig über die Geburtstage von Hundertjährigen berichten, wie sie heute die Geburt von Zwillingen bekanntgeben. Erst wenn jemand das Alter von 110 erreicht, wird das ein Ereignis sein.

Können Sie sich vorstellen, wie es sein wird, wenn Sie 100 werden? Das erfordert einen großen Sprung in der Vorstellung. Es ist ungefähr so, als ob man einen Zweijährigen bittet, sich vorzustellen, daß er 40 oder 50 ist. Aber stellen Sie sich vor, Sie wären 50 (vielleicht sind Sie es ja bereits), und versuchen Sie dann, die überwältigende Tatsache zu begreifen: Der Tag, an dem Sie 50 werden, wird Ihre zweite Geburt sein. Aller Wahrscheinlichkeit nach liegt noch ein komplettes Leben vor Ihnen, das mindestens 30, wahrscheinlich 40, 50 oder sogar 60 Jahre dauert.

In allen vorangegangenen Generationen fing man mit 50 an, sich auf das Ende einzustellen. Die Kinder waren aufgewachsen, standen schon im Beruf oder studierten zumindest, oder sie waren sogar vielleicht schon verheiratet und hatten eigene Kinder. Die Karriere war gelaufen, und man wußte recht wohl, ob man im Leben Erfolg gehabt hatte oder nicht. Der Idealismus der Jugend war längst entschwunden; die Midlife-crisis lag hinter einem, entweder als ausgewachsener Sturm oder, falls man Glück gehabt hatte, nur als ein paar Gewitterwolken am Horizont.

Aber mit 50 geboren zu werden! Kaum etwas in unserem Leben hat uns darauf vorbereitet. Und doch würde entsprechend einer Studie der kalifornischen Gesundheitsbehörde, wenn man nur ein einziges wichtiges Gesundheitsrisiko – Arteriosklerose – beseitigen könnte, die Lebenserwartung von kalifornischen Frauen auf 100 Jahre steigen – im Durchschnitt.

Verglichen mit Ihrer ersten Geburt, wird diejenige, die Sie mit 50 Jahren erleben, sowohl Plus- als auch Minuspunkte haben. In beiden Fällen eröffnet sich eine völlig neue und unbekannte Existenz, aber der große Vorteil der zweiten ist, daß man vorausplanen kann. Ihre erste Geburt wurde Ihnen aufgezwungen, samt zwei völlig Fremden, die sich als Ihre Eltern herausstellten, einem ungeschickten, unfertigen Körper, der erst darin eingeübt werden mußte, die einfachsten Aufgaben durchzuführen, und einer verwirrenden Welt chaotischer Bild- und Klangeindrücke, die Ihr Gehirn in eine Form eingießen mußte, die einen Sinn ergab. Mit 50 ist diese ganze Arbeit getan, und da sich nun die angstgeladenen überkommenen Vorstellungen vom hohen Alter rasch zerstreuen, wird der offensichtliche Nachteil der zweiten Geburt – keinen neuen Körper zu haben – uns nicht so sehr beeinträchtigen. Krankheit und Gebrechlichkeit werden lange aufgeschoben, wenn nicht sogar besiegt werden.

Begeistert von der Möglichkeit, ein ganzes neues Leben zu planen, beschloß ich, diese Gelegenheit ernst zu nehmen. Ich ließ all die starren Vorurteile über das hohe Alter, die den Geist vollstopfen, beiseite und sah meiner zweiten Geburt (bis zu der es nur noch vier Jahre sind) mit einer Wunschliste entgegen. Was wünschte ich mir, wenn ich noch leben sollte, bis ich 100 wäre? Sofort kamen mir die folgenden Wünsche in den Sinn:

Ich möchte, falls möglich, noch länger leben.
Ich möchte gesund bleiben.
Ich möchte einen klaren, wachen Geist haben.
Ich möchte aktiv sein.
Ich möchte Weisheit erlangt haben.

Als ich diese Wünsche aufgeschrieben hatte, passierte etwas Erstaunliches – sie alle erschienen mir erreichbar. Warum sollte ich nicht möglichst viel Leben haben? Solange das Leben gut ist, ist es nur natürlich, mehr davon zu wollen. Warum sollte ich nicht gesund sein? Ich weiß, was ich heute tun muß, um gesund zu bleiben, und ich kann auch morgen so leben. Mein Geist ist jetzt klar und wach; es gibt keinen Grund, warum er mit der Zeit trübe werden sollte, vorausgesetzt, ich benutze ihn. Ich bin immer aktiv gewesen; warum sollte ich also befürchten, daß ich eines Tages in einem Sessel versinken werde, um nicht mehr daraus aufzustehen? Und wenn mir noch keine Weisheit zuteil geworden ist, um so besser; Weisheit ist ein Geschenk, das seine eigene Weile hat. Meine anderen Wünsche wären bedeutungslos, wenn ich nicht erwarten würde, diese letzte goldene Frucht zu bekommen, wenn ich dafür reif bin.

Mit dieser einfachen Liste hatte ich aus dem bedrohlichen Weiterleben ein wünschenswertes Ziel gemacht; denn auf meiner Liste gab es Dinge, die ich wahrhaft wünschte. Nach Meinungsumfragen antworten 80 Prozent aller Amerikaner mit »Ja« auf die Frage: »Sind Sie mit Ihrem Leben heute zufrieden?« Die meisten Leute geben aber gleichzeitig an, daß sie nicht 100 Jahre alt werden wollen. Es muß also eine gemeinsame Erwartungshaltung vorliegen, daß zwischen heute und 100 ein Verlust eintritt. Diese sich erfüllende Prophezeiung kann nur verändert werden, wenn wir uns entscheiden, im Alter »besser« zu werden. Hohes Alter ist eine Gnade, wenn man es mit Freude, Kreativität und Neugier erreichen kann. Diese Eigenschaften erfordern, daß wir völlig in der Gegenwart leben, denn heute ist die Jugend unserer Langlebigkeit.

Eine unbestrittene Annahme des alten Denkmusters besagte, daß mit dem allmählichen Verschleißen des Körpers das Leben immer weniger erfüllend würde. Der Vorrat an Möglichkeiten ging ab einem bestimmten Alter unaufhaltsam zu Ende – wann, das wurde willkürlich von jeder Gesellschaft und jedem einzelnen festgelegt. Das neue Denken dagegen sagt uns, daß das Leben ein ständiger Umwandlungsprozeß ist und kein Verfall, und daß es große Reserven für ein unbeschränktes Wachstum bereithält. Um diese neuen Möglichkeiten Jahrzehnt um Jahrzehnt entfalten zu können, muß man sie kennen. Worauf sollten wir uns körperlich, geistig und emotional in der zweiten Lebenshälfte einstellen? Eine neue Wissenschaft von der Langlebigkeit ist entstanden, um diese Fragen zu beantworten. Sogar eingefleischte Anhänger des alten Denkmusters räumen heute ein, daß ein automatischer Niedergang nicht in unsere Körper einprogrammiert ist. Die Langlebigkeit wird denen zuteil, die das von selbst entdeckt haben – die Wissenschaft bestätigt lediglich die zahlreichen Verbesserungen der Körperfunktion, die ältere Menschen bereits erfahren.

In dem folgenden Abschnitt möchte ich diese neuen Ereignisse in der Hoffnung überprüfen, die wichtigsten davon herauszufinden, die Schlüssel zur Langlebigkeit, die für die meisten, wenn nicht für alle zutreffen. Das menschliche Leben ist unglaublich vielfältig. Es erscheint unwahrscheinlich, daß jemand wie Belle Odom so lange leben kann, wie es der Fall ist. Viele Nachteile standen ihr im Weg: Sie war arm und schwarz. Sie hatte keine vernünftige ärztliche Versorgung. Ihre Nahrung enthielt wahrscheinlich ihr Leben lang sehr viel Fett und nur wenige lebensnotwendige Vitamine. Die Wissenschaft von der Langlebigkeit muß diesen offensichtlichen Mängeln Rechnung tragen, und das kann sie meines Erachtens nur, wenn sie sich mehr mit Fragen des Herzens und des Geistes befaßt, die über die rein körperlichen Faktoren hinausgehen. Belle ist mehr als ihr Lebensstil – ebenso wie wir alle.

Biologen und Gerontologen haben faszinierende Informationen zusammengetragen, wie man ein hohes Alter erreicht, aber neue Daten allein reichen nicht aus. Was wir brauchen, sind praktische Vorbilder für ganzheitliches Leben.

Ein anregendes Beispiel ist das Projekt SAGE (Senior Actualization and Growth Explorations, Forschungen zur Selbstverwirklichung und zum Wachstum im Alter). In diesem Projekt, das 1974 begonnen wurde, versuchen Gay Luce und ihre Kollegen in Berkeley, California, mit wachsendem Erfolg, Menschen zwischen 65 und 85 zu ihrem natürlichen Gleichgewicht zurückzuführen. Für viele bedeutete das eine völlige Umwandlung ihres Lebens. Eine Frau, die mit 74 traurig sagte, ihr Leben sei vorüber, schrieb im Alter von 91 Jahren ein Buch und begann herumzureisen, um Vorträge über die Bedingungen für ein würdevolles Sterben zu halten. Die Menschen fanden heraus, daß sie durch Atemarbeit und Aufmerksamkeit jahrelange körperliche Leiden beenden konnten – Migräne, Kopfschmerzen und arthritische Schmerzen. Eine pensionierte

Frau, die sich selbst für praktisch farbenblind hielt, entdeckte bei einer künstlerischen Arbeit, daß sie ein Talent für Innenausstattung hatte, und gestaltete ihre Wohnung neu.

In jedem Leben gibt es einen verborgenen Sinn, der darauf wartet, entdeckt zu werden. Die Menschen, die ihn gefunden haben, sind die Lehrer, auf die ich in meinem künftigen Leben achten werde. Sie haben die Jahre nach der zweiten Geburt erlebt. Sie sind die wahren Wissenschaftler der Langlebigkeit und deshalb die wirklichen Genies.

HUNDERT JAHRE JUNG: WAS DIE ÄLTESTEN UNS LEHREN KÖNNEN

Die meisten von uns sind niemals jemandem begegnet, der 100 Jahre alt war. In der Vergangenheit wurde dieses Alter derartig selten erreicht, daß es fast etwas Exzentrisches war. Die sorgfältige Ahnenforschung des 19. Jahrhunderts über die britischen Aristokraten, die wahrscheinlich die besternährten und bestversorgten Mitglieder ihrer Gesellschaft waren, konnte in den vergangenen 1000 Jahren keinen einzigen Adligen ausfindig machen, der 100 Jahre alt geworden wäre. Der erste war Lord Penrhyn, der 1967 im Alter von 101 Jahren starb. Heutzutage kommt in den meisten Industrieländern bereits einer von 10000 Menschen über die Jahrhundertmarke hinaus, und dieser Anteil nimmt schneller als alle anderen Wachstumsstatistiken in der Bevölkerung zu.

Die ältesten heute lebenden Menschen sind weniger zufällig Überlebende, als einzelne Persönlichkeiten, die nachahmenswerte Haltungen und Werte verkörpern. Soziologen, die Hundertjährige befragen, sind immer wieder verblüfft darüber, welch hohen Wert die alten Menschen der Freiheit und Unabhängigkeit beimessen. Ihr ganzes Leben lang haben es die Hundertjährigen abgelehnt, sich Zwängen zu unterwerfen. Üblicherweise haben sie selbständig gearbeitet, nur sehr wenige in der Beengtheit moderner Großbetriebe. Sie schätzen ihre Selbständigkeit sehr hoch ein.

Wie ich bereits früher sagte, ist der Begriff, den die Forscher am häufigsten auf Hundertjährige anwenden, »anpassungsfähig«. Irgendwann in ihrem Leben haben sie alle Verluste und Rückschläge erlitten. Sogar die größten Verluste, wie der eines Ehepartners nach 50 oder 60 gemeinsamen Jahren, wurde zwar betrauert, aber dann ging das Leben weiter. Wenn man sie als Gruppe untersucht, weisen 100jährige Menschen weitere bedeutsame Ähnlichkeiten auf. In seinem faszinierenden Buch »Prolongevity II« zitiert Albert Rosenfeld aus Interviews mit 1200 Rentnern, die ihrer Aussage nach 100 Jahre alt oder darüber waren. »Es war klar, daß bei diesen Menschen, obwohl sie hart gearbeitet und ihre Arbeit gerne getan hatten, ein deutlicher Mangel an ausgeprägtem Ehrgeiz vorlag. Sie hatten gemeinhin ein relativ ruhiges und unabhängiges Leben geführt, waren allgemein mit ihrer Arbeit, ihrer Familie und ihrer Religion zufrieden und hatten nicht das Gefühl, viel verpaßt zu haben. Fast alle hatten einen starken Lebenswillen und wußten die einfachen Erlebnisse und Freuden des Lebens zu schätzen.«

Wenn das Altern lediglich eine Sache des Verschleißes wäre, müßte man erwarten, daß alle 100jährigen in schlechter gesundheitlicher Verfassung wären, eingesperrt in Körpern mit vielen beeinträchtigten Funktionen. In Wirklichkeit ist der Gesundheitsstandard bei 100jährigen hoch. Statistisch gesehen ist weniger als einer von fünf körperbehindert oder so gebrechlich, daß er nicht ohne Hilfe essen, gehen oder baden kann. Die meisten gehen selbständig herum (fast immer ohne Krücken oder Gehhilfen), und viele arbeiten noch; zumindest führen sie ihren Haushalt und sorgen für sich selbst.

Der Versuch, ein spezifisches »Langlebigkeitsprofil« herauszuarbeiten, greift bei diesen Menschen zu kurz – gütige, stille, weise Großväter oder Großmütter sind nur ein Typus unter vielen. 100 Jahre alt zu werden, kann auch selbstsüchtigen, sarkastischen und menschenfeindlichen Personen widerfahren. Der gemeinsame Nenner ist ein Gefühl von Selbstgenügsamkeit, der tief in der Persönlichkeit verankert ist. Das wurde 1973 in New York durch eine Studie über 79 gesunde Senioren im Alter von 87 Jahren bestätigt. Die Untersuchung ergab, daß diese Menschen fast nie zum Arzt gingen, nie in einem Pflegeheim gewesen waren und selten in einem Altersheim wohnten. Stephen P. Jewett, der dienstälteste Psychiater, der die New Yorker Studie leitete, betonte, daß die Befragten mehr als zufällige Überlebende waren oder die glücklichen Empfänger von guten Genen.

Gewiß, die 79 befragten Senioren hatten in den entscheidenden Jahren der Lebensmitte zwischen 45 und 65 keine schweren Krankheiten wie Herzanfälle oder Krebs gehabt, wenn schlechte Gene, Bluthochdruck, ein hoher Cholesterinspiegel, Rauchen, Alkoholismus und andere negative Faktoren ihre meisten Opfer finden. Aber Jewetts Senioren war es gelungen, bis weit in ihr achtes oder neuntes Lebensjahrzehnt gesund zu bleiben, was bedeutet, daß irgendwelche starken positiven Faktoren zu ihren Gunsten am Werk waren.

Jewetts Studie untersuchte die Langlebigkeit unter einem weiten Blickwinkel, und die Mehrheit der Faktoren, auf die er stieß, waren subjektiver Art und hatten damit zu tun, wie diese Menschen über sich selbst dachten. Die vergleichsweise wenigen rein objektiven Langlebigkeitsfaktoren waren dazu sehr allgemein:

Körperliche Merkmale

- Kein bedeutendes Über- oder Untergewicht.
- Geringe Gewichtsschwankungen während des Lebens.
- Gute allgemeine Muskelkraft.
- Starker Händedruck.
- Glatte Haut, wenig Falten.
- Fährt noch Auto und legt Wert auf körperliche Bewegung.

Psychische Eigenschaften
(einschließlich Lebensstil und Verhalten)

- Hohe angeborene Intelligenz, waches Interesse am Tagesgeschehen, gutes Gedächtnis.
- Freiheit von Angst, wenige Krankheiten, keine Neigung zu Sorgen.
- Freiheit der Berufswahl. Neigung, der eigene Herr zu sein und dabei mehr Freiheit zu haben als ein Angestellter. Der Rückzug aus dem Arbeitsleben war ihnen nicht aufgezwungen worden. Sie arbeiteten auf dem Land oder im Pflegebereich, waren im Rechtswesen, als Ärzte oder als Architekten tätig, andere leite-

ten kleinere und in einigen Fällen auch größere Unternehmen. Die Mehrheit hatte sich nicht früh auf ihr Altenteil zurückgezogen.

- Die meisten hatten sehr unter der Wirtschaftskrise der dreißiger Jahre gelitten, als sie etwa 50 oder 60 gewesen waren, aber sie hatten sich erholt und eine neue Zukunft aufgebaut.
- Sie genossen das Leben. Alle besaßen Optimismus und Sinn für Humor. Sie reagierten auf einfache Freuden. Das Leben schien für sie ein großes Abenteuer gewesen zu sein. Sie konnten Schönheit entdecken, wo andere nur Häßlichkeit sahen.
- Große Anpassungsfähigkeit. Viele erinnerten sich zwar gerne an ihre Kindheit, aber keiner von ihnen wünschte sich zurück. Alle zogen es vor, in der Gegenwart mit all ihren Veränderungen zu leben.
- Sie dachten nicht ständig an den Tod.
- Sie lebten zufrieden von einem Tag zum anderen.
- Alle konnte man im weitesten Sinne als religiös bezeichnen, aber keiner von ihnen trug eine extreme Orthodoxie zur Schau.
- Sie waren mäßige Esser, aber bereit zu Experimenten. Keine besondere Ernährungsweise, im allgemeinen eine große Vielfalt an Nahrungsmitteln, die viel Protein und wenig Fett enthielten.
- Alle waren Frühaufsteher. Die mittlere Schlafdauer betrug zwischen sechs und sieben Stunden, obwohl sie acht Stunden ruhten. (Verkürzter oder unterbrochener Schlaf ist im Alter typisch.)
- Keine typischen Trinkgewohnheiten. Manche tranken mäßig Alkohol, manche gelegentlich zuviel, andere verzichteten ganz darauf.
- Rauchen – manche waren Nichtraucher, einige hatten mit Maßen geraucht, hatten es aber seit langem aufgegeben, einige wenige waren eingefleischte Pfeifenraucher.
- Medikamente – sie nahmen in ihrem ganzen Leben weniger Medikamente als viele alte Menschen in einer Woche.
- Die meisten tranken Kaffee.

Einige dieser Faktoren habe ich bereits an früherer Stelle angesprochen, und ich möchte noch einige weitere aufgreifen. Die Liste führt zwar nur wenige körperliche Merkmale an, aber sie sind sehr aufschlußreich.

LANGLEBIGKEIT UND GEWICHT

Es ist offensichtlich wichtiger, ob man während des Lebens ein einigermaßen stabiles Gewicht hält, als ob man Über- oder Untergewicht hat. Wie bei so vielen Erkenntnissen über die Langlebigkeit scheint auch diese auf den ersten Blick eher unbedeutend zu sein. Sie könnte jedoch weitreichende Auswirkungen haben. Eine Studie an 11700 Absolventen der Harvard University aus den Jahrgängen 1916 bis 1950 konzentrierte sich besonders darauf, wie es den Versuchspersonen ab der Lebensmitte ergangen war. Aus Daten, die zwischen 1962 und 1988 gesammelt worden waren, ergab sich, daß ein auch nur geringfügiges Zunehmen oder Abnehmen über längere Zeit hinweg das Sterblichkeitsrisiko erhöhte.

Verglichen mit Männern, deren Gewicht konstant blieb, lag die Sterblichkeit bei denen, die über einen Zeitraum von zehn Jahren fünf Kilo oder mehr abnahmen, um 57 Prozent höher, einschließlich eines um 75 Prozent höheren Risikos, an einer Herzattacke zu sterben. Diejenigen, die über zehn Jahre hinweg fünf Kilo oder darüber zunahmen, waren etwas besser dran, mit einer lediglich um 36 Prozent erhöhten Sterblichkeit gegenüber den Personen mit stabilem Gewicht, aber ihr Risiko, an einer Herzattacke zu sterben, stieg spektakulär auf 200 Prozent. Dieses Ergebnis räumt mit dem verbreiteten Vorurteil auf, daß Dicksein das Hauptrisiko in Zusammenhang mit dem Gewicht ist. Tatsächlich gibt es aber, solange keine klinische Fettleibigkeit (15 Prozent oder mehr über dem Normalgewicht) vorliegt, keinen Bezug zwischen ein paar zusätzlichen Pfunden und einer kürzeren Lebensspanne – im Gegenteil.

Eine ausführliche Auswertung von Archiven, geleitet von Reuben Andres, ergab die niedrigste Sterblichkeitsrate bei Menschen, die zehn Prozent Übergewicht hatten, und die höchste Sterblichkeit bei Personen mit chronischem Untergewicht. Andres' Arbeit, die sich auf Daten von Millionen von Menschen aus allen Einkommens- und Gesellschaftsschichten stützt, zerstört die Vorstellungen jener Mediziner, die in der Schlankheit den Inbegriff von allem, was gut und gesund ist, sehen. Manche Ärzte haben deshalb gerne Fakten übersehen, die nicht in die herrschende Meinung paßten. Die Harvard-Studie untergräbt dazu die eingebürgerte Vorstellung durch die Bedeutung, die dem konstanten Körpergewicht zugemessen wird. Sie bestätigt vielmehr die seit langem vermutete Tatsache, daß Blitzdiäten zum Abnehmen ungesund sind. Das scheint mir jedoch mehr als ein rein physiologisches Ergebnis zu sein. Gewicht hat immer auch etwas mit dem Selbstbild zu tun. In jungen Jahren lernen viele Menschen, Frauen wie Männer, solche Abmagerungskuren als schnelles Pflaster für ein schnelles Selbstbild zu benutzen. Je schlanker sie sind, desto besser ist ihre Meinung über sich selbst und desto mehr neigen sie zu der Annahme, daß damit all ihre Probleme gelöst sind.

Die Verbesserung, die mit dem Abnehmen von fünf oder zehn Pfund einhergeht, bleibt jedoch an der Oberfläche, denn die tieferliegenden emotionalen Probleme werden davon nicht berührt. Bei Leuten, die immer wieder Abmagerungskuren machen, kommt es typischerweise zu einem regelrechten »Jojo-Syndrom« – sie nehmen ein paar Pfunde ab, wenn ihr Selbstwertgefühl relativ hoch ist, und setzen sie (womöglich etwas mehr) rasch wieder an, sobald das Selbstwertgefühl wieder sinkt. Die Tatsache, daß sowohl das Zunehmen wie das Abnehmen die Lebensspanne verkürzt, führt mich zu der Vermutung, daß das mangelnde Selbstwertgefühl der eigentliche Missetäter ist. Die Menschen, bei denen das Körpergewicht konstant bleibt, sind wahrscheinlich auch psychisch stabil – das ist die Tugend, die sie rettet, und nicht ihr Gewicht an sich. Klinische Fettleibigkeit bleibt ein klares Risiko für Herzkrankheiten und Diabetes-Typ II. Aber durch körperliche Bewegung kann das Übergewicht ausgeglichen werden, weil durch die zusätzlichen Pfunde dem Herzen eine beträchtliche aerobe (mit erhöhtem Sauerstoffbedarf) Leistung abverlangt wird.

LANGLEBIGKEIT UND KÖRPERLICHE AKTIVITÄT

Der erste Zugriff und die gute Muskelspannkraft von Jewetts Versuchspersonen weist darauf hin, daß sie aktive Menschen waren. Es gibt jedoch auffallend wenig Hinweise darauf, daß sie Körperübungen machten, obwohl dadurch doch bekanntlich das Altern verzögert werden kann. Um diesen scheinbaren Widerspruch aufzulösen, müssen wir uns eingehender damit beschäftigen, wieviel Aktivität tatsächlich nötig ist, um sich eindeutig auf die Langlebigkeit auszuwirken.

Steven Blair und seine Kollegen vom Institute for Aerobics Research machten Tretmühlen-Ausdauertests bei über 10000 Männern und 3000 Frauen und verfolgten dann die Gruppen über acht Jahre hinweg, um zu ermitteln, wieviel Schutz verschiedene Fitneßniveaus boten.

Es war keine Überraschung, daß die am wenigsten aktiven Menschen die höchste Sterblichkeitsrate aufwiesen – die Sterblichkeit betrug bei Männern ohne körperliche Bewegung mehr als das Dreifache gegenüber den Männern, die am besten in Form waren. Bei den Frauen betrug der Wert gar das Fünffache. Das Erstaunliche war, daß die auffälligste Verbesserung mit einem eher geringfügigen Bewegungsaufwand einherging. Jemand, der jeden Tag eine halbe Stunde spazierenging, hatte fast dieselbe Lebenserwartung wie jemand, der wöchentlich 50 bis 70 Kilometer rannte. Blair kam zu dem Schluß, daß ein Fitneßtraining nicht dasselbe war wie ein Gesundheitstraining. Solange man sich regelmäßig ein bißchen bewegt – zum Beispiel jeden Tag eine halbe Stunde spazierengeht –, kommt man in den Genuß der meisten Langlebigkeitsvorteile von körperlicher Aktivität.

Man kann es auch so ausdrücken, daß jegliche körperliche Aktivität besser ist als Nichtstun. In Blairs Studie war die Sterbequote körperlich inaktiver Personen beiderlei Geschlechts doppelt so hoch wie bei denen, die jeden Tag spazierengingen. Während eines Spaziergangs werden pro Stunde zwischen 290 und 430 Kalorien verbrannt, je nachdem, wie schnell man geht. Daraus ergibt sich ein Durchschnitt von 180 Kalorien pro 30 Minuten, der nötig ist, um jemand gesund zu erhalten. Man kann etwa dieselbe Menge Kalorien verbrennen, indem man:

- 30 Minuten tanzt
- 20 Minuten Tennis spielt
- 17 Minuten bergauf wandert
- 15 Minuten schwimmt

Wenn man diese Kalorien durch häusliche Tätigkeiten aufbrauchen will, so ergeben sich folgende Zeiten:

- 40 Minuten Putzen
- 30 Minuten Unkraut jäten
- 25 Minuten Rasen mähen
- 15 Minuten Schnee schaufeln

Ich will damit nicht empfehlen, daß Sie immer Kalorien zählen, wenn Sie sich körperlich bewegen. Diese Zahlen sollen Ihnen nur zeigen, wie leicht Sie Ihre Gesundheit erhalten können, ohne sich schuldig zu fühlen, wenn Sie nicht täglich zehn Kilometer joggen oder mehrere Beckenlängen im Schwimmbad absolvieren. Jedesmal, wenn Sie statt des Aufzugs die Treppe nehmen, verbraucht Ihr Körper pro Treppenabsatz nur 4,5 Kalorien, aber diese geringe Zahl trügt. Treppensteigen ist eine ausgezeichnete aerobe Übung, die die Herzleistung mit jedem Absatz um zehn Schläge erhöht.

Eine Studie in Finnland ergab, daß Menschen, die mindestens 25 Treppenabsätze am Tag hinaufstiegen, ein bezeichnendes Fitneßniveau erreichten. Das auf einmal leisten zu wollen, wäre zuviel – die Belastung Ihres Herzens würde in die Gefahrenzone geraten –, aber jeder, der in einem zweistöckigen Haus wohnt, kann leicht die Treppen ein Dutzendmal am Tag hochsteigen. Rechnet man die Gelegenheiten bei der Arbeit oder beim Einkaufen hinzu (wo immer Rolltreppen oder Fahrstühle sind, gibt es auch Treppen in der Nähe), erreicht man die Gesamtzahl von 25 Treppenabsätzen am Tag erstaunlich leicht. Man muß nur nach Gelegenheiten Ausschau halten.

Jeden Tag ein bißchen Bewegung ist besser, als das Wochenende abzuwarten. Start- und Stop-Aktivität ist anstrengend für den Körper, der kurze tägliche Bewegungszeiten vorzieht. Ob Sie Ihre Aktivität »Körperübung« nennen, ist Ihre Sache – manche Menschen sind nicht interessiert an Sport oder Konditionstraining, aber man kann aktiv sein, indem man das Bett macht, Treppen steigt, nach Hause geht und nicht das Taxi nimmt, die Einkaufstasche zu Fuß nach Hause trägt und so fort. Es bedarf längerer, intensiverer Übungen, um rundum fit zu werden, Muskeln aufzubauen und die Ausdauer zu erhöhen. Die oben aufgelisteten Aktivitäten dienen lediglich zur Anregung des Herz-Kreislauf-Systems, indem sie das Blut etwas schneller pumpen und den Lungen etwas mehr Leistung abverlangen.

Aerobe Übungen verbessern zwar die Kondition, aber sie müssen nicht unbedingt reiche Ernte tragen im Sinne von zusätzlichen Lebensjahren. Tatsächlich haben ausführliche Studien an Harvard-Absolventen, die über drei Jahrzehnte hinweg durchgeführt wurden, gezeigt, daß intensives Training (der Verbrauch von 2000 Kalorien pro Woche oder etwas, das 30 Kilometer Langlauf entspricht) das Leben um zwei bis drei Jahre verlängert. Der Kardiologe Dean Ornish hat berechnet, daß man sechsmal pro Woche eine halbe Stunde am Tag laufen muß, um 2000 Kalorien zu verbrennen. Dazu kommt eine halbe Stunde, um sich anzuziehen und zur Laufstrecke zu gehen sowie eine halbe Stunde, um nach Hause zu gehen, zu duschen und sich umzuziehen. Wenn jemand mit 30 Jahren mit dem Laufen anfinge, so würden sich die damit verbrachten Stunden bis zum Alter von 75 auf ein bis zwei Jahre summieren. Da das der hinzugewonnenen Lebensdauer entspricht, bleibt unter dem Strich nichts übrig.

Schwere Körperübungen geben einem nur die Illusion der Lebensverlängerung. Der springende Punkt ist der, daß man sich nicht anstrengt. Wenn man es dennoch tut, sollte man wissen, daß man damit seine Lebensqualität erhöht – gewiß ein großer Gewinn –, nicht aber seine Lebensdauer.

LANGLEBIGKEIT UND ERNÄHRUNG

Die Ernährung glänzt in der Jewettschen Studie durch Abwesenheit. Die rigorosen Versuche, das Cholesterin unter Kontrolle zu halten, werden nicht erwähnt, ebensowenig wie der Gebrauch von Vitaminen oder Mineralstoffen. Auch gibt es keine Empfehlungen in bezug auf Gesundheitsdiäten, Ballaststoffzusätze oder eine vegetarische Lebensweise. Die 100jährigen haben sehr vielfältige Ernährungsgewohnheiten – das fand in allen Studien Bestätigung –, die Tatsache aber, daß sie ihr Gewicht konstant halten, weist darauf hin, daß sie mit Maßen essen. Darüber hinaus hat es den Anschein, daß viele unserer gegenwärtigen Ernährungsgrundsätze möglicherweise weniger starr sein müssen. Das wurde kürzlich in einer aufschlußreichen Studie eindrucksvoll deutlich gemacht. In Finnland, einem Land, das weltweit traditionell die höchste Häufigkeit von Herzattacken aufweist, wählten Herzspezialisten 1200 höhere Angestellte aus, bei denen das Risiko einer Herzattacke mutmaßlich sehr hoch war, da bei ihnen einer oder mehrere der klassischen Risikofaktoren vorlagen: Fettleibigkeit, hoher Blutdruck, hoher Cholesterinspiegel und starkes Rauchen (jeder rauchte mehr als zehn Zigaretten pro Tag). Die Hälfte der Männer unterzog sich einem Fünf-Jahres-Programm mit vorgeschriebener Ernährung, regelmäßigen Untersuchungen und ausführlichen Informationen über ihre potentiellen Risiken. Der anderen Gruppe stand frei, was sie tun wollte; hier gab es nur regelmäßige Untersuchungen.

Nach Ablauf der fünf Jahre stellten die Forscher zu ihrer großen Überraschung fest, daß die Sterblichkeit bei der Gruppe, die ihren Cholesterin-, Kalorien-, Zucker- und Alkoholverbrauch reduzieren sollte, viel höher lag. Es war auch zu doppelt so vielen Todesfällen durch Herzattacken gekommen, und das, obwohl man der stärker überwachten Versuchsgruppe empfohlen hatte, mehrfach ungesättigte Fette (hauptsächlich Margarine) zu essen, rotes Fleisch durch Fisch, Geflügel und Gemüse zu ersetzen, das Rauchen einzustellen und den Alkoholverbrauch zu reduzieren. Nach Ablauf von 15 Jahren waren die Statistiken immer noch widersprüchlich: In der Versuchsgruppe war es zu 34 Todesfällen durch Herzversagen gekommen, in der Kontrollgruppe nur zu 14. Aller Voraussicht nach aber hätte bei der Gruppe, die weiter rauchen, trinken und schlemmen durfte, das Risiko viel höher sein müssen. Was war geschehen? Die wunderlichen Ergebnisse bedeuten oder bedeuten vielleicht auch nicht, daß die Kontrolle des Cholesterins, das wir zu uns nehmen, für unsere Gesundheit wichtig ist. Sie sind jedoch ganz gewiß eine Anklage gegen den streßreichen Charakter aktueller Vorbeugungsmaßnahmen.

Ein führender britischer Kardiologe drückt das unumwunden so aus: »Diese Ergebnisse bedeuten nicht, daß man sich ungestraft vollstopfen soll. Aber mein eigenes Gefühl sagt mir, daß für einen Patienten, der durch Leistungsdruck erschöpft ist und nun zusehen muß, wie Ärzte und andere Wohltäter in sein Leben eingreifen, der Störfaktor und der Autonomieverlust der Tropfen sein könnten, der das Faß zum Überlaufen bringt.«

Wichtig ist hier der Begriff »Autonomieverlust«. Wie wir gesehen haben, ist ein starkes Gefühl persönlicher Freiheit, zusammen mit persönlichem Glücksgefühl, für das Erreichen eines hohen Alters bei guter Gesundheit ausschlaggebend. Angst ist ein schlechter Ratgeber, denn sie erzeugt ihren eigenen Streß. Und doch haben sich Millionen von Menschen bezüglich des Cholesterins indoktrinieren lassen, in der Annahme, daß der Preis der Angst niedrig ist verglichen mit dem Preis erhöhten Cholesterins. Das war eine extrem kurzsichtige Strategie. Cholesterin wurde über 40 Jahre hinweg als Feind des Körpers hingestellt, trotz der Tatsache, daß jede Zelle zum Überleben Cholesterin braucht, das unter anderem einen wichtigen Teil der Zellmembran bildet, und daß zwei Drittel unseres Cholesterins von der Leber erzeugt und nicht mit der Nahrung aufgenommen werden.

Sogar die Annahme, daß ein niedriger Cholesterinspiegel von Vorteil ist, wird zunehmend in Frage gestellt. In einer Gesamtauswertung von 18 Studien aus aller Welt, in der Daten von 650000 Personen in den USA, Japan, Europa und Israel erfaßt wurden, wurden die Vorteile von niedrigem Blutcholesterin widerlegt. Bei den 125000 untersuchten Frauen lag die Lebenserwartung gleich hoch, unabhängig von hohen, niedrigen oder mittleren Cholesterinwerten. Darüber hinaus ließ sich keine besondere Todesursache wie eine Herzattacke oder Krebs entweder auf hohe oder niedrige Cholesterinwerte zurückführen. Diese Ergebnisse sind doppelt wichtig, weil fast alle klassischen Studien, die vor Cholesterin warnten, auf der Untersuchung von Männern beruhten.

Bei den 520000 untersuchten Männern waren die Ergebnisse etwas komplizierter. Männer mit kontrollbedürftigen Cholesterinwerten (200 bis 240) hatten dieselben Überlebenschancen wie die mit niedrigen Werten (160 bis 200), während die mit entweder sehr hohen oder sehr niedrigen Werten schlechter gestellt waren. Bei Männern mit Cholesterinwerten unter 160 war die Sterblichkeit generell um 17 Prozent erhöht; dies traf auch auf Männer mit sehr hohen Werten (über 240) zu.

Diese Forschungsergebnisse, die im September 1992 in der angesehenen Fachzeitschrift »Circulation« veröffentlicht wurden, stützten sich auf die bei weitem größte Datenmenge, die jemals erfaßt wurde. Sie versetzt unserer konventionellen Ansicht, daß Fett und Cholesterin »schlecht« seien, einen Tiefschlag, aber das Ergebnis ist immer noch nicht eindeutig. Der Augenschein spricht nach wie vor gegen eine fettreiche Ernährung, besonders, wenn man die durch Fettleibigkeit erzeugten zusätzlichen Risiken betrachtet, die in Ländern mit reichhaltiger Ernährung ein übliches Problem darstellen. Es bleibt weiterhin eine vernünftige Regel, den Fettverbrauch bei etwa 30 Prozent der Gesamtkalorien zu halten.

All dies führt zu dem Schluß, daß eine gesunde Ernährung zwei Bestandteile haben muß: (1) Sie muß psychisch befriedigend sein; (2) sie muß täglich eine ausgewogene Menge von Nährstoffen liefern. Das sind sehr grundlegende Erfordernisse, aber in einer Gesellschaft, die auf »gute« und »schlechte« Nahrungsmittel fixiert ist, die immer häufiger ihre Mahlzeiten in Schnellrestaurants zu sich nimmt und bei Fettleibigkeit, Alkoholismus, Eßstörungen und Blitzdiäten Rekorde aufstellt, werden sie nur schwerlich erfüllt. Von der Seite der Evolution her waren unsere Körper dazu angelegt, eine große Vielfalt an Nahrungsmitteln zu sich zu nehmen. Aber wir haben diese weite Palette der Anpassungsfähigkeit durch ein Überangebot an Nahrung aufs Spiel gesetzt.

In »The Paleolithic Prescription« weisen S. Boyd Eaton und die Mitverfasser darauf hin, daß sogenannte primitive Ernährungsformen mehr auf Vitamine und Mineralstoffe ausgerichtet waren als heutige Diäten, dagegen weniger auf Fette, Proteine, Salz, Zucker und Kalorien. Der Mensch des Steinzeitalters nahm wie die meisten Naturvölker der heutigen Zeit eine fettarme Nahrung zu sich, die hauptsächlich aus pflanzlichen Stoffen bestand, nur gelegentlich auch aus einem Stück Fleisch oder Fisch. Da alle Nahrungsmittel frisch waren und einen niedrigen Fettgehalt hatten, vermieden unsere Vorfahren eine der größten Gefahren der modernen Ernährung – eine hohe Konzentration nutzloser Kalorien. Der menschliche Körper war dazu angelegt, alle Arten von Nahrung zu sich zu nehmen, aber die Natur liefert wenige Stoffe mit konzentrierten Kalorien.

Nüsse, Samen und Fleisch sind in der Wildnis die konzentriertesten Nahrungsmittel, und sie bilden einen verhältnismäßig geringen Anteil in der Nahrung der meisten Stammesgesellschaften. Fast alle Naturvölker müssen große Mengen von Früchten, Körnern und Gemüse essen – bis zu fünf oder sechs Pfund am Tag –, um dieselben Kalorien zu bekommen wie wir mit einem Drittel dieser Menge. Das erklärt auch die schnellere Verdauung bei dieser Ernährungsweise und die erhöhte Menge der Ausscheidungen – bis zu vier Pfund am Tag.

Früchte, Gemüse und Körner enthalten große Mengen an Wasser und Ballaststoffen. Deshalb muß man viel davon essen, um aus ihnen überhaupt Kalorien für den Körper herauszuholen. Die naturhafte Ernährungsweise stellt nicht nur sicher, daß die Eingeweide genug Ballaststoffe bekommen, sondern liefert auch viele Vitamine: Eine Handvoll wildes Blattgemüse kann leicht den Tagesbedarf an Vitamin C decken (50 bis 60 Milligramm), mit weniger als 10 Kalorien, während eine Scheibe Toast, ein Berliner, eine Schüssel Haferbrei, eine Tasse Kaffee und ein Glas Milch nur 4 Prozent des Tagesbedarfs an Vitamin C enthalten, dafür aber 500 Kalorien. Als Lieferant von Vitamin C ist wildes Blattgemüse pro Kalorie 1250mal gehaltvoller. Dagegen enthalten viele industriell verarbeitete Lebensmittel große Mengen an Salz und Zucker sowie extrem viel Fett.

Obwohl die Ernährung kein hervorstechendes Kriterium bei unseren Hundertjährigen war, stehen Krankheit und frühzeitiges Altern in deutlichem Zusammenhang mit falscher Ernährung. Die jüngsten Statistiken zeigen, daß die typische amerikanische Kost aus 40 Prozent Fett, 130 Pfund Weißzucker pro Jahr und drei- bis fünfmal so viel Salz besteht, wie der Körper eigentlich braucht. Es kann kein Zufall sein, daß 86 Prozent aller Amerikaner über 65 an einer oder mehreren degenerativen Erkrankungen wie einer Herzkrankheit, Krebs, Arthritis, Diabetes oder Osteoporose leiden. Obwohl sie lange Zeit als typische Alterskrankheiten galten, erkennen wir heute, daß diese Erkrankungen auf unseren Lebensstil zurückzuführen sind. Sie treten mittlerweile alarmierend häufig bei Menschen unter 50 und sogar bei kleinen Kindern auf.

Wenn die Mitglieder der ursprünglichen Naturvölker Kinderkrankheiten überleben und Unfällen entgehen, den beiden häufigsten Todesursachen in der Wildnis, legen sie ihr Leben lang eine starke, gesunde Konstitution an den Tag. Unser moderner Lebensstil dagegen schafft die Grundlage für Krebs und Herzkrankheiten in allen Altersgruppen. Vor 100 Jahren, als die Amerikaner wesentlich weniger Fett und industriell verarbeitete Lebensmittel aßen, viel mehr Ballaststoffe und nur einen Bruchteil des heute verbrauchten Zuckers, traten auch die chronischen Erkrankungen verhältnismäßig weniger häufig auf. Angesichts dieser eindeutigen Zusammenhänge ist die Rückkehr zu einer natürlicheren Ernährungsweise der Mühe wert.

Mit der Ernährung verbunden ist die Frage des Alkohols, die in sich vieldeutig ist. Über mehrere Jahrzehnte hinweg haben europäische Studien an bestimmten Bevölkerungsgruppen ergeben, daß Menschen, die mit Maßen Wein trinken (ein bis zwei Gläser am Tag), weniger anfällig für Herzattacken sind als entweder schwere Alkoholiker oder Abstinenzler. Über den genauen Zusammenhang läßt sich streiten; Tatsache ist jedoch, daß Alkohol bekanntlich die HDL-Werte (Lipoprotein, das »gute« Cholesterin) ansteigen läßt und die Blutgefäße erweitert, was den Blutdruck senkt. Auch beseitigt er innere Hemmungsschwellen, was der Tendenz entgegenwirkt, emotionalen Streß unter Verschluß zu halten.

Dagegen sprechen jedoch einige sehr negative Auswirkungen: Alkoholismus ist ein enormes soziales Problem, und als chemischer Stoff ist Alkohol Gift für die Gehirnzellen. Er entzieht den Eingeweiden Wasser und kann besonders bei älteren Menschen die Verwertung von lebenswichtigen Nährstoffen unterbinden. Verschiedene Krebsarten und angeborene Mängel sind sogar mit mäßigem Alkoholverbrauch in Verbindung gebracht worden, ganz zu schweigen von der großen Menge von Störungen, unter denen Alkoholiker leiden. In bezug auf die Jewettsche Studie über Menschen, die erfolgreich ihr achtes oder neuntes Lebensjahrzehnt erleben, gibt die Tatsache, daß ihre Trinkgewohnheiten stark voneinander abweichen, einen Hinweis darauf, daß Alkohol allein kein entscheidender Faktor ist. Das einzig eindeutige Ergebnis ist, daß es nur wenige oder gar keine 100jährigen Alkoholiker gibt; sie starben bereits in jüngerem Alter. Trotz der geringeren Häufigkeit von Herzkrankheiten, die dem Alkohol zugute geschrieben wird, gibt es keinen Beweis dafür, daß Trinken die Lebensdauer merklich erhöht.

LANGLEBIGKEIT ALS ZIEL

Die Ergebnisse der Untersuchung von Jewett lassen sich folgendermaßen zusammenfassen: Seine Versuchspersonen hielten ihr Leben lang ein stabiles Körpergewicht, aßen mäßig und blieben bis ins hohe Alter aktiv. Diese Faktoren reichen aber offensichtlich nicht aus, um Langlebigkeit zu erklären. Millionen von Menschen, die dieselben Gewohnheiten haben, erreichen kein derartig hohes Alter. Es sind vielmehr die psychologischen Faktoren in Jewetts Querschnitt, durch die sich die von ihm untersuchten Personen deutlich abheben: Optimismus, Freiheit von Sorge, emotionale Flexibilität, Genußfähigkeit und Freiheitsliebe weisen auf ein hohes Maß an psychischer Gesundheit hin. Die Tatsache, daß sie überdurchschnittlich intelligent sind, wird von anderen Studien bestätigt. Überdurchschnittliche Intelligenz erleichtert es einem Menschen, bei guter Gesundheit zu bleiben, ein festes Einkommen zu haben und zu lernen, wie man persönliche Problem löst. Das andere Extrem sind Menschen mit geringer Intelligenz, die häufig keinen Nutzen aus Büchern und Artikeln über Gesundheit und Ernährung ziehen können. Sie geraten leichter in die Niedriglohngruppen, die sich keine gute Unterkunft, Ernährung und Gesundheitsvorsorge leisten können. Arme, ungebildete Menschen sind zugleich die stärksten Raucher, was ihre Lebensdauer stark verkürzt.

Daraus ergibt sich die Frage, ob Langlebigkeit nur denjenigen zuteil wird, die das Glück haben, von Geburt an mit gewissen Vorteilen ausgestattet zu sein. Psychisch gesunde Menschen kommen oft aus psychisch gesunden Familien; Eltern mit höherer Bildung und höherem Einkommen haben meistens gebildete Kinder, die ihrerseits hohe Einkommen haben. Es gibt keinen Zweifel daran, daß solche Vorteile sehr nützlich sind. In einer kleinen, aber sehr aufschlußreichen Studie aus dem Jahre 1970, untersuchte der Psychiater Erich Pfeiffer 34 Männer und Frauen Ende 60, die in der gerade laufenden Langlebigkeitsstudie der Duke University, einem der umfangreichsten Projekte seiner Art, als die Personen galten, die in jeder Beziehung am erfolgreichsten alterten. Als er diese Gruppe mit 34 Männern und Frauen verglich, die am ungünstigsten alterten, entdeckte Pfeiffer einen bedeutenden Unterschied bei der Lebensdauer. Die Männer, die am besten alterten, lebten etwa 14,8 Jahre länger als diejenigen, die am schlechtesten alterten; bei den Frauen war der Unterschied mit 13,8 Jahren etwas kleiner. Dieser Unterschied war nicht auf ein einzelnes Merkmal zurückzuführen, sondern eher auf eine »Konstellation biologischer, psychologischer und sozialer Faktoren, die man zusammenfassend als eine Art Elitestatus bezeichnen kann«, wie Pfeiffer beschreibt.

Die Kriterien dieses Elitestatus waren folgende:

Männer

1. Finanzieller Status – 70 Prozent der langlebigen Männer beschrieben ihre Verhältnisse als sorgenfrei, 80 Prozent der kurzlebigen Männer stuften sich als arm ein.

2. Selbsteinschätzung der Gesundheit im fortgeschrittenen Alter – 63 Prozent der Langlebigen sagten, daß ihre Gesundheit ebenso gut oder besser war als mit 55, 80 Prozent der Kurzlebigen sagten, ihre Gesundheit sei schlechter.
3. Körperfunktion (Selbsteinschätzung) – 63 Prozent der langlebigen Männer sagten von sich, sie hätten keine Krankheit oder höchstens eine leichte Beeinträchtigung; 60 Prozent der Kurzlebigen fiel in die Kategorie zwischen zwanzigprozentiger und völliger Invalidität.
4. Verbesserung im finanziellen Status – 70 Prozent der Langlebigen sagten, daß ihr Einkommen dasselbe oder besser sei als mit 55; 60 Prozent der Kurzlebigen sagten, sie seien schlechter gestellt.
5. Eheleben – 95 Prozent der langlebigen Männer waren verheiratet, verglichen mit 75 Prozent der Kurzlebigen.

Frauen

1. Intelligenzquotient – die langlebigen Frauen schnitten in Intelligenztests etwa um 50 Prozent besser ab als die Kurzlebigen.
2. Selbsteinschätzung der Gesundheit im fortgeschrittenen Alter – 47 Prozent der langlebigen Frauen hielten sich für gesünder als mit 55, während 53 Prozent der Kurzlebigen ihre Gesundheit als schlechter einschätzten.
3. Eheleben – 71 Prozent der langlebigen Frauen waren verheiratet, 71 Prozent der kurzlebigen Frauen dagegen nicht.
4. Körperfunktion (Selbsteinschätzung) – Die meisten der langlebigen Frauen empfanden sich selbst als gesund oder lediglich leicht beeinträchtigt; die meisten der kurzlebigen Frauen beschrieben sich als teilweise oder völlig invalide.
5. Veränderung der finanziellen Situation – Die meisten der langlebigen Frauen waren finanziell besser gestellt als mit 55, ein Großteil der Kurzlebigen war ärmer geworden.

Die Vorstellung von einer Alterselite bestärkt die Ansicht, daß die Biologie durch äußere Faktoren beeinflußt werden kann. Auch wenn jemand aus unvorteilhaften Verhältnissen kommt, kann er vorwärtskommen. Mit einem stabilen Einkommen, guter Gesundheit und einem erfüllenden Eheleben erhöhen sich seine Chancen, länger zu leben. Aber kann man sich die Langlebigkeit an und für sich bewußt als Ziel setzen? Obwohl die meisten von uns versuchen, so gut wie möglich zu leben, bedeutet dieses Ziel für uns nicht immer Langlebigkeit. Im Laufe der Geschichte hat sich nur eine kleine Anzahl von Menschen Langlebigkeit bewußt als Hauptziel gesetzt. Über ihre Einsichten lohnt es sich nachzudenken.

Im 19. Jahrhundert, als nur einer von zehn Menschen ein Alter von 65 Jahren erreichte, galt jeder, der 90 oder 100 wurde, als eine Quelle der Weisheit in bezug auf ein langes Leben. Um die Jahrhundertwende untersuchte der englische Arzt G. M. Humphrey, Professor für Chirurgie in Cambridge, 900 Patienten, die über 90 Jahre alt waren. Er wählte 52 Personen aus, die mutmaßlich um die 100 waren, und erstellte eine Liste ihrer Lebensgewohnheiten. Die Mehrzahl von ihnen, so fand er heraus, aßen mäßig bis wenig, nahmen wenig Fleisch zu sich, tranken nur ein bißchen Alkohol, standen früh auf und arbeiteten gerne im Freien. Über 80 Prozent gaben an, daß sie ausgezeichnet schliefen – die meisten hatten in ihrem Leben gewöhnlich im Durchschnitt über acht Stunden pro Nacht geschlafen. Wie üblich, gab es auch in dieser frühen Studie weitaus mehr Frauen unter den Hundertjährigen als Männer, 36 gegenüber 16. Fast alle waren verheiratet gewesen, die meisten hatten große Familien gegründet.

Diese Ergebnisse entsprachen den Mustern, die wir auch in den modernen Untersuchungen erkennen können. Sie lösten auch etwas aus, das man als »Langlebigkeitsbewegung« bezeichnen könnte, als der bewußte Versuch, lange zu leben, allmählich immer machbarer wurde. Die Menschen der ausgehenden Viktorianischen Epoche ritten auf einer Woge der ansteigenden Lebenserwartung. Die Arbeiten von Robert Koch und Louis Pasteur weckten einen gewaltigen Optimismus, Epidemien ausrotten zu können. Soziale Reformen verbesserten die Wohnsituation, die sanitären Einrichtungen und die Arbeitsbedingungen. Die Menschen gingen nicht länger davon aus, daß langes Leben ein Geschenk der Vorsehung war, sondern fingen an, Verantwortung für ihre Existenz zu übernehmen. Allmählich wuchs ihr Glaube daran, daß sie mit ihren eigenen Bemühungen etwas bewirken konnten. Damit waren die ersten Samen der bewußten Lebensverlängerung gelegt.

Mehrere langlebige Ärzte der Viktorianischen Epoche schrieben in ihrem neunten Lebensjahrzehnt Bücher über die Langlebigkeit. Alle waren eifrige Befürworter einer einfachen Ernährungsweise und ausgiebiger körperlicher Bewegung. Alexandre Gueniot, ein Pariser Arzt, der 103 Jahre alt wurde, berichtete, daß er jeden Morgen, wenn er aufstand, um im Alter von 99 Jahren an seinem Buch zu schreiben, drei Treppen zu seinem Arbeitszimmer hochstieg. Sein englischer Kollege Hermann Weber, der 95 wurde, war unerbittlich, was die Rolle regelmäßiger körperlicher Bewegung betraf: In seinem neunten Lebensjahrzehnt empfahl er ein bis zwei Stunden Spazierengehen am Tag sowie Bergsteigen und Wandern in den Ferien.

Andere langlebige Autoritäten der Epoche glaubten an die Vorzüge des Landlebens, der Aktivität im hohen Alter und enger Beziehungen zu Familie und Gemeinde. Ebenfalls von Interesse ist, daß viele der 90jährigen Ärzte zu einer vegetarischen Ernährung mit geringen Mengen an Milchprodukten rieten. Die meisten befürworteten einen geringen Kalorienverbrauch, etwa 2500 Kalorien pro Tag, was für einen Erwachsenen, der sich am Tag mehrere Stunden körperlich betätigt, recht bescheiden ist. Daneben tauchen einige beiläufige Ratschläge auf, die sich nicht wissenschaftlich untermauern lassen, aber dennoch Gültigkeit zu haben scheinen: Weber und Gueniot hielten beide viel von Massagen und tiefen Atemübungen, um »die wichtigsten Organe zu stimulieren«.

Keiner dieser Ratschläge ist bis heute entkräftet worden, und vieles wurde durch moderne Vorsorgemethoden bestätigt. In den dreißiger Jahren untersuchte Maurice Ernest in seinem Buch »The Longer Life« die Biographien von Hundertjährigen in vielen europäischen Kulturen bis zurück in die Antike. Ernest kam zu dem Schluß, daß es unser Leben auf 100 oder 120 verlängern könnte, wenn wir nur einige wenige körperliche Vorgänge begreifen würden. Er gab folgende Empfehlungen:

- Bescheiden essen
- Sich körperlich bewegen und viel frische Luft bekommen
- Eine Beschäftigung wählen, die einem zusagt
- Eine umgängliche oder friedliche Persönlichkeit entwickeln
- Ein hohes Niveau persönlicher Hygiene aufrechterhalten
- Gesunde Getränke zu sich nehmen
- Keine Aufputsch- oder Beruhigungsmittel einnehmen
- Viel Ruhe bekommen
- Einmal täglich Stuhlgang haben
- In einem gemäßigten Klima leben
- Vergnügen an einem ausgewogenen Geschlechtsleben finden
- Bei Krankheiten die richtige Betreuung bekommen

Von allen diesen Faktoren ist das mäßige Essen, was die Phantasie fast aller Menschen, die bewußt versuchten, lange zu leben, besonders gefesselt hat. Seit Jahrhunderten ist die Literatur über Langlebigkeit voll von Zeugnissen über die Vorteile strikter Enthaltsamkeit in bezug auf die Nahrung. Ein venezianischer Adliger aus dem 15. Jahrhundert namens Luigi Cornaro ist in der Gerontologie berühmt, denn er beschloß nach einer haltlos ausschweifenden Jugend, sich zum Guten zu bekehren, ein gesundes Leben zu führen und mindestens 100 Jahre alt zu werden. Sein Erfolg war spektakulär. In einer Zeit, wo der durchschnittliche Zeitgenosse mit etwas Glück gerade 35 wurde, lebte Cornaro bis zum Alter von 103 und blieb bis an sein Lebensende aktiv und geistig klar. Seine Methode, um diese Meisterleistung zu vollbringen, bestand in völliger Abstinenz von alkoholischen Getränken und einem sehr genügsamen Essen: Im Grunde fastete er ab einem Alter von 37 Jahren und folgte damit den alten griechischen und römischen Vorstellungen, nach denen eine einfache Ernährung das Geheimnis der Langlebigkeit war.

Cornaros Rezept erlangte Jahrhunderte später zumindest in Tierversuchen wissenschaftliche Bestätigung. In den dreißiger Jahren nahm Clive McKay von der Cornell University frisch abgestillte Ratten und verabreichte ihnen nur 60 Prozent der Kalorienzufuhr einer Ratte, die nach Belieben essen konnte. Diese verringerte Diät wurde durch entsprechende Vitamine und Mineralstoffe ergänzt. Die unterernährten Ratten wuchsen im Vergleich mit normalen Ratten sehr langsam, aber sie machten während ihrer langen Leben einen äußerst gesunden Eindruck. Sie konnten 1000 Tage lang in einem wachstumsbeschränkten Zyklus am Leben gehalten werden, wogegen alle Ratten mit uneingeschränkter Ernährung nach dieser Zeit bereits gestorben waren. Erlaubte man den Diät-Ratten, sich wieder unbeschränkt zu ernähren, begannen sie normal zu wachsen und zeigten ein Interesse an sexueller Aktivität, das vorher nicht dagewesen war.

Bis heute ist die Methode der »Unterernährung« von McKay – die Verabreichung sämtlicher Nährstoffe auf einer kalorienarmen Grundlage – die einzige anerkannte Methode, um die maximale Lebensdauer von Tieren zu verlängern. Nachfolgeuntersuchungen ergaben, daß die durchschnittliche maximale Lebensdauer von 1000 Tagen bei vollernährten Ratten auf 1600 Tage bei unterernährten Ratten erhöht werden konnte – eine Zunahme um 60 Prozent. Sollte diese Technik auch bei Menschen wirken? Vielleicht. Aber angesichts des Risikos, daß das Wachstum beeinträchtigt wird, und den offensichtlichen ethischen Problemen, kann der Versuch nicht an gerade abgestillten Säuglingen durchgeführt werden. Eine menschliche Diät, die auf 60 Prozent der normalen Kalorienzufuhr reduziert ist – etwa 1400 Kalorien täglich für den durchschnittlichen Erwachsenen – grenzt an Fasten. Kindern könnte man das unmöglich zumuten und auch junge Erwachsene, die an sich noch keine Anzeichen des Alterungsprozesses entdecken können, spüren keinen besonderen Anreiz, ihn zu verlangsamen. Cornaro begann mit dem Fasten in mittlerem Alter, was früh genug sein mag.

Roy Walford, ein bekannter Gerontologe an der University of California in Los Angeles und ein nachdrücklicher Befürworter der Unterernährung, ist einer der wenigen Wissenschaftler, die tatsächlich diese Methode selbst praktizieren. Walford glaubt, daß die Einschränkung der Kalorienzufuhr bis weit über die Kindheit hinaus gesund und wirksam ist. Um seinen Standpunkt zu verdeutlichen, setzte er Mäuse in einem Alter, das etwa 30 bis 33 Jahren im menschlichen Alter entspricht, auf eine reduzierte Diät und stellte fest, daß sie 20 Prozent länger lebten. Anders als die Tiere, die von Geburt an auf Diät waren, lebten diese Tiere nicht über das Höchstalter von Mäusen hinaus. Andererseits entspricht eine 20prozentige Verlängerung der Lebensdauer etwa 15 Jahren in einem menschlichen Leben. Die Tiere erfreuten sich alle ihr Leben lang bester Gesundheit und alterten mit nur einem Bruchteil an Herzkrankheiten und Tumoren, wie sie etwa bei vollernährten Mäusen auftraten.

Walford setzte die Tiere nicht täglich einem totalen Fasten aus. Frühere Forschungen hatten ergeben, daß eine reduzierte Diät an nur jedem zweiten Tag höchst wirksam war, um die Lebensdauer zu verlängern. Darüber hinaus wurden die Mäuse erst allmählich an ihre neue Ernährungsweise gewöhnt, so daß ihre Körper den Soll-Wert ihres Stoffwechsels ohne abrupte Veränderungen an die eingeschränkte Nahrung anpassen konnten.

Der Soll-Wert unseres Stoffwechsels beruht auf einem Gehirnmechanismus, der reguliert, wie schnell unser Körper Kalorien verbrennt. Er zeigt uns auch an, wann wir hungrig oder satt sind. Versucht man, sich eine Diät aufzuzwingen, die mit dem Stoffwechsel in Konflikt steht, so wird das Gehirn Nahrungsbedarf signalisieren, bis mehr Nachschub kommt. Indem Walford den Soll-Wert des Stoffwechsels allmählich verschob, brachte er ihn vorsichtig in Einklang mit den bei der Unterernährung erforderlichen spärlichen Kalorien. Walford empfiehlt diese allmähliche Anpassung auch den Menschen, die seine Methode anwenden, wobei es mehrere Monate oder auch Jahre dauern kann, bis man sich an eine 40prozentige Verringerung der Kalorienzufuhr gewöhnt hat.

Dieser Stufenplan bildet die Grundlage von Walfords Diät, von der er glaubt, daß sie jedem erlauben wird, länger als Cornaro zu leben und 120 oder älter zu werden. »Das Ziel ist, über die nächsten vier bis sechs Jahre hinweg abzunehmen«, sagt er, »bis man 10 bis 20 Prozent unter dem Soll-Wert ist. Das ist das Gewicht, auf das man sich einpendelt, wenn man weder zu viel noch zu wenig ißt. Üblicherweise entspricht es dem, was man zwischen 25 und 30 gewogen hat.« Die allmähliche Einschränkung der Kalorien muß mit einer sorgfältigen Auswahl der Nahrung einhergehen, um sicherzustellen, daß alle Vitamine und Mineralstoffe vorhanden sind – Unterernährung ist nicht dasselbe wie Mangelernährung. Vom ärztlichen Standpunkt aus führt die Walfordsche Diät mit großer Sicherheit zu gesundheitlichen Verbesserungen, besonders im Hinblick auf die Krebs und Herz-Kreislauf-Erkrankungen.

Der Durchschnittsamerikaner nimmt täglich 37 Prozent Fett zu sich. Die Ernährungsexperten empfehlen nur 30 Prozent. Die Walford-Diät reduziert das Fett dagegen auf bloße 11 Prozent – etwa das Fett in einem Eßlöffel Speiseöl, dazu Spuren in Körnern, Gemüse und Obst. Obwohl diese Zufuhr so gering ist, daß man nur von äußerst stark motivierten Menschen erwarten kann, damit auszukommen, sind 11 Prozent Fett normalerweise kurzfristig nicht gefährlich. Das weitverbreitete Programm des Kardiologen Dean Ornish zur Eindämmung von Herzkrankheiten enthält ebensowenig Fett, desgleichen der Pritikin-Plan und die Reisdiät der Duke University, die diesem voran ging.

Ein weiterer Vorteil der eingeschränkten Ernährung ist die Vermeidung nutzloser Kalorien und industriell hergestellter Nahrungsmittel. In einer Diät von 1200 Kalorien ist kein Platz für Kuchen, Kekse, Hamburger und Pommes frites. Zucker und Fett müssen einer Fülle naturbelassener Nahrungsmittel Platz machen. Das ist wünschenswert, selbst wenn der Walfordsche Plan keine Langlebigkeit bewirkt. Manche Gerontologen weisen darauf hin, daß die Tiere, die von wirklichem Interesse wären, nicht die auf der schmalen Kost sind, sondern die, die essen durften, was sie wollten. Leonhard Hayflick, einer der führenden Gerontologieforscher Amerikas, meint, daß die Argumentation umgekehrt lauten sollte: »Den unterernährten Mäusen wird schlicht und einfach ermöglicht, die Grenze ihrer Lebenserwartung zu erreichen. Was die Kontrollgruppe tötet, ist die Überernährung.«

Diese Behauptung macht sehr viel Sinn, wenn man sie auf Menschen anwendet. Die schleichenden, degenerativen Krankheiten, die unsere Gesellschaft im Alter heimsuchen, sind ein Anzeichen dafür, daß wir von den langen, gesunden Lebensspannen abgehalten werden, die nur wenige erreichen – etwa 15 Prozent aller Menschen über 65 haben keine schwereren degenerativen Erkrankungen wie zum Beispiel Herzkrankheiten, Krebs, Diabetes, Arthritis oder Knochenschwund.

Niemand hat bislang herausgefunden, warum die Einschränkung des Kalorienverbrauchs bei Tieren die Lebensdauer verlängert. Walford ist der Ansicht, daß sie den Zusammenbruch des Immunsystems hinauszögert. Gegenwärtig läuft in einer großen staatlichen Versuchsanstalt in Arkansas ein Projekt, wo 30000 Ratten unterernährt werden; dazu kommen ausführliche Versuche mit Affen. In naher Zukunft werden die Ergebnisse, die bislang positiv waren, gewiß der breiten Öffentlichkeit vorgestellt werden.

Es ist unwahrscheinlich, daß viele Menschen jemals ihren Kalorienverbrauch als Langlebigkeitsprogramm ernsthaft und in dieser rigorosen Weise einschränken werden. Dennoch macht mich mein kultureller Hintergrund geneigt, das Prinzip gelegentlichen Fastens zu befürworten. In Indien gibt es eine jahrhundertealte traditionelle Anschauung, nach der die Langlebigkeit dadurch erreicht werden kann, daß man an einem Tag in der Woche wenig oder gar nichts ißt (höchstens etwas Obstsaft, warmes Wasser mit Honig oder Magermilch). Das Wirkungsprinzip ist einfach: Das Verdauungssystem kann sich ausruhen, sein Gleichgewicht wiedererlangen und angesammelte Unreinheiten ausscheiden.

Die moderne Physiologie hat diese Prinzipien nicht akzeptiert, aber jede spirituelle Tradition weist mit Stolz auf langlebige Menschen hin, die sich daran hielten. Der Erfolg der einfachen Ernährungsweise hängt meiner Ansicht nach nicht unwesentlich damit zusammen, daß sie zu einem Lebensstil gehört, in dem Fasten weder eine Strafe noch eine Wissenschaft ist, sondern eine Erholung von der täglichen Aktivität. Die Zeit, die man normalerweise dem Essen widmet, kann man in aller Ruhe allein verbringen. Auf diese Weise erlaubt das Fasten dem Körper, an einem Gefühl des friedvollen Nichtstuns teilzuhaben.

Es scheint mir, daß 100jährige Menschen den Gerontologen in ihrem Wissen über das Leben weit voraus sind. Etwas wird bei diesen bruchstückhaften Annäherungen an das Leben schmerzlich vermißt, wie faszinierend jedes einzelne Fragment auch sein mag. Eine Reduktionsdiät geht am psychologischen Reichtum des Menschen vorbei, und nach allem, was wir bisher über Langlebigkeit wissen, spielt genau dieser Faktor eine extrem wichtige Rolle.

Ich las kürzlich ein Interview mit einer interessanten 100jährigen Frau namens Edna Olson. Sie ist sehr fromm; ihr ganzes Leben lang hat sie gesungen, gebetet und ihren Glauben in Gedichten ausgedrückt. Als sie über ihr Leben befragt wurde, sagte sie:

»Ich war erst zwei Jahre alt, als Gott zu mir sprach. Er sagte mir, daß er Gott war, und er wollte, daß ich an ihn glaube, und er sagte: ›Ich werde mich um dich kümmern.‹ Und das hat er getan. Er sagte ›Sag es Deiner Mutter noch nicht. Sie wird einfach sagen, daß du ein dummes Kind bist und daß du nicht weißt, wovon du sprichst. Ich werde dir einen Traum schicken.‹ Und Gott schickte mir Träume am Morgen – bevor ich aufwachte – und es waren immer wahre Träume. Sie sagten mir, was ich tun sollte. Und so habe ich mein ganzes Leben gelebt.«

Eine Frau, die sich von Visionen nährt, oder 30000 Ratten auf schmaler Kost – ich weiß, daß diese Nebeneinanderstellung seltsam wirkt, aber ich kann mir kein Weiterleben ohne eine Vision vorstellen. Auch wenn ich nicht mit Träumen von Gott aufwache, muß mir doch jeder neue Tag etwas bedeuten, und damit, glaube ich, ist die Schlacht gewonnen. Diese Betonung von persönlichen Qualitäten des Herzens und des Geistes steht allerdings im Gegensatz zur gängigen Gerontologie.

Die Speerspitze dieser geschäftsträchtigen Disziplin befindet sich in der Biotechnologie, und die aufregendsten Durchbrüche, die von den Medien mit übertriebenem Optimismus verbreitet werden, haben etwas mit Hormonen und Gentechnik zu tun. Liegt darin unsere wirkliche Hoffnung? Der Gedanke, daß Jugend nur eine Sache der Injektion der richtigen chemischen Substanz oder der Manipulation eines widerborstigen Gens ist, klingt ansprechend simpel. In der Vorstellung vieler Leute (einschließlich vieler Gerontologen) ist die Wissenschaft vom langen Leben im Grunde nichts anderes als die Suche nach der Wunderwaffe, einer Substanz, die die Neigung unserer Zellen zu altern chemisch verändern wird. Es ist notwendig, diese Ansicht auf ihren Wert hin zu untersuchen und zu fragen, warum die Art Langlebigkeit, die man offenbar in Reagenzgläsern erreichen kann, so sehr verschieden ist von der Art, die uns von leibhaftigen Hundertjährigen vorgelebt wird.

UNBEGRENZTE LANGLEBIGKEIT? DIE AUSSICHTEN FÜR EIN UNWAHRSCHEINLICHES ÜBERLEBEN

Es leuchtet ein, daß die stärksten Wesen auch am längsten leben sollten. Aber in diesem Fall wäre der nackte Affe ein armseliger Anwärter auf Langlebigkeit. Wir kommen in einem Zustand völliger Hilflosigkeit auf die Welt, während beispielsweise bei den arktischen Karibus die neugeborenen Tiere aus dem Schoß direkt auf den Tundraboden fallen, wo sie sich sofort auf die noch wackligen Beine stellen und nach wenigen Stunden zufrieden mit der Herde dahinziehen. Wie wir wissen, kann das menschliche Neugeborene noch nicht einmal sitzen oder sich zur Seite rollen.

Das, was wir sofort von Geburt an können – saugen, schlucken, speicheln, Schluckauf haben, blinzeln, gähnen, niesen, husten, uns räkeln, weinen und schlafen – ist für das Überleben nicht sehr nützlich, außer den beiden erstgenannten Fähigkeiten, die uns ermöglichen zu essen. Ein Baby zeigt außerdem gewisse Reflexe, die wahrscheinlich für unsere Urahnen überlebensnotwendig waren: Ein Neugeborenes hat einen so starken Griff, daß es mit einer Hand sein eigenes Gewicht festhalten kann, wenn es hochgehoben wird. Vielleicht ist das ein Überbleibsel aus einer Zeit, als Affenbabys sich an das Fell ihrer Mutter klammerten. Dieses Gespenst aus der genetischen Vergangenheit verschwindet jedoch nach zwei Monaten.

Die meisten Geschöpfe haben einen Weg gefunden, wie sie ihre DNS vor den Elementen schützen können, entweder durch Schalen, Federn, Fell oder Schuppen. Aber die menschliche Haut ist nackt und so dünn, daß sie äußerst empfindlich ist. Unsere DNS ist Wind und Regen, Hitze und Kälte ausgesetzt. Wenn wir ein paar Stunden in der Sonne bleiben, erhöht sich gleich das Krebsrisiko. Nach Jahren des Reifens – viel länger als bei allen anderen Säugern – können Menschen immer noch nicht schnell genug rennen, um Löwen oder Tigern zu entkommen, und wenn wir beschließen, uns zu wehren, erweisen sich unsere Zähne, Fingernägel und Fäuste als hoffnungslos ungeeignet, um uns zu verteidigen.

Es ist daher nicht einzusehen, warum der Mensch länger lebt als alle anderen warmblütigen Wesen, bis zu 115 oder 120 Jahren. Zumindest ein Zeitgenosse, ein japanischer Inselbewohner namens Shigechiyo Isumi, erreichte die obere Grenze dieses Bereichs. Zwei Monate nach der Ermordung Lincolns im Jahre 1865 geboren, starb Isumi 120 Jahre und 237 Tage später, im Jahre 1986. Isumi-san war nach Aussage seines Arztes bis auf wenige Monate vor seinem Tod gesund und munter. In seinem elften Lebensjahrzehnt machte er noch seinen täglichen Spaziergang und trank das ortsübliche Reisbier. Im »Guinness-Buch der Rekorde« ist ein rührendes Foto von Isumi abgebildet, der mit seinem langen, schneeweißen Bart wie ein orientalischer Derwisch aussieht. Er ist umgeben von einem Dutzend Kindern, die seit seinem 110. Geburtstag im Dorf geboren wurden.

Andere Menschen mögen ebenso lange oder sogar länger gelebt haben, ohne daß verläßliche Urkunden vorliegen. Man nimmt an, daß der Amerikaner Arthur Reed 124 Jahr alt war, als er 1984 starb. Der heute lebende älteste Mensch ist angeblich die Französin Jeanne Louise Calment mit 117 Jahren. Da Behörden und Gesundheitsämter keine sehr zuverlässigen Quellen sind, was langlebige Menschen betrifft, werden die bekanntesten Fälle dem staunenden Leser im allgemeinen im »Guinness-Buch der Rekorde« vorgestellt, wo kürzlich drei Frauen, eine 112jährige aus Wales und zwei 115jährige aus den Vereinigten Staaten, als die ältesten Menschen der Welt aufgeführt wurden. Die Tatsache, daß alle diese potentiellen Rekordhalter Frauen sind, stimmt mit dem Vorsprung überein, den Frauen während des ganzen Lebens den Männern gegenüber haben. Auch bei den Hundertjährigen sind die Frauen mit zwei zu eins in der Überzahl.

Die meisten Langlebigkeitsstatistiken führen als Spitzenreiter die Riesenschildkröte auf, die ein kaltblütiges Tier ist; sie hat eine Lebensspanne von mindestens 150 Jahren. Ein Exemplar, das dieses Alter erreichte, hat angeblich in einer alten Festung auf der Insel Mauritius im Indischen Ozean gelebt. Diese besondere Schildkröte war bereits erwachsen, als sie gefangen wurde, und sie starb nicht an Altersschwäche, sondern bei einem Unfall, als sie durch eine morsche Kanonenluke fiel. Rein faktisch kann man eine Korallenkolonie als einen einzigen, extrem langlebigen Organismus ansehen; auch wenn die einzelnen Polypen nicht lange überleben, hat die Gesamtkolonie über Tausende oder sogar Zehntausende von Jahren hinweg Bestand. Unter den Säugetieren sind unsere nächsten Mitbewerber um Langlebigkeit die großen Wale, die 100 Jahre oder älter werden können. Ein bestimmter Blauwal kehrte fast 100 Jahre lang immer wieder zu seinem angestammten Futterplatz vor der australischen Küste zurück. Elefanten erreichen unter optimalen Bedingungen 70 Jahre, aber bei den kleinen Säugetieren sinkt die Lebensspanne drastisch ab, so daß Mäuse, Spitzmäuse und Ratten unter optimalen Bedingungen lediglich ein bis drei Jahre leben. Haushunde und Hauskatzen können bis zu 20 beziehungsweise 30 Jahre alt werden.

Die Biologen benutzen zwei Meßgrößen für die Lebensspanne von Tieren. Da ist einmal die Höchstlebensdauer (die äußerste Grenze für die jeweilige Art) und die durchschnittliche Lebenserwartung (wie lange die Tiere einer Art normalerweise in der Natur überleben). Zwischen diesen beiden Zahlen gibt es oft eine gewaltige Kluft. Die Natur geht verschwenderisch mit der Geburt um und ebenso verschwenderisch mit dem Tod, so daß viel mehr Lebewesen geboren werden, als jemals das Paarungsalter erreichen. Mindestens die Hälfte der kleinen Tiere und Vögel, ungeachtet der Art, sterben jedes Jahr. So unterschiedliche Lebewesen wie die Mantas und die glitzernden tropischen Fische im Great Barrier Reef laichen Hunderte und Tausende von Eiern für jedes Junge, das überlebt. Ein Buckelwal könnte theoretisch eine maximale Lebensspanne von 70 Jahren haben, aber in den verseuchten Meeren der heutigen Zeit scheinen die neugeborenen Buckelwale nur noch eine Lebenserwartung von zwei bis drei Jahren zu haben. Diese drastische Lebensverkürzung ist tragisch, denn wenn nicht genügend Babywale das Paarungsalter erreichen, wird die Art aussterben.

Auch ohne die zerstörerische Einmischung des Menschen ist das Erreichen eines hohen Alters eine der großen Unwahrscheinlichkeiten des Lebens. Die einzige realistische Weise, die Lebensspanne eines Tieres zu messen (und auch das ist nur annäherungsweise möglich) ist die, es in einem Zoo zu beobachten, der als eine Art Langlebigkeitsmuseum dient. Tiere in Zoos werden gut gefüttert und sind bis zu ihrem Tod keinem Raubtier ausgeliefert. Daraus haben wir gelernt, wie sonderbar Langlebigkeit zustande kommen kann. Im allgemeinen lebt ein Tier um so kürzer, je kleiner es ist, weshalb auch der Elefant 35mal länger lebt als eine Spitzmaus. Kaum haben wir dies festgestellt, geraten wir auch schon in Schwierigkeiten. Manche kleinen Tiere, insbesondere kaltblütige, können sehr lange überleben: Frischwassermuscheln und Seeanemonen können ein Jahrhundert alt werden.

Trotz ihres raschen Herzschlags und schnellen Stoffwechsels verschleißen sich Vögel nicht so schnell: Adler, Kondore, Eulen und Papageien können leicht über 50 bis 70 werden. Etwas an ihrem fliegenden Leben gibt ihnen Dauer, denn sogar Fledermäuse leben drei- bis viermal länger als Mäuse derselben Größe. Der Mensch indes ist kleiner als ein Elefant und lebt länger. All diese Abweichungen weisen darauf hin, daß es keine festen Regeln dafür gibt, wie die Natur die Lebensspanne festlegt.

Menschen sind in der Lage, über die Unsterblichkeit nachzudenken, aber am nächsten an sie herangekommen ist die DNS in primitiven Organismen – Algen, Plankton, Amöben und Mikroben, um nur einige zu nennen –, deren Dasein zu einfach ist, um zu altern. Jede Amöbe, die heute in einem Straßengraben schwimmt, entstammt der allerersten Amöbe, die es jemals gab; anstatt zu altern und zu sterben, verlängerte die Uramöbe ihre Existenz unendlich, indem sie sich immer wieder in Kopien ihrer selbst teilte. Unsterblichkeit war die erste Strategie, die die DNS lernte, Hunderte von Millionen Jahren, bevor komplexe Pflanzen und Tiere erschienen –, die das vielschichtige Syndrom des Alterns mit sich brachten. Ein Korallenriff bekommt niemals Krebs; Streptokokken sind immun gegen die Alzheimersche Krankheit.

Vor 50 Jahren erschien die Unsterblichkeit menschlicher Zellen noch im Bereich des Möglichen. Vielleicht würden sie sich, wenn man ihnen die Gelegenheit gäbe, unendlich teilen. Die überzeugendste Bestätigung dieser Annahme kam von einem berühmten Experiment, das 1912 am Rockefeller Institut begann. Alexis Carrel, ein hervorragender französischer Chirurg und Nobelpreisträger, nahm eine Probe von Fibroblasten (Zellen, die sich im Bindegewebe, beispielsweise in den Knorpeln befinden) aus den Herzen von Kükenembryos und kultivierte sie in einer Nährflüssigkeit. Die Zellen gediehen, teilten sich und teilten sich wieder. Die Fibroblasten teilten sich so begeistert, daß sie schließlich die Behälter bis zum Rand füllten. Carrel goß den Überschuß ab und füllte die Nährlösung nach. Bei dieser Ernährung teilten sich die Zellen ungehindert weiter, 34 Jahre lang. Das Ende kam erst, als das Projekt zwei Jahre nach Carrels Tod abgebrochen wurde. Carrel hatte eine Ader für das Theatralische, und als die Kükenzellen allmählich berühmt wurden, versah er sie mit übernatürlichen Eigenschaften. »Die Betreuung der Zellen war so etwas wie ein religiöses Ritual«, erzählte Albert Rosenfeld. »Alles, was in Carrels Labor geschah, bekam mit seiner zunehmenden Berühmtheit einen zeremoniellen Anstrich. Er ließ seine Assistenten ihre feierlichen hohen Pflichten sogar in fließenden schwarzen Roben mit Kapuzen erfüllen.«

Carrel starb in der Überzeugung, daß er ein wichtiges Problem des Alterungspuzzles gelöst hatte: Zellen konnten ewig leben, wenn sie nur die richtige Umgebung hatten. Leider stellte sich heraus, daß Carrel einen schwerwiegenden technischen Fehler begangen hatte. Wenn er neue Nährlösung nachgoß, die ebenfalls von Hühnern stammte, fügte er unabsichtlich gleichzeitig neue Embryozellen hinzu. Es waren diese Zellen, die sich weiter teilten, sobald die vorhergegangene Generation von Fibroblasten starb.

Die letzte Hoffnung, daß menschliche Zellen unsterblich waren, zerschlug sich per Zufall Ende der fünfziger Jahre, als Leonard Hayflick, ein junger Forscher aus Philadelphia, es nicht schaffte, eine Versuchsmenge menschlicher Embryozellen über eine bestimmte Grenze hinaus zu multiplizieren. Unabhängig davon, wie sorgfältig er sie kultivierte, starben die Zellen nach etwa 50 Teilungen. Hayflicks fehlgeschlagenes Experiment stellte jedoch einen

Durchbruch dar, als er begriff, daß er die äußerste Grenze der Langlebigkeit von Zellen entdeckt hatte, die als »Hayflick-Grenze« bekannt wurde. Dadurch wurden nicht nur die Ergebnisse von Carrel entkräftet. Hayflick beobachtete auch, daß sich die Zellen, wenn sie sich ihrer 50. Teilung näherten, langsamer teilten und allmählich immer älter aussahen, weil sich in ihnen gelbliche Abfallstoffe ansammelten.

Andere Experimente offenbarten, daß die Hayflick-Grenze anscheinend ein Teil des in die DNS programmierten Gedächtnisses war. Zellen, die im Reagenzglas unter Laborbedingungen kultiviert wurden, erinnern sich scheinbar daran, wie nahe sie ihrer Grenze sind. Wenn Zellkulturen beispielsweise nach ihrer 20. Teilung eingefroren werden, teilen sie sich nach dem Auftauen noch 30mal, bevor sie sterben. Das bedeutet, daß ein fester Zeitplan befolgt wird. Die Hayflick-Grenze bestätigt daher stark die Vermutung, daß das Altern von einer biologischen Zeituhr gesteuert wird. Heute ist Hayflick ein altgedienter Fürsprecher der Zeituhr-Theorien. Er glaubt, daß der Mensch eine festgelegte maximale Lebensspanne besitzt, was sich aus einer einfachen logischen Folgerung ergibt: Wenn unsere Zellen eine festgelegte Lebensdauer haben, können wir diese nicht überschreiten.

Um diese Annahme noch einmal zu bekräftigen: Wenn älteren Menschen Zellen entnommen und im Labor kultiviert werden, sterben diese Zellen nach viel weniger Teilungen als jüngere Zellen, was bedeutet, daß sie bereits viel näher an der Hayflick-Grenze waren; auch wenn die älteren Zellen in ein neues Milieu mit perfekt ausgewogenen Nährstoffen kommen, verlängert das ihr Leben nicht. Genauso altert die Haut von alten Mäusen, wenn sie auf jüngere Mäuse verpflanzt wird, und stirbt entsprechend dem Lebenszyklus des Spenders ab.

Die Hayflick-Grenze ist offenkundig nicht für alle Zellen dieselben. Roy Walford von der University of California in Los Angeles führte später Experimente durch, die zeigen, daß weiße Blutkörperchen nur eine Grenze von 15 bis 20 Teilungen erreichen können. Niedrigere Grenzen wurden auch bei Zellen von kurzlebigen Tieren wie Mäusen und Ratten beobachtet. Um die Hayflick-Grenze überschreiten zu können, müssen die Forscher künstliche und in der Natur nicht vorkommende Bedingungen erzeugen. Alten Mäusen kann Knochenmark entnommen und in jüngere Tiere verpflanzt werden. Wenn diese altern, kann das Mark extrahiert und wieder verpflanzt werden. Auf diese Weise haben Markzellen vier oder fünf Generationen von Gastmäusen überlebt, weit über die Hayflick-Grenze hinaus. Kritiker haben eingewandt, daß die Kultivierung von Zellen im Glas immer noch nicht vollkommen beherrscht wird. Ihrer Ansicht nach könnten sich Zellen mehr als 50mal teilen, sobald es bessere Methoden der Zellkultivierung gibt.

DNS UND SCHICKSAL

Wie beeinflußt nun die Hayflick-Grenze unsere Chancen, über ein bestimmtes Alter hinaus zu leben? Obwohl die Hayflick-Grenze oft als wichtigste experimentelle Erkenntnis über das Altern angesehen wird, ist ihre Bedeutung für das wirkliche Leben unbekannt. Im Labor ist jede Zellgeneration die Nachkommenschaft einer begrenzten Anzahl von Mutterzellen. Babys dagegen werden nicht mit einem vollständigen Satz von Zellen geboren. Das ganze Leben hindurch entstehen neue Zellen. Unser Knochenmark erzeugt beispielsweise unreife Blutzellen, die dann reifen. In verschiedenen Stadien der frühen Entwicklungsphase und manchmal ein ganzes Leben lang enthält jedes Organ einen Anteil primitiver, teilweise reifer und teilweise unreifer Zellen. Reif sind jene, die sich verschieden entwickelt haben, die beschlossen haben, eine Herzzelle zu werden, im Gegensatz zu einer Magenzelle, einer Gehirnzelle im Gegensatz zu einer Nierenzelle.

In jeder Zelle gibt es dieselbe DNS, aber durch die Spezialisierung drückt sie manche Eigenschaften aus und unterdrückt andere. Manche Theoretiker wollten die Hayflick-Grenze überwinden, indem sie davon ausgingen, daß eine Zelle ihr Dasein von 50 Teilungen erst nach ihrer Spezialisierung beginnt. In verschiedenen Stadien unseres Lebens teilen sich einige primitive Zellen und reifen, während andere primitiv bleiben. So ist der Körper mit Reserven ausgestattet. Selbst wenn jede Zelle die Hayflick-Grenze beachten muß, brauchen nicht alle sie gleichzeitig zu beachten. Ob diese Erklärung jemals akzeptiert wird, hängt davon ab, ob man verstehen wird, wie es überhaupt dazu kommt, daß Zellen sich differenzieren, und die Genetiker sind noch weit davon entfernt, das zu wissen.

Einer ganzen Klasse von Zellen – Krebszellen – fehlt jegliche Wachstumsgrenze. Frei von genetischer Beschränkung teilen sich Krebszellen ungehemmt, bis der Gastkörper stirbt; im Reagenzglas entfällt auch diese Grenze. Die meisten bösartigen Zellen, die weltweit in Laboratorien gezüchtet werden, sind Abkömmlinge aus dem Gewebe von wenigen, seit langem verstorbenen Personen.

Hayflicks unangefochtenes Verdienst ist es, das Altern auf die Zellebene gebracht zu haben. Seine Methode des »Alterns im Glas«, wie er es einmal bezeichnete, gilt heute bei den Biologen als Norm. Hayflick erklärte, daß als »Hauptursache von alterungsbedingten Veränderungen nicht mehr Ereignisse angesehen werden, die auf einer suprazellularen Ebene ablaufen, das heißt in Zellhierarchien auf der Gewebeebene und darüber. Die gerontologischen Abläufe vollziehen sich in der Zelle selbst.« Gemäß dieser Logik ist es von weitaus geringerer Bedeutung zu untersuchen, wie Organismen leben, als herauszufinden, wie ihre Zellen leben.

Diese Logik beherrscht die heutige Biologie des Alterns, aber sie kommt mir vor wie purer Reduktionismus, wie die isolierte Betrachtung von Einzelelementen ohne den Bezug zum Ganzen. Die Logik, der ich in diesem Buch gefolgt bin, besagt, daß das Ganze weitaus wichtiger ist als die einzelnen Teile; das Leben eines Menschen bestimmt die Aktivität seiner Zellen und nicht umgekehrt. Und doch sind diese Ansätze nicht unvereinbar, denn niemand kann länger als seine Zellen leben – so viel ist sicher. Biologen wie Hayflick neigen dazu, die DNS als allmächtig und dem Alltagsleben entrückt anzusehen – eine Art biochemischer Zeus, dessen Diktat nicht gebrochen werden kann. »Es ist so, als ob die DNS uns ›benutzte‹, um ›selbst‹ weiterzuleben«, meinte Albert Rosenfeld betrübt. Das ist jedoch nur ein Gesichtspunkt. Betrachtet man das Leben mit den Augen eines Genforschers, so bedeutet es gar nichts, wenn ein sehr alter Mensch einen starken Lebenswillen hat oder die einfachen Freuden des Lebens genießt. Und tatsächlich mag das auch hinsichtlich der ursprünglichen Programmierung der DNS unbedeutend sein. Als Ergebnis eines geglückten Lebens aber ist es ungeheuer wichtig – eigentlich ist es sogar das Wichtigste.

Außerhalb der Reagenzgläser und Flaschen der Biologen wird die DNS von jedem Gedanken, Gefühl und Handeln beeinflußt. Die Streßhormone, die beim Altern eine so wichtige Rolle spielen, werden von der RNS gesteuert, die eine Kopie der DNS ist. Obwohl die DNS selbst still in ihrer Kammer sitzt, verändert ihr aktiver Zwilling ständig seine Anweisungen. Wenn wir unseren Lebensstil ändern, so daß der Streß abnimmt, reagiert die RNS in unseren Zellen, indem sie weniger Streßhormone ausstößt.

Die Hayflick-Grenze macht den ganzen Alterungsprozeß bedeutungslos. Er wird zu einem bloßen Mechanismus, an dem man im Labor herumdoktern kann, ohne Atem, Bewegung, Wärme, Erfahrung, Erinnerung, Liebe, Hoffnung, Mut, Opfer, Wille, Neugier und alles andere, was das Leben lebenswert macht. Leider ist die Zellmanipulation immer noch die Hauptbeschäftigung in der Gerontologie und zieht die meiste Aufmerksamkeit auf sich. 1990 verkündeten die Medien, daß Forscher an der University of Wisconsin einer kleinen Gruppe älterer Männer zwischen 61 und 81 ein künstlich hergestelltes Wachstumshormon injiziert hatten. Das Ergebnis war eine plötzliche Verjüngung, die das biologische Alter um bis zu 20 Jahre zurückschraubte. Während der sechsmonatigen Versuchszeit kehrten Muskelmasse und -kraft zurück; Fett schwand ohne Diät dahin; das Gedächtnis und andere Gehirnfunktionen verbesserten sich; Kraft und Ausdauer waren wieder da.

Diese künstlich zurückgewonnene Jugend wurde mit ungeheurer öffentlicher Aufregung begrüßt. Populärwissenschaftliche Berichte verglichen sie mit der phantastischen Verjüngung in dem filmischen Kassenerfolg »Cocoon«. Die Betroffenen selbst waren tief bewegt. »Ich spürte die Veränderungen etwa nach drei Monaten. Ich fühlte mich viel stärker – ich glaube, ich habe mich in meinem ganzen Leben nie stärker gefühlt«, erinnerte sich ein pensionierter Fabrikarbeiter aus Waukegan. Das Experiment stützte sich nur auf Männer, deren normale Wachstumshormonspiegel extrem niedrig waren. Die meisten alten Menschen haben ausreichende, wenn auch niedrigere Wachstumshormonspiegel. Ein Mangel an Wachstumshormonen führt zu einer Beschleunigung des Alterungsprozesses, der auch problematischer verläuft als normal. Vor dem Experiment wiesen alle Versuchspersonen starke Anzeichen eines hohen biologischen Alters auf. Deshalb kam es nach dem Auffüllen ihrer Hormonreserven zu drastischen Veränderungen. Zum erstenmal seit Jahren konnten viele von ihnen reisen, lange Spaziergänge machen oder im Garten arbeiten.

Aber die Verbesserung war nicht von Dauer. Sobald die extrem teure Behandlung (etwa 14000 Dollar im Jahr) eingestellt wurde, kehrten die Spuren des Alters allmählich zurück. Die Muskeln schrumpften wieder, die Kraft schwand dahin, und den Männern blieb kein dauerhafter Nutzen, außer vielleicht die Spur von einem besseren Gedächtnis. »Es war wunderbar, solange es dauerte. Vielleicht kann ich es irgendwann nochmal versuchen«, sagte ein Mann wehmütig. Als man ihm erzählte, daß das nächste Experiment auch Frauen einschließen würde, sagte er zustimmend: »Ich denke, daß sie eine Chance haben sollten, sich so zu fühlen wie wir.«

Diese Worte, zitiert aus einem begeisterten Zeitungsbericht, beunruhigen mich. Man kann nicht davon ausgehen, daß die Injektion von Wachstumshormonen auf lange Sicht keine Nebenwirkungen haben wird. Vielleicht nicht bei älteren Menschen mit abnorm niedrigen Werten von natürlich vorkommendem Wachstumshormon. Aber bei normalen Menschen ist zusätzliches Wachstumshormon zu Verjüngungszwecken vollkommen nutzlos.

Die Einmischung in Körperfunktionen auf der groben Ebene löst das Problem nicht an seiner Wurzel. Sogar wenn der Wirkstoff vom Körper selbst produziert wird, kann ein Medikament die Physiologie tatsächlich in die eine oder die andere Richtung beeinflussen. Aber der Körper erinnert sich daran, was er tun will, und solange diese Erinnerung nicht geändert wird, bleibt das Ungleichgewicht bestehen. Jeder, der einmal mit Diabetes zu tun hatte, kennt die vielen Ungleichgewichte im Stoffwechselprozeß, unter denen insulinabhängige Patienten leiden, und das sorgfältige Ausbalancieren der Dosierung, um einen Insulinschock und das Koma zu vermeiden. Das Ersatzhormon ist zwar das richtige Molekül, was aber fehlt, ist die angeborene Intelligenz, dieses Molekül zu benutzen. Diabetes, Schilddrüsenüberfunktion und das Altern selbst gehen auf eine verlorene Intelligenz zurück, nicht auf irgend einen Molekülmangel.

Jedes mit Medikamenten erreichte »Verjüngungswunder« sprengt unweigerlich die Intelligenz des Körpers. Als man unterentwickelten Kindern menschliche Wachstumshormone verabreichte, sahen sich die Forscher mit erheblichen Nebenwirkungen und sogar Todesfällen konfrontiert. Das Argument, daß das Altern durch eine abnorme Hormonproduktion verursacht wird, überzeugt mich, aber Hormone dienen zur Übertragung von Botschaften, und Botschaften werden letztendlich im Bewußtsein gesteuert. Indem man seine innere Intelligenz erhöht, sein Glücksempfinden und sein Erfülltsein verstärkt, kann man dem Altern auf dauerhafte, sinnvolle Weise entgegenwirken, ohne chemische Stoffe und deren mögliche Nebenwirkungen. Die Verantwortung für die Veränderung des Bewußtseins liegt bei jedem einzelnen.

DAS »GEN DES ALTERNS«

Außer in Hormonbehandlungen setzt man auch große Hoffnungen in die Genmanipulation, um das Altern zu besiegen. Vor 40 Jahren, nachdem Watson und Crick die chemische Struktur der DNS entschlüsselt hatten, begann die Jagd nach einem Alterungsgen. Wenn sie ein solches Gen fänden, würden die Wissenschaftler den Schlüssel zur Unsterblichkeit der Zellen in der Hand halten, selbst wenn die Natur versagt hatte. An verschiedenen amerikanischen Universitäten haben seither Forscher immer wieder einen Durchbruch bei der Lokalisierung von Genen angekündigt, die das Altern bei Hefekulturen, Fruchtfliegen und schließlich Menschen steuern.

Michael West, ein Molekularbiologe an der University of Texas in Dallas, der mit gezüchteten menschlichen Zellen arbeitet, hat zwei »Sterblichkeitsgene« isoliert, die eine Beschleunigung des Alterungsprozesses in diesen Zellen bewirken. Diese beiden Gene,

M-1 und M-2 genannt, können chemisch an- und abgeschaltet werden, was den Alterungsprozeß willkürlich vorwärts oder rückwärts ablaufen läßt. Bei normalem Altern scheinen sowohl M-1 als auch M-2 angeschaltet zu sein. Indem er das M-1-Gen abschaltet, ist West in der Lage, einer Zelle ihre Jugend zurückzugeben und ihre Gesamtlebensdauer, gemessen an der Zahl der Zellteilungen, zu verdoppeln. Ganz offenbar hat West entdeckt, wie man die Hayflick-Grenze willentlich überschreitet.

Die Ergebnisse sind noch spektakulärer, wenn man das zweite Sterblichkeitsgen, M-2, abschaltet. Die Zellen teilen sich unendlich und bleiben für immer jugendlich. Schaltet man M-1 wieder an, kehren die Zellen, wie West beobachtete, zum normalen Altern zurück. Vielleicht haben wir hier das sagenhafte Alterungsgen, obwohl von konkurrierenden Forschern andere Anwärter angeboten werden. Nach allgemeinem Verständnis scheint das Altern ein Phänomen zu sein, das auf dem Zusammenwirken mehrerer oder sogar vieler Gene beruht. Auch bedeutet die Entdeckung dieser Schaltungen nicht, daß man herausgefunden hätte, was sie aktiviert. Vielleicht gibt es unbekannte Gehirnmechanismen, die die Genschaltungen steuern und die höchstwahrscheinlich je nach Leben und Erfahrung bei jedem einzelnen Menschen verschieden sind.

Die Tatsache, daß der Körper das Vergehen der Zeit aufzeichnen kann, steht außer Frage. Die Befürworter einer biologischen Alterungsuhr haben die körpereigenen Biorhythmen auf einen kleinen Neuronenhaufen im Hypothalamus zurückgeführt, der als der superchiasmatische Kern bekannt ist. Kaum größer als eine Bleistiftspitze, regelt dieser Gewebeklumpen das Zeitgefühl des Körpers. Aber die Entdeckung der biologischen Uhr des Körpers löste nicht das Geheimnis des Alterns, da der Hypothalamus mit dem übrigen Gehirn, dem innersekretorischen Drüsensystem und dem Immunsystem verbunden ist. Jedes von ihnen oder alle zusammen könnten daran beteiligt sein, denn sie alle besitzen eine ungeheuer große eigene Intelligenz.

Unsere Körper sind überall intelligent. Chemische Gehirnstoffe werden nicht nur in unseren Köpfen ausgeschüttet. Unsere Haut, unser Magen, unsere Därme und unsere Herzen stellen sie her.

Weiße Blutkörperchen, die durch das Immunsystem gleiten, sind mit denselben Rezeptoren für Neurotransmitter ausgestattet – sie bilden eine Art »gleitendes Gehirn«. Die Haut selbst erzeugt mehr innersekretorische Hormone als das innersekretorische System selbst. M-1 und M-2 sind in diesem riesigen Intelligenz-Netzwerk faszinierende Fragmente. Michael West hat eine Gesellschaft gegründet, um herauszufinden, ob man ein Medikament entwickeln kann, das diese Gene steuert. Aber in Anbetracht der Krebsbehandlung durch Interferon mit ihren entsetzlichen Nebenwirkungen, hohen Kosten und geringen Ergebnissen, haben Wests Bemühungen noch einen langen Weg vor sich, bevor sie außerhalb der Glasbehälter irgendwelchen Nutzen erzielen. Die Genmanipulation ist bis heute mit äußerst riskanten Verfahren verbunden, zum Beispiel mit Marktransplantationen, die lebensgefährliche Operationen darstellen. Die am höchsten entwickelten Organismen, deren Lebensdauer heutzutage durch Genmanipulation verlängert werden kann, sind Fruchtfliegen, Hefepilze und Fadenwürmer. Ich halte die Anwendung dieser Technologie auf den Menschen für unwahrscheinlich.

Dennoch ist dieser Zweig der Gerontologie von einem Optimismus erfüllt, der bis in die Regenbogenpresse durchsickert. »Wenn wir Verfahren entwickeln, um alterndes Gewebe mit Embryozellen zu reparieren, könnten wir das menschliche Leben im kommenden Jahrzehnt um 30 Jahre verlängern«, sagte ein Medizinprofessor in Virginia. Aus Texas kommt das Echo eines Kollegen: »In 30 Jahren haben wir möglicherweise die Hauptgene zur Verfügung, die die Langlebigkeit bewirken, und wir werden in der Lage sein, unsere Höchstlebensdauer zu verdoppeln, zu verdreifachen oder sogar zu vervierfachen ... Es ist möglich, daß einige heute lebende Menschen in 400 Jahren noch leben werden.«

Ein Forscher in Louisiana drückte sich etwas vorsichtiger aus: »Wir werden möglicherweise die Lebensdauer erheblich verlängern können, vielleicht um 100 Prozent – was uns zusätzliche 100 bis 120 Jahre geben würde.« Andere Gerontologen halten sich mit genauen Zahlen zurück, ohne indes weniger begeistert zu sein. »Ich denke, daß wir wohl in der Lage sein werden, das menschliche Leben weit über alles, was wir uns je erträumt haben, verlängern können«, meinte ein Forscher in Colorado, dessen Arbeit mit Nematoden, durchsichtigen Fadenwürmern von der Größe eines Kommas, sehr erfolgreich war.

Etwas Beunruhigendes liegt unter der Oberfläche der überschwenglischen Voraussagen, die die Genforscher hinsichtlich des Alterns machen. Die Amerikaner mögen die Vorstellung, daß technischer Einfallsreichtum jegliches Problem beseitigen kann. Genauso wie man heute Computer aufrüstet, um sie schneller und leistungsfähiger zu machen, zielen die Gerontologen darauf ab, die menschliche Maschine zu verbessern. Dahinter steht die Theorie, daß unsere Körper durch ein paar biochemische Ersatzteile leistungsfähiger werden, weniger krankheits- und verschleißanfällig. Wenn jemals ein Forschungsbereich von der Vorstellung ausging, daß der Körper geistlos und von Grund auf mangelhaft ist, so ist es die Genetik.

Wie andere kurzsichtige Modelle läßt die genetische Sichtweise des Alterns das Leben als Ganzes außer acht. Anders als der pazifische Lachs sind Menschen nicht Marionetten eines biologischen Schicksals. Es gibt heute Bevölkerungsgruppen, die keinen hohen Blutdruck haben, keine verstopften Arterien, keine Kinderkrankheiten, niedrige Krebsraten und so fort. Das Problem ist, daß keine einzelne Kultur alle diese günstigen Züge gleichzeitig aufweist. In dem Maße, wie wir versuchen, eine Langlebigkeit zu erreichen, die den Wünschen der Gesamtpersönlichkeit entspricht, werden wir entdecken, daß die DNS unseren höheren Erwartungen entsprechen kann. Die Anpassung an neue Bedingungen ist der eigentliche Zweck der Intelligenz des Körpers. Wenn Sie ein biologischer Forscher im Steinzeitalter gewesen wären mit einer vollständigen Karte der menschlichen DNS vor sich, hätten Sie daraus den bevorstehenden Aufstieg der Zivilisation ablesen können? Hätten Sie Mozart, Einstein, den Parthenon, das Neue Testament voraussehen können? Hätten Sie wissen können, daß gegen das Jahr 2000 verbesserte Lebensbedingungen die Lebenserwartung des Urmenschen um sechs Jahrzehnte verlängern würden?

Das Wunder der DNS ist nicht, daß sie das Leben steuert, sondern daß sie zuvor unbekannte Möglichkeiten entfalten kann, die in meinem Herz und Geist entstehen. Mit anderen Worten: Die DNS dient meinen Zwecken und nicht anders herum. Es gibt Gesellschaftsformen, in denen Langlebigkeit hoch geschätzt wird, und dort, unter den Bedingungen des wirklichen Lebens, haben wir unser bestes Labor. Anstatt sich auf isolierte Einzelwesen zu stützen, die ein extrem hohes Alter erreicht haben, können wir eine ganze Bevölkerung untersuchen, denen dieser Ehrgeiz von Jugend an mitgegeben wurde. Die Ergebnisse sind erstaunlich, und das ganz ohne Zutun der Wissenschaft.

GEHEIMNISSE DES »LANGEN LEBENS«

Abchasien, eine entlegene Berggegend im südlichen Rußland, ist ein Land von fast mythologisch hohem Alter. Es ist der einzige Ort, von dem ich jemals gehört habe, an dem es dort ein besonderes Wort für Ururgroßeltern gibt, das nur für lebende Menschen verwandt wird. Die legendäre Langlebigkeit in dieser Gegend erregte Ende der sechziger Jahre die Aufmerksamkeit der Welt, als westliche Besucher eingeladen wurden, diese »Superhundertjährigen« zu besuchen. Fast alle waren Landarbeiter, konnten weder lesen noch schreiben und hatten angeblich das unglaubliche Alter von 120, 130 und sogar 170 Jahren erreicht.

Außerhalb der Sowjetunion galten solche Behauptungen als nicht glaubhaft. Unter den Gerontologen war es weithin anerkannt, daß die Obergrenze des menschlichen Lebens zwischen 115 und 120 lag. Und selbst das war eine theoretische Grenze, da zu dieser Zeit niemals jemand mit einer verläßlichen Geburtsurkunde älter als 113 geworden war. Aber in der Sowjetunion gab es den ältesten der Superhundertjährigen, einen Mann namens Shirali Mislimow, der angeblich 1805 geboren war, sieben Jahre, bevor Napoleon auf Moskau zumarschierte. Mislimow lebte in einem entlegenen Dorf in Aserbeidschan westlich des Kaspischen Meeres, wo er 1973 im unvorstellbaren Alter von 168 Jahren starb. Gegen Ende seines Lebens schirmte man ihn wegen seiner schwachen Gesundheit vor Besuchern ab. Da sie den ältesten Mann, der jemals gelebt hatte, nicht besuchen konnten, interviewten die Besucher aus dem Westen die ältesten Frauen aller Zeiten.

Es war Khfaf Lazuria, eine Frau aus Abchasien, die von sich behauptete, etwa 140 zu sein. Mit einer Mischung aus Faszination und Skepsis kamen allmählich immer mehr ausländische Besucher, einschließlich Ärzten und Reportern, um sie kennenzulernen. Vom ersten Augenblick an war Abchasien ein bezaubernder Ort für jeden, der aus den überfüllten, verschmutzten Großstädten der USA und Europas kam. Das Land war grün und idyllisch. Die meisten Einwohner von Abchasien lebten auf einer Höhe zwischen 250 und 300 Metern über dem Meer, in sauberen, zweistöckigen Häusern, die oft aus Walnußbaumholz gebaut waren, mit großen Veranden und gutgelüfteten Zimmern.

Das Klima in den Hügeln nahe des Schwarzen Meeres war das ganze Jahr hindurch gemäßigt, mit einem frischen Wind und einer Durchschnittstemperatur von 10 bis 12 °C. Aber die abgehärteten Abchasen genossen diese etwas kühle Luft und behaupteten sogar, daß sie zu ihrem langen Leben beitrug. Außer dem Küchenherd hatten die Häuser im allgemeinen keine Heizung.

Obwohl die Gegend unter Malaria- und Typhusepidemien gelitten hatte, bis in den dreißiger Jahren die Sümpfe von sowjetischen Ingenieuren trockengelegt wurden, konnte sich Abchasien rühmen, mehr Hundertjährige zu haben als jeder andere Ort der Welt, und 80 Prozent der Langlebigen – das Wort »alt« wurde nie auf sie angewendet –, waren aktiv und kräftig. Männer wie Frauen arbeiteten üblicherweise Jahrzehnte über das offizielle Rentenalter, das in der Sowjetunion bei 60 Jahren lag, hinaus in den örtlichen Teeplantagen. Die Teepflücker erhielten eine Urkunde, wenn sie 100 wurden.

Als eine Gruppe neugieriger amerikanischer Journalisten an seiner Tür erschien, kam der 110jährige Wanacha Temur flink aus seinem Garten, um sie zu begrüßen. Als Wanacha – er wurde immer beim Vornamen genannt – ein Baby unter den Besuchern entdeckte, lächelte er entzückt und bestand darauf, daß es etwas frischgemolkene Kuhmilch bekam. Er bot den Erwachsenen Körbe voll Äpfeln von seinen besten Bäumen an und reichte Krüge mit dem landesüblichen Most herum. Bevor er einwilligte, von sich selbst zu erzählen, sprach er mit einfacher Überzeugung über die Notwendigkeit des Weltfriedens und der Harmonie zwischen Amerika und der früheren Sowjetunion. Es ist kaum nötig zu erwähnen, daß seine Besucher völlig entzückt waren.

Als einer von wenigen unter den langlebigen Abchasen besaß Wanacha seine Taufurkunde, eine Rarität in dieser Gegend, wo solche Unterlagen so gut wie nie aufbewahrt werden. Dem Datum auf dem Dokument zufolge war Wanacha 106, aber er erklärte, daß seine Eltern vier Jahre lang gewartet hatten, bevor sie ihn taufen ließen, weil sie zu arm gewesen waren, um den Priester zu bezahlen. »Wanachas Lebenskraft war auch mit 106 noch unglaublich«, schrieb einer der Besucher. »Er war ungefähr 1,60 m groß, hatte strahlendblaue Augen und trug einen eleganten weißen Schnurrbart. Er war der Inbegriff eines liebevollen und heiteren Großvaters. Seinen schlanken, drahtigen Körper schrieb er einer leichten Kost, Reiten, Feldarbeit und Wanderungen in den Hügeln zu.«

Obwohl Wanacha Temur als einer der gesündesten unter den Langlebigen galt (ein amerikanischer Arzt maß bei ihm die jugendlichen Blutdruckwerte von 120/84), war er nicht atypisch. Bei einer sorgfältigen Untersuchung aller Abchasen über 90 erwiesen sich 85 Prozent als geistig gesund und offen, nur 10 Prozent hatten Hörschwierigkeiten und 4 Prozent Sehschwächen. Männer wie Frauen aus diesem Kulturkreis hatten eine Leidenschaft für Pferderennen, und es war eine Sache des Stolzes für die Hundertjährigen, bei den Dorfparaden auf dem Pferd zu erscheinen.

In Amerika fand der Gedanke, bis ins hohe Alter hinein sehr aktiv zu bleiben, gerade erst langsam Eingang in die Medizin. In Abchasien zog man sich dagegen seit Jahrhunderten nur aufs Altenteil zurück, wenn man nicht mehr arbeiten konnte. Ältere Arbeiter verkürzten ihre Arbeitszeit auf den Feldern, wenn sie 80 oder 90 wurden; statt 10 oder 15 Stunden zu arbeiten, hörten sie vielleicht nach fünf oder sechs Stunden auf. Diese Arbeit wurde ihnen jedoch nicht abverlangt. Die Liebe zu harter Arbeit saß bei den Abchasen tief, und Dokumente belegen, daß eine Frau von 109 Jahren in einem Sommer für 49 volle Arbeitstage ausbezahlt wurde.

Das gesamte Bergland des Kaukasus war seit Jahrhunderten berühmt als der »Langlebigkeitsgürtel«. Im Westen vom Schwarzen Meer und im Osten vom Kaspischen Meer eingegrenzt, erheben drei verschiedene Staaten Anspruch auf Überhundertjährige; Georgien (das die Gegend um Abchasien einschließt), Aserbeidschan und

Armenien. In dieser ganzen Gegend, die nur spärlich industrialisiert ist, lebt eine Mischung aus verschiedenen Rassen. Die Religionen reichen je nach Gebiet vom Islam bis zum Christentum, und das Klima variiert vom hochalpinen (der Kaukasus ist mit Gipfeln um 6000 Metern die höchste Bergkette in Europa) bis zum subtropischen. Diese Umstände waren für die Gerontologen wichtig, denn bei einer solchen Bandbreite von Kulturen, Rassen und Klimazonen konnte es weder einen einzelnen Gensatz geben, der für die Langlebigkeit in der Region verantwortlich war, noch war es eine besonders begünstigte paradiesische Gegend.

Ende der sechziger und Anfang der siebziger Jahre erreichte die auf den Zweiten Weltkrieg folgende Herzattackenepidemie ihren Höhepunkt, und die Krebsraten hatten sich seit 1930 nicht signifikant verändert. Auch heute, nach drei weiteren Jahrzehnten großzügig finanzierter Forschung, hat sich da nichts getan. Die Langlebigen hatten beide Geißeln in bemerkenswerter Weise überlebt, und dies ging auf regelmäßige Bewegung und auf die Ernährung zurück. Begünstigt durch ein fruchtbares Land und einem für Mais, Tomaten und alle Arten von Grundnahrungsmitteln geeigneten Klima, ernährte sich die Bevölkerung von selbstgezogenem Gemüse und Milchprodukten. Diese Kost wurde durch kleine Mengen von Nüssen, Körnern und Fleisch ergänzt. Joghurt, ein fester Bestandteil ihrer Ernährung, hat seit langem den Ruf eines Langlebigkeitsmittels. Um daraus Gewinn zu schlagen, brachte eine amerikanische Joghurtfirma eine Serie amüsanter Werbespots mit einem 89jährigen Abchasen, der gierig den Joghurt dieser Marke auslöffelt, während ihn seine 117jährige Mutter in die Backe zwickt.

Trotz der Tatsache, daß die meisten Langlebigen täglich Käse, Joghurt und Milch zu sich nahmen, war der Gesamtverbrauch an Fett und Kalorien nach westlichem Standard niedrig, zwischen 1500 und 2000 Kalorien pro Tag. Um so genügsam zu essen, müßten viele Amerikaner 1550 bis 2000 Kalorien pro Tag einsparen! Der tägliche Fettverbrauch eines Abchasen betrug 60 Gramm, genau die Hälfte des amerikanischen Mittelwertes. Obwohl sie gerne den landesüblichen Apfelmost tranken, rauchten nur wenige Abchasen. Unter den Rauchern waren nur selten Frauen, die traditionsgemäß diese

Angewohnheit als Vorrecht der Männer betrachteten. Fast alle waren verheiratet und das seit Anfang 20. Da es in der Gegend nur wenige gepflasterte Straßen gab, war es für die Menschen dort üblich, am Tag bis 30 Kilometer zu Fuß zurückzulegen.

Einer der ersten Amerikaner, der in diese erstaunlich gesunde Kultur eindrang, war Alexander Leaf, ein verständiger Professor an der Harvard Medical School, der einer der frühen Wegbereiter der Vorsorgemedizin gewesen war. Um seine Überzeugung zu festigen, daß körperliche Bewegung und richtige Ernährung die Fundamente einer lebenslangen Gesundheit waren, machte Leaf eine Pilgerfahrt zu all jenen Stätten in der Welt, wo legendäre Langlebigkeit anzutreffen war. Abchasien begeisterte ihn sehr. Dort konnte er Menschen erleben, die bei guter Gesundheit unerhört alt wurden.

Bei seinem Besuch in Abchasien im Jahre 1972 bemühte sich Leaf, mit Gabriel Chapnian Schritt zu halten, einem kleinen, lebhaften alten Mann, der mit seinen 117 Jahren mühelos einen Hügel hinaufstieg, auf dem sein Garten lag. Mit 104 stand Markhti Tarkhil immer noch bei Sonnenaufgang auf und tauchte in einem eiskalten Fluß unter, um sein Morgenbad zu nehmen. Leaf schrieb: »Markhti schreibt sein langes Leben Gott, den Bergen und einer guten Ernährung zu – und er warnt vor Kost ohne Pfeffer! Sein ›bestes‹ Alter war 18, aber er pflichtet Wanacha bei, daß er sich noch bis 60 als jungen Mann ansah. ›Ich fühle mich immer noch jung, ich schlafe gut, reite mein Pferd, esse gut und schwimme jeden Tag, so daß ich mich immer noch wie ein junger Bursche fühle, auch wenn ich nicht mehr so stark bin wie einst.‹«

Wenn wir im Westen altern, verlieren unsere Körper an Muskelmasse und ersetzen sie durch Fett – mit 65 besteht die Hälfte des Körpergewichts von Männern wie Frauen aus Fett, das Doppelte von dem, was sie mit 20 hatten. Im Gegensatz dazu besaßen alle langlebigen Abchasen einen eher mageren Körper, mit einer geraden Wirbelsäule und festen Muskeln. Noch lange nach ihrer Pensionierung gediehen die ältesten durch ein Leben im Freien – sie wanderten im Sommer zu den hochgelegenen Weideplätzen und gruben in ihren Gärten Kartoffeln aus. Selbst in Fällen, wo Herzkranzarterien blockiert oder andere Schäden an den Herzmuskeln aufgetreten waren, schien das von allen praktizierte Wandern und Klettern die körperliche Beeinträchtigung zu überwinden.

Als Leaf 1972 die mitgebrachten Fotos von Langlebigen in der Monatsschrift »National Geographic« veröffentlichte, sahen Millionen von Lesern ein Gesicht des Alters, das man bis dahin in den USA nicht gekannt und kaum für möglich gehalten hatte. Rund 20 Jahre später beobachteten wir eine enorme Zunahme aller Altersgruppen über 65. Die langlebigen Abchasen faszinieren uns immer mehr. In ihrer Kultur gibt es das »neue« Alter seit Generationen. Sie führen traditionsgemäß ein Leben, in dem die richtigen Bestandteile für eine bewußte, sinnvolle Langlebigkeit zusammentreffen – nicht nur eine Langlebigkeit von Überlebenden, sondern von einer »Jugend im Alter« (so lautet auch der Titel von Leafs Buch).

Die Abchasen schafften es, Jugend so zu definieren, daß sie nicht im Gegensatz zu langem Leben stand. Jemand konnte chronologisch alt sein und war doch nach ihren Maßstäben jung. Als er seine Eindrücke von dem Achtundneunzigjährigen Tikhed Gunba niederschrieb, notierte Leaf: »Tikheds Blutdruck betrug 104/72 und sein Pulsschlag lag bei regelmäßigen 84 Schlägen pro Minute. Er schien ein sehr friedlicher Mensch zu sein, der noch reichliche Reserven hatte. In der Gegenwart von zwei Hundertjährigen galt Tikhed immer noch als junger Bursche.«

DER HUMBUG MIT DEN ÜBERHUNDERTJÄHRIGEN

Warum haben wir angesichts dieser Idylle nicht alle von Abchasien gehört? Der Grund liegt darin, daß die ursprünglichen Berichte westlicher Besucher rasch von Verwirrung und Mißtrauen überschattet wurden. Was Abchasien Mitte der siebziger Jahre so interessant machte, war nicht der Lebensstil, sondern das Phänomen der Überhundertjährigkeit. Die damalige sowjetische Regierung wollte propagandistischen Gewinn daraus schlagen, daß ihre ältesten Bürger alles im Rest der Welt Bekannte überlebten. Man machte ein enormes Aufheben um einzelne Personen wie Khfaf Lazuria, die berühmteste unter den Langlebigen.

Khfaf Lazuria war angeblich die älteste Frau, die jemals gelebt hatte. Sie starb 1975, als sie behauptete, 140 zu sein, was bedeutete, daß sie 1835 während der Regierungszeit von Zar Nikolaus I. geboren wurde, zur selben Zeit, als Andrew Jackson Präsident der Vereinigten Staaten war. Ihr Leben lang war die 1,30 m große Khfaf Lazuria eine winzige, zerbrechliche Frau. Obwohl sie sehr zart war, bewegte sie sich behende, freute sich über Besucher, konnte eine Nadel ohne Brille einfädeln und sehr anschaulich erzählen.

Eine Seltenheit bei Frauen in Abchasien, rauchte sie gerne Zigaretten, womit sie nach eigener Aussage im Alter von 100 Jahren angefangen hatte. (Da sie zu alt sei, um als Frau zu gelten, scherzte sie gerne, konnte sie sich auch gleich wie ein Mann verhalten.) In ihren lebhaften Erzählungen tauchten auch frühe Erinnerungen an den »großen Krieg im Norden« auf, von dem Leaf annahm, daß es sich um den Krimkrieg von 1853–1856 handeln mußte. Das war auch die Zeit, als sie von Türken entführt wurde und erst zehn Jahre später nach Hause zurückkehrte, etwa in dem Jahr, als Lincoln ermordet wurde. Vielleicht noch bemerkenswerter als Khfaf Lazurias eigener Anspruch auf Superlanglebigkeit war die Tatsache, daß sich ihre Familie einer ganzen Reihe von Großeltern, Eltern, Brüdern, Schwestern und Vettern rühmen konnte, die alle das 100. Lebensjahr erreicht hatte. Das machte sie zu der Hundertjährigen-Familie aller Zeiten.

Wie verzaubert nahm Leaf all diese Erzählungen uneingeschränkt ernst. Deshalb traf es ihn wie ein Schlag, als große Ungereimtheiten auftauchten. Wie sich herausstellte, hatte Khfaf Lazuria jedem Besucher eine etwas andere Geschichte von sich selbst erzählt und dabei ihr Alter unbekümmert verändert, ebenso die Zahl ihrer Ehemänner, das Alter ihrer Eltern – tatsächlich blieben nur wenige Einzelheiten konstant. Leaf sei vergeben, daß er nicht wußte, was kein gelegentlicher Besucher wissen kann, daß es nämlich ein beliebter Brauch in Abchasien ist, Fremden Märchen aufzutischen! Westliche Besucher, die lange genug blieben, um sich mit den Gebräuchen der Gegend vertraut zu machen, erfuhren, daß die abchasische Neigung zur Übertreibung berühmt war, besonders, wenn sie sich für Fremde lange Geschichten ausdachten.

Als ortskundige Gerontologen, die von der damaligen sowjetischen Regierung in die Gegend entsandt worden waren, befragt wurden, wie alt ihrer Meinung nach die Langlebigen denn tatsächlich seien, schätzten diese, daß einige sicher recht alt seien, 115 und darüber, daß aber keiner in der Gegend, der behauptete, 120 zu sein, verläßliche Dokumente liefern konnte; noch weniger jene, die angeblich 140 oder 168 waren. Tatsächlich gab es in Abchasien, wo 90 Prozent der Kirchen unter Stalin zerstört worden waren, fast keine Geburten-, Kommunions- oder Heiratsregister.

Der letzte Schlag kam, als Zhores Medwedjew, einer der geachtetsten sowjetischen Genetiker, Anfang der siebziger Jahre in den Westen flüchtete. Medwedjew war durch den Kaukasus gereist und war genauestens vertraut mit den Methoden der dort tätigen Gerontologen. In London enthüllte er die Schwächen aller Ansprüche auf Superlanglebigkeit: Bis zu 98 Prozent der alten Menschen waren Analphabeten und wußten noch nicht einmal ihren Geburtstag. Für sie war chronologische Erinnerung etwas Zufälliges, besonders in Anbetracht der Tatsache, daß sich in dieser Gegend die christliche und moslemische Zeitrechnung überschneiden, wobei dem moslemischen Kalender ein Jahr von zehn Monaten zugrunde liegt. Es gab vor 1930 keine Unterlagen der sowjetischen Verwaltung. Der Verdacht auf eine bewußte Irreführung kam auf, als Medwedjew darauf hinwies, daß Stalin in Georgien geboren war. Eifrige Versuche, ihn davon zu überzeugen, daß er lange leben würde – etwas, woran die meisten absoluten Despoten äußerst gerne glaubten –, hatten dem traditionellen Stolz der Abchasen, sehr alt zu werden, politischen Nährstoff geliefert.

Die Seifenblase platzte rasch. Im kalten Licht der Öffentlichkeit gab es keinen wirklich überzeugenden Hinweis darauf, daß Familien im Kaukasus mehrere Generationen von Hundertjährigen hervorgebracht hatten. Als die amerikanische Joghurtfirma ihre Kampagne mit der Mutter, die ihren Sohn in die Backe kneift, ausarbeitete, wollte man ursprünglich eine Mutter und einen Sohn finden, die beide über 100 waren (das schien plausibel zu sein in einer Gesellschaft, wo Frauen mit 20 heirateten), aber nun erwies sich das als unmöglich. Niemand konnte eine Familie finden, in der Eltern wie Kinder über 100 waren. Die meisten Forscher kamen zu dem Schluß, daß es sich bei den georgischen Überhundertjährigen um die Erzeugnisse einer traditionellen Kultur handelte, in der das Erreichen eines möglichst hohen Alters von jeher den Grund für ein hohes gesellschaftliches Ansehen gewesen war.

WARUM WIR ABCHASIEN BRAUCHEN

Trotz der Widersprüche in seinen Entdeckungen trat Leaf weiterhin für die Prinzipien zur Vorbeugung des Alterns ein, die er im Kaukasus wirken sah. Seine Arbeit trug viel dazu bei, die Amerikaner zu mehr Körperübungen und einer besseren Ernährung hinzuführen, besonders hinsichtlich der Vorbeugung von Herzattacken. Aber die wachsende Skepsis zwang ihn, seine Aussagen über die Superlanglebigkeit zurückzunehmen. Das Thema Abchasien wurde indes nicht fallengelassen. In einer Welt, wo die meisten Gesellschaftsformen ihre Mitglieder auf eine kurze Lebenserwartung hin programmieren und die Älteren zu einer Randexistenz verdammen, förderte diese eine Gesellschaft ein bewußtes Ideal des hohen Alters als der erfüllendsten Phase des Lebens – und die Belohnung stand allen offen, die sie erreichen wollten.

Für mich war Abchasien der Ort, wo die traditionelle Vorstellung von »alt« niemals Wurzeln geschlagen hatte. Das Wort wurde verbannt, und statt dessen führten die Langlebigen ein zeitloses Leben – sie galoppierten auf Pferden dahin, arbeiteten in der Sonne und sangen in Chören, in denen die jüngeren Mitglieder 70 und die ältesten 110 waren. Abchasien war ein Beweis dafür, daß das Älterwerden eine Zeit der »Verbesserung« sein konnte. Die Abchasen tranken einander mit den Worten »Mögest du so alt wie Moses werden« zu und verehrten die Langlebigen als Menschen, die ein Ideal verwirklichten.

Den bei weitem größten Vorteil, den die Langlebigen genossen, war dieser: Sie hatten Vertrauen zu ihrer Lebensweise. Die Abchasen beeindruckten westliche Besucher durch ihre bemerkenswerte Anpassung an die Rhythmen des Lebens, genau das, was wir in

Amerika verloren haben. Es lohnt sich, ein ausführliches Zitat des amerikanischen Schriftstellers Dan Georgakas wiederzugeben, der nach Abchasien reiste, nachdem alles aufgeflogen war, und der immer noch vieles Bewundernswerte fand. In seinem Buch »The Methusalem Factors« schrieb er: »Die Abchasen lassen sich nicht gerne hetzen, verabscheuen Termine und arbeiten nie bis zum Umfallen. Aufgrund dieser Lebensweise erachten sie es auch als äußerst unhöflich, zu schnell oder zuviel zu essen. ... Ihr Alltag hat ein Tempo, das mehr den biologischen Rhythmen entspricht als das Hals über Kopf-Verhalten, das in den meisten entwickelten Ländern vorherrscht.«

Man bekommt Gefühl für ein Volk, das ein natürliches Gleichgewicht erreicht hat. Statt darum zu kämpfen, ungesunde Gewohnheiten abzulegen, hatte ihre Kultur gute Gesundheit in ihre ganze Lebensanschauung hineingewebt. Fast 70 Prozent ihrer Nahrung bestand aus Gemüse und Milchprodukten, und ein weiterer einzigartiger Aspekt der traditionellen Kost war die Betonung der Frische.

»Die Gemüse wurden erst kurz vor dem Kochen oder Auftragen geerntet, und wenn zu dem Essen Fleisch gehörte, zeigte man den Gästen das Tier, bevor es geschlachtet wurde. Welche Mahlzeit es auch immer gab, die Reste wurden weggeworfen, denn sie galten als gesundheitsschädlich. Solch eine Betonung der Frische garantierte, daß zwischen Garten und Tisch der Verlust an Nährstoffen minimal war. Das meiste Essen wurde roh oder in Wasser gekocht verzehrt, nichts wurde gebraten.«

Leichte Kost und schwere Körperarbeit machten es den Abchasen leicht, die schlanken Körper zu bewahren, die in ihrer Kultur (wie auch in unserer) als schön empfunden wurden, aber darin lag ein tieferer Sinn als bloße Eitelkeit. »Die Abchasen gehören zu den wenigen Menschen in der Welt, die sich der nachteiligen Folgen von Fett so bewußt sind, daß sogar ihre Kinder und Kleinkinder schlank bleiben.« Die traditionelle Liebe zu Pferden fügte ein weiteres Tempo in diese integrierte Lebensweise ein, die bereits Arbeit und Ernährung umschloß. »Von jüngster Kindheit an, sogar mit zwei oder drei, wurde den Kindern das Reiten beigebracht. Reiten war die wichtigste Sportart, und die Beherrschung von reiterlichen

Kunststücken war ein Zeichen des persönlichen Wertes. Pferde wurden nie als Arbeitstiere benutzt, nur zur Erholung und zum Sport.«

In jeder Gesellschaft steuert die Erwartung das Ergebnis. In einer Kultur, wo Reichtum das höchste Gut ist, wird sich die ganze Gesellschaft darauf konzentrieren, Geld zu scheffeln. Prestige kommt denen zu, die das meiste davon besitzen, und die Armen gelten als Versager. In Abchasien wurde der Langlebigkeit ein großer Wert zugemessen. Deshalb fühlte sich die ganze Gesellschaft dazu angespornt, dieses Ideal zu erreichen. In Amerika ist das Gegenteil der Fall: Das Alter wird nicht geschätzt, viel weniger noch gepriesen.

Das erklärt unter anderem die ungeheuerliche Art, in der wir in unserer Gesellschaft die letzten Lebensjahre verschwenden. Eine extrem pessimistische Studie des staatlichen Center for Disease Control (CDC) unterstreicht diesen Punkt. Um den Gesundheitszustand von Menschen am Ende ihres Lebens zu untersuchen, werteten Forscher die Daten von 7500 Menschen aus, die 1986 verstorben waren. Man fragte ihre Angehörigen, ob die Verstorbenen im Jahr vor ihrem Tod noch fünf Mindesttätigkeiten ausführen konnten: sich anziehen, gehen, selbständig essen, zur Toilette gehen und baden. Im Durchschnitt konnten nur zwölf Prozent der Menschen, die ab einem Alter von 65 Jahren verstarben, nach diesen Mindestanforderungen als »voll funktionsfähig« gelten.

Dagegen brauchten zehn Prozent der Betroffenen Hilfe, um während des letzten halben Jahres drei oder mehr dieser Tätigkeiten auszuführen; diese Menschen wurden als »schwer eingeschränkt« eingestuft. Der Großteil der älteren Amerikaner befindet sich nach Aussage der wenigen Studien, die sich mit dem Lebensende befassen, zwischen diesen beiden Extremen. Es ist schon beunruhigend genug, wenn man sieht, daß nur jeder siebte am Lebensende die geringsten Bedürfnisse erfüllen kann, aber die Zahlen werden schlimmer, je näher man sie betrachtet.

Auf der niedrigsten Altersstufe, von 65 bis 74, konnte nur ein Fünftel der Menschen als voll funktionsfähig eingestuft werden. Etwa 15 Prozent zeigten Verwirrung, wenn man sie befragte, wo sie waren; 13 Prozent hatten Schwierigkeiten, sich zu erinnern, welches

Jahr es war; 10 Prozent konnten nicht mit Sicherheit Angehörige und Freunde erkennen. Ein höherer Prozentsatz von Menschen, die an Herzattacken starben, blieben voll funktionsfähig, verglichen mit solchen, die an Krebs starben. Ganze 49 der Herzattackenopfer konnten im Jahr vor ihrem Tod alle fünf Tätigkeiten ausführen, verglichen mit nur 4 Prozent bei den Krebskranken. Frauen litten nicht nur länger unter Behinderungen, sie waren auch härter betroffen als Männer: Sie waren um rund 40 Prozent weniger in der Lage als Männer, im letzten Lebensjahr für sich selbst zu sorgen, und fielen um 70 Prozent mehr in die Kategorie der schwer Eingeschränkten. Ein weiterer Faktor, der die Wahrscheinlichkeit einer Körperbehinderung erhöhte, bestand darin, nicht verheiratet zu sein.

Forscher sehen diese Studie als sehr bedeutsam an, weil nur wenige andere Untersuchungen derartig sorgfältig den Gesundheitszustand älterer Menschen im kritischen letzten Lebensjahr überwacht haben. Wir müssen vorsichtig sein und dürfen die Ergebnisse nicht verallgemeinern. Die meisten alten Menschen sind nicht in ihrem letzten Jahr, und deshalb ist auch die Wahrscheinlichkeit einer schweren Eingeschränktheit geringer. Aber die Zahlen des CDC geben uns ein ernüchterndes Bild davon, wie weit es das »neue« Altern noch hat.

Riesige Unterschiede trennen die amerikanische und abchasische Kultur. Man müßte bis ins Jahr 1920 zurückgehen, um eine Zeit zu finden, wo die Mehrzahl der Amerikaner in ländlichen Gebieten lebte. Ein ganzes Leben mit leichter Kost und beträchtlicher körperlicher Aktivität ist etwas, das wir bewußt wieder erlernen müssen, aber sich auf diese Bestandteile zu fixieren, hieße, den Geist Abchasiens zu übersehen, der für mich viel inspirierender ist als die bloße Motivation, über 100 zu werden. Ich erhielt kürzlich einen Brief von einer besorgten Frau namens Mary Ann Soule, die mich zu einer Konferenz über »bewußtes Altern« einlud. Sie schloß den Brief mit den folgenden beredten Worten:

»Wenn wir weiterhin der stereotypen Version des Alterns in Amerika erliegen, Angst vor den Veränderungen in unserem Körper haben, uns vor den natürlichen Übergängen des Lebens sperren und das unbekannte Territorium des Todes umgehen, werden wir uns und unserer ganzen Kultur die Gaben des Alters vorenthalten: eine reife Lebensanschauung, eine dem Lebensalter angepaßte Kreativität und eine spirituelle Vision.«

Die Wahrheit in diesen Worten zeigt sich jeden Tag, wenn ich mit älteren Patienten spreche. Einer von ihnen, ein pensionierter Bürovorsteher, bemerkte einmal reuevoll: »Ich wollte immer lange leben, aber ich wollte nicht alt werden.« Er sagte das ironisch; es war selbstverständlich, daß er das eine nicht ohne das andere haben konnte. Aber warum nicht? Er war recht gesund und aktiv, aber unglücklicherweise empfand er sich als alt, was in Amerika bedeutet, daß man in ein Niemandsland verlorener Würde und ungewissen Selbstwertgefühls eintritt. Nach seinen Besuchen bei den Langlebigen im Jahr 1972 kam Alexander Leaf mit dem Gefühl zurück, daß »100 werden zu wollen, etwas höchst Natürliches und Einfaches war. Zurück in Boston brauchte es nur eine kurze Zeit, bis das Gefühl bloß noch eine exotische Erinnerung war.«

In Amerika gibt es zur Zeit einen beispiellosen Boom an Hundertjährigen. Die Anzahl der Amerikaner, die 100 und älter sind, beträgt gegenwärtig etwa 35800 – das Doppelte von vor zehn Jahren –, und man schätzt, daß sich das bis zur Jahrtausendwende nochmals verdoppeln wird. Diese Zahlen stammen aus der letzten Volkszählung, in der die Altersangaben ohne Nachprüfung übernommen werden. (Eine genaue Überprüfung von Rentenempfängern, die ihr Alter mit 100 angeben, offenbarte, daß 95 Prozent übertrieben; das ist auch sehr verlockend, denn 97 oder 98 zu sein, ist viel weniger geheimnisumwoben als 100 zu sein.)

Selbst wenn man einräumt, daß eine gewisse Anzahl der Befragten Ihr Alter heraufgesetzt hat, um die magische Jahrhundertmarke zu überschreiten, kommen die Statistiker insgesamt zu dem Schluß, daß zumindest jeder 10000. Amerikaner über 100 oder älter ist. Das ist eine historische Zahl, und doch ist es nur ein Durchschnitt. Manche Gegenden des Landes rühmen sich bereits jetzt einer hohen Langlebigkeit. In Iowa, das in bezug auf die Lebensdauer den landesweiten Rekord hält, ist eine Person von 3961 über 100 Jahre alt, gefolgt von South Dakota mit einer von 4168. Dagegen liegen manche Gegenden weit unter dem nationalen Mittelwert: Die beiden letzten Staaten auf der Liste der Volksbefragung sind Utah, wo auf 19358 Menschen nur ein Hundertjähriger kommt, und Alaska mit einer Person von 36670. In historischen Maßstäben sind aber auch diese niedrigen Zahlen erstaunlich. Sie lassen den Schluß zu, daß wir den Kampf um die Langlebigkeit gewonnen haben und nun die Herausforderung annehmen müssen, ein Land zu werden, in dem die Langlebigen jung bleiben.

VERGREISUNG: DIE TIEFSTE FURCHT

Die meisten von uns würden es leichter finden, mit den körperlichen Beschwerden des Alters fertig zu werden als mit den geistigen. In Indien, wo ich aufgewachsen bin, wird das Alter immer noch mit Weisheit gleichgesetzt. Die Dörfer auf dem Land unterstehen der Autorität des »panchayat«, einem Rat von fünf älteren Männern, die wegen ihres ehrwürdigen Alters Respekt und Ansehen gewonnen haben. Im Westen wird man, je länger man lebt, der geistigen Unzurechnungsfähigkeit verdächtigt. Die Alzheimersche Krankheit hat die zweifelhafte Ehre, den Krebs als die gefürchtetste Krankheit übertroffen zu haben. Ich kenne Sechzigjährige, die wie besessen Artikel über Alzheimersche Krankheit verschlingen und in Panik geraten, wenn sie einmal die Telefonnummer eines Freundes vergessen – so überzeugt sind sie davon, daß es nur eine Frage der Zeit ist, wann auch sie diese Krankheit bekommen.

»Überspitzt ausgedrückt«, so schrieb Anthony Smith in seinem Buch »The Body«, »ermöglichen es die Fortschritte der Medizin immer mehr Menschen, tatsächlich zu vergreisen.« Das heißt, die Dinge zu schwarz zu sehen. Nur 10 Prozent aller Menschen über 65 weisen irgendwelche Alzheimerschen Symptome auf, aber es besteht kein Zweifel daran, daß diese Zahl mit fortschreitendem Alter zunimmt, und nach 75 treten bei fast 50 Prozent irgendwelche Anzeichen dieser Krankheit auf. Ein düsteres Erbe des »alten« Alterns war der Glaube, daß Vergreisung beziehungsweise Senilität ein normaler, unvermeidlicher Aspekt des Alterns sei. Paradoxerweise war eines der besten Gegenbeispiele zu diesem Mythos Alois Alzheimer selbst. Der bekannte Münchner Forscher und Arzt entdeckte diese Erkrankung bereits 1906. Er sezierte den Körper einer Frau, die im Alter von 55 Jahren verstorben war, und die während der letzten drei Jahre vor ihrem Tod geistig verfallen war. In ihrem Gehirn fand Alzheimer deutliche Schäden, die mit normalem Altern nicht zu erklären waren: verdrehte und verwickelte Nerven und verhärtete Ablagerungen.

Niemals zuvor hatte jemand Senilität mit einer besonderen Erkrankung in Verbindung gebracht, und als er die nach ihm benannte Krankheit entdeckte, versetzte Alzheimer der Theorie der »normalen« Senilität einen entscheidenden Schlag. Aber gesellschaftliche Standpunkte ändern sich nicht so schnell, und es dauerte 70 Jahre, bis man die Bedeutung von Alzheimers Entdeckung wirklich begriffen hatte. In den vergangenen Jahrzehnten haben die Diagnosen der Alzheimerschen Krankheit dramatisch zugenommen. Es stellte sich heraus, daß über eine Million Amerikaner an dieser Krankheit leidet, das heißt etwa 50 bis 60 Prozent aller Menschen, die Altersschwachsinn oder -demenz aufweisen. Demenz ist der medizinische Begriff für eine Reihe von Symptomen, die mit dem allgemeinen Begriff Senilität in Verbindung gebracht werden: Vergeßlichkeit, Verwirrtheit, Orientierungsmangel, kurze Konzentrationsfähigkeit, Reizbarkeit und abnehmende Intelligenz.

Lewis Thomas bezeichnete die Alzheimersche Krankheit als die »Krankheit des Jahrhunderts« und beschrieb sie als die »schlimmste aller Krankheiten, nicht nur wegen ihrer Auswirkungen auf den Betroffenen, sondern wegen der fürchterlichen Konsequenzen für Familie und Freunde. Sie beginnt mit einem Verlust der erlernten Fähigkeiten, Rechnen und Maschineschreiben beispielsweise; sie schreitet unerbittlich voran, bis zu einem völligen Abschalten des Geistes. Unbarmherzigerweise ist sie nicht tödlich. Die Patienten leben immer weiter, im Grunde hirnlos, ansonsten aber gesund, bis ins hohe Alter, es sei denn, daß sie das Glück haben, durch eine Lungenentzündung erlöst zu werden.«

In den ersten Stadien ihres Martyriums erlangen die Patienten immer wieder geistige Klarheit. In seinem Buch »Aging Myths« zitiert Siegfried Kra von der Yale University die Frau eines Kollegen, die selbst eine erfolgreiche Ärztin und Kinderschriftstellerin war und die Mitte 50 gezwungen war, sich wegen der Alzheimerschen Krankheit aus dem Berufsleben zurückzuziehen. Zu Beginn gab es noch Phasen der Klarheit, besonders in den frühen Morgenstunden zwischen drei und fünf Uhr. In diesen Momenten gab sie all den dunklen Verwandlungen, die in ihr stattfanden, Ausdruck. Alles, was sie noch zustande brachte, waren kurze holprige Sätze, die um so ergreifender sind, wenn man weiß, wie sehr sie Worte geliebt hat und wie gut sie sie benutzen konnte:

> »Ich habe eine Nervenkrankheit. Wer braucht sie? Keiner.
> Niemand mag mich. Ich mag mich selbst auch nicht.
> Ich war einmal Ärztin, ich fuhr Auto. Was will ich? Ich will nicht hier sein.
> Ich fürchte mich vor allem.
> Ich bin nur noch Abfall. Ich gehöre auf den Müll.
> Du brauchst eine neue Frau. Diese taugt nichts mehr.
> Niemand kennt mehr meinen Namen – weil ich nichts bin.
> Ich habe alles verloren – meinen Beruf, das Tippen und das Schreiben.
> Ich kann nichts mehr. Ich esse nur noch. Ich muß weg von hier.
> Ich kann nicht mehr lesen, was ich geschrieben habe.
> Ich habe ein Königreich verloren.
> Ich singe nicht mehr. Ich werde wahrscheinlich nie mehr singen.«

Was ist die Ursache dieser schrecklichen Krankheit? Viel ist darüber spekuliert worden: ein seltener »langsamer Virus«, der Jahrzehnte bis zu seiner Reife braucht; ein Defekt im Immunsystem, der die Antikörper des Opfers veranlaßt, das Gehirn anzugreifen; eine verstärkte Ansammlung von Aluminium in den Neuronen. Keine dieser Ursachen konnte nachgewiesen werden. In den Gehirnen von Alzheimer-Patienten wurden zwar hohe Aluminiumwerte festgestellt, nicht aber in ihrem Blut.

Einige populärwissenschaftliche Bücher haben Alarm gegen die Benutzung von Aluminiumfolie, Aluminiumtöpfe und aus Aluminiumsalzen hergestellten Deodorants geschlagen, aber Millionen von Menschen benutzen diese Produkte, ohne die Alzheimersche Krankheit zu bekommen. Es liegt wohl eher an einer physiologischen Besonderheit. Vielleicht ist die Blut-Gehirn-Sperre, die normalerweise verhindert, daß Aluminium aus dem Blutstrom in das Gehirn gelangt, zusammengebrochen, so daß diese Ablagerungen sich entwickeln können. Ein anderer Grund für die Annahme, daß im Gehirn selbst etwas schief gegangen ist, besteht darin, daß zumindest ein wichtiger Neurotransmitter, das Acetylcholin, bei Alzheimer-Patienten nicht ausreichend vorhanden ist, was die Fähigkeit der Gehirnzellen, miteinander zu kommunizieren, beeinträchtigt.

Die Alzheimersche Krankheit ist momentan unheilbar. Es gibt keine wirksame Vorsorge, obwohl manche Forscher glauben, daß sie bei bestimmten Familien Hinweise auf genetische Faktoren gefunden haben. Nach Auftreten der Krankheit beschränkt sich die ärztliche Versorgung auf die Verabreichung von Beruhigungsmitteln. Das hat keinen Einfluß auf den Krankheitsverlauf. Diese Mittel helfen lediglich dabei, die psychische Not zu lindern, die Patienten und Angehörige so heftig empfinden. Die wirkliche Hoffnung liegt auf den Fällen von Demenz, die nicht das Ergebnis der Alzheimerschen Krankheit sind. Sobald einmal der Mythos der »normalen« Senilität überwunden war, erkannte man, daß mehr als 100 verschiedene behandelbare Krankheiten die Symptome des Altersschwachsinns vortäuschen konnten, einschließlich Schilddrüsenfehlfunktionen, Schlaganfällen und Syphilis.

WIE DAS GEHIRN DEM ALTERN WIDERSTEHT

Das Altern des Gehirns reicht nicht aus, um die Alzheimersche Krankheit oder irgendeine der anderen Erkrankungen auszulösen. Man weiß, daß sich die Struktur des Gehirns mit der Zeit verändert. Es wird beispielsweise leichter und schrumpft ein wenig. Eines der gängigen Klischees in der Neurologie besagt, daß das menschliche Gehirn während des Alterns etwa eine Million Neuronen pro Jahr verliert. Daraus ergab sich eine geeignete vernunftsmäßige Erklärung für die Ansicht, daß das Einsetzen der Senilität auf den Zerfallsprozeß im Gehirn zurückzuführen sei.

Die Schwachstelle dieser Erklärung liegt darin, daß Menschen, die nicht senil werden, wahrscheinlich genausoviele Neuronen verloren haben. Das bleibt eine Mutmaßung, denn bei lebenden Menschen kann keine verläßliche Berechnung der Neuronen vorgenommen werden. Es ist gegenwärtig nicht bekannt, warum das eine alte Gehirn lebendig und kreativ bleibt – man denke an Michelangelo, der mit fast 90 Jahren den Petersdom entwarf, oder an Picasso, der in diesem Alter noch malte, und Arthur Rubinstein, der in der Carnegie Hall Klavierkonzerte gab –, während das andere Gehirn langsam verfällt. Eine Theorie, die sich auf Tierversuche stützt, lautet, daß unsere Gehirne im Alter neue Nervenverbindungen schaffen. Wenn also immer mehr Neuronen absterben, könnten diese neuen Verbindungen vielleicht bei manchen Menschen diesen Verlust wettmachen.

Die Nervenzellen berühren sich niemals wirklich. Sie strecken sich einander über eine Lücke, die sogenannte Synapse, hinweg, mit Hunderten oder Tausenden haarfeiner Fäden (Dendriten) entgegen. Das ist etwa wie bei zwei Bäumen mit vielen kleinen Ästen, die sich im Wind ineinander verflechten (das Wort »Dendrit« stammt vom griechischen Wort für Baum). Immer wenn sich zwei Fäden beinahe berühren, kann von einem Neuron zum anderen ein chemisches Signal gesandt werden. Die wesentlichen chemischen Substanzen, die dabei eine Rolle spielen, sind gut bekannt. Eine davon ist das Acetylcholin, das bei Alzheimer-Patienten nicht ausreichend vorhanden ist. Eine weitere ist Dopamin, dessen Mangel zur Parkinsonschen Krankheit führt. Niemand weiß genau, warum manche Neuronen 50 Dendriten hervorbringen, um Botschaften abzusenden, während es bei anderen 10000 sind. Ein Forschungsergebnis ist jedoch ermutigend: Wenn ältere Menschen geistig aktiv bleiben, können sie tatsächlich ständig neue Neuronen erzeugen.

Diese Neuigkeit, über die viel berichtet wurde, beruhte auf den Hirnforschungen von Marian Diamond an der Berkeley University. Er wies nach, daß die Gehirne von Ratten je nach Art der Erfahrungen, denen die Tiere ausgesetzt wurden, wuchsen oder schrumpften. Bei Ratten, die man in kleine Käfige einschloß und völlig von den anderen Tieren absonderte, begann der Kortex zu schrumpfen, und die Zahl der Dendriten nahm ab. Wurde dagegen eine Ratte wieder unter ihresgleichen gebracht und erhielt viel Anregung, dehnte sich das Gehirn wieder aus, und es entstanden neue Dendriten. Daraus ergab sich eine physiologische Erklärung für eine Beobachtung, die wir alle schon einmal gemacht haben: Einsame, isolierte alte Menschen sind mit größerer Wahrscheinlichkeit verwirrt, orientierungslos, stumpf und geistesabwesend als ihre Altersgenossen, die aktiv in ihrem Familien- und Freundeskreis eingebunden sind.

Bei unserer materialistischen Voreingenommenheit klingt es sehr wissenschaftlich und beruhigend, daß neue Dendriten nachwachsen. In Wirklichkeit ist das Ganze aber erheblich komplizierter. Mehr Dendriten zu haben, bedeutet nicht, ein höher entwikkeltes Gehirn zu haben. Babys werden mit viel mehr Dendriten geboren, als Erwachsene später haben. Der Reifeprozeß besteht darin, den Überschuß abzubauen, indem man den Cortex bis auf die nützlichsten Verbindungen zurechtstutzt. Dennoch ist es ermutigend zu wissen, daß alte Gehirne möglicherweise fähig sind, nach Bedarf alte Dendriten zu ersetzen.

Lange Zeit ging man davon aus, daß wir mit einem festen Satz von Gehirnzellen geboren werden, die sich nie teilen, um neue zu bilden. Kürzlich fand man aber heraus, daß die DNS in den Neuronen aktiv ist, was zu neuen Schlußfolgerungen führen kann. Auch bezweifeln einige Neurologen, daß das Gehirn tatsächlich eine Million Neuronen im Jahr verliert. Robert Terry, ein Neurowissenschaftler an der University of California in San Diego, ermittelte, daß es in drei wichtigen Gehirnbereichen keine signifikante Abnahme der Neuronendichte gibt. Die Anzahl der großen Neuronen nimmt zwar ab, wird aber durch eine Zunahme der kleineren Neuronen wettgemacht. Auch scheinen die großen Neuronen nicht abzusterben, sondern lediglich zu schrumpfen.

Zwei andere Neurowissenschaftler, Samuel Weiss und Brent Reynolds von der University of Calgary in Alberta, stellten fest, daß sie ruhende Gehirnzellen zu aktivem Leben anregen konnten. Sie züchteten im Labor Mäuseneuronen und versahen sie mit einer bestimmten chemischen Substanz. Dadurch konnten einige unreife und inaktive Gehirnzellen dazu angeregt werden, sich zu teilen und reife Zellen hervorzubringen. Auch im menschlichen Gehirn lagern mit großer Sicherheit solche ruhenden Zellen, vielleicht als Ersatzreserve.

Es ist darüber hinaus ermutigend, daß das Gehirn seine eigenen natürlichen Mechanismen besitzt, um sich im Alter zu aktivieren. Die neuen Dendriten werden ab einem Alter von 80 Jahren länger und bringen neue Zweige hervor. Wenn die Neuronen schrumpfen, erzeugen sie neue Synapsen, die wiederum mehr elektrochemische Aktivität im Gehirn hervorrufen. Natürliche Substanzen regen Wachstum und Reparatur an – insbesondere der Nervenwachstumsfaktor (NGF) aus der Gruppe der Proteine, die als Wachstumsfaktoren bekannt sind. NGF scheint wichtige Funktionen zu haben. An der Johns Hopkins University verhinderten NGF den Verfall alter Neuronen bei Ratten und Affen. Als man es in die Gehirne alter Ratten injizierte, wurde ihr räumliches Erinnerungsvermögen deutlich verbessert. Daraus leitet sich die Hoffnung ab, daß Alzheimer-Patienten ihre Gehirnfunktionen wiedererlangen können, wenn sie chemische Substanzen einnehmen, die die Nervenaktivität anregen. (Nervenwachstumsfaktoren sind bereits in Schweden mit Erfolg eingesetzt worden.)

All diese guten Nachrichten über das alternde Gehirn steigern unsere Erwartungen, daß es völlig normal ist, seine geistigen Fähigkeiten zu erhalten. »Ältere Menschen sind vielleicht bei zeitlich begrenzten Tests nicht so schnell«, meinte der Neurowissenschaftler Robert Terry, »aber sie verlieren nicht ihre Urteilskraft, ihr Orientierungsvermögen oder ihren Wortschatz. Es ist nicht denkbar, daß Menschen wie Picasso, der Cellist Pablo Casals oder die Tänzerin Martha Graham mit nur einem halben Gehirn weiterhin so erfolgreich gewesen wären.«

DIE INTELLIGENZ IM ALTER BEWAHREN

Um festzustellen, ob ein Verfall der Intelligenz ein natürlicher Teil des Alterns ist, führte die Forscherin Lissy Jarvik von der Columbia University ab 1947 Studien an Zwillingen durch. Die Untersuchten wiesen zwischen 65 und 75 Jahren keine signifikante Abnahme ihres Intelligenzquotienten auf. Oft kommt es im Jahr vor dem Tod eines Menschen zu einem jähen Absinken der Intelligenz. Aber es gibt zahlreiche Widersprüche zwischen den einzelnen Personen und auch zwischen den verschiedenen Intelligenztests. Man kann alte Leute nicht alle über einen Kamm scheren; die Persönlichkeit, nicht nur das Alter ist entscheidend.

Bestätigung dafür finden wir in einer Langzeitstudie der Duke University. Hier wurde kein allgemeiner Verfall der Intelligenz bei älteren Menschen (im Alter von 65 bis 75) beobachtet, außer wenn sie zu hohen Blutdruck hatten. Es ist allgemein bekannt, daß kleine, oft kaum feststellbare Schlaganfälle mit Bluthochdruck zusammenhängen. Was immer die besondere Ursache sein mag, offensichtlich bewirkt die Krankheit und nicht der Alterungsprozeß selbst den Verfall der geistigen Fähigkeiten, der so lange mit dem Älterwerden in Verbindung gebracht wurde. Obwohl das neurologische Bild noch nicht deutlich ist, darf man realistischerweise erwarten, daß man mit vollem Gedächtnis und intakter Intelligenz alt werden kann.

Das Thema des Alterns und des Intelligenzquotienten liefert ein perfektes Beispiel dafür, wie das lineare Denken die vielschichtigen Veränderungen, die das Leben mit sich bringt, mißdeutet. Es reicht nicht aus zu sagen, daß älter zu werden besser oder schlechter ist als jung zu sein. Der menschliche Geist entwickelt sich mit der Erfahrung in verschiedenen Richtungen. Die Hirnforschung liefert den Nachweis, daß die organischen Veränderungen mit dem Geist auf seiner Reise zur Erweiterung Schritt halten, aber es ist ebenso wichtig, Vertrauen zu dem Prozeß selbst zu haben, zu begreifen, daß der Geist selbst sich erweitern will.

Die Psychologen erkennen allmählich, daß die menschliche Entwicklung sich durch höhere Bewußtseinszustände wie Weisheit bis ins hohe Alter hinein erstreckt. Ein hervorragender deutscher Forscher, Paul Baltes, hat sich der Idee verschrieben, daß jeglicher Verfall in der physischen Struktur des Gehirns durch neue geistige Fähigkeiten wettgemacht werden kann. Wenn jemand altert, brauchen bestimmte Erinnerungsvorgänge mehr Zeit: Baltes bat beispielsweise seine Versuchspersonen, Worte und Bauwerke (wie Auto und Eiffelturm, Tisch und Berliner Mauer, Schlüssel und Golden Gate Bridge) in Bezug zu setzen, und fand heraus, daß ältere Menschen nicht die Erinnerungsgeschwindigkeit von jüngeren erreichten.

»Die Situation ist jedoch eine völlig andere, wenn wir die Art von Erinnerung in Betracht ziehen, die von Generation zu Generation durch eine Kultur hindurch Wissen weiterreicht«, schrieb Baltes. In einem Test stellte Baltes seine Versuchspersonen vor die hypothetische Frage: Was würden Sie tun, wenn ein Freund Sie anriefe und Ihnen ankündigte, er wolle Selbstmord begehen? Oder wenn Ihnen ein 15jähriges Mädchen erklärte, sie wolle auf der Stelle heiraten?

Baltes berichtet: »Die Antworten, die wir in dieser und anderen Problemsituationen bekommen, sind sehr unterschiedlich, und mit den Jahren haben wir eine ›Weisheitsskala‹ entwickelt, an der wir die Antworten messen. Nehmen wir das Problem mit dem 15jährigen Mädchen. Ein Teilnehmer antwortete vielleicht: ›Ein 15jähriges Mädchen will heiraten? Nein und nochmals nein! Heiraten in diesem Alter wäre völlig falsch.‹ Selbst wenn man weiter nachhakt und nach etwaigen mildernden Umständen forscht, besteht der Betreffende weiterhin darauf, daß es für dieses simple Problem nur eine Antwort gibt: ›Heiraten ist unmöglich.‹

Ein anderer könnte ein tieferes Verständnis für die menschliche Seele erkennen lassen: ›Nun, oberflächlich gesehen, scheint das ein einfaches Problem zu sein. Im Durchschnitt ist eine Ehe mit 15 Jahren für ein Mädchen nicht das Richtige. Der Gedanke ans Heiraten ist allerdings nicht dasselbe wie das Heiraten selbst. Ich stelle mir vor, daß viele Mädchen daran denken, ohne daß sie es dann aber tun. Und dann gibt es Situationen, wo der Durchschnitt eben nicht zutrifft. Vielleicht hat dieses Mädchen eine unheilbare Krankheit oder steht ganz allein in der Welt. Oder, wenn ich weiter darüber nachdenke, könnte das Mädchen überhaupt nicht aus diesem Land sein; vielleicht lebt sie in einer anderen Kultur oder geschichtlichen Epoche, wo Mädchen früh heirateten.‹«

Auf der »Weisheitsskala«, so fand Baltes heraus, stellten sich ältere Menschen sehr gut dar – mehr als die Hälfte der weisesten Antworten stammen von Versuchspersonen über 60. Nicht alle älteren Menschen sind weise, aber sie übertreffen im allgemeinen die Jüngeren, was das Ergebnis der Gedächtnistests wettmacht. Baltes meint, daß Weisheit eine »Software«-Leistung ist, die die Kultur benutzt, um den biologischen Grenzen ein Schnippchen zu schlagen. Mit über 90 Jahren gab der große Pianist Arthur Rubinstein noch Konzerte, und als er gefragt wurde, wie er das schaffe, führte er drei weise Strategien an: Weniger Stücke vortragen, jedes Stück häufiger üben, und – um den Verlust an Tempo und Fingerfertigkeit auszugleichen – das Spiel ein paar Sekunden lang zu verlangsamen, bevor das Stück eine besonders schnelle Passage erreicht (sie klingt dann schneller, als sie tatsächlich ist!).

Diese Ergebnisse von Baltes weisen auf Geheimnisse hin, die nicht überprüft werden können, denn Weisheit ist mehr als Erfahrung. Sokrates war fest davon überzeugt, daß Weisheit nicht gelehrt, sondern nur direkt erfahren werden kann. Obwohl wir sie im Bannkreis eines weisen Menschen spüren können, kann Weisheit nicht gewogen, gemessen oder zufriedenstellend definiert werden. Jonas Salk sagte über die Weisheit: »Es ist etwas, das du erkennst, wenn du es siehst. Du kannst es erkennen, du kannst es erfahren. Ich habe Weisheit als die Fähigkeit definiert, Entschlüsse zu fassen, die sich im nachhinein als klug erweisen.«

Was aber verleiht Weisheit? Weil man sie nicht erlernen kann, wird sie einem nur dadurch verliehen, daß man in sie hineinwächst. Ein indisches Sprichwort lautet: »Es geht nicht um die Art von Wissen, die man erwirbt, sondern um die Art, wie man werden muß.« Ich habe Stunden mit Maharishi zugebracht, den ich für einen großen Weisen halte, aber ich habe nicht das Gefühl, daß ich seine Weisheit in mich aufgenommen habe. Ich weiß nur, daß Weisheit, um echt zu sein, einem Menschen so vertraut sein muß wie das Atmen. Weisheit drückt sich in dem aus, was wir sind, nicht in dem, was wir tun.

In dem Maße, wie das neue Altern die Vorurteile gegenüber alten Menschen auslöscht, werden wir, so glaube ich, ein Aufblühen der visionären Fähigkeiten erleben, die das Alter in seiner besten Form hervorbringen kann. Eine Vision ist das geheime Band, das Jugend und Alter verbindet. In den mittleren Jahren setzen wir unsere Ideale aufs Spiel, um Erfolg und Sicherheit zu erlangen; für Weisheit haben wir keine Zeit. Die Jungen sind noch ungestüm idealistisch, aber die Alten können das durch Weisheit, die vielleicht das größte Geschenk des menschlichen Lebens in den reiferen Jahren darstellt, ausbalancieren und damit eine größere Wirkung erzielen.

DIE GRENZEN DER MEDIZIN

Die medizinischen Forschungsergebnisse über die Entwicklung des Gehirns im Alterungsprozeß ermöglichen es uns, die Lücke zu schließen zwischen unseren niedrigen Erwartungen vom Älterwerden und den reichen Möglichkeiten, die es tatsächlich gibt. Diese wissenschaftlichen Erkenntnisse sind jedoch auch irreführend. Die meisten Menschen glauben, daß es hauptsächlich der Medizin zu verdanken ist, wenn heute die Gesundheit älterer Menschen besser und ihre Lebensdauer länger ist. Deshalb erwarten sie von den Ärzten auch Heilung von Krebs, Herzkrankheiten, Alzheimer und anderen degenerativen Leiden, die unter den älteren Menschen verbreitet sind. Das läßt die Tatsache außer acht, daß erfolgreiches Altern viel mehr ist als das Vermeiden von Krankheiten, obwohl auch das wichtig ist. Es bedeutet vielmehr eine lebenslange tägliche Verpflichtung sich selbst gegenüber; ein Arzt kann einem dabei zur Seite stehen, aber die Medizin ist kein Ersatz für das persönliche Engagement.

Die Rolle der modernen Medizin bei der Verwirklichung größerer Langlebigkeit nimmt mit jedem Jahrzehnt ab. In der großen Ära der Mikrobenjäger, die um 1870 begann und fast ein Jahrhundert andauerte, machte die Medizin unbestreitbare Fortschritte und merzte Infektionskrankheiten aller Art aus. Dieser Erfolg in der Vergangenheit ist einer der Gründe, warum die Amerikaner bereit sind, die erdrückenden Kosten für die Gesundheitsvorsorge in diesem Land zu tragen, die bereits die 700-Milliarden-Grenze überschritten haben und im kommenden Jahrzehnt die erste Billion ansteuern. Wir vertrauen gläubig darauf, daß wir uns mit diesen riesigen Ausgaben zusätzliches Leben erkaufen können, so wie es bei der Finanzierung der Penizillinforschung und Polioimpfung der Fall war. Aber der Gesamtbeitrag der Medizin – ob in Vergangenheit, Gegenwart oder Zukunft – wird wahrscheinlich stark übertrieben.

Seit der Jahrhundertwende hat sich die Lebenserwartung des durchschnittlichen Amerikaners um 50 Prozent erhöht, doch betrifft diese Zunahme niemanden, der bereits Kindheit und Jugend hinter sich hat. Betrachtet man die folgende Graphik, so zeigt sich, wie wenig zusätzliches Leben die letzten Generationen im Erwachsenenalter dazugewonnen haben. Es sind hier zwei sich überlagernde Graphiken dargestellt. Die niedrigeren Säulen zeigen die Lebenserwartung, gemessen ab der Geburt; das ist von Bedeutung, wenn man von einer gewaltigen Zunahme um 26 Jahre zwischen 1900 und 1990 spricht. Die höheren Säulen dagegen zeigen die Lebenserwartung ab dem 50. Lebensjahr. Obwohl auch hier ein Anstieg zu verzeichnen ist, stellt sich die Zunahme zwischen 1900 und 1990 als eher bescheiden dar. Ein 50jähriger Mann hat nur acht Jahre mehr zu erwarten als sein Vorgänger im Jahre 1900.

Tatsächlich hat die Medizin in diesem Jahrhundert bemerkenswerte Fortschritte bei der Eindämmung der Kindersterblichkeit gemacht, insbesondere bei der Geburtensterblichkeit und den ansteckenden Krankheiten wie Kinderlähmung, Pocken, Masern, Lungenentzündung und Grippe. Ihre Auswirkungen auf die Sterblichkeit bei Erwachsenen war viel weniger spektakulär, und es gibt überzeugende Tatsachen, die beweisen, daß die medizinische Forschung immer noch nicht den Nutzen erbringt, den sich die Gesellschaft einmal von ihr erhoffte.

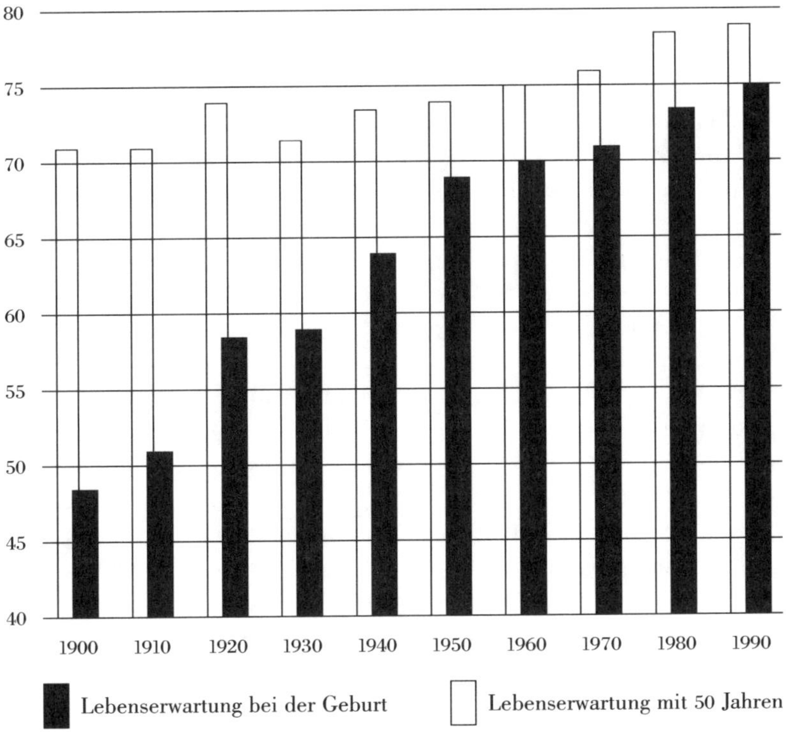

○ *Krebs.* Die altersangepaßte Sterberate bei Krebs hat sich in 50 Jahren nicht verändert. Die Früherkennung gibt uns die Illusion, daß Krebspatienten länger leben als in der Vergangenheit, aber die modernen Therapien verlängern offenbar insgesamt das Leben nicht. Wenn es so wäre, würden die Patienten heute in höherem Alter sterben, was jedoch nicht der Fall ist. Tod durch Krebs tritt ungefähr im selben Alter auf wie zu Zeiten unserer Großeltern, und die durchschnittliche Sterberate – etwa 20 Prozent aller Sterbefälle sind auf Krebs zurückzuführen – ist zumindest seit Ende der vierziger Jahre konstant geblieben. Tatsächlich hat die jüngste Zunahme von Lungenkrebs bei Farbigen und Frauen, die mit stärkerem Rauchen in diesen Gruppen zusammenhängt, die Zahl der Krebstoten leicht erhöht.

- *Herzkrankheiten.* Ich habe die widersprüchliche Sachlage bei den Herzattacken bereits besprochen. Die Sterblichkeitsrate nimmt langsam ab – jährlich etwa um ein bis zwei Prozent –, aber die zugrundeliegende Ursache, eine Erkrankung der Herzkranzarterie, hat man noch lange nicht beseitigt. Trotz massiver Vorsorgemaßnahmen treten bereits bei Kindern im Alter von zehn Jahren angegriffene Arterien auf, und bei der Hälfte der Bevölkerung kommt es im Alter von 20 Jahren zu ausgedehnten arteriellen Problemen. Die beiden bei Herzkranken hauptsächlich vorgenommenen Eingriffe, Bypass und Ballon-Angioplastie, tragen oft zu einer Linderung der Schmerzen von Angina pectoris bei. Doch haben wiederholte Studien nicht den Beweis erbringen können, daß diese beiden teuren und traumatischen Eingriffe tatsächlich die Lebenserwartung der Patienten erhöhen.
- *Degenerative Erkrankungen.* Es fehlt noch an wirksamen Behandlungsmaßnahmen für viele chronische Krankheiten wie Arthritis, Diabetes, Multiple Sklerose und Osteoporose. Die moderne Medizin kann bisweilen die Schmerzen medikamentös lindern oder den Verlauf der Krankheiten verlangsamen. Heilen aber kann sie die Patienten nicht oder auch nur erklären, warum sie überhaupt erkrankt sind.
- *Medikamentenverbrauch.* Die Abhängigkeit von Arzneimitteln, hauptsächlich Schlaftabletten und Beruhigungsmittel, ist weiterhin im Vormarsch. Schätzungen zufolge nimmt der durchschnittliche Amerikaner über 70, wohlgemerkt der »gesunde«, 3,5 verschiedene Medikamente, sowohl verschreibungspflichtige wie frei verkäufliche. Jemand, der krank ist, kann zehn verschiedene Medikamente oder mehr einnehmen. Eine kalifornische Studie aus dem Jahr 1988 kam zu dem Schluß, daß der übermäßige Medikamentenverbrauch das größte Gesundheitsrisiko bei den älteren Menschen darstellt. Einige dieser Medikamente haben nur den Zweck, die Nebenwirkungen früherer Medikamente zu beseitigen. Auch gibt es ein großes Problem mit der Dosierung. Viele Patienten nehmen die verschriebenen Medikamente entweder gar nicht oder zuviel davon. Mindestens die

Hälfte aller älteren Patienten halten sich nicht an die ärztlichen Anweisungen bei grünem Star, der führenden Ursache für Erblindung in den USA. Millionen wenden ihre Bluthochdruckmittel falsch an. Sie mischen sie rücksichtslos mit Beruhigungsmitteln, Alkohol, Zigaretten und Schlafmitteln, was ungezählte Krankheits- und Todesfälle zur Folge hat.

- *Suchtverhalten.* Obwohl die Drogensucht seit 20 Jahren im Mittelpunkt des öffentlichen Interesses steht, wird Amerika mit jedem Jahr eher mehr als weniger süchtig. Es gibt bislang keine wirksame Therapie gegen Alkoholismus (»wirksam« bedeutet, daß mindestens 50 Prozent der Patienten geheilt werden). Der Drogenverbrauch hat sogar die Grundschulen erfaßt. Das Rauchen nimmt bei den Arbeitern, den jungen Frauen und verschiedenen Minderheiten zu. 25 Jahre nach dem Bericht des Gesundheitsministeriums über die Gefahren des Tabaks, rauchen 58 Millionen Erwachsene – fast ein Drittel aller Amerikaner – immer noch. 75 Prozent geben an, daß sie zwar aufhören wollen, es aber nicht können.
- *Medizinische Kosten.* Die Kosten für die medizinische Betreuung erreichen ständig neue Rekorde, was einen längeren Krankenhausaufenthalt für die meisten Menschen zu einer finanziellen Katastrophe macht. Das Krankenhausbett kostet zwischen 500 und 2000 Dollar pro Tag, je nachdem, ob eine intensive Betreuung notwendig ist oder nicht, und Rechnungen von über 100000 Dollar für die Behandlung einer einzigen lebensbedrohlichen Krankheit sind üblich. Fast ein Viertel aller Pflegekosten entfallen auf das letzte Lebensjahr, wo kostspielige Bemühungen zum Aufschub von lebensbedrohlichen Erkrankungen an der Tagesordnung sind. (Zwangsläufig ist die letzte Krankheit – die, die der Arzt nicht mehr heilen kann – auch die teuerste.) Wenn es nicht zu einer völlig überraschenden Wende kommt, könnten die ins Uferlose steigenden Kosten für die Krankenversicherung noch vor dem Jahr 2000 die Gewinne mancher umsatzstarken US-Firmen auffressen.
- *Gesellschaftliches Problembewußtsein.* Die medizinische Forschung ist dem Verständnis des Normalbürgers davongelaufen.

Die meisten Amerikaner können die Rolle von Cholesterin im Körper, die Funktion von Genen oder des Immunsystems nicht beschreiben. Nur wenige können die wichtigsten Karzinogene in der Reihenfolge ihrer Gefährlichkeit aufzählen (viele glauben, daß jeder chemische Stoff Krebs verursachen kann).

Angesichts dieser düsteren Tendenzen ist es höchst unwahrscheinlich, daß wir, angespornt von der Medizin, in ein Goldenes Zeitalter der Langlebigkeit eintreten. Man schätzt, daß die Heilung von Herzkrankheiten und Krebs eine Erhöhung der Lebenserwartung um weniger als zehn Jahre bewirken würde. Da beide Krankheiten hauptsächlich ab einem Alter von 65 Jahren auftreten, so wird argumentiert, haben die Patienten, die an Herzattacken und Krebs sterben, ohnehin fast ihr Lebensende erreicht; ihnen gehen relativ wenige Jahre verloren.

Es gibt jedoch auch eine positive Seite der gegenwärtigen Krise im Gesundheitswesen: Sie läßt die Notwendigkeit der Eigeninitiative deutlich hervortreten. Langlebigkeit ist immer noch eine persönliche Leistung. Sie wird hauptsächlich jenen zuteil, deren Erwartungen hoch genug sind, um danach zu greifen. Amerika könnte ein Land werden, wo niemand jemals im Alter schwach und behindert wird. Aber damit das geschehen kann, müssen wir den gesamten menschlichen Lebenszyklus als eine ansteigende Kurve begreifen. Heute gibt es glücklicherweise nur wenige unter den »normalen« Anzeichen des Alterns, die nicht in Frage gestellt worden sind. Bedeutende Untersuchungen haben bewiesen, daß wir viel zu wenig vom alternden Körper erwartet haben, der auch noch im weit vorgerückten Alter große Reserven für Verbesserungen bereithält.

NICHT ÄLTER, SONDERN BESSER

Im Jahr 1958 begann in Baltimore ein einzigartiges Experiment. 800 Männer und Frauen zwischen 20 und 103 erklärten sich bereit, ihren Alterungsprozeß langfristig untersuchen zu lassen. Alle ein oder zwei Jahre unterzogen sich diese Leute umfangreichen Tests. Die Baltimore Longitudinal Study of Aging (Langzeitstudie über den Alterungsprozeß), wie sie offiziell hieß, wurde die berühmteste ihrer Art. Ihr grundlegendes Ziel war es, herauszufinden, wie sich die Körperorgane mit der Zeit verändern. Hunderte von Einzelergebnissen kamen zum Vorschein, und im allgemeinen unterstützen sie den Optimismus hinsichtlich des neuen Alterns voll und ganz. Lassen Sie mich auf einige Schlüsselergebnisse eingehen:

- Wenn Menschen älter werden, unterscheidet sich ihr körperlicher Zustand von einem Menschen zum anderen beträchtlich. Mit 80 oder 90 sind diese Unterschiede enorm angewachsen.
- Obwohl die körperliche Leistungsfähigkeit, auf eine Gruppe bezogen, mit der Zeit immer verfällt, trifft das nicht unbedingt für den einzelnen zu. Manchen Menschen gelingt es, ihre Lungenkapazität zu erhalten, während sie bei allen anderen um sie herum absinkt. Andere wiederum verbessern ihre Nierenfunktion oder die mit jedem Herzschlag gepumpte Blutmenge. Meistens war das darauf zurückzuführen, daß der Betreffende das jeweilige Organ weiterhin forderte. Das Prinzip »Wer rastet, der rostet« kam hier zur Anwendung.
- Auch die geistigen Fähigkeiten werden erhalten, wenn sie in Gebrauch bleiben. Jemand, der seinen Lebensunterhalt mit der Lösung von Problemen verdient, bewahrt diese Fähigkeit meist auch im Alter, selbst wenn diese Funktion in der Gruppe als ganzes nachläßt.
- Die kompliziertesten Organe wie zum Beispiel die Muskeln schwinden als erste. Der Verlust von Muskelgewebe ist der Hauptgrund dafür, warum Menschen mit zunehmendem Alter weniger leistungsfähig werden.
- Leichtes Übergewicht in mittleren Jahren verkürzt offenbar nicht die Lebensdauer (das hängt jedoch davon ab, ob man die schädlichen Seiten des Übergewichts wie Diabetes, Bluthochdruck und kongestives Herzversagen vermeiden kann).
- In den frühen und mittleren Lebensjahren sexuell aktiv zu sein, gibt einem die beste Chance, bis ins Alter hinein aktiv zu blei-

ben. Verheiratete Männer zwischen 60 und 80 haben so selten wie dreimal pro Jahr oder so oft wie einmal in der Woche oder häufiger Geschlechtsverkehr. Die meisten Befragten meinten jedoch, daß ein regelmäßiger Geschlechtsverkehr gut für die Gesundheit sei.

- Wenn sie aufgefordert wurden, leichte bis mäßig schwere körperliche Tätigkeiten auszuführen, waren Männer mit 60 genauso fit wie Zwanzigjährige, aber die älteren Männer mußten ihre Leistungsfähigkeit mehr ausschöpfen. Die Forscher von der Tufts University fanden übrigens heraus, daß ältere Körper genauso viel Nutzen aus sportlichem Training ziehen wie jüngere. Nach zwölf Wochen Gewichtheben war der Zuwachs an Muskelmasse bei den Sechzigjährigen genauso groß wie bei den jüngeren.
- Ältere Menschen setzen Alkohol in ihrem Stoffwechsel genauso gut um wie jüngere, doch nimmt die Wirkung zu. Nach einem Glas Alkohol weist ein älterer Mensch eine längere Reaktionszeit und eine stärker beeinträchtigte Gedächtnis- und Entscheidungsfunktion auf als ein jüngerer.
- Hohe Cholesterinwerte nehmen im Alter nicht zu, sondern bleiben etwa in einem Alter von 55 Jahren stehen – etwas früher bei Männern und etwas später bei Frauen.
- Obwohl die Zuckertoleranz im Alter abnimmt, führt das nur bei wenigen Menschen zu Alterszucker. Bei den anderen tritt die Krankheit nicht auf, obwohl die Fähigkeit des Körpers, die Glukose zu verwerten, nachläßt.

Das ist nur ein Bruchteil dessen, was die Forscher aus Baltimore entdeckten; es reicht jedoch zur Bestätigung eines der Hauptpunkte, von denen ich ausgegangen bin: Jeder wird mit zunehmendem Alter einzigartiger, und diese Einzigartigkeit schließt die Möglichkeit einer Verbesserung auf allen Ebenen ein. Von 650 Männern gelang es nur zwölf, tatsächlich ihre Nierenfunktion zu verbessern, während es bei der großen Mehrheit zu einer Abnahme kam oder gleich blieb. Aber diese kleine Handvoll reicht aus, um uns eine schwache Ahnung von den schlummernden Möglichkeiten zu geben.

Das neue Denken sagt uns, daß wir unsere Körper auf der Quantenebene ständig neu erzeugen und auflösen, was bedeutet, daß wir ständig verborgene Kraftreserven zutage fördern. Einiges von diesem Potential ist negativ, das andere positiv. Das Feld nimmt eine neutrale Haltung ein. Was wir wünschen und für uns erwarten, bestimmt die Reaktion, die wir erhalten. Wenn wir darüber nachdenken, wie wir die geistigen und körperlichen Funktionen für den Rest unseres Lebens jeden Tag verbessern können, tauchen drei Werte auf, die Bestandteil der Absicht eines jeden sein müssen:

1. Langlebigkeit selbst, denn das Leben ist das wichtigste Gut.
2. Kreative Erfahrung, die das Leben interessant macht und bewirkt, daß wir mehr davon haben wollen.
3. Weisheit, die den gesammelten Lohn eines langen Lebens darstellt.

Es ist unmöglich, Grenzen dafür anzugeben, was in jedem Bereich erreichbar ist. Kreativität und Weisheit inspirierten Picasso, Bernhard Shaw, Michelangelo, Tolstoi und andere langlebige Genies bis zum Tag ihres Todes. Verdi schrieb eine seiner größten Opern, »Falstaff«, im Alter von 80 Jahren, und der große deutsche Naturforscher Alexander von Humboldt vollendete sein größtes Werk, »Der Kosmos«, mit 89. In dieser Ernte im Herbst des Lebens liegt unendliche Schönheit und Würde.

Psychologen, die sich mit der Kreativität beschäftigen, sagen, daß Künstler und Schriftsteller oft mit 60 mehr neue Ideen hervorbringen können als mit 20. Eliot Porter, einer der ersten amerikanischen Landschaftsfotografen, veröffentlichte sein erstes Bild erst, als er über 50 war. Sein Erfolg nahm während der folgenden drei Jahrzehnte stetig zu.

Kreative Erfahrung verändert möglicherweise sogar die Struktur des Gehirns. Chinesische Studien bei älteren Menschen in Shanghai weisen darauf hin, daß weniger gebildete Menschen anfälliger für Altersdemenz und die Alzheimersche Krankheit sind, was darauf schließen läßt, daß gebildete Menschen, die dazu angeregt wurden, ihren Geist zu benutzen, eine gesunde Gehirnaktivität anregen. Während Perioden kreativen Denkens läßt sich eine erhöhte Durchblutung des Gehirns feststellen. Ein besonderes Muster bei einem EEG mit gleichen Rhythmen durch alle Gehirnwellenbereiche hindurch wird mit einem »Aha!«- oder »Hurra!«-Erlebnis in Verbindung gebracht, das für künstlerisches und allgemein kreatives Schaffen typisch ist. Es ist auch ein Mythos zu glauben, daß es dem Gehirn schadet, wenn man seinen Geist zu sehr anstrengt. Solange es angenehm ist, läßt die konzentrierte geistige Aktivität Alphawellenmuster entstehen, die für die »ruhevolle Wachheit« charakteristisch sind, den entspannten und zugleich wachen Zustand, der auch für die Meditation kennzeichnend ist.

Gewisse wünschenswerte Neurotransmitter wie Serotonin nehmen ebenfalls zu, wenn man sich angenehmen kreativen Beschäftigungen widmet (auch hier wird dieselbe Veränderung mit der »ruhevollen Wachheit« während der Meditation verglichen). Das neurologische Gesamtbild ist noch umstritten, nicht aber die Ergebnisse im wirklichen Leben – mehr Jahre einer erfüllenden Existenz. Es scheint sich also positiv auszuwirken, wenn man soviel Leben, Kreativität und Weisheit wie nur möglich erwartet. Sind Ihre Ansprüche in diesen Bereichen sehr niedrig, werden Sie wahrscheinlich nicht darüber hinauskommen. Hochgesteckte Ziele dagegen lassen jedes Jahrzehnt zu etwas werden, worauf man sich freut. (Ich liebe Lord Byrons Ausspruch, der sich mir als Kind in Indien unauslöschlich einprägte: »Der Wunsch eines Menschen sollte über seine Fähigkeiten hinausreichen, wozu ist sonst der Himmel da?«) Ein Gefühl »aktiver Meisterschaft ... ist der Ichzustand, der am deutlichsten mit Langlebigkeit einhergeht«, schrieb David Gutman, ein älterer Forscher von der University of Michigan. Zu dieser Schlußfolgerung kam er nach der Untersuchung langlebiger Menschen aus vielen verschiedenen Kulturen und Geschichtsperioden. Aktive Meisterschaft bedeutet, daß man sein eigenes Leben und die Umstände beherrscht und nicht, daß man Macht über andere hat. Mehr als alle anderen Erkenntnisse über das Altern und wie man es verhindert, ist es von Bedeutung, daß man etwas Kreatives aus seinem Leben macht.

Der bekannte religiöse Schriftsteller Huston Smith erklärte einmal: »Um leben zu können, muß ein Mensch an das glauben, wofür er lebt. Menschen siechen dahin und sterben, wenn ihr Glaubenskern verlorengegangen ist. Das Bedeutsamste, wofür man leben kann, ist, daß man sein volles Potential ausschöpft. In jedem beliebigen Alter sind der Körper und der Geist, den man erlebt, nur ein winziger Bruchteil aller Möglichkeiten, die einem offenstehen – es gibt immer unendliche neue Fähigkeiten, Einsichten und Tiefen der Verwirklichung, die vor uns liegen.«

Diese verborgenen Möglichkeiten bleiben den meisten Menschen verschlossen, die kaum genügend Fähigkeiten besitzen, um 65 Jahre der Existenz zu füllen. Es ist deshalb extrem wichtig, die eigenen Fähigkeiten zu entwickeln, sich aus gesellschaftlichen Erwartungen zu lösen und sich das Ziel zu stecken, ein Meister zu werden. Die eigentliche Ursache dafür, daß alte Menschen sich in unserer Gesellschaft an den Rand geschoben fühlen, abgeschnitten von der Strömung der Kreativität und von gesellschaftlicher Bedeutung, liegt darin, daß sie kein positives Ideal für die Lebensphase besitzen, in der sie sich gerade befinden. Um Ihnen zu helfen, sich ein eigenes ideales Leben zu gestalten, habe ich zehn »Schlüssel zu aktiver Meisterschaft« aufgelistet. Sie fassen vieles zusammen, was wir bislang über Altern und Bewußtsein gelernt haben. Sie sind zugleich dazu bestimmt, praktische Ideale zu sein, denen man im Alltag nachstreben kann. (Wir werden auf die Art des Handelns im folgenden praxisbezogenen Abschnitt noch genauer eingehen.)

Zehn Schlüssel zu aktiver Meisterschaft

1. Hören Sie auf die Weisheit Ihres Körpers, die sich durch Zeichen des Wohlbefindens oder des Unwohlseins ausdrückt. Wenn Sie sich für ein bestimmtes Verhalten entscheiden, fragen Sie Ihren Körper: »Wie fühlst du dich dabei?« Wenn Ihr Körper ein physisches oder psychisches Notsignal sendet, seien Sie vorsichtig. Sendet Ihr Körper ein Signal des Wohlbefindens und des Eifers, machen Sie weiter.

2. Leben Sie in der Gegenwart, denn sie ist der einzige Moment, den Sie haben. Lassen Sie Ihre Aufmerksamkeit auf dem ruhen, was hier und jetzt ist. Halten Sie in jedem Moment nach Fülle Ausschau. Akzeptieren Sie ganz und gar, was auf Sie zukommt, so daß Sie es würdigen, davon lernen und es dann loslassen können. Die Gegenwart ist so, wie sie sein sollte. Sie spiegelt unzählige Naturgesetze wider, die Ihnen diesen bestimmten Gedanken und diese richtige körperliche Reaktion beschert haben. Dieser Moment ist so, weil das Universum so ist. Kämpfen Sie nicht gegen den unendlichen Lauf der Dinge an. Seien Sie eins damit.
3. Nehmen Sie sich Zeit für die Stille, für die Meditation, für die Beruhigung des inneren Dialogs. Werden Sie in Momenten der Stille gewahr, daß Sie die innere Quelle reinen Bewußtseins berühren. Achten Sie auf Ihr inneres Leben, so daß Sie durch Intuition geleitet werden und nicht durch eine von außen aufgezwungene Interpretation, die Ihnen vorgibt, was gut oder nicht gut für Sie ist.
4. Geben Sie Ihren Wunsch nach äußerer Bestätigung auf. Sie allein sind der Richter Ihres Wertes, und Ihr Ziel ist es, den unendlichen Wert in sich selbst zu entdecken, was immer andere davon denken mögen. In dieser Erkenntnis liegt große Freiheit.
5. Wenn Sie merken, daß Sie mit Ärger und Widerstand auf irgendeinen Menschen oder Umstand reagieren, seien Sie sich bewußt, daß Sie nur mit sich selbst kämpfen. Widerstand zu leisten, ist eine Verteidigungsreaktion, die auf alte Verletzungen zurückgeht. Sobald Sie diesen Ärger loslassen, werden Sie sich heilen und sich mit dem Fließen der Natur verbinden.
6. Erkennen Sie, daß die Welt »da draußen« Ihre Wirklichkeit »hier drinnen« widerspiegelt. Die Menschen, auf die Sie am stärksten reagieren, sei es mit Liebe oder mit Haß, sind Projektionen Ihrer inneren Welt. Was Sie am meisten hassen, ist das, was Sie am meisten in sich unterdrücken. Was Sie am meisten lieben, ist das, was Sie am meisten in sich wünschen. Benutzen Sie den Spiegel der Beziehungen, um Ihre Entwicklung zu steuern. Das Ziel ist völlige Selbsterkenntnis. Wenn Sie das errei-

chen, wird das, was Sie am meisten wünschen, automatisch da sein, und alles, was Sie am wenigsten mögen, wird verschwinden.

7. Schütteln Sie die Last des Beurteilens ab – Sie werden sich viel leichter fühlen. Urteile stempeln Situationen, die einfach so sind, als richtig oder falsch ab. Alles kann verstanden und vergeben werden, doch wenn Sie urteilen, schalten Sie Ihr Verständnis ab und halten einen Prozeß, in dem sie lernen zu lieben, an. Indem Sie über andere urteilen, zeigen Sie Ihren Mangel an Selbstwertgefühl. Bedenken Sie, daß jeder, dem Sie vergeben, Ihre Selbstliebe erhöht.
8. Verseuchen Sie Ihren Körper nicht mit Giften aus der Nahrung, den Getränken oder den Gefühlen. Ihr Körper ist mehr als eine Lebensmaschine. Er ist das Gefährt, mit dem Sie die Reise durch Ihre Entwicklung machen werden. Die Gesundheit jeder Zelle hat einen direkten Einfluß auf Ihr Wohlbefinden, denn jede Zelle ist ein Bewußtseinspunkt innerhalb des Bewußtseinsfeldes, das Sie sind.
9. Handeln Sie nicht mehr aus Angst, sondern aus Liebe. Angst ist das Ergebnis der Erinnerung, die in der Vergangenheit wohnt. Wenn wir uns an etwas erinnern, das uns früher einmal verletzt hat, lenken wir unsere Energien darauf, eine Wiederholung dieser alten Verletzung zu vermeiden. Aber der Versuch, der Gegenwart die Vergangenheit aufzuzwingen, wird niemals die Bedrohung des Verletztwerdens auslöschen. Das geschieht erst, wenn man Sicherheit in seinem eigenen Wesen findet, und das ist Liebe. Motiviert von der Wahrheit, die in Ihnen ruht, können Sie jeder Bedrohung entgegentreten, weil Ihre innere Stärke durch Angst nicht gefährdet werden kann.
10. Begreifen Sie, daß die stoffliche Welt nur der Spiegel einer tieferliegenden Intelligenz ist. Intelligenz ist der unsichtbare Organisator aller Materie und Energie, und da ein Teil dieser Intelligenz in Ihnen wohnt, haben Sie teil an der organisierenden Kraft des Kosmos. Da Sie untrennbar mit allem verbunden sind, können Sie es sich nicht leisten, die Luft und das Wasser unseres Planeten zu verseuchen. Und auf einer tieferliegenden Ebene

können Sie es sich nicht leisten, mit einem giftigen Geist zu leben, denn jeder Gedanke hinterläßt im ganzen Feld der Intelligenz seine Spur. In Ausgewogenheit und Reinheit zu leben, ist das höchste Gut für Sie und die Erde.

Das Leben ist eine schöpferische Unternehmung. Es gibt viele Ebenen der Schöpfung und daher viele Ebenen möglicher Meisterschaft. Vollkommen liebevoll zu sein, nicht beurteilend und selbstbejahend ist ein erhabenes Ziel. Das Wichtigste ist aber, von einer Idee der Ganzheit auszugehen. Weil die Gesellschaft keine Vorstellung vom Ende des Weges hat, klagt der berühmte Psychiater Erik Erikson: »Unsere Kultur besitzt eigentlich kein Konzept von der Ganzheit des Lebens.« Das neue Denken liefert uns ein solches Konzept und verknüpft den Körper, den individuellen und den universalen Geist zu einer Einheit. Die späten Lebensjahre sollten eine Zeit sein, wo das Leben ein Ganzes wird. Der Kreis schließt sich, und der Lebenszweck ist erfüllt. In dieser Hinsicht ist aktive Meisterschaft nicht nur eine Methode, um besonders alt zu werden – sie ist der Weg in die Freiheit.

DIE PRAXIS: WIE SIE DEN ATEM DES LEBENS SPÜREN

Im vollständigen Sinne bedeutet aktive Meisterschaft die gesamte Lebensführung. Es ist ein Prozeß der Vereinigung, denn meistens ist der Geist in vieler Hinsicht vom Körper getrennt und steht zu ihm in Widerspruch. Körper und Geist sind isoliert vom universalen Geist. Wenn man sich ruhig hinsetzt und auf sich selbst konzentriert, wird man sich bewußt, daß die Wahrnehmung sich mit dem geistigen »Lärm« (Zufallsgedanken, Gefühle, Erinnerungen) befaßt sowie mit gelegentlichen körperlichen Empfindungen, die nicht unbedingt etwas mit dem zu tun haben, was in unserem Kopf vor sich geht. Im allgemeinen geht die Wahrnehmung des universalen Geistes völlig verloren oder wird übersehen. Selbst in Momenten des stillen Zugegenseins, in diesen willkommenen Pausen, wo man vom üblichen Trubel mentaler Ereignisse losgelöst ist, erkennen die meisten von uns nicht, daß wir unser wesentliches Selbst berühren.

All diese Dinge wieder zu einer Einheit zusammenzufügen, ist weder auf der geistigen noch auf der körperlichen Ebene allein möglich. Wenn wir unsere Aufmerksamkeit auf die eine richten, wird die andere meistens automatisch ausgeschlossen. Einheit kann auf sehr tiefliegenden Ebenen des Bewußtseins durch Meditation erreicht werden, wenn die Zweiteilung von Geist und Körper überwunden wird. Aber die Meditation ist ja auf die besondere Zeit beschränkt, die wir dafür reservieren. Wie können wir nun die verbleibenden Stunden unseres täglichen Lebens in dieser Hinsicht nutzen?

Vor Tausenden von Jahren gaben die alten indischen Weisen eine Antwort auf diese Frage: »Prana«, die feinste Form biologischer Energie. Prana ist in jedem geistigen und körperlichen Ereignis gegenwärtig. Es fließt direkt aus dem universalen Geist oder aus dem reinen Bewußtsein hervor, um jedem Aspekt des Lebens Intelligenz und Bewußtheit zu bringen. Man findet Prana manchmal als »Lebenskraft« oder »Lebensenergie« definiert. Wichtiger als eine Definition ist jedoch, daß man es durch Erfahrung selbst kennenlernt. Wenn Sie Prana erst einmal erfahren können, können Sie auch anfangen, es zu nähren und zu bewahren. Die entscheidende Bedeutung der Lebensenergie ist in vielen Kulturen erkannt worden. Die Chinesen nennen sie »Chi« und steuern ihren Fluß durch Akupunktur, Meditation und besondere Übungen wie »T'ai Chi«. Weitere Bezeichnungen für den Lebensatem erscheinen im Sufismus, in der christlichen Mystik und in den Weisheitslehren des alten Ägypten. All diese Lehren stimmen darin überein, daß unsere geistigen und körperlichen Prozesse um so vitaler ablaufen, je mehr Prana wir besitzen. Ausgewogenes Prana begünstigt die folgenden Eigenschaften:

Ergebnisse von ausgewogenem Prana

Geistige Wachheit	Ordnungsgemäße Gewebebildung
Reaktionsbereites Nervensystem; gute motorische Koordination	Gesunder Schlaf
Ausgewogene Körperrhythmen (Hunger, Durst, Schlaf, Verdauung, Ausscheidung usw.)	Starkes Immunsystem
Begeisterungsfähigkeit	Körperliche Vitalität
Verwirklichung spiritueller Ziele	Heitere Ausgeglichenheit

Das sind die natürlichen Eigenschaften eines menschlichen Lebens, wenn es ausgewogen und ganzheitlich ist. Erschöpftes Prana steht in unmittelbarem Zusammenhang mit Altern und Tod. Nichts kann lebendig bleiben, wenn Prana fehlt, denn Prana ist Intelligenz und Bewußtheit, die beiden lebenswichtigen Bestandteile, die die stoffliche Welt beleben. Die Erfahrung von Prana kann vielfältig sein: Wenn wir von plötzlicher Energie durchströmt sind, das Fluten plötzlicher Wachheit und Klarheit fühlen oder einfach wahrnehmen, daß wir »im Fluß« sind, dann ist unsere Aufmerksamkeit auf Prana gelenkt worden. Manche Menschen erfahren es als eine strömende oder surrende Energie in ihrem Körper. Diese Empfindungen werden gerne als etwas anderes abgetan – Klingeln im Ohr, Nervenkribbeln, erhöhte Blutzirkulation –, aber das gibt nur wider, wie man uns beigebracht hat, unseren Körper zu erleben.

In Indien wird der Körper in erster Linie als ein Produkt des Bewußtseins und erst in zweiter Linie als ein materielles Objekt betrachtet. Prana zu bewahren, gilt als äußerst wichtig. Die alten Lehren geben die folgenden grundlegenden Regeln an, um dem Körper auf jeder Altersstufe ein ausgewogenes und lebendiges Prana zu sichern:

- *Ernährung:* Man esse frische Erzeugnisse, am besten aus dem eigenen Garten. Der höchste Gehalt an Prana ist in Dingen, die direkt aus dem Garten kommen. Essensreste verlieren rasch ihr Prana. Alte, abgestandene oder schimmelige Nahrungsmittel enthalten kein Prana und sollten vermieden werden. Industriell verarbeitete Nahrung hat ebenfalls sehr wenig Prana. Das Trinkwasser sollte sauber sein; am besten ist Quellwasser oder Bergwasser aus geschmolzenem Schnee. In verschmutztem Wasser ist kein Prana.
- *Körperliche Tätigkeit:* Körperliche Tätigkeit erhöht Prana, weil sie, sofern man sie nicht bis zur Erschöpfung betreibt, dem Körper Energie zuführt. Erschöpfung und Ermüdung sind wichtige Anzeichen dafür, daß Prana aufgezehrt worden ist. In der westlichen Medizin kennen wir diese Veränderung ebenfalls. Sobald die Aktivität die Sauerstoffreserven des Körpers übersteigt, muß dieser Energie aufbringen, indem er sein eigenes Gewebe im Stoffwechsel verarbeitet. Siehe dazu den Absatz über den katabolischen und den anabolischen Stoffwechsel in diesem Buch.
- *Atem:* Die Hauptquelle von Prana für den Körper ist der Atem,

der ihm auf grober Ebene Sauerstoff und auf feiner Ebene Lebensenergie zuführt. Prana ist deshalb eigentlich das gleiche wie der Atem des Lebens. Die alten Weisen sahen die Qualität des Lebens eines Menschen in der Qualität seines Atems widergespiegelt. Wenn der Atem verfeinert, langsam und regelmäßig ist, so erreicht der Fluß des Prana alle Bereiche von Körper und Geist und erzeugt einen Zustand vollständiger Ausgewogenheit.

- *Verhalten:* Handlungen können dem Prana des Körpers schaden oder es nähren. Ein barsches, angespanntes und Konflikte erzeugendes Verhalten (was wir heutzutage als gestreßtes Verhalten bezeichnen) stört den Fluß des Prana. Ein abgeklärtes Verhalten, das auf einem Gefühl von Leichtigkeit und von Selbstbejahung basiert, fördert ausgewogenes Prana. Die Haltung der Gewaltlosigkeit (»Ahimsa«), die oft auch Ehrfurcht vor dem Leben genannt wird, ist die Wurzel eines lebensförderlichen Verhaltens.
- *Gefühle:* Vier negative Gefühle – Angst, Ärger, Gier und Neid – bringen Prana aus dem Gleichgewicht und müssen vermieden werden. Positive Gefühle, besonders Liebe, erhöhen Prana. Liebe wird als das grundlegendste Gefühl angesehen, das menschliche Bewußtheit erfahren kann. Es ist daher der Quelle des Lebens am nächsten. Die Explosion von Wohlgefühl, die man empfindet, wenn man sich verliebt, rührt daher, daß man unbewußt die Bewußtseinskanäle öffnet, die mehr Prana fließen lassen. Gefühle, die durch Scham und Schuld unterdrückt werden, führen dazu, daß sich diese Kanäle zusammenziehen. Wenn Prana auf diese Weise am Fließen gehindert wird, entstehen Ansammlungen von Trägheit und Stagnation, die schließlich Krankheiten verursachen. Depression ist ein Zustand, in dem der Fluß des Prana fast völlig zum Stillstand kommt, und wird, wie wir gesehen haben, mit chronischen Krankheiten, frühzeitigem Altern und frühem Tod in Verbindung gebracht.

Ein gesundes Leben, gemessen an der Bewahrung von Prana, erfordert deshalb folgendes:

- Frische Nahrung
- Sauberes Wasser und reine Luft
- Sonnenlicht
- Gemäßigte körperliche Bewegung
- Einen ausgewogenen und verfeinerten Atem
- Ein gewaltloses Verhalten und Ehrfurcht vor dem Leben
- Liebevolle, positive Gefühle und den freien Ausdruck der Gefühle

Denken Sie nur an den Unterschied zwischen einem Salat, den sie sich frisch aus dem Garten zusammenpflücken, und einem, dessen Zutaten aus dem Supermarkt stammen. Vergleichen Sie ein Picknick in den Bergen mit einer Currywurst am Schnellimbiß, oder kühles Quellwasser mit dem Wasser aus dem Wasserhahn in der Stadt. Frische weist auf die Anwesenheit von Prana hin. Alles Schale und Abgestandene besitzt kein Prana.

Der Faktor, der in unserer Kultur am wenigsten verstanden wird, ist ausgewogener Atem. In Indien gilt er als das Wichtigste. Das Wort »Atem« bedeutet mehr als den physischen Akt des Lufteinholens und -ausstoßens. Der Atem ist der Berührungspunkt von individuellem Geist, Körper und universalem Geist. Jede Veränderung des geistigen Zustands spiegelt sich im Atem und dann im Körper wider. Augenfällige Merkmale wie die Körperhaltung stehen ebenso direkt mit unserer Art zu atmen in Zusammenhang, wie bestimmte körperliche Empfindungen.

Gefühlsschwankungen finden ihren unmittelbaren Ausdruck im Atemrhythmus. Ärger führt zu einem schwachen Einatmen und starkem, keuchenden Ausatmen. Angst läßt den Atem rasch, flach und abgehackt werden. Sorge verursacht ein krampfartiges, stoßartiges Atmen – so als würde man weinen. Positive Gefühle wie Freude dagegen bewirken ein regelmäßiges Atmen, während sich der Brustkorb entspannt. In Momenten, wo der Geist stillsteht, überwältigt von Schönheit und Offenbarung, hält auch der Atem ein – das ist es, worauf sich die Menschen beziehen, wenn sie erzählen, es sei atemberaubend gewesen, zum erstenmal in den Grand Canyon zu schauen. Auf feinerer Ebene verlangsamt das Eindringen in die Stille tiefer Meditation den Atem, und was spirituelle Meister als »von Gott hingerissen zu sein« beschreiben – die direkte Schau des universalen Geistes – spiegelt sich in wenigem oder gar keinem Atmen wider.

Dieses Phänomen wirkt auch umgekehrt – die Veränderung des Atemrhythmus beeinflußt ebenfalls die Gefühle. Als ich als junger Internist in der Notfallstation Dienst tat, lernte ich, wie ich aufgeregte Patienten beruhigen konnte, indem ich mich neben sie setzte und sie bat, zusammen mit mir ruhig, tief und langsam zu atmen. Sobald wir zu einem entspannten Atemrhythmus gefunden hatten, zogen unsere Körper unmittelbar nach und die Patienten beruhigten sich. In der nachfolgenden Liste sind einige Beispiele gängiger Erfahrungen aufgeführt, wie die Verbindung zwischen Atem, Körper und Gefühlen funktioniert.

Gefühl	*Körperempfindung*	*Atemrhythmus*	*Körperhaltung*
Trauer um einen Verstorbenen; Verlust, Sorge	Hohle, leere Empfindung, besonders im Magen. Der Körper fühlt sich träge, unruhig und schwach	Verkrampfter, seufzender und oberflächlicher Atem, wie beim Schluchzen.	Die Körperhaltung vermittelt den Eindruck von Unwohlsein. Verschlossen, zusammengekrümmt, in der einen oder anderen Weise gebeugt. Steifer Nacken und Rücken.
Angst und Furcht	Angespannte Muskeln; Herzjagen; trockener Mund; verstärktes Schwitzen; Dröhnen im Kopf.	Rascher, flacher, abgehackter und unregelmäßiger Atem.	"

Gefühl	*Körper-empfindung*	*Atem-rhythmus*	*Körperhaltung*
Ärger	Verspannter Körper; Druckempfindung besonders im Brustbereich; die Hände ballen sich gelegentlich zu Fäusten; Erweiterung der Nasenlöcher	Flaches Einatmen; starkes, keuchendes Ausatmen.	''
Schuld	Gefühl, daß eine Bürde auf einem lastet; Gefühl, niedergedrückt zu werden.	Atembeklemmung; Erstikkungsgefühl; Unfähigkeit, den Lebensatem voll aufzunehmen.	''
Freude, Liebe, Mitgefühl	Offene Haltung; entspannte Muskeln; warmes Körpergefühl, besonders im Herzen; offene Handflächen; Empfindung von Energie im Körper.	Tiefes, regelmäßiges, spontanes, angenehmes, weiches, leichtes Atmen.	Die Haltung vermittelt den Eindruck von Wohlbefinden; offen; entspannt; weitgeöffnete Schultern, aufrechter und entspannter Rücken; leicht auf der Wirbelsäule ruhender Nackenbereich

(Die oben beschriebenen Muster des Atmens treten auf, wenn die entsprechende Empfindung überwältigend ist und die Stabilität des Betreffenden völlig überschattet. In abgeschwächter Form sind diese Atemrhythmen jedoch immer vorhanden, sobald das Gefühl empfunden wird.)

Wie Sie sehen können, erreicht der Atem seine höchste Spontaneität und Entspanntheit, wenn Freude, Liebe und Mitgefühl am Werk sind. Die unterschiedlichen Yogasysteme in Indien lehren verschiedene Arten von stark kontrollierten Atemtechniken, die als »Pranayama« bekannt sind, um den Atem auszugleichen. Aber ihr eigentliches Ziel ist die Kontrolle und Beherrschung des Atems unter normalen Umständen. Die Aufmerksamkeit auf den Atem zu lenken, ist hier eher ein Mittel, um den Streß loszulassen und dem Körper zu erlauben, sein eigenes Gleichgewicht zu finden. Wenn diese Balance erreicht ist, erfolgt das yogische Atmen so spontan und verfeinert, daß sich die geläuterten Gefühle von Liebe und Hingabe im ganzen Körper über alle Ebenen hinweg ausbreiten können. Wenn Ihre Zellen die Fülle von Prana erfahren, schlagen sich diese Gefühle körperlich nieder.

Die folgenden Übungen dienen dem Ausbalancieren Ihres Atems. Es sind keine regelrechten Pranayamaübungen, die im Zusammenhang mit Meditation und Yogaübungen gemacht werden sollten. Wenn sie jedoch richtig durchgeführt werden, vermitteln Ihnen diese Übungen die Erfahrung von Prana als eine leichte, perlende, fließende Empfindung in Ihrem Körper. Normalerweise werden Ihre Muskeln dabei spürbar warm und entspannt. Auf geistiger Ebene spiegelt sich ausgeglichenes Atmen in einem Gefühl von Ruhe, Abwesenheit von Spannung und Stille wider, sobald die atmosphärischen Störungen des rastlosen Denkens in ein Schweigen münden.

Pranayama bildet einen wichtigen Bestandteil der traditionellen ayurvedischen Techniken, die ich in meiner ärztlichen Praxis anwende. Der interessierte Leser findet darüber Auskunft in meinem Buch »Die Körperseele« (Gustav Lübbe Verlag, 1991), in dem das vollständige Programm des Maharishi Ayurveda abgehandelt wird, das eine Wiederbelebung des wirkungsvollsten Wissens der uralten indischen »Wissenschaft vom Leben« ist.

ÜBUNG 1: KÖRPERATMEN

Setzen Sie sich still bei leiser Musik in einen Sessel oder lauschen Sie im Freien dem Wind in den Bäumen. Während Sie zuhören, lassen Sie beim Ausatmen Ihre Aufmerksamkeit sanft aus den Ohren fließen. Bleiben Sie eine Minute dabei. Dann wiederholen Sie das Ganze durch die Augen. Lassen Sie Ihre Aufmerksamkeit langsam und sanft mit dem Atem nach außen fließen. Machen Sie das gleiche mit der Nase und dem Mund, und sitzen Sie dann ruhig da und lauschen der Musik mit Ihrem ganzen Körper.

Lassen Sie nun Ihre Aufmerksamkeit in Ihre Brust einsinken. Fühlen Sie, wo sich Ihr Herzzentrum befindet (da, wo Brustbein und Rippen zusammenkommen), atmen Sie dort aus, und lassen Sie Ihre Aufmerksamkeit mit dem Atem los. Fahren Sie damit ganz sanft noch eine Minute fort und sitzen Sie dann ruhig da und empfinden Sie Ihren Körper. Diese Übung dauert etwa zwei Minuten, kann aber ausgedehnt werden, indem man den Ablauf noch ein- oder zweimal wiederholt.

Diese Übung verbindet in bewußter Weise den Atem und das Nervensystem und unterstützt die ungehinderte Vereinigung der beiden Bereiche. Es ist eine wunderbare Übung, um sie im Freien auszuführen, neben einem fließenden Gewässer oder unter einem Baum, wenn der Wind sanft die Blätter bewegt. Wenn man sein Bewußtsein spürt, wie es mit dem Atem nach außen fließt, entsteht das starke Gefühl, im Einklang mit der Natur zu sein.

ÜBUNG 2: DIE AUSBREITUNG DES LICHTS

Ziehen Sie Ihre Schuhe aus und stellen Sie sich aufrecht hin. Die Arme hängen locker herunter. Vergegenwärtigen Sie sich lebhaft die Empfindung Ihrer letzten freudigen Erfahrung. Durchleben Sie noch einmal das Gefühl, glücklich, lebenssprühend und sorglos zu sein! (Sie können eine bildliche Vorstellung, eine liebevolle Erinnerung, einen Moment des Triumphs aus der Vergangenheit benutzen – alles, was Ihnen das Gefühl von Heiterkeit zurückbringt. Machen Sie sich keine Sorgen, wenn es nur schwach ist. Seien Sie nur darauf bedacht, es zu empfinden.)

Währenddessen atmen Sie langsam durch die Nase ein und strecken langsam die Arme aus. Stellen Sie sich vor, daß Ihr Atem sich vom Mittelpunkt Ihrer Brust her ausdehnt, während Sie einatmen. Es entsteht ein Licht, durch das Ihre Arme sich mühelos ausbreiten, und mit dem Licht breitet sich auch Ihr glückliches, heiteres Gefühl aus. Sie können es sich, wenn Sie wollen, als strahlende, weißblaue Lichtkugel vorstellen, oder es einfach als Empfindung wahrnehmen. Lassen Sie zu, daß das Licht sich so langsam oder so schnell ausdehnt, wie es will, angefangen vom Mittelpunkt Ihres Herzens bis hin zu den Fingerspitzen, hinauf zum Kopf und bis zu den Zehen hinunter. Sie werden dabei lächeln. Lassen Sie auch das stärker werden.

In dem Moment der größten Ausdehnung beginnen Sie, langsam durch die Nase auszuatmen und die Arme auf die Seite sinken zu lassen. Tun Sie das langsam, und nehmen Sie sich dazu mehr Zeit als zum Einatmen. Nehmen Sie das ausgedehnte Lichtgefühl zurück in Ihre Brust, bis es klein ist und sich wieder in Ihrem Herzen befindet. Während Ihre Arme wieder an der Seite herabsinken, lassen Sie den Kopf nach vorne fallen.

Wiederholen Sie die Übung mit dem nächsten Atemzug. Weiten Sie das Gefühl wieder aus – beachten Sie dabei nicht Ihre Körperbewegungen, sondern bleiben Sie bei dem Gefühl. Sie möchten es mit jedem Atemzug öffnen und schließen wie eine Blume.

Wenn Sie so fortfahren, können Sie sich allmählich noch weiter öffnen, den Kopf zurückwerfen, die Brust dehnen und sich beim Nach-außen-Gehen auf die Zehenspitzen stellen. Beim Ausatmen lassen Sie sich wie eine Stoffpuppe zusammensinken, indem Sie sich in den Kniegelenken und in der Hüfte beugen. Übereilen Sie diese Bewegungen jedoch nicht, sondern gehen Sie langsam und rhythmisch vor. Sie werden feststellen, daß dies eine äußerst angenehme Übung ist. Wenn Sie sich öffnen, erfüllt sich der Körper gleichzeitig mit Atem, Bewußtheit und Freude – die Empfindung ist Licht, Wärme, Prickeln. Wenn Sie sich schließen, entspannt sich der Körper, sinkt unter seinem eigenen Gewicht in sich zusammen und wird dabei immer gefestigter und ruhiger. Sie erforschen einen ganzen Gefühlsbereich, was dem feinen Atem erlaubt, in jeden Kanal einzudringen.

DIE VATA-VERBINDUNG

Wenn wir älter werden, hat Prana die natürliche Tendenz, abzunehmen. Dem muß man entgegenwirken, um die Jugendlichkeit zu bewahren. In Indien schrieb man die Langlebigkeit traditionsgemäß einem Wissenszweig namens »Ayurveda« zu. Dieses Wort leitet sich aus zwei Sanskritwurzeln ab, aus »Ayus« (Leben) und »Veda« (Wissen oder Wissenschaft). Diese uralte »Wissenschaft vom Leben« wird gewöhnlich als Indiens traditionelle Heilkunst bezeichnet, aber der Ayurveda hat eine tieferliegende spirituelle Grundlage. Der berühmteste Vers aus den alten ayurvedischen Schriften lautet »Ayurveda amritanam« (Ayurveda ist für Unsterblichkeit). Das hat eine doppelte Bedeutung: Ayurveda dient zur Förderung von unbegrenzter Langlebigkeit. Und es ergibt sich aus dem Glauben, daß das Leben seinem Wesen nach unsterblich ist.

Dem Ayurveda zufolge wird die Lebensenergie oder Prana von einem »Wind« namens Vata durch den Körper geleitet. Vata ist eines der drei Stoffwechselprinzipien (»Doshas«), die jedem Lebewesen seine Gestalt geben, ganz gleich ob Mücke, Elefant, Mensch, Planet, Stern, oder der ganze Kosmos. Vata ist verantwortlich für jegliche Art von Bewegung. Im menschlichen Körper ist es in fünf Bereiche aufgeteilt:

1. Prana Vata regelt das Nervensystem.
2. Udana Vata regelt die kognitiven Fähigkeiten, das Sprechen sowie das Gedächtnis.
3. Samana Vata regelt die Verdauung.
4. Vyana Vata regelt den Kreislauf.
5. Apana Vata regelt die Ausscheidung.

Alle fünf Aspekte von Vata werden von dem ersten und wichtigsten gesteuert, Prana Vata, denn wie der Name besagt, bringt dieses Dosha Prana herein, die Lebenskraft, die dann über den übrigen Körper verteilt wird. Wenn Prana Vata aus dem Gleichgewicht gerät, herrscht im ganzen System Aufruhr. Dem Ayurveda zufolge ist das Alter eine besonders empfindliche Zeit für solche Ungleichgewichte. Vata nimmt ganz natürlich im Alter zu, und wenn jemand nicht darauf geachtet hat, Vata im Gleichgewicht zu halten, ergeben sich folgende Symptome:

Symptome von Vata-Ungleichgewicht

Trockene oder rauhe Haut; Runzeln	Schlaflosigkeit
Chronisches Untergewicht; Muskelschwund	Sorge, Angst, Verstopfung
Schwache Nieren, Inkontinenz	Depression, Mattigkeit
Schwacher oder unregelmäßiger Herzschlag	Verwirrtheit, ruhelose Gedanken
Verstopfung	
Normale Arthritis	Streßanfälligkeit
Unspezifische Beschwerden und Schmerzen	Kälteempfindlichkeit
Geschwächtes Immunsystem (Anfälligkeit für Erkältungen, Lungenentzündung und andere Infektionen)	

Sie werden sofort die Ähnlichkeit zwischen diesen Störungen, die von unausgewogenem Vata herrühren, und dem Altern feststellen. Als »Körperwind« ist Vata kalt, trocknend und durchdringend. Wenn Vata das Übergewicht bekommt, ist es so, als erhebe sich innen ein ausdörrender Wind. Als erstes begibt sich das aufgestörte Vata gewöhnlich zu den Gelenken, was eine Reihe von Gelenkproblemen auslöst. Aus den anfänglich kleineren Beschwerden und

Schmerzen (besonders im Winter, der schlimmsten Zeit für Vata-Störungen) entsteht schließlich die degenerative Arthritis, wenn die Störung nicht behoben wird.

Da jede Zelle Vata-Dosha enthält, beschränken sich die Auswirkungen einer Störung nicht allein auf die Gelenke. Der ganze Körper beginnt zusammenzuschrumpfen und auszutrocknen. Die Därme werden trocken, fest und verstopft. Gepeinigt von Schlaflosigkeit und Sorge verfällt der Mensch und wird das Opfer immer neuer Beschwerden und Schmerzen. Millionen von Rezepten über Schmerzmittel, Beruhigungsmittel und Schlaftabletten werden von verwirrten Ärzten ausgestellt, die sich nicht erklären können, warum ältere Patienten solche Symptome bekommen, da ihnen für gewöhnlich rein organisch gar nichts fehlt. In medizinischen Begriffen bedeutet »organisch«, daß es bei einem Körperorgan Anzeichen einer Krankheit oder Fehlfunktion gibt. Ärzte neigen dazu, Symptome ohne organische Ursache als psychosomatisch oder idiopathisch (unerklärbar) abzutun.

Ältere Menschen weisen selten nur ein Symptom von Vata-Ungleichgewicht auf. Viele leiden fast unter der ganzen Bandbreite der Störungen. Wenn für jedes Symptom nun verschiedene Präparate verschrieben werden, bauen sich neue Ungleichgewichte auf. Der Körper kann nicht anders als mit Unausgewogenheit auf Schmerzmittel, Diuretika, Beruhigungsmittel, Schlaftabletten, Betablocker und alle übrigen Medikamente zu reagieren, die älteren Menschen üblicherweise verschrieben werden. Ob wir es wollen oder nicht, ein Symptom ist etwas, das der Körper ausdrücken will – es ist eine Botschaft –, und Medikamente unterdrücken diesen Ausdruck.

Wie schnell Sie altern, hängt unmittelbar von der Geschwindigkeit und der Intensität der Vata-Verstärkung ab. Manche Menschen neigen extrem zu Vata-Ungleichgewicht, andere nicht. Manche Menschen können verstärktes Vata in den Fingern bekommen, was zu Arthritis führt, während andere es im Darm bekommen, wo es chronische Verstopfung verursacht.

Was kann ein Vata-Ungleichgewicht verursachen? Der Ayurveda folgt dem Prinzip der Ergänzung – »Gleiches spricht mit Gleichem«. Das bedeutet, daß jede Eigenschaft, die das Vata-Dosha besitzt, von derselben Eigenschaft außerhalb des Körpers angeregt wird. Diese Eigenschaften sind folgende:

Eigenschaften von Vata-Dosha

- Trocken
- Kalt
- Wechselhaft
- Rauh
- Beweglich
- Leicht
- Fein
- Schnell
- Führt die anderen Doshas an

Alles in unserer Übung, das die obengenannten Eigenschaften besitzt, wird Vata erhöhen. So beispielsweise:

- *Trocken:* Trocken-kaltes Wetter; trockene Nahrungsmittel (Kräkker, Cornflakes und ähnliche Erzeugnisse, Kartoffelchips und anderes mehr)
- *Kalt:* Kaltes Wetter; kaltes Essen und kalte Getränke
- *Wechselhaft:* Plötzliche Umschwünge im Leben; Tod von Verwandten; Verlust des Arbeitsplatzes; Stimmungsumschwünge; plötzlicher Wetterwechsel oder ähnliches
- *Rauh:* Rauhe Stoffe auf der Haut; grobe Worte und schroffes Verhalten
- *Beweglich:* Reisen; Sturz; körperliche (harte) Arbeit; Windzug oder Wind
- *Leicht:* Leichte Nahrungsmittel mit hohem Luftgehalt, besonders rohes Obst und Gemüse
- *Fein:* Leichte Gemütsschwankungen, ein unmerklicher Luftzug
- *Schnell:* Jede körperliche wie geistige Aktivität, die Schnelligkeit verlangt; Hektik

Lassen Sie mich schildern, wie diese Eigenschaften (auf Sanskrit »Gunas« genannt) miteinander in Wechselwirkung stehen. Wenn meine Nieren einen Flüssigkeitsmangel im Blut feststellen, sondern sie einen speziellen chemischen Botenstoff ab – Angiotonsin 2 –, der in den Hypothalamus im Gehirn befördert wird und dort das geistige Ereignis auslöst: Ich bin durstig. Dieses Gefühl veranlaßt mich dann zu handeln, indem ich mir ein Glas Wasser hole.

In ayurvedischen Begriffen ist alles, was geschehen ist, ein stetiger Strom eines Intelligenzimpulses – Vata –, der gleichzeitig den Bedarf von 50 Billionen Zellen registriert. Vata hat die Eigenschaft, trocken zu sein, und es nimmt unter jeglicher Art von trokkenem Einfluß zu. Trockene Kekse, trockene Wüstenhitze, trokkene Kälte von Klimaanlagen erhöhen Vata ebenso wie trockener Humor. Trockenheit macht uns durstig, denn unser Körper nimmt dieses erhöhte Vata wahr, und das Signal wird fortdauern, bis etwas Nasses wie beispielsweise ein Schluck Wasser, die entgegengesetzte Eigenschaft ins Spiel bringt und Vata wieder ins Gleichgewicht kommt.

Vata ist von allen Doshas am leichtesten aus dem Lot zu bringen, aber es kann auch am leichtesten wieder ausgeglichen werden. Da Prana Vata, der wichtigste Aspekt dieses Doshas, das Nervensystem steuert, verändert es sich mit dem geringsten Gedanken oder Gefühl. Wenn man sich an die Dinge hält, die notwendig sind, damit Prana Vata im Gleichgewicht bleibt, hat man ein vollständiges System, um Prana zu schützen und den Alterungsprozeß auf einer sehr feinen Ebene zu besiegen. Das bedeutet, daß wir Vata jeden Tag etwas Aufmerksamkeit schenken müssen, was im Grunde etwas recht Natürliches und Leichtes ist. Es gibt verschiedene Möglichkeiten, wie wir durch unseren Lebensstil Vata »beruhigen«, das heißt im Gleichgewicht halten können.

WIE VATA BERUHIGT WIRD

Um Vata im Gleichgewicht zu halten, muß man die folgenden Eigenschaften in Erinnerung behalten:

- *Regelmäßig:* regelmäßige Gewohnheiten; Essenszeiten; Zubettgehen; Arbeitszeit
- *Warm:* warmes, durchgegartes Essen; Sonnenschein; Vermeiden von kalten Speisen und Getränken
- *Nahrhaft:* reichhaltige, nahrhafte, sogar schwere Speisen bei kaltem Wetter; aufbauende Gefühle
- *Entspannend:* angemessene Ruhezeiten; Vermeidung von streßreichen Situationen, übermäßiger Erregung und Überarbeitung
- *Stabil:* stabile Beziehungen und Arbeit; stabiles Familienleben
- *Beruhigend:* ruhige, geordnete Arbeitsatmosphäre; sanfte Massage (besonders gut ist eine Massage mit warmem Sesamöl)
- *Stetig:* stetige Versorgung des Körpers mit Nahrung und Wasser; kein Überspringen von Mahlzeiten oder Herumlaufen mit leerem Magen

Ein Dosha wird durch die Eigenschaften beruhigt, die ihm fehlen. Da Vata gerne ziellos, unregelmäßig und unbeständig macht, ist es hilfreich, mit dem Gegenteil zu parieren – Stetigkeit und Regelmäßigkeit. Kleine Dinge wie die, daß man keine Mahlzeiten ausläßt und regelmäßig zu Bett geht, zahlen sich enorm aus. Setzt man sich lange Streß aus, entsteht eine schwere Vata-Störung. Sie müssen daher auf eine ruhige, geordnete Arbeitsatmosphäre achten. Fröhlichkeit am Arbeitsplatz wirken der Vata-Tendenz zu Ungewißheit und Unsicherheit entgegen.

Wenn Sie unter dem Einfluß von Vata stehen, werden Sie ganz natürlich Wärme suchen. Halten Sie sich im Winter warm und setzen Sie sich während der anderen Jahreszeiten der Sonne aus, dann besänftigt sich dieses Dosha. Bei ihrer Ernährung sollten Sie auf durchgegarte, nahrhafte Speisen Wert legen. Der Ayurveda empfiehlt sogar schwere, ölige Speisen für Vata (zum Beispiel Eintöpfe und Suppen, die eine lange Garzeit haben). Das Vermeiden von kalten Salaten, eisgekühlten Getränken, Alkohol und trockenen oder ungekochten Speisen bei kaltem Wetter gleicht ebenfalls die Neigung des Körpers aus, unter diesen Bedingungen Vata zu verstärken. Im allgemeinen erzeugen Anregungsmittel jeglicher Art wie Kaffee, Tabak und Alkohol eine Vata-Störung.

Wenn Vata aus dem Gleichgewicht geraten ist, verursacht es einen leichten, unterbrochenen Schlaf. Das kann man am besten dadurch ausgleichen, daß man früh zu Bett geht und spätabendliches Lesen oder Fernsehen vermeidet. Der Körper braucht täglich auch einige Momente der Ruhe, Entspannung und des Friedens. Transzendentale Meditation ist ideal, weil sie das Nervensystem in tiefe Stille versetzt. Dadurch kann es all die von Vata gesteuerten und aufeinander abgestimmten Körperrhythmen harmonisieren. Ein friedliches, liebevolles Familienleben ist ein Ideal, das in den letzten Jahrzehnten immer mehr schwindet, was von vielen Menschen als schmerzlich empfunden wird. In bezug auf das Vata-Dosha ist es lebenswichtig.

Vata hat eine besondere Verwandtschaft mit warmen Ölen. Eine tägliche Massage mit warmem Sesamöl an Füßen, Kopf und Unterbauch ist eine der besten Maßnahmen, um tiefliegende Verspannungen im Nervensystem zu beseitigen. Das Öl sollte vor dem morgendlichen Bad sowie vor dem Zubettgehen behutsam und langsam aufgetragen werden. Besondere Aufmerksamkeit kommt dem Ausgleichen von Vata zu, wenn man sich von einer Krankheit erholt oder unter emotionalem Streß steht, nach langen Flugreisen Probleme mit der Zeitumstellung hat oder das Opfer von Depression, chronischer Ermüdung und Erschöpfung ist; oder wenn man körperlich verwundet worden ist – das alles verursacht eine schwere Vata-Störung.

Wenn Sie chronische Symptome einer Vata-Störung ausmachen, sind die folgenden besonderen Maßnahmen wahrscheinlich hilfreich:

- Essen Sie Speisen mit süßem, saurem und salzigem Geschmack. Dadurch wird Vata ausbalanciert. Dieses Dosha verlangt nach mehr sauren und salzigen Speisen als die beiden anderen.

- Vermeiden Sie bittere, herbe und scharfgewürzte Speisen. Herb (zusammenziehend) wird im Ayurveda als Geschmacksrichtung angesehen. Man findet es in trocken schmeckenden Nahrungsmitteln, die den Mund zusammenziehen (Bohnen, Linsen, Granatäpfel, schwarzer Tee).
- Wenn Sie sich in einem trockenen, kalten, windigen Klima unwohl fühlen, ziehen Sie in Erwägung, ob Sie nicht in ein warmes Klima ziehen können, das Vata besser ausgleicht. Jeder, der in einem kalten Klima wohnt, tut gemäß dem Ayurveda gut daran sicherzustellen, daß es im Haus und am Arbeitsplatz warme und befeuchtete Luft gibt. Vermeiden Sie im Winter Luftzug und ausgedehnte Tätigkeit im Freien. Warmes, herzhaftes Essen in regelmäßigen Abständen ist in kalten Klimazonen eine gute Möglichkeit, um Vata-Störungen zu vermeiden.
- Nehmen Sie nach Möglichkeit alle Mahlzeiten im Sitzen ein, in einer friedlichen, ruhigen und freundlichen Umgebung. Ein in Eile heruntergeschlungenes Essen stört Vata. Vermeiden Sie alle Arten von Diät, Fasten oder längere Zeiten mit leerem Magen.
- Wenn Sie einen unregelmäßigen Appetit haben – ein verbreitetes Problem, wenn Vata aus dem Lot ist –, versuchen Sie, während des Tages mehrere kleine Mahlzeiten einzunehmen (die letzte davon vor Sonnenuntergang oder zumindest einige Stunden vor dem Zubettgehen).
- Vermeiden Sie längere Reisen ohne Ruhepausen zwischen den Flügen oder lange Fahrten. Wenn Sie unter der Zeitumstellung leiden, nehmen Sie sich ausreichend Zeit, um sich auszuruhen, beziehungsweise schlafen Sie, sobald Sie am Ziel angekommen sind. Trinken Sie unterwegs viel. Kräutertee oder einfach heißes Wasser sind in Flugzeugen hilfreich. Alkoholische und kalte Getränke verstärken eher den aufreizenden Effekt des Reisens für das Vata-Dosha.
- Aromatherapie oder warme Bäder mit einigen Tropfen Duftöl werden Vata besänftigen. Nehmen Sie Aromen, die warm, erdend und beruhigend sind, wie Wintergrün, Sandelholz, Kampfer, Zimt, Basilikum, Orange, Rosengeranie und Nelke.

- Beim Kochen sollten die verwendeten Kräuter und Gewürze süß beziehungsweise erwärmend sein: Ingwer, schwarzer Pfeffer, Gelbwurz, Zimt, Senf, Minze, Cayennepfeffer, Rettich, Kümmel, Muskat, Kardamom, grüner Koriander, Fenchel, Basilikum, Oregano, Rosmarin, Salbei und Thymian.

TEIL V
DEN BANN DER STERBLICHKEIT BRECHEN

Durch deine Kunst, o Geist,
besiegst du das Verwelken des Todes.

Rig Veda

Der Tod ist die letzte Grenze für das menschliche Leben. Seit Tausenden von Jahren versuchen wir, über diese Barriere hinauszureisen. Trotz der offenkundigen Sterblichkeit unserer Körper gibt es Momente, wo eine klare Wahrnehmung der Unsterblichkeit aufblitzt. Der englische Dichter Alfred Tennyson schrieb über Erfahrungen, die er in seiner Jugend hatte, als sein individuelles Selbst »sich im endlosen Sein aufzulösen und dahinzuschmelzen schien«. Dieses radikale Hinaustreten aus der Alltagserfahrung war, wie er sich erinnerte, »kein verwirrter Zustand, sondern der allerklarste, der allersicherste, völlig jenseits aller Worte – wo der Tod geradezu lächerlich unmöglich erschien«.

Weil sie völlig subjektiv sind, passen solche Gefühle der Unsterblichkeit nicht in unsere wissenschaftlich geprägte Weltsicht, und deshalb bezeichnen wir sie einfach als religiös. Aber Tausende von Menschen hatten das Glück, einen Blick in ihre Wirklichkeit zu werfen, die Raum und Zeit wie eine vielschichtige Luftblase umschließt. Manche Menschen gelangten in diese zeitlose Sphäre, als sie einmal dem Tod nahe waren. Aber diese Erfahrung ist auch im Alltagsleben möglich. Werfen wir einen kurzen Blick hinter die Maske der Materie, »so haben wir ein gewisses Gefühl, so eine Sehnsucht, die wir nicht ganz in Worte fassen können. Es ist ein Streben ... ein Verlangen nach etwas Größerem oder Höherem in uns selbst«. Mit diesen Worten umriß der Philosoph Jacob Needleman die Sphäre, die er »unsere zweite Welt« nannte, zu der jeder Mensch unter bestimmten Bedingungen Zugang hat.

Unsere erste Welt, so schrieb Needleman, sei »die Welt, in der wir jeden Tag leben, die Welt des Handelns, der Aktivität und des Tuns«, die von Alltagsgedanken und Alltagsgefühlen bestimmt ist.

Aber es gibt Momente, in denen sich die zweite Welt wie ein spiritueller Blitzstrahl bemerkbar macht, Augenblicke voller Frieden und Freude und einem klaren, unvergeßlichen Gefühl davon, wer wir wirklich sind – »lebhafte Momente, wo wir in uns selbst gegenwärtig sind« –, so nannte sie Needleman. Wenn die zweite Welt in uns ist, so ist es auch die erste, denn letzten Endes gibt es kein nachweisbares »da draußen«. Alles, was in der Welt zu sehen, zu fühlen und zu berühren ist, wird nur durch das Feuerwerk der Nervensignale unserem Gehirn erfaßbar. Hier drinnen geschieht alles.

Wer man ist, hängt davon ab, in welcher Weise man sich selbst leben sieht. Da sie der Veränderung unterliegt, enthält die erste Welt Krankheit, Altern und Tod als unvermeidliche Bestandteile der Szenerie. In der zweiten Welt, der Welt des reinen Seins, gibt es so etwas überhaupt nicht. Wenn wir diese Welt in uns finden und erleben, sei es auch nur für einen Moment, könnte das eine tiefgreifende Wirkung auf den Krankheitsverlauf und das Altern haben, wenn nicht sogar auf den Tod selbst.

Diese Möglichkeit ist im Osten von jeher als Tatsache akzeptiert worden. In Indien und China glaubt man daran, daß einige spirituelle Meister mehrere hundert Jahre alt geworden sind, weil sie einen Zustand zeitloser Bewußtheit erreicht hatten. Man betrachtet dies als eine Wahlmöglichkeit, die einem Geist offensteht, der »Moksha« oder Befreiung erlangt hat, obwohl nicht jeder Meister den Entschluß faßt, seine Lebensdauer zu verlängern. Im Westen werden solche Kräfte mit äußerster Skepsis betrachtet. Aber das neue Denken versichert uns, daß es eine Ebene der Natur gibt, wo sich die Zeit auflöst, oder umgekehrt, wo Zeit entsteht.

Diese Ebene ist selbst nach Maßstäben der Quantenweltsicht äußerst rätselhaft, denn sie bestand bereits vor der Schöpfung von Raum und Zeit. Der rationale Geist kann sich einen solchen Zustand nicht vorstellen, denn die Aussage, daß etwas bestand, bevor die Zeit begann, stellt einen Widerspruch in sich selbst dar. Und doch glaubten die alten Weisen, daß die unmittelbare Erkenntnis einer zeitlosen Wirklichkeit möglich ist. Jede Generation hat diese Behauptung bestätigt. Einstein selbst erlebte Momente des völligen Befreitseins von Raum-Zeit-Grenzen: »In solchen Momenten hat man den Eindruck, man stehe irgendwo auf einem kleinen Planeten und blickte voller Erstaunen in die kalte und doch zutiefst bewegende Schönheit des Ewigen Unergründlichen, Leben und Tod fließen ineinander, und es gibt weder Evolution noch Ewigkeit, nur das Sein.«

Es brauchte drei Generationen, bis uns das neue Denken zeigte, daß das Sein ein sehr realer Zustand ist, der jenseits von Veränderung und Tod besteht, wo die Naturgesetze, die den Wandel regieren, keine Gültigkeit haben. Der Tod ist im Grunde nur eine weitere Umwandlung: Eine Anordnung von Materie und Energie verändert sich zu einer anderen. Aber solange man aus der Arena der Veränderung nicht heraustreten kann, stellt der Tod einen Endpunkt dar, eine Auslöschung. Um dem Tod zu entgehen, muß man sich von einer Weltsicht lösen, die dem Sterben seine schreckliche Bedeutung von Schluß und Endgültigkeit gibt.

»Ich fürchte mich sehr vor dem Tod«, gestand ein indischer Schüler einmal seinem Guru. »Er verfolgt mich, seit ich ein Kind war. Warum bin ich geboren? Was wird mit mir geschehen, wenn ich sterbe?«

Der Guru bedachte die Angelegenheit sorgfältig und sagte: »Warum glaubst du, du wurdest geboren?«

»Ich verstehe deine Frage nicht«, stammelte der Schüler.

»Warum glaubst du, du wurdest geboren?« wiederholte der Guru. »Ist das nicht nur etwas, das deine Eltern dir erzählt haben, und das du einfach so hingenommen hast? Hast du wirklich die Erfahrung gemacht, geboren zu werden, aus dem Zustand der Nicht-Existenz in einen Zustand der Existenz zu kommen? Oder war es nicht eher so, daß dir eines Tages, als du klein warst, die Frage in den Sinn kam, woher du gekommen bist, und deine Eltern dir sagten, daß du geboren wurdest? Da du ihre Antwort akzeptiert hast, ängstigt dich die Vorstellung des Todes. Aber sei versichert, daß du die Geburt nicht ohne den Tod haben kannst. Es sind zwei Pole derselben Vorstellung. Vielleicht bist du immer lebendig gewesen und wirst es immer sein. Aber indem du dir das Glaubenssystem deiner Eltern zu eigen gemacht hast, hast du mit in Kauf genommen, den Tod zu fürchten, denn du stellst ihn dir als ein Ende vor. Vielleicht gibt es kein Ende – das ist die Möglichkeit, die zu erforschen von höchstem Wert ist.«

Natürlich war der Schüler betroffen, denn wie wir alle sah er den Tod nicht als eine Überzeugung an, der er zugestimmt hatte. Der Guru wollte ihn zu der Erkenntnis führen, daß Geburt und Tod Raum-Zeit-Ereignisse sind, nicht aber die Existenz. Wenn wir nach innen schauen, finden wir eine schwache, aber sichere Erinnerung daran, daß wir immer da waren. Mit anderen Worten: Niemand erinnert sich daran, »nicht« gewesen zu sein. Die Tatsache, daß solche metaphysischen Fragen auftreten, zeigt, wie einzigartig der Mensch ist. Für uns ist der Tod nicht einfach eine bedauernswerte Tatsache, sondern ein Geheimnis, und dieses muß gelöst werden, bevor das Geheimnis des Alterns – des Prozesses, der zum Tod führt – gelöst werden kann. Die tiefschürfendsten Fragen danach, wer wir sind und was das Leben bedeutet, sind in der Natur der Existenz verborgen.

Sobald der Bann der Sterblichkeit gebrochen ist, kann man die Angst, die dem Tod seine Macht verleiht, loslassen. Die Todesangst reicht viel tiefer in unser Leben hinein, als unser bewußter Geist zugeben möchte. David Viscott schreibt dazu: »Wenn man sagt, daß man den Tod fürchtet, so gibt man in Wirklichkeit der Furcht Ausdruck, daß man sein wahres Leben nicht gelebt hat. Diese Angst hüllt die Welt in stilles Leiden.« Wenn man jedoch die Angst durchschaut, kann man sie in eine positive Kraft umwandeln. »Lassen Sie sich durch die Todesangst dazu motivieren, Ihren wahren Wert zu untersuchen, und einen Traum für Ihr eigenes Leben zu entwerfen«, ermuntert uns Viscott. »Lernen Sie dadurch den Moment schätzen, handeln Sie danach und leben Sie darin.«

Ich möchte noch einen Schritt weiter gehen und behaupten, daß jede Zelle zu einem neuen Leben erwacht, wenn man sich als zeitloses Wesen ansieht. Wahre Unsterblichkeit kann hier und jetzt erfahren werden, in diesem lebenden Körper. Sie entsteht, wenn man das Sein in alles, was man denkt und tut, einströmen läßt. Das ist die Erfahrung eines zeitlosen Geistes und eines alterslosen Körpers, die das neue Denken für uns bereithält.

DER STOFFWECHSEL DER ZEIT

Einer von Einsteins brillanten Beiträgen zur modernen Physik war seine Erkenntnis, daß die lineare Zeit, zusammen mit allem, was in ihr geschieht, oberflächlich ist. Die Zeit scheint zu fließen und sich zu bewegen; Uhren ticken ihre Sekunden, Minuten und Stunden herunter; Weltalter der Geschichte entfalten sich und verschwinden. Aber letztlich, so behauptete Einstein, sei diese ganze Aktivität nur relativ, was bedeutet, daß sie keinen absoluten Wert besitzt. John Wheeler, ein berühmter Physiker, schrieb dazu: »Die gesamte Vorstellung der Raum-Zeit ist falsch, und wenn diese Vorstellung versagt, scheitern auch die Auffassungen eines ›Vorher‹ und ›Nachher‹. Das sagt sich so leicht, und doch kann diese Erkenntnis nur schwer in der Welt Fuß fassen.«

Ein Beweis dafür, daß sie sich noch nicht durchgesetzt hat, ist die Tatsache, daß die Menschen weiterhin altern und diesem gradlinigen Prozeß so getreulich folgen, als gäbe es ihn tatsächlich. Wenn Einstein recht hatte, ist das Altern aber nur eine Illusion. Es ist abhängig vom »Vorher« und »Nachher«, zwei Vorstellungen, die seit fast einem Jahrhundert überholt sind. Der Sufi-Mystiker und Dichter Rumi begriff diese Wahrheit vor Jahrhunderten, als er schrieb: »Du bist der unvoreingenommene Geist, der in Vorurteilen gefangen ist, die Sonne in der Sonnenfinsternis.« Zeit und Raum sind Vorurteile, und wenn wir uns in ihnen gefangen fühlen, so haben wir unseren Kontakt mit der Wirklichkeit verloren und uns dafür eine Fiktion eingehandelt.

Einstein ersetzte die lineare Zeit durch etwas viel Fließenderes – eine Zeit, welche die Eigenschaft hat, sich zusammenzuziehen und sich auszudehnen, langsamer oder schneller zu werden. Er verglich sie oft mit der subjektiven Zeit und notierte einmal: Wenn man eine Minute auf einem heißen Ofen sitze, erscheine einem das wie eine Stunde. Dagegen käme es einem wie eine Minute vor, wenn man eine Stunde mit einem schönen Mädchen zubringe. Das bedeutet, daß die Zeit von der Situation des Betrachters abhängt. Dem Physiker Einstein erlaubte die Vorstellung von einer sich dehnenden und zusammenziehenden Zeit die genauere Berechnung verschiedener Phänomene, die sich fast mit Lichtgeschwindigkeit abspielen. Die Lichtgeschwindigkeit war für ihn das Absolute, der allgemeingültige Maßstab, der nicht verändert werden oder über den man nicht hinausgehen konnte. Die Zeit mußte sich dehnen und zusammenziehen, damit die Lichtgeschwindigkeit gleich blieb.

Wir alle spüren, daß sich die Zeit dehnt und zusammenzieht, sich manchmal dahinschleppt und dann wieder rast. Was aber ist unsere Konstante, unser Absolutes? Ich glaube, es ist das »Ich« , unser zentrales Selbstgefühl. Um bei Einsteins Beispiel zu bleiben: Wenn zwei Männer neben einem schönen Mädchen sitzen, kann sich die Zeit für den einen dahinschleppen, weil das Mädchen seine Schwester ist. Für den anderen verfliegt sie nur so, denn er ist in sie verliebt. Das bedeutet, daß jeder von uns persönlich Kontrolle über sein Zeitgefühl hat. Betrachten wir einmal alle subjektiven Eigenschaften, die wir der Zeit zuschreiben. Wir sagen Dinge wie:

»Ich habe keine Zeit dafür.«
»Die Zeit ist vorbei.«
»Du verlierst Zeit.«
»Wie die Zeit vergeht.«
»Die Zeit schleicht dahin.«
»Ich liebe dich so sehr, daß die Zeit stillsteht.«

Diese Aussagen beziehen sich nicht auf die von der Uhr gemessene Zeit. Die Uhr lügt nicht, was die lineare Zeit betrifft, die »da draußen« abgelaufen ist. Aber die subjektive Zeit, die Art, die nur »hier drinnen« existiert, ist etwas anderes. Alle obigen Aussagen spiegeln einen Zustand des Selbst wider. Wenn Sie gelangweilt sind, schleicht die Zeit dahin; sind Sie verzweifelt, verrinnt Ihnen die Zeit; sind Sie verliebt, steht die Zeit still. Mit anderen Worten: Immer wenn man der Zeit gegenüber eine bestimmte Haltung einnimmt, macht man im Grunde eine Aussage über sich selbst. Im subjektiven Sinn ist die Zeit ein Spiegel.

In der Medizin haben wir festgestellt, daß sich bei Menschen, die nie genug Zeit haben, irgendwann wahrscheinlich gesundheitliche Probleme einstellen werden. Studien über das Typ-Verhalten brachten beispielsweise zum Vorschein, daß Herzattacken mit dem Gefühl in Verbindung stehen, daß es nie genug Zeit gibt. Für den A-Typ ist der nächste Termin immer eine Bedrohung, und sein »Kampf gegen die Zeit« verstärkt seine tiefsitzende Frustration und Feindseligkeit. Diese Feindseligkeit schickt eine Botschaft an das Herz, die Blutgefäße ziehen sich zusammen, der Blutdruck steigt, der Cholesterinspiegel erhöht sich. Das Ergebnis sind verschiedene Arten von Herzrhythmusstörungen.

Aber das widerfährt nicht nur dem A-Typ. Gegen Ende Mai stellt man bei Steuerberatern vorübergehend eine Zunahme des Blutdrucks und des Cholesterins fest, die wieder verschwindet, sobald die Frist für die Einreichung der Steuererklärungen vorüber ist. Das subjektive Zeitgefühl reicht aus, um den Körper in Gefahr zu bringen. Daraus kann man eine weitaus tiefere Lehre ziehen. Man bitte jemanden, ein Omelette zu machen. Ein geübter Koch kann das in weniger als zwei Minuten bewerkstelligen. Nun ändere man die Situation ein bißchen, indem man sagt: »Machen Sie ein Omelette, aber bitte in zwei Minuten.« Das wird selbst einen perfekten Koch dazu bringen, sich angespannt und gehetzt zu fühlen. Ein solcher Zeitdruck verursacht die Ausschüttung von Streßhormonen in den Körper, was wiederum den Herzschlag erhöht. Wenn der Betreffende gegen diese Reaktion ankämpft, wird seine Situation nur schlimmer. Jetzt muß das Herz mit Zeitdruck und Frustration fertig werden. Wenn Herzkranke schwierige Aufgaben innerhalb einer festgesetzten Frist erledigen müssen, werden viele von ihnen so aufgeregt, daß ihre Herzmuskeln tatsächlich nicht mehr ausreichend durchblutet sind, oder daß sie »stille« Herzattacken erleiden (»still« bedeutet in diesem Fall, daß eine Schädigung eintritt, ohne daß es zu einem Schmerzgefühl kommt).

Unter Zeitdruck verändert sich auch unser Verhalten, unsere

Einstellungen und unsere psychologischen Reaktionen. Die subjektive Zeit ist deshalb manchmal eine unglaublich starke Kraft. Eine Frist enthält eine Drohung: »Wenn du die Frist nicht einhältst, bist du erledigt.« Die Drohung mag verborgen oder offen sein – sie ist jedoch immer gegenwärtig. Andernfalls würden wir uns unter Zeitdruck nicht derartig ängstlich fühlen. Manchmal drücken wir die Bedrohung deutlicher aus, in Sätzen wie »Ich bin am Ende« oder »Seine Zeit ist abgelaufen« (was nur so wie ein neutraler Satz klingt, bis man sich daran erinnert, daß wir das auf Menschen beziehen, die im Sterben liegen).

Manche Menschen sind erheblich anfälliger für Zeitdruck als andere. Ein nervöser Koch kann durch die Zweiminutenfrist so aus der Fassung geraten, daß er die Eier fallen läßt, sich verbrennt und die Aufgabe, die er ohne Zeitdruck hervorragend bewältigt, nicht erfüllen kann. Ein anderer Koch wird unter der Herausforderung aufblühen und sein Omelett sogar noch schneller fertigbekommen. Der eine empfindet den Zeitdruck als eine Bedrohung, der andere als eine Herausforderung. Der eine fühlt sich aus der Bahn geworfen, der andere fühlt sich herausgefordert, seine Beherrschung zu testen, und das noch zu verbessern.

Auf uns allen lastet jedoch der Druck einer schwerwiegenden bedrohlichen Frist, über die wir keine Kontrolle haben – der Tod selbst. Wenn Sie glauben, daß Ihnen für Ihre Existenz eine gewisse Zeitspanne zugeteilt wurde, erzeugt der Stichtag Ihres Todes Ihnen genau die Art von Streß, die der nervöse Koch empfindet, der sich abhetzt, um sein Omelett fertigzubekommen, und alles verpatzt. Wieviel angenehmer muß es sein, sich nicht unter Zeitdruck zu fühlen und voll aufzublühen trotz der Tatsache, daß wir sterben müssen. Man kann zu der Einsicht gelangen, daß das Leben ein Gedeihen und kein Rennen ist. Aber man darf nicht gleichzeitig glauben, daß einem die Zeit entgleitet. Wenn wir diese Botschaft an die Zellen unseres Körpers senden, programmieren wir sie gleichsam darauf, zu altern und zu sterben. Tatsache ist jedoch, daß die lineare Zeit tatsächlich unerbittlich verstreicht. Um dem zu entgehen, müssen wir einen Ort finden, wo eine andere Art von Zeit oder gar keine Zeit erfahren und verinnerlicht werden kann.

DER QUANTENMECHANISCHE KÖRPER

Für einen Skeptiker muß diese Behauptung völlig subjektiv klingen, dabei finden in unseren Zellen ständig Quantenereignisse statt, die der linearen Zeit enthoben sind. Die Intelligenz der DNS wirkt gleichzeitig in der Vergangenheit, Gegenwart und Zukunft. Aus der Vergangenheit nimmt sie die Blaupause des Lebens, wendet auf die Gegenwart nur den winzigsten Bruchteil von Information für die zellulare Funktion an (vielleicht ein Milliardstel ihres gesamten Datenschatzes) und speichert für die Zukunft die Information, die in künftigen Jahren von Bedeutung sein wird. Die Doppelspindel der DNS ist das Quantenlager unserer Zukunft. Hier wird die Zeit komprimiert und bis zu ihrer Verwendung verschlossen.

Im Moment unserer Empfängnis erhielten unsere Gene die Kontrolle über ein ganzes Leben voller Ereignisse, die sich in präziser Abfolge abspielen. Unsere Hände beispielsweise traten im Mutterleib zunächst als formlose Zellklumpen in Erscheinung, dann als gedrungene Stifte, die zu etwas wie Fischflossen wurden und die sich dann zu Amphibienfüßen, Tierpfoten und schließlich zu menschlichen Händen entwickelten. Diese Klumpen, Stifte, Flossen und Pfoten sind auch heute noch in unseren Genen als Daten gespeichert, wie auch die Hände unserer Kindheit, unseres Erwachsenenalters und unseres Greisenalters.

Auf der Quantenebene leben wir in all diesen Stufen des Lebensalters gleichzeitig.

Da wir sowohl physikalischer wie auch quantischer Art sind, führen wir als Mensch ein Leben in mehreren Dimensionen. In diesem Moment sind Sie gleichzeitig an zwei Stellen. Zum einen in der sichtbaren Welt der Sinne, wo Ihr Körper all den Naturkräften »da draußen« ausgeliefert ist. Der Wind macht unsere Haut spröde, die Sonne verbrennt sie. Ohne Schutz erfriert man im Winter. Der Ansturm der Krankheitskeime und Viren macht unsere Zellen krank. Aber wir leben gleichzeitig in der Quantenwelt, wo alles anders ist. Wenn man in die Badewanne steigt, wird das Bewußtsein nicht naß. Die Begrenzungen des physischen Lebens zählen in der Quantenwelt viel weniger und oft gar nicht. Im Winter friert unsere Erinnerung nicht ein; die Hitze einer Julinacht verursacht keine Schweißausbrüche im Traum.

All diese Quantenereignisse in unseren Zellen zusammen machen die Summe unseres Quantenkörpers aus, der im Einklang mit seiner eigenen unsichtbaren Physiologie funktioniert. Unser quantenmechanischer Körper ist Bewußtsein in Bewegung und Teil des ewigen Bewußtseinsfeldes, das am Ursprung der Schöpfung liegt. Die Intelligenz in uns strahlt wie Licht. Sie überschreitet die Grenze zwischen der Quantenwelt und der Welt der klassischen Physik und vereint beide in einem ständigen subatomaren Zwiegespräch. Unser physischer Körper und unser quantenmechanischer Körper können beide unser Heim genannt werden – es sind parallele Wesen, zwischen denen wir hin- und herreisen, ohne darüber nachzudenken.

Wenn wir uns den physikalischen Körper als eine erstarrte anatomische Skulptur vorstellen, sieht sich das »Ich« als:

- aus Zellen, Geweben und Organen bestehend,
- eingesperrt in Zeit und Raum,
- angetrieben von biochemischen Prozessen (Essen, Atmen, Verdauen und so weiter).

Der quantenmechanische Körper ist ein Fluß sich ständig erneuernder Intelligenz. Das »Ich« sieht sich in diesem Fall als:

- bestehend aus unsichtbaren Intelligenzimpulsen,
- unbegrenzt von Zeit und Raum,
- angetrieben von Gedanken, Gefühlen, Wünschen, Erinnerungen und so weiter.

Allem Anschein nach umfaßt der physikalische Körper noch nicht einmal einen Kubikmeter Raum. Er dient während 60 oder 70 Jahren als zerbrechliches Lebenserhaltungssystem, bevor er entsorgt wird. Der quantenmechanische Körper andererseits umschließt keinen genau definierten Raum und verschleißt nie. Wie groß müßte der Behälter sein, in den Ihr Traum von letzter Nacht oder Ihr Wunsch, geliebt zu werden, hineinpassen würde? Obwohl ja das gesamte Genmaterial eines Menschen leicht auf einen Teelöffel passen würde, nimmt das Wichtigste an den Genen – ihre Intelligenz – keinen physikalischen Raum ein.

Auf der Ebene des quantenmechanischen Körpers ist jeder Aspekt einer Erfahrung in einen Punkt gegeben, der jenseits der dreidimensionalen Welt liegt. Das Foto einer jungen Braut zeigt uns anschaulich, wie sie aussah. Eine Tonbandaufzeichnung kann ihre Stimme einfangen. Doch das sind nur Bruchstücke der Erfahrung. Natürlich könnte sie ihr Brautkleid und ihren Hochzeitskuchen aufheben. Aber die Empfindungen, wie sich der Stoff an diesem Tag anfühlte und wie der Kuchen schmeckte, scheinen für immer verloren zu sein.

Im Quantenraum ist jedoch alles gleichzeitig vorhanden, und durch den einfachen Akt des Erinnerns kann die Braut eine ganze Welt wiedererwecken. Durch ein weiteres Wunder wird jede weitere Erfahrung der Braut von diesem neuen Gedächtnisinhalt eingefärbt. Der Status einer verheirateten Frau ist von diesem Moment an ein Teil der Einstellung ihres Gehirns zu ihrem ganzen Leben.

Die unserem quantenmechanischen Körper eingeprägten Bilder sind ebenso kompliziert wie wir selbst. Kurz gesagt: Wir »sind« diese Bilder. Wir leben von unseren aufbewahrten Bildern, stellen unsere eigene Version der Zeit her und programmieren dadurch die Art von Körper, der unserer Auffassung von Zeit entspricht. Ich möchte Ihnen anhand eines konkreten Beispiels zeigen, wie das funktioniert.

In seinem faszinierenden Buch über psychiatrische Fallstudien mit dem Titel »Die Liebe und ihr Henker« erzählt Irving Yalom die Geschichte von Betty, einer 27jährigen ledigen Frau, die zu ihm in die Therapie kam. Betty war von Anfang an ein schwieriger Fall. Hart im Auftreten, abweisend und anklagend, spulte sie eine Litanei von Vorwürfen ab, weil niemand sie mochte und akzeptierte. Sie arbeitete in der Abteilung für Öffentlichkeitsarbeit eines großen Kaufhauses und reagierte auf jede Kränkung durch einen Kunden, Mitarbeiter oder Vorgesetzten mit gehässigen Beschwerden.

Als Yalom ihr zuhörte, fiel ihm plötzlich die seltsame Tatsache auf, daß sie in all den unermüdlichen Beschreibungen ihrer Nöte niemals etwas sehr Offensichtliches erwähnte, nämlich ihr Gewicht. Obwohl sie nur etwa 1,60 Meter groß war, wog Betty fast 114 Kilo. Sie und alle anderen wußten, daß ihr Erscheinungsbild peinlich war, doch hatte sie ihre ganze Existenz zu einem ausgeklügelten Spiel gemacht, um diese Tatsache zu verbergen. Ihr Gewicht nicht zu erwähnen, war ein Schutzschild des Schweigens, der die tieferliegende Not, die sie nicht ertragen konnte, zudeckte.

Yalom erkannte, daß es für Betty zu schwierig sein würde, ihre Fettleibigkeit zu bewältigen, ohne zunächst mit ihrer psychischen Not ins reine zu kommen. Er brachte Monate damit zu, ihre Abwehrmechanismen zu durchdringen, und schließlich fingen sie an sich aufzulösen. Eines Tages eröffnete Betty Yalom dramatisch, daß sie abnehmen wollte. Sie hatte sich einen Plan zurechtgelegt, der bemerkenswert diszipliniert und gut angelegt war. Mit großer Ernsthaftigkeit warf sie sich auf eine Diät, schloß sich einer unterstützenden Gruppe an und ging gewissenhaft jeder Versuchung, sich vollzustopfen, aus dem Weg. Sie schrieb sich für einen wöchentlichen Volkstanzkursus ein und stellte sich ein Trimm-Fahrrad vor ihren Fernseher. Als die Pfunde zu purzeln begannen, stellte Yalom etwas Bemerkenswertes fest.

Während Betty abnahm, hatte sie lebhafte Träume und Rückblenden über schmerzhafte Ereignisse aus ihrer Vergangenheit. Die tiefliegenden Traumen, die Yalom in der Therapie kaum von der Stelle bewegen konnte, schmolzen nun mit dem Fett dahin. Betty bekam wilde Gemütsschwankungen, die zunächst als unberechenbar erschienen. Dann bemerkte Yalom, daß sie einem stimmigen Muster folgten: Sie erlebte noch einmal verschiedene Traumen, die bei bestimmten Gewichtsstufen aufgetreten waren. Es stellte sich heraus, daß Betty seit ihrem 15. Lebensjahr ständig zugenommen hatte.

Als Betty 95 Kilo wog, hatte sie mit 21 beschlossen, nach New York zu ziehen. Sie war auf einer kleinen, armseligen Ranch in Texas aufgewachsen, ein Einzelkind, das bei einer verwitweten, depressiven Mutter gefangensaß. An dem Tag, wo ihre Diät sie wieder auf 95 Kilo brachte, erlebte Betty noch einmal im Rückblick, wie schwer es gewesen war, von zu Hause fortzugehen. Die Zeit war buchstäblich in ihr eingesperrt gewesen, in ihre Zellen eingemischt.

»Während sie von ihren 114 Kilo herunterkam, durchlebte sie rückläufig noch einmal die gefühlsmäßig belasteten Ereignisse in ihrem Leben: das Fortgehen aus Texas nach New York (95 Kilo), ihren Abgang vom College (86 Kilo), ihren Entschluß, das medizinische Vorsemester abzubrechen (und damit den Traum aufzugeben, ein Heilmittel gegen Krebs zu finden, an dem ihr Vater gestorben war) (81 Kilo), ihre Einsamkeit bei ihrer High School-Abschlußfeier – ihr Neid auf die anderen Töchter und Väter, ihre Unfähigkeit, sich mit einem Partner für den Abschlußball zu verabreden (77 Kilo), ihre Abschlußfeier nach der Junior High School, und schließlich, wie sie ihren Vater bei dieser Feier vermißt hatte (70 Kilo).«

Yalom war ganz begeistert, als er sah, wie greifbar und lebendig eine Erinnerung sein konnte: »Was für ein wundervoller Beweis aus dem Bereich des Unbewußten! Bettys Körper erinnerte sich an etwas, das ihr Geist seit langem vergessen hatte.« Ich würde noch weiter gehen und sagen, daß ihr Körper an sich eine Art Geist war, ein Lagerhaus für Erinnerungen, die als Fettzellen physische Form angenommen hatten. Bettys Erfahrung war zu Betty geworden; anstatt nur Hamburger, Pizzas und Milkshakes zu verdauen, hatte sie jede Empfindung in Stoffwechsel umgesetzt – traurige Sehnsüchte, frustrierte Hoffnungen, bittere Enttäuschungen –, die mit jedem Bissen Nahrung verbunden waren.

Indem sie sich von ihrem Übergewicht befreite, kam sie von ihrer Vergangenheit los. Als der alte Körper verschwand, entstand eine neue Betty. Sie erlangte rasch Einsicht in sich selbst. Sie entdeckte tief verborgene Wünsche und vergoß Tränen über Verletzungen, die sie jahrelang vor sich selbst verborgen hatte. Langsam zeichneten sich ihre Körperformen ab: zuerst eine Taille, dann Brüste, dann ein Kinn und Backenknochen. Mit ihrer neuen Gestalt bekam Betty den Mut, sich ins gesellschaftliche Leben hinauszuwagen. Durch ihr Gewicht war sie seit ihrer frühen Jugend zu einer Ausgestoßenen geworden. Jetzt ging sie zum ersten Mal aus. Die männlichen Wesen im Büro waren von ihr angetan und wurden nicht länger durch ihren Schutzpanzer abgestoßen.

Die Metamorphose gelang am Ende doch nicht ganz. Das traumatischste Ereignis in Bettys Leben war kurz vor ihrer Pubertät eingetreten, als ihr Vater nach einem langen, quälenden Todeskampf dem Krebs erlag. Sie wog damals 68 Kilo, und es war ihr nie wieder gelungen, so schlank zu sein. Als sie sich jetzt der 70-Kilo-Grenze näherte, wurde ihre Diät zu einem grimmigen Kampf – ihr Körper weigerte sich, auch nur ein Gramm mehr loszulassen, was immer sie auch tat, und ihre Erinnerungen waren immer schwerer zu ertragen.

»Bald verbrachten wir ganze Sitzungen damit, über ihren Vater zu sprechen. Die Zeit war gekommen, alles auszugraben. Ich ließ sie tief in ihre Erinnerungen eintauchen und ermutigte sie, alles auszusprechen, woran sie sich erinnern konnte, an seine Krankheit, sein Sterben, sein Aussehen im Krankenhaus, als sie ihn zum letzten Mal sah, die Einzelheiten seiner Beerdigung, die Kleider, die sie trug, die Predigt des Pfarrers, die Leute, die daran teilnahmen ... Sie spürte ihren Verlust wie nie zuvor und weinte zwei Wochen lang fast unaufhörlich.« Diese Zeit war sehr schwer, für die Patientin und für den Arzt. Zermürbt von Alpträumen über den Tod ihres Vaters, sagte Betty, daß sie jede Nacht dreimal stürbe. Yalom hatte heftige Schuldgefühle, weil er sie in eine Zeit zurückzerrte, wo sie nicht nur ihren Vater verloren hatte, sondern auch ihren Traum vom Glück.

Betty weigerte sich, weitere begrabene Gefühle aufzudecken. Es wurde klar, daß ihr Geist diese letzte, allzu bedrohliche Schwelle nicht überschreiten konnte. Auch ihr Körper konnte es nicht. Zu viele Sorgen und nicht verwirklichte Hoffnungen waren zu Betty geworden. Ungefähr zu diesem Zeitpunkt hörte sie mit ihrer Diät und mit der Therapie auf. Die 70-Kilogramm-Grenze hielt stand. Sie verkörperte den Verlust eines Vaters, der nie zurückkehren würde. Yalom bedauerte zwar, daß Betty nur teilweise geheilt war, doch mußte er auch seine Erleichterung eingestehen – diese Zerreißprobe hatte beide zutiefst erschüttert.

Wie Betty wird jeder von uns zu seiner Vergangenheit. Aber wir haben auch die Macht, diesen Prozeß umzukehren, die eingefrorene Zeit aufzutauen und aufgestaute Erinnerungen freizusetzen, die uns nichts mehr nützen und unserem Glück im Wege stehen. Auf der Quantenebene erschaffen und zerstören wir unseren Körper unablässig. Der Begriff der Zerstörung ist wichtig, denn das Leben ist nicht nur ein Aufbauen: Alte, abgenutzte Erfahrungen bedürfen einer Überprüfung, wenn sich neue einstellen. Manchmal versucht ein Mensch zwanghaft, den gesamten Erfahrungskörper, den er über Jahre hinweg aufgebaut hat, zu zertrümmern. Menschen, die plötzlich die Stelle wechseln oder sich grundlos scheiden lassen, werden oft durch ihre Unfähigkeit, ihre Innenwelt umzugestalten, zu solchen Handlungen getrieben.

Sie mögen ihre Vorwürfe nach außen projizieren, auf eine Arbeit, die ihnen nicht paßt, oder auf eine ungeliebte Frau. Was sie aber tatsächlich nicht mehr ertragen können, ist ihre verdrängte Erfahrung. In diesem Menschen haben sich giftige Erinnerungen angesammelt, daß vollkommen neutrale Situationen – dem Vorgesetzten auf der Treppe begegnen, der Ehefrau morgens beim Zähneputzen zugucken – tiefsitzende negative Gefühle freisetzen können. Die Flucht ist ein Versuch, von diesen Gefühlen loszukommen. Aber diese Taktik wirkt nur selten, denn das, wovor wir fortlaufen, ist zu einem Teil von uns selbst geworden.

ZEITGEBUNDENES GEGEN ZEITLOSES BEWUSSTSEIN

Durch das ganze Buch hindurch habe ich die Ansicht vertreten, daß die Art, wie wir altern, davon abhängt, wie sich unsere Erfahrungen in unserem Stoffwechsel niederschlagen. Die Art, in der unser persönliches Zeitbewußtsein unseren Stoffwechsel prägt, ist der wichtigste Aspekt in diesem Vorgang, denn Zeit ist die grundlegendste Erfahrung. Eine Schlüsselformulierung in der spirituellen Lehre J. Krishnamurtis lautet: »Die Zeit ist der psychologische Feind des Menschen.« Das bedeutet: Durch das Gefühl, daß die Zeit etwas Absolutes ist, über das wir keine Kontrolle haben, werden wir psychologisch unterminiert und verlieren unser wahres Selbst. Irgendwie vergessen wir, daß wir darüber entscheiden können, ob wir die Zeit überhaupt zu unserem Feind machen wollen.

Es ist möglich, tatsächliche Erfahrungen von Zeitlosigkeit zu machen, und wenn das geschieht, gibt es eine Verschiebung von zeitgebundener zu zeitloser Bewußtheit.

Zeitgebundene Erfahrung ist definiert durch:

- Äußere Ziele (Bestätigung durch andere; materielle Güter; Gehalt; Beförderung oder beruflicher Erfolg)
- Fristen und Zeitdruck
- Ein Selbstbild, das sich aus früheren Erfahrungen zusammensetzt
- Lehren, die aus Verletzungen und Versagen in der Vergangenheit gezogen wurden
- Angst vor Veränderung, Angst vor dem Tod
- Abgelenktsein durch Vergangenheit und Zukunft (Sorgen, Reue, Vorahnungen, Hirngespinste)
- Sehnsucht nach Sicherheit (niemals dauerhaft verwirklicht)
- Eigennutz, begrenzter Standpunkt (typische Motivation: »Was bringt mir das?«)

Zeitlose Bewußtheit ist definiert durch:

- Innere Ziele (Glücklichsein; Selbstakzeptanz; Kreativität; Zufriedenheit darüber, daß man stets sein Bestes tut)
- Freiheit von Zeitdruck; das Gefühl, daß reichlich Zeit vorhanden ist und daß sie ein offenes Ende hat
- Wenig Nachdenken über das Selbstbild; auf den Moment ausgerichtetes Handeln
- Vertrauen auf Intuition und Phantasie
- Abstand angesichts von Veränderungen und Durcheinander; keine Angst vor dem Tod
- Positive Erfahrungen des Seins
- Selbstlosigkeit; Nächstenliebe; Empfindung gemeinsamen Menschseins (typische Motivation: »Kann ich helfen?«)
- Gefühl persönlicher Unsterblichkeit

Obwohl ich sie als Gegensätze beschrieben habe, gibt es in Wirklichkeit einen ganzen Fächer von Erfahrungen, der von völliger Zeitgebundenheit bis zu der vollkommen zeitlosen Bewußtheit reicht. Jemand, dem es vor seiner Sterblichkeit graut, der von Erfolgsstreben und Fristen aufgefressen wird und sich ausschließlich nach äußeren Motivationen richtet, wäre fast krankhaft zeitgebunden. Spuren davon können wir jedoch in jedem von uns erkennen. Der Heilige, der nur für Gott lebt, dessen Erfahrung des Seins beständig und gewiß ist, verkörpert die äußerste Freiheit der Zeitlosigkeit.

Bei den meisten Menschen zeigt sich weder das eine noch das andere Extrem. Und doch beruhen unsere tiefsten Wesenszüge und Haltungen auf unserer Einstellung zur Zeit und wie wir diese in unserem Stoffwechsel verarbeiten. Um herauszufinden, an welchem Punkt auf der Skala von der zeitgebundenen bis zur zeitlosen Bewußtheit Sie stehen, beantworten Sie bitte die nachfolgenden Fragen.

FRAGEBOGEN: WIE SETZE ICH DIE ZEIT IN STOFFWECHSEL UM?

Lesen sie sich die folgenden Sätze durch und kreuzen Sie jeden an, der ziemlich häufig auf Sie zutrifft oder dem Sie allgemein zustimmen. Einige der Aussagen in Teil 1 mögen zu anderen in Teil 2 im Widerspruch stehen, aber das ist unerheblich. Selbst wenn Sie scheinbar widersprüchliche Züge oder Meinungen haben, beantworten Sie jede Aussage für sich allein.

Teil 1

1. Es gibt kaum ausreichend Zeit am Tag, um alles zu erledigen, was ich tun muß.
2. Ich bin manchmal abends zu erschöpft, um einschlafen zu können.

3. Ich habe mehrere wichtige Ziele aufgeben müssen, die ich mir in jüngeren Jahren gesteckt hatte.
4. Ich bin weniger idealistisch als früher.
5. Es stört mich, wenn unbezahlte Rechnungen herumliegen.
6. Ich schließe heute nicht mehr so schnell Freundschaften und gehe nur vorsichtig ernsthaftere Bindungen ein.
7. Ich habe eine Menge in der harten Schule des Lebens gelernt.
8. Ich widme meiner Karriere mehr Zeit und Aufmerksamkeit als Freunden und Familie.
9. Ich könnte mein Geld viel sinnvoller ausgeben.
10. Im Leben halten sich Gewinn und Verlust die Waage; ich versuche einfach, mehr Gewinn als Verlust zu haben.
11. In einer Liebesbeziehung sollte der andere auf meine Bedürfnisse eingehen können.
12. Es tut mir manchmal weh, wenn ich an die Menschen denke, die ich enttäuscht habe.
13. Geliebt zu werden ist so ziemlich das Wichtigste, das ich mir vorstellen kann.
14. Ich mag keine Autoritätspersonen.
15. Für mich ist eine der erschreckendsten Perspektiven des Alterns die Einsamkeit.

Gesamtpunktzahl ______________________

Teil 2

1. Ich tue, was ich mag; ich mag, was ich tue.
2. Es ist wichtig, ein höheres Ziel im Leben zu haben als nur Familie und Karriere.
3. Ich bin einzigartig.
4. Erfahrungen in Todesnähe sind sehr real.
5. Ich vergesse oft, welcher Tag es ist.
6. Ich würde mich als sorgenfreien Menschen bezeichnen.
7. Es ist gut, sexuelle Probleme offen anzusprechen, selbst wenn sie peinlich sind.

8. Ich arbeite selbständig.
9. Es stört mich nicht, wenn ich nicht die Zeitung lese oder die Nachrichten sehe.
10. Ich liebe mich selbst.
11. Ich habe Zeit auf eine psychologische Therapie und/oder andere Praktiken zur Selbstentfaltung verwandt.
12. Ich bin kein bedingungsloser Anhänger des New Age, aber es macht mich neugierig.
13. Ich glaube, daß es möglich ist, Gott zu erkennen.
14. Ich nehme die Dinge leichter als die meisten anderen Menschen.
15. Ich halte mich für einen spirituellen Menschen. Das ist ein Bereich meines Lebens, an dem ich arbeite.

Gesamtpunktzahl ____________________

Auswertung:

Obwohl jeder normalerweise wenigstens ein paar Antworten in beiden Teilen ankreuzt, werden Sie feststellen, daß Sie in einem Teil mehr Punkte haben als im anderen.

Wenn Sie die höhere Punktzahl in Teil 1 haben, sind Sie eher zeitgebunden. Für Sie ist die Zeit linear. Oft gibt es zu wenig Zeit, und schließlich wird gar keine mehr da sein. Sie verlassen sich auf äußere Bestätigung und haben Ihre Innenwelt noch nicht so in Angriff genommen wie Ihre Außenwelt. Sie neigen dazu, Aufregung und positive Gefühle höher einzuschätzen als inneren Frieden und Unberührtheit. Sie sind zu sehr darauf aus, von anderen geliebt zu werden, und verpassen deshalb die Gelegenheit, sich selbst anzunehmen.

Wenn Sie die höhere Punktzahl in Teil 2 haben, ist Ihr Bewußtsein eher zeitlos. Ihr Lieben und Geliebtwerden beruht auf einer sicheren Beziehung zu Ihnen selbst. Innere Freiheit ist Ihnen wichtiger als Besitzstreben. Ihre Motivation kommt eher von innen als von außen. Sie hatten manchmal im Leben das Gefühl, größer zu sein als Ihr begrenztes körperliches Selbst. Ihr Leben mag durch entscheidende Gotteserfahrungen oder Erfahrungen eines höheren Selbst gestaltet worden sein. Wo andere Einsamkeit fürchten, sind Sie für Ihre Einsamkeit dankbar – das Alleinsein hat Ihre Fähigkeit entwickelt zu wissen, wer Sie sind.

Die meisten Menschen haben kaum eine Vorstellung davon, wieviel Mühe sie darauf verwenden, sich in zeitgebundener Bewußtheit eingesperrt zu halten. In ihrem natürlichen Zustand versuchen Körper und Geist negative Energien auszuscheiden, sobald sie verspürt werden. Ein Baby schreit, wenn es hungrig ist, schlägt um sich, wenn es wütend ist, und schläft ein, wenn es müde wird. Aber im Erwachsenenalter ist diese ganze spontane Ausdrucksfähigkeit weitgehend einem Verhalten gewichen, das sicher, gesellschaftlich akzeptabel, berechnend oder bloß zur Gewohnheit geworden ist. Dieser Verlust der Spontaneität ergibt sich daraus, daß wir nicht mehr in der Gegenwart leben, was ich bereits früher erörtert habe. Es gibt aber ein weiteres Ergebnis, das ich zunächst beiseite gelassen habe: den Verlust der Zeitlosigkeit.

Wenn der menschliche Organismus seine negativen Erfahrungen wirksam auslöschen kann, ist der Geist frei von vergangenen oder künftigen Betrachtungen. Es gibt keine Sorge, keine Vorahnungen, keine Reue. Das bedeutet, daß der Geist dem Sein offensteht, dem einfachsten Zustand des Bewußtseins. Um den Geist in diesem offenen Zustand zu unterstützen, muß der Körper entspannt und flexibel sein. Ohne angehäuften Streß kann der Alterungsprozeß nicht Fuß fassen. Deshalb ist die natürlichste und leichteste Erfahrung, die jeder machen kann, die eines zeitlosen Geistes und eines alterslosen Körpers. Leider ist das normale Leben weit von diesem Zustand entfernt. Wir alle sind zeitgebunden, und nur äußerst selten – meist dann, wenn wir es am wenigsten erwarten – gelingt es uns, zu einer bewußten Erfahrung unseres wahren Wesens vorzustoßen. In einer Welt, die nach spirituellem Kontakt hungert und ihn so schmerzlich vermißt, löst eine solche Kostprobe des Zeitlosen im Bewußtsein eines Menschen ein Erdbeben aus.

Ich möchte Ihnen ein Beispiel von jemandem erzählen, dessen Leben von einer solchen Erfahrung völlig verwandelt wurde. Es handelt sich um den spirituellen Lehrer und Schriftsteller Alan Watts. Als junger Mann versuchte Watts mit Begeisterung, die richtige Einstellung zur Meditation zu finden. Er wußte, daß die Meditation in den großen spirituellen Traditionen ausgeübt wurde, damit ein Mensch den Fesseln der Alltagserfahrung entkommen konnte. Aber seine ersten Meditationen waren unerfüllt, langweilig und machten ihm eigentlich nur bewußt, wie begrenzt er war.

Watts hatte bemerkt, daß viele Methoden des Ostens in sich widersprüchlich sind und einander gegenseitig ausschließen. Einige Meister sagen, daß der Geist sich selbst beobachten sollte, andere sagen, es sei absolut verboten, daß der Geist sich beobachtet. Einige sagen, daß der Geist wie ein wilder Elefant gezähmt werden müsse, andere sagen, er solle frei umherstreifen. Zutiefst angewidert beschloß Watts, sie alle zu verwerfen. Eines Tages machte er sich keine besonderen Gedanken und stellte zu seinem Erstaunen fest, daß dieses Loslassen der Erwartung ausreichte, um ihn zu befreien.

»Durch die Wucht, mit der ich sie abwarf«, schrieb Watts, »kam es mir vor, als werfe ich mich selbst ebenfalls fort. Denn ganz plötzlich verschwand auch das Gewicht meines eigenen Körpers. Ich spürte, daß ich nichts besaß, noch nicht einmal ein Selbst, und das nichts mich besaß. Die ganze Welt wurde so durchsichtig und unverstellt wie mein eigener Geist. Das ›Problem des Lebens‹ hörte einfach auf zu bestehen, und etwa 18 Stunden lang fühlte sich mein Selbst und alles um mich herum an wie der Wind, der an einem Herbsttag Blätter übers Feld treibt.«

Das ist eine wunderbar bildhafte Beschreibung davon, was es bedeutet, in den Bereich jenseits von Zeit und Raum vorzudringen. Das Gefühl von Freiheit, so, als werfe man altes Gepäck fort, entsteht automatisch, sobald jemand aufhört, sich nur auf sein begrenztes Selbst zu beziehen. Was ist das, was wir »Selbst« nennen? Ein Bezugspunkt, der sich aus Erinnerungen zusammensetzt. So wie eine Braut einen besonderen Bezugspunkt hat, auf den sie sich verlassen kann, um ihre Hochzeit noch einmal zu erleben, ist der

Inhalt unseres Geistes aus ähnlichen Bezugspunkten aufgebaut – Pakete aller Erlebnisse –, die man benutzt, um sich zu definieren. »Ich« bin derjenige, der 1946 geboren wurde, in eine katholische Schule ging, der sich fürchtete, seiner Mutter zu sagen, daß er ins Bett gemacht hatte, der mit acht Jahren zu Weihnachten einen Plüschelefanten bekam, zu jung heiratete, das Studium abbrach und endlos so weiter. Das Auftürmen von Erinnerungen geht so lange weiter, bis eine starre Struktur entstanden ist. Das ist dann unser Selbstbild.

In Augenblicken tiefster Bewußtheit lassen wir unser übliches Selbstbild vollkommen hinter uns. Paradoxerweise sind das aber auch genau die Momente, in denen nach Aussage spiritueller Meister das Selbst wahrhaft erlebt wird, denn die völlige Abwesenheit eines Selbstbildes läßt das reine Selbstsein hervortreten. Verglichen mit der Starrheit unseres normalen Ichgefühls ist dieses Selbst eine lebende, fließende Identitätserfahrung, die sich niemals erschöpft. Es ist ein Zustand jenseits des Wandelns, ganz gleich, ob man ihn als Säugling erlebt, als Kind, als junger Erwachsener oder als alter Mensch.

Alan Watts hatte eine unverstellte Erfahrung des Selbst, die jedermann offen steht. Man muß nichts tun, um das Selbst zu finden – man muß ganz und gar damit aufhören, etwas zu tun. Man muß aufhören, sich mit seinem Selbstbild und seinem Gewebe aus Erinnerungen und linearer Zeit zu identifizieren. »Ich benutze die Erinnerung«, sagte ein indischer Meister einmal. »Ich erlaube der Erinnerung nicht, mich zu benutzen.« Das ist ein entscheidender Punkt. Erinnerung ist eingefrorene Zeit. Es ist dem zeitgebundenen Geist unmöglich, das Zeitlose zu sehen, denn was wir Zeit nennen, ist in Wirklichkeit zerstückelte Ewigkeit. Die Wirklichkeit ist ein Ozean, und wir schöpfen ihn mit Teetassen aus.

Als Watts in die Wirklichkeit »fiel«, in das Meer der Zeitlosigkeit, veränderte sich seine Wahrnehmung. Anstatt sich gebunden und erstickt zu fühlen – wir fühlen uns alle so, obwohl wir es nicht alle ausdrücken können –, hatte er ein »ozeanisches Gefühl«. Das ist ein von Freud geprägter Begriff, der das Gefühl, mit dem Ganzen eins zu werden, ausdrücken soll. Zeitgebundene Existenz ist niemals ein Ganzes und kann es auch nicht sein, denn sie besteht definitionsgemäß aus Bruchstücken.

WIE MAN DIE LINEARE ZEIT INS WANKEN BRINGT

Als Einstein die Seifenblase der Raum-Zeit-Illusion platzen ließ, tat er das nicht nur in seinem Geist; etwas sehr Reales geschah. Einer der absoluten Werte der Natur war plötzlich nicht mehr vorhanden. Indem er die lineare Zeit entmachtete, stürzte Einstein zugleich auch die Vorstellung des dreidimensionalen Raumes. Tatsächlich verändert sich unsere Wahrnehmung: Aus einem Flugzeug in Bodennähe erkennt man, daß die Lichter auf der Startbahn drei Meter auseinander liegen. Wenn man aber seine Position verändert, stellt sich das völlig anders dar. Aus größerer Höhe betrachtet rükken die Lampen immer näher aneinander, bis man sich schließlich in den Weltraum erhebt und die Lichter verschwinden.

Im Kern der Wirklichkeit, so sagte Einstein, verflüchtigt sich die lineare Zeit vollständig, tritt wie ein Fluß über die Ufer. Vor Einstein war man in der Physik davon ausgegangen, daß ein Teilchen, das an einem Beobachter vorbeiflitzt, eine gerade Flugbahn hat, etwa wie Pfeile, Kanonen- oder Gewehrkugeln.

$$A \longrightarrow B$$

Hier sind zwei in der Zeit getrennte Punkte, und die Pfeile stellen das grundlegendste Ereignis im Universum dar, das Vergehen der Zeit von Punkt A zu Punkt B. Wir können uns durch die Zeit bewegen, weil die Teilchen und Wellen, die die Grundlage von Vergangenheit, Gegenwart und Zukunft bilden, das tun. Ein Teilchen war einmal an Punkt A, bewegt sich nun zu Punkt B und kommt schließlich dort an. Aber mit großer mathematischer Genauigkeit (unterstützt von einer Pioniergeneration anderer großer Physiker) bewies Einstein, daß die Wirklichkeit sich eher wie kreisförmige Wasserwellen darstellt. Zeit wird zu Wahrscheinlichkeitswellen, und der Raum füllt sich mit unbestimmten, nebligen Bereichen, durch die vielleicht einmal ein Stückchen Materie hindurchgeglitten ist oder vermutlich auftauchen wird.

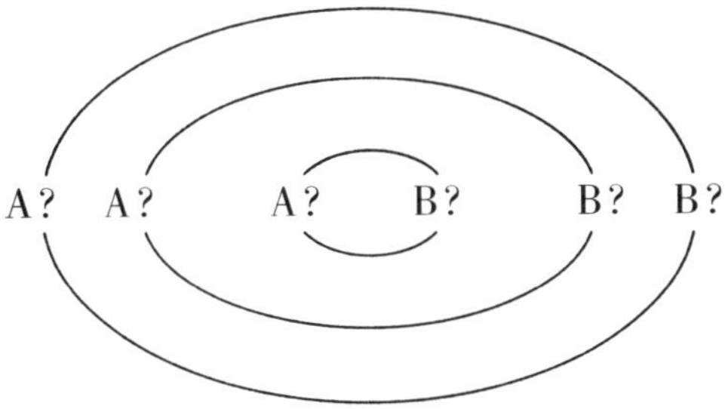

Wir wissen, daß sich unsere beiden Punkte A und B irgendwo innerhalb dieser sich ausdehnenden Ringe befinden, aber es gibt keine eindeutige Vergangenheit, Gegenwart oder Zukunft, nur Möglichkeiten von Positionen. Vielleicht ist ein Teilchen hier, vielleicht dort. Sobald eine Position bestimmt ist, entsteht zugleich eine Zeitskala. A und B könnten nahe beieinander im Zentrum liegen oder getrennt weiter außen. Die lineare Zeit verleitet uns zu der Annahme, daß eine Minute auf die andere im selben Abstand folgt. Aber nehmen Sie einmal als Bezugssystem die subjektive Zeit: Zwei Sekunden auf einem heißen Ofen liegen viel weiter auseinander als zwei Sekunden mit einem hübschen Mädchen. Einstein wies nach, daß der Abstand zwischen zwei Ereignissen völlig willkürlich ist; in Wirklichkeit gibt es nur die »Möglichkeit« von Intervallen.

Einstein war nicht glücklich darüber, daß er die lineare Zeit ins Wanken gebracht hatte. Er persönlich zog es vor zu glauben, daß die dreidimensionalen Dinge und Ereignisse real waren. Nichtsdestoweniger hatte er für die Wissenschaft einen unvorstellbaren Befreiungsakt geleistet. Die jungen Physiker hatten Anlaß zu jubeln, und in der Nachfolge Einsteins haben wir nun den »Superraum«, einen Bereich, der vor neuen Dimensionen, neuen Geometrien und aller nur vorstellbaren Zeit strotzt. Im Superraum sind die Sterne nicht mehr durch schwarze Leere getrennt. Unendliche Energie pulsiert durch das Vakuum und spinnt sich selbst zu unsichtbaren Ketten (Strings) und Schleifen. Die Zeit kann in schwarze Löcher hineingesaugt und aus »Singularitäten« wieder ausgespuckt werden. Das sind komprimierte Samen von Raum-Zeit, die im Nullraum unendliche Dauer entfalten.

Im Superraum hat die Zeit keine festgelegte Richtung. Sie kann ebensogut rückwärts wie vorwärts fließen. Ein von A abgehendes Teilchen kann noch vor seinem Abstand in B auftauchen, was der linearen Erwartung widerspricht. Das mag zu schwer zu begreifen sein, aber stellen Sie sich ein Düsenflugzeug vor, das nachts abfliegt. Als Passagier sehen Sie die Lichter auf der Startbahn in einer Reihe vorüberflitzen, nach einer Abfolge in der Zeit. Sobald Sie in der Luft sind, kann man jedoch hinunterschauen und sieht, daß sich die Lichter gar nicht bewegt haben. Sie bestehen in einem Muster, das Sie als fortschreitende Zeit erlebten. Die lineare Zeit scheint sich ständig zu bewegen. Wenn man aber aus der dreidimensionalen Perspektive ausbricht, so ist es möglich hinabzuschauen, das größere Bild zu überblicken und zu verstehen, daß sich die Zeit selbst nicht bewegt.

Das Standardbild der Natur, so wie es heute die meisten Physiker vertreten, hat zwei Schichten, die wir entweder durch die Sinne oder durch wissenschaftliche Theorie verstehen können:

Physikalische Schöpfung

....

Quantenfeld

Die physikalische Welt ist aus dem Quantenfeld hervorgegangen, dem Ursprung aller Materie und Energie. Aber daraus ergibt sich die naheliegende Frage: Woher ist das Quantenfeld gekommen? Die Quantenrealität reicht genau bis an die Ränder von Zeit und Raum. Jenseits davon gibt es kein Wo und kein Wann. Der Ursprung des Quantenfeldes ist deshalb überall und nirgends, und es entstand niemals und irgendwann. Mit anderen Worten: Auf diese Frage gibt es keine Antwort, die im gewöhnlichen Rahmen der Raum-Zeit sinnvoll wäre.

Auch hier bot Einstein eine Lösung an. Als er seine Arbeit an der allgemeinen Relativitätstheorie beendet hatte, die nach Meinung einiger Physiker der tiefschürfendste denkerische Akt ist, den jemals ein Mensch vollzogen hat, ging Einstein daran, eine einheitliche Feldtheorie zu formulieren, die in sich alle Naturgesetze vereinen und ihnen eine gemeinsame Grundlage geben sollte. Seine berühmte Formel $E=mc^2$ hatte bewiesen, daß Materie zu Energie umgewandelt werden konnte – in physikalischen Begriffen hatte Einstein die beiden vereinheitlicht – , und nun machte er sich daran, Raum und Zeit ebenso zu vereinheitlichen. Im wesentlichen wollte er das Zwei-Schichten-Modell des Universums durch ein Drei-Schichten-Modell ersetzen.

Da er bereits bewiesen hatte, daß die Raum-Zeit eine Illusion ist, mußte diese neue Schicht des vereinheitlichten Feldes die Wirklichkeit hinter der Illusion sein, die Ganzheit jenseits aller Dimensionen. Leider starb Albert Einstein, bevor er eine mathematische Formel für seine vereinheitlichte Feldtheorie finden konnte. 30 Jahre nach seinem Tod nahmen sich jüngere Kollegen wie John Wheeler und David Bohm der Aufgabe trotz der Tatsache an, daß die meisten Physiker äußerst skeptisch waren. Es erschien unmöglich, eine wirklich vereinheitlichte Feldtheorie hervorzubringen, denn das bedeutete ja nichts Geringeres als eine Universaltheorie. Heute hat sich die Skepsis zu Hoffnung gewandelt. Bedeutenden Denkern wie Stephen Hawking und Roger Penrose halten die Universaltheorie für ein erreichbares Ziel.

Physikalische Schöpfung

....

Quantenfeld

....

Vereinheitlichtes Feld

Wir müssen jedoch nicht warten, bis eine solche allumfassende Theorie formuliert wird, um zu begreifen, daß das einheitliche Feld mit jenem Bereich der Zeitlosigkeit, wie ihn Alan Watts erfahren hat, identisch ist, mit jener Ganzheit, die vollkommen geordnet ist und alle Raum-Zeit-Ereignisse in einem lückenlosen Gewebe enthält. Wenn die spirituellen Meister erklären »Ich bin Das«, so drükken sie das vollständigste Gefühl der Zugehörigkeit aus. Sie begreifen, daß das einheitliche Feld in ihnen, um sie herum und durch sie hindurch besteht. Wenn auch wir diese Erfahrung machen wollen, müssen wir jedoch erst ein gewaltiges Hindernis überwinden – die Angst vor dem Tod. Für die große Mehrheit der Menschen stellt der Tod den Schlußpunkt dar, wo das Leben endet und das Unbekannte beginnt. Aber seit Einstein hat das Universum keinen Anfang und kein Ende, keine Begrenzungen in Zeit und Raum. Um dieser größeren Wirklichkeit anzugehören, muß jeder von uns neu definieren, wo unser eigenes Leben beginnt und endet – oder ob es überhaupt beginnt und endet.

DER BANN DER STERBLICHKEIT: DAS TRUGBILD DES TODES ÜBERWINDEN

Das einheitliche Feld ist in uns und verankert uns mit jedem Atemzug, mit jedem Gedanken, jeder Handlung in der zeitlosen Welt. Manche Menschen sind sich dieses Zusammenhangs bewußter als andere, und der Tod ist dadurch für sie weniger bedrohlich. Als er einmal als junger Mann sehr krank und depressiv war, schrieb Einstein an einen engen Freund: »Ich fühle mich so sehr als Teil allen Lebens, daß ich mir nicht im geringsten Sorgen über Anfang und Ende der konkreten Existenz irgendeines besonderen Menschen in diesem unendlichen Strom mache.«

Dieses Gefühl, mit den Dingen eins zu sein, gibt Sicherheit und hält das Gefühl der Bedrohung fern. Wenn es nun diese Bedrohung in uns ist, die das Altern entstehen läßt, dann können wir es uns nicht leisten, mit unserer gegenwärtigen Todesangst zu leben. In Wirklichkeit ist der Tod nicht die übermächtige Instanz, die uns unsere Angst vorgaukelt. In der Natur ist der Tod Bestandteil eines größeren Zyklus von Geburt und Erneuerung. In einem Jahr gehen die Samen auf, wachsen, blühen und bringen die Samen des kommenden Jahres hervor. Die Zyklen endloser Erneuerung liegen nicht jenseits des Todes – sie schließen den Tod ein und benutzen ihn zu einem größeren Zweck. Dasselbe gilt für unsere Körper. Viele Zellen altern und sterben aus eigener Entscheidung, und nicht, weil sie durch den grimmigen »Sensenmann« in die Enge getrieben werden.

Selbst die Vermutung, daß der Tod besteht, ist nur die halbe Wahrheit. In uns gibt es viele Ebenen, die keine Auslösung kennen. Unsere Atome sind Milliarden Jahre alt und tragen noch weitere Milliarden Jahre Leben in sich. In ferner Zukunft, wenn sie einmal in kleinere Teilchen zerfallen, werden die Atome nicht sterben, sondern sich zu einer anderen Energiestruktur anordnen. Atome sind nichts anderes als verwandelte Energie, und wir behaupten ja auch nicht, daß die ursprüngliche »Energiesuppe« starb, als sie sich zu den geordneten Mustern von Wasserstoff, Helium und den anderen Elementen wandelte. Die Schwerkraft und die ihr verwandten subatomaren Kräfte, die unseren Körper zusammenhalten, werden nie sterben, wenn sie sich auch vielleicht in irgendeiner unerforschlichen Zukunft in die größeren Kraftfelder zurückziehen werden, aus denen sie im Urknall hervorgegangen sind. Da wir ja aus diesen unsterblichen Bestandteilen zusammengesetzt sind, warum sehen wir uns dann nicht auch in diesem Licht?

IN DEN FÄNGEN DER ILLUSION

Um sich aus dem Griff des Todes zu winden, müssen wir einsehen, daß er auf einer ganz besonderen Sichtweise der Wirklichkeit beruht, die uns einprogrammiert wurde, bevor wir noch eine bewußte Entscheidung treffen konnten. Gehen Sie einmal in Gedanken zurück bis zu dem Moment in Ihrer Kindheit, als Sie zum erstenmal begriffen, daß es den Tod gab. Diese ersten Begegnungen sind gewöhnlich ein Schock. Eine Vierjährige ist erschüttert, wenn sie eines Morgens aufwacht und feststellt, daß ihr Lieblingstier – Kanarienvogel, Katze oder Hund – einfach aufgehört hat zu leben. Was ist geschehen? Wo ist mein Liebling hin?

Eltern haben selten die richtige Antwort auf diese Fragen. Sie sagen so etwas wie »Dein Liebling ist in den Himmel gegangen, um bei Gott zu sein«. Aber damit ist die Angelegenheit nicht erledigt. Die Erklärung, das Tier sei nun im Himmel, drückt nur etwas aus, von dem die Eltern hoffen, daß es wahr ist. Insgeheim aber fürchten sie den Tod genauso wie ihre Kinder und verstehen ihn ebensowenig. Kleine Kinder haben eine feine Antenne für elterliche Zweifel und Ausflüchte. Die Tränen kommen zum Stillstand und der Schmerz läßt nach, aber auf einer tieferen Ebene entsteht hier der Verdacht: Vielleicht könnte mir das auch zustoßen.

Wenn dann ein Kind so zwischen vier und sechs ist, bestätigen die Eltern, daß die schreckliche Vermutung stimmt. »Großmutter ist tot und in den Himmel gegangen, und eines Tages wirst auch du sterben, und Mammi und Pappi auch.« Sie erinnern sich vielleicht nicht an diesen Moment – viele Kinder ziehen es vor, das zu leugnen, und tun so, als seien sie Peter Pan, der ewig junge Märchenheld. Aber eigentlich spielt es keine Rolle, ob man sich daran erinnert. In dem Moment, als Sie dem Tod gegenüberstanden, so meinen manche Psychologen, haben Sie eine Ansicht übernommen, in deren Griff sich die Menschheit seit Jahrhunderten befindet. Ihr Glaube an den Tod als eine Auslöschung verurteilt Ihren Körper dazu zu verfallen, zu altern und zu sterben, genauso wie es viele vor Ihnen in derselben Weise getan haben.

Nicht der Tod selbst schmerzt uns, sondern das Grauen darüber, daß er unvermeidlich ist. Wir alle tragen eine Trauer, eine Leere in unserem Herzen, die zurückgeblieben ist, als das erste geliebte Wesen in unserem Leben starb. Es entstand eine Lücke, die sich mit Angst füllte, und da bisher nichts anderes an ihre Stelle getreten ist, sind wir immer noch nicht fähig, mit dem Tod fertigzuwerden. Verlust ist die stärkste Ursache von Angst, und ihm ist auch am schwersten zu begegnen.

Im Erwachsenenalter erinnert uns das Altern an den Verlust. Es zwingt uns, in den Abgrund zu schauen, der sich in der Kindheit geöffnet hat. Die persönliche Befreiung vom Tod ist das Ziel aller Religionen: »O Tod, wo ist dein Stachel. Hölle, wo ist dein Sieg?« fragte Paulus in seinem Brief an die winzige christliche Gemeinde in Korinth. Er gibt darauf die Antwort: »Der Stachel des Todes ist die Sünde«, womit er den Irrtum oder den Sündenfall meint. Mit anderen Worten: Der Tod ist das Ergebnis der Trennung des Menschen vom Göttlichen, das ohne Tod ist. Das bedeutet: Die Unsterblichkeit ist unser wahres Leben.

Aber was ist nun mit dem Lieblingstier, das in unserer Kindheit starb? Es ging dahin ohne derartige theologischen Glaubenssätze. Zu sagen, daß ein Tier stirbt, heißt jedoch, die Sache in menschlichen Begriffen auszudrücken. Schauen Sie aus dem Fenster auf einen Baum. Ist er tot oder lebendig? Er ist beides zugleich: Seine alten Blätter sind tot, so wie der Samen, aus dem der Baum emporwuchs. Das Holz im Stamm ist tot, außer dem dünnen Ring des kaum zwei Millimeter dicken Kambiums, des Pflanzengewebes, das die Blätter ernährt, die selbst wiederum hauptsächlich aus leblosen Zellulosefasern bestehen. Wenn sich die Blätter im Herbst färben, fallen anschließend ihre abgestorbenen Gerippe zu Boden. Bis dahin aber sind sie Teile eines lebendigen Baumes.

Darüber hinaus sind die Nährstoffe, die Luft und das Wasser, die durch den Baum kreisen, nicht lebendiger als zu dem Zeitpunkt, als sie noch in Felsen und Regentropfen eingeschlossen waren. Der Boden, der den Baum trägt, besteht nur aus zerriebenem Gestein und verrotteten Bestandteilen früherer Bäume. Was wir einen lebenden Baum nennen, besteht tatsächlich aus Leben und Tod. Die Trennung zwischen dem einen und dem anderen findet hauptsächlich in unserem Kopf statt. Jedes Tier und jede Pflanze ist nur eine Etappe im beständigen Kreislauf der Elemente, der in Ewigkeit andauert. Dieser ganze Kreislauf ist das Leben; das Kreisen ist das, was das Leben ausmacht. Die Tatsache, daß wir versuchen, den Kreislauf anzuhalten, zu einem Bild einzufrieren und zu sagen »Jetzt ist der Baum lebendig, nun ist er tot«, zeigt nur, wie unser Geist funktioniert. Wir, die wir Zerfall und Auflösung fürchten, nennen beides Tod, das doch nur Verwandlung ist.

Wie der Baum ist der Kanarienvogel auch nur ein Lebensstadium. Zu einem früheren Zeitpunkt war der Kanarienvogel ein Ei, davor eine befruchtete Zelle und davor Vogelfutter, das von seiner Mutter gegessen wurde, die das Futter zu dem Ei verwandelte, das dann gelegt wurde. Nachdem der Kanarienvogel tot ist, löst er sich auf. Seine Elemente werden Pflanzen ernähren, und die Pflanzen werden Samen erzeugen, die andere Vögel ernähren. Wieviel (wenn überhaupt) in diesem endlosen Reigen ist Tod, und wieviel ist nur unsere Sicht der Dinge – einschließlich unserer selbst? Man mag denken, daß der Tod ein schreckliches Ereignis ist, das uns in der Zukunft erwartet, aber in Wirklichkeit sterben in jeder Sekunde Teile unseres Körpers. Ein Teil unserer Magenschleimhaut stirbt jedesmal ab, wenn wir unsere Nahrung verdauen, und wird sogleich durch neues Gewebe ersetzt. Dasselbe gilt für unsere Haut, unser Haar, unsere Nägel, Blutzellen und alles andere Gewebe.

Man mag der Meinung sein, der Tod sei unser Feind, aber alle diese Zellen sterben nur, damit wir am Leben bleiben. Wenn unsere Magenschleimhaut nicht absterben und immer wieder ersetzt werden würde, so würden die Magensäfte in wenigen Stunden ein Loch in die Magenwand ätzen und wir würden alle sterben. Die Linie zwischen dem, was lebendig und was tot ist, verschwimmt bei näherem Hinsehen immer mehr. Teile unseres Körpers sind lebendiger als andere. Die Muskeln haben einen rascheren Stoffwechsel als Fett. Gehirn-, Herz- und Leberzellen teilten sich nach der Geburt kaum noch, während Magen-, Haut- und Blutzellen sich innerhalb von Tagen, Wochen und Monaten teilen.

Eine seltsame Tatsache der menschlichen Anatomie ist es, daß, wenn wir irgendwie alle Zellen aus unseren Körper entfernen könnten, die verbleibende Form immer noch ziemlich genau wie ein Mensch aussehen würde. Unsere Strukturelemente ähneln einem freistehenden Korallenriff, das aus mineralisierten Knochen, Bändern, Sehnen, Bindegewebe und Wasser besteht, in denen alle unsere Zellen eingebettet sind, so wie die kleinen Polypen in dem verknöcherten Riff nisten, das sie selbst ausgeschieden haben.

Wie das Riff, das in sich den Ozean trägt, bestehen wir zu zwei Dritteln aus Salzlauge. Aber diese toten Bestandteile unserer selbst tauschen ihre Atome frei mit ihrer Umgebung aus: Werden sie verletzt, so heilen sie; wenn sie Druck ausgesetzt werden, verändern sie langsam die Form, um die Belastung aufzufangen. Wieviel im Körper ist also lebendig und wieviel tot?

Selbst der Begriff »mein Körper« deutet auf eine Trennung hin, die nicht unbedingt besteht. Ist die Luft in meinen Lungen Teil meines Körpers? Wenn ja, was ist mit der Luft, die ich gleich einatmen werde, oder der, die ich gerade ausgeatmet habe? Die Welt »da draußen« besteht aus Billionen von Atomen, die entweder einmal ich waren oder bald ich sein werden, und das ganze Paket von Materie und Energie, das wir Erde nennen, ist nötig, um mich am Leben zu erhalten. Ich könnte genauso gut sagen, daß ich nur eine Zelle in diesem größeren Körper bin, und da ich den gesamten Planeten brauche, um mich am Leben zu erhalten, ist alles auf der Erde Teil meines Körpers. Wenn das stimmt, kann nichts als tot betrachtet werden – verfaulendes Aas, die Würmer und Pilze darauf, ja sogar die Knochen meiner Vorfahren sind in der Flutwelle des Lebens enthalten, die mich auf ihrem Kamm trägt.

Manche Menschen schrecken vor Gesprächen über den Tod zurück und leugnen jegliches Interesse daran. Sie fürchten den Tod nicht, behaupten sie. Und wenn doch, so verfolgt er sie wenigstens nicht oder hat keine solche Macht über sie, wie ich es gerade beschrieben habe. Warum sollte man sich mit solch einem morbiden Thema beschäftigen? Ist es nicht gesünder, einfach das Unvermeidliche hinzunehmen und nur für den Tag zu leben? Die Antwort ist die, daß unbewußte Kräfte in uns am Werk sind. Wir geben wahrscheinlich alle zu, daß wir eines Tages sterben werden, aber außer in Momenten, wo wir bei Toten oder Sterbenden sein müssen, bleibt unser Grauen unter Verschluß. Das ist fast eine biologische Notwendigkeit – ich kann mir nicht vorstellen, wie ich weiterleben könnte, wenn ich mehr als ein- oder zweimal im Jahr über meinen eigenen Tod nachdenken würde. Als Arzt bin ich natürlich viel häufiger mit dem Tod konfrontiert. Aber wenn ich einem verstorbenen Krebspatienten die Augen zudrücke, bringt mir das nicht automatisch meine eigene Sterblichkeit ins Gedächtnis. Ich bin zwar traurig, aber ich sehe nicht immer vor mir, wie sich meine eigenen Augen schließen.

Die Tatsache, daß wir uns alle vor dem Grauen schützen, bedeutet nicht, daß wir Kontrolle darüber haben. Aus ihrer dunklen Höhle heraus beherrscht uns die Angst weiterhin. Gerade die Tatsache, daß wir es nicht ertragen können, uns unseren eigenen Tod vorzustellen, verleiht ihm diese unerhörte Macht, als ob er um sich herum einen elektrischen Zaun mit einer Spannung von zehn Millionen Volt hätte und einem großen Schild »NICHT BERÜHREN!« Wir tun es auch nicht. Und da der Tod im Geist eingezäunt ist, wissen wir eigentlich auch nicht viel über ihn. Die Angst vor dem Tod sollte besser Unwissenheit über den Tod genannt werden.

Ich bin ganz sicher, daß nichts die Menschen schneller altern läßt, als die Angst. Kummer kommt gleich danach. Jeder Arzt hat den schrecklichen Verfall bei manchen verwitweten Männern und Frauen miterlebt. Aber nichts besiegt die Angst in diesem besonderen Spiel: Ein Patient, der die Nachricht von seinem Krebs im Endstadium erhalten hat, kann sehr schnell, fast vor unseren Augen, dahinwelken. Das geschieht allerdings nicht immer. Es gibt innere Qualitäten, die die Angst abwehren, wie Mut oder Gottesglaube, und manche Menschen können diese Qualitäten in Zeiten schrecklicher Not aufbieten. Aber wenn die Angst die Oberhand gewinnt, wird sie ihr Werk mit Sicherheit verrichten. Der Punkt ist nicht, daß der Tod eine Fiktion ist, sondern daß unser Glaube an den Tod Grenzen schafft, wo es keine gibt.

VOM NUTZEN DES STERBENS

Wir alle neigen zu der Annahme, daß der Tod irgendwie unnatürlich und folglich schlecht ist. Ich kann da nicht zustimmen. Die Natur ist sehr tolerant und flexibel darin, wie sie den Tod benutzt oder nicht benutzt, und in einem größeren Rahmen erscheinen die Begriffe von gut und böse als eher willkürlich. Wenn man untersucht, wie das Leben von der genetischen Ebene aus funktioniert, erkennt man, daß die DNS vor langer Zeit das Geheimnis entdeckt hat, wie man alterslose Zellen in Form von Amöben, Algen und Bakterien erzeugt, deren Generationen ohne Unterbrechung zurückreichen. Das Erscheinen und Vergehen einer einzelnen Amöbe ist unbedeutend, denn das Leben bringt Amöbe um Amöbe aus denselben Genen hervor. Die Natur hat aber auch kompliziertere alterslose Geschöpfe zusammengesetzt. Der Süßwasserpolyp beispielsweise ist ein urzeitliches Wassertier, das sofort neue Zellen erzeugt, wenn alte abgestoßen werden. Er besteht aus einem Fuß, einem dünnen Stengel und einem blumenartigen Kranz winziger Tentakel, wächst ständig an einem Ende und stirbt am anderen. Er erneuert seinen gesamten Körper alle zwei Wochen. Seine Zellen sind in ständigem Fluß. Neue kommen auf dem Fließband heran, um die Stellen zu füllen, wo die alten Zellen absterben. Das ist Schöpfung und Zerstörung in vollkommenem Gleichgewicht. Hier ist kein Platz für den Tod. Die Zeit kann daher den Süßwasserpolypen nicht einholen. Er stirbt nur zufällig, durch Mangel an Nahrung, Trockenheit oder irgendeinen anderen äußeren Grund.

Das Geheimnis ewiger Jugend ist also ein ausgeglichener Stoffwechsel, ein stetiger chemischer Fluß, in dem Nahrung, Luft und Wasser in perfekter Ausgewogenheit verarbeitet werden, ohne daß die Entropie eine Chance erhält. Die DNS hat diesen Balanceakt vor Hunderten von Millionen Jahren gelernt. In diesem Sinne ist der Tod eine späte Entwicklung in der Kette der Evolution, aber selbst unter höher entwickelten Organismen übt die DNS eine beträchtliche Kontrolle über den Tod aus. Die Biene zum Beispiel kann ihr Alter willentlich verändern. Jeder Bienenstock braucht junge Arbeitsbienen, deren Aufgabe es ist, drinnen zu bleiben und die neu ausschlüpfenden Larven zu versorgen. Innerhalb von drei Wochen wachsen diese Arbeitsbienen heran und werden zu den reifen Sammlerbienen, die aus dem Stock herausfliegen, um Blumenpollen einzusammeln.

Zu jedem beliebigen Zeitpunkt kann es jedoch zu viele junge Arbeitsbienen oder zu viele alte Sammlerbienen geben. Im Frühjahr können so viele neue Larven ausschlüpfen, daß es dem Stock an reifen Sammlerbienen mangelt und er rasch mehr braucht. Wenn das geschieht, wachsen einige der jungen Arbeitsbienen in einer Woche statt in den üblichen drei Wochen zu Arbeitsbienen heran und fliegen auf Nahrungssuche aus. Wenn andererseits ein Bienenschwarm sich abtrennt, um eine neue Kolonie zu bilden, so besteht sie hauptsächlich aus alten Sammlerbienen. Da nun ein Mangel an jungen Arbeitsbienen besteht, kehren einige dieser alten Sammlerbienen ihr Alter um und werden wieder jung – sie erneuern in sich die Hormone der jungen Arbeitsbienen und lassen sogar die verkümmerten Drüsen nachwachsen, die notwendig sind, um Nahrung für die ausschlüpfenden Larven zu erzeugen.

Als Bienenforscher dieses Verhalten zum erstenmal entdeckten, waren sie erstaunt. Es wurde ihnen klar, daß das Altern bei diesen Insekten keinen fortschreitenden Prozeß in einer Richtung darstellt, der den Bienen durch einen festen Zeitplan diktiert wird, sondern ein flexibler Vorgang, der sich vorwärts oder rückwärts bewegen, sich beschleunigen oder verlangsamen kann. Das wirkliche Geheimnis ist, warum dies nicht auch bei höher entwickelten Lebewesen gilt. Ich möchte behaupten, daß das Altern immer flexibel ist, daß wir es aber durch unseren Glauben an den Tod als unvermeidlichen Endpunkt auf dem starren Zeitplan des Alterns festbetoniert haben.

»Bienenschwärme sind rhythmische Einheiten, die sich ständig auf Schwankungen von Bevölkerung und Struktur, Verfügbarkeit von Nahrung, natürlichen Feinden und Witterung umstellen müssen«, schrieb der Bienenforscher Gene Robinson. Mit einigen geringfügigen Änderungen könnte man dieses Modell auch auf den menschlichen Körper übertragen: Er ist ein Mammutschwarm von 50 Billionen Zellen, die je nach den Bedürfnissen des gesamten Schwarms zu jedem beliebigen Zeitpunkt altern oder jung bleiben.

Im wäßrigen Inneren jeder Zelle schwimmt ein selbstzerstörerischer Mechanismus in Form von versiegelten Paketen zersetzender Enzyme. Diese Enzyme sind möglicherweise nicht verantwortlich für das »normale« Altern, aber zweifellos dienen sie besonderen Zwecken. Nachdem beispielsweise ein weißes Blutkörperchen oder Phagozyt, das eingedrungene Fremdstoffe unschädlich machen kann, eine große Anzahl von Bakterien oder Viren in sich aufgenommen hat, scheidet es diese wieder aus, indem es die Verdauungsenzyme freiläßt. Dabei stirbt der Phagozyt ebenfalls. Das ist kein unwillkürlicher Gewaltakt, sondern vielmehr eine höchst bewußte Entscheidung. Für das Gesamtwohl des Körpers zerstört die Zelle sich selbst.

Ähnlich befreiende Selbstaufopferungen finden täglich millionenmal in unserem größten Organ, der Haut, statt. Als physisches Ding ist eine lebendige Haut etwas sehr Empfindliches, viel zu zart, um sich gegen die Elemente zu behaupten. Unsere äußere Hautschicht, die Epidermis, besteht daher ausschließlich aus toten Zellen, die hart genug sind, all dem Stoßen, Kratzen und Schlagen standzuhalten, dem wir ausgesetzt sind.

Diese Zellen sind nicht dadurch abgestorben, daß sie der Luft ausgesetzt waren. Es ist eher so, daß eine junge Zelle in der Dermis – der inneren Hautschicht – durch den Druck der von unten her nachwachsenden Zellen an die Oberfläche gedrängt wird. Während dieser Zeit reichert sich die Zelle mit einem Protein namens Keratin an, derselben festen Substanz, die wir in Haaren und Nägeln finden. Das Keratin ersetzt die weichen Teile der Zelle und macht sie immer härter. Wenn die Hautzellen dann an die Luft kommen, enthält jede von ihnen genug Keratin, um unseren Körper gegen Wind, Sonne und Regen zu schützen. Die Zelle erfüllt nun ihre Aufgabe, indem sie abstirbt, und hinterläßt keine Lücke, wenn sie abgerieben wird, um der nächsten Welle nachwachsender Zellen Platz zu machen. Durch das Wissen, wann sie sterben muß, leistet die Hautzelle ihren Beitrag zum Überleben des gesamten Körpers.

Völlig im Gegensatz dazu bringt die Krebszelle den ganzen Körper in Gefahr, weil sie nicht zu sterben versteht. Eine Krebszelle ist im Grunde ein wildgewordener Unsterblichkeitsfanatiker: Sie versucht, auf eigene Faust zu überleben, ohne Rücksicht auf das Schicksal aller anderen Zellen. So unsinnig dieses Verhalten auch scheinen mag, es ist doch eine Variante, die in den Plan der Natur eingewoben ist. Die DNS jeder Zelle ist mit speziellen Genen ausgestattet, sogenannten Onkogenen, die offenbar aktiviert werden, bevor ein Krebs ausgelöst werden kann. Einer anderen neuen Hypothese zufolge gibt es in jedem ersten Chromosom der menschlichen DNS Gene, die es jeder Zelle erlauben würden, sich unendlich zu teilen, wenn sie aktiviert würden. Die Forscher haben bislang noch keinen Grund dafür gefunden, warum die Zellen auf ihre eigene Unsterblichkeit aus sind. Vielleicht ist diese Wahlmöglichkeit ein Überbleibsel aus unserer alten evolutionären Vergangenheit. Oder ist es eine verborgene Fähigkeit, die wir noch nicht umsetzen können?

Die Menschen haben einen weit größeren Einfluß auf den Alterungsprozeß und den Tod, als man gemeinhin anzuerkennen bereit ist. Obwohl wir uns als »Opfer« von Alter und Tod bezeichnen, ist die krasse Wahrheit, daß für viele von uns das Altern und Sterben der einzige Ausweg aus einem unbefriedigenden Leben ist. Solche Fluchtmotive spielen meiner Ansicht nach eine wichtige Rolle beim Phänomen des Frührentnertodes, den wir bereits im Abschnitt »Das Land, wo niemand alt ist« erwähnt haben. Eine andere Variante ist der »Geburtstagstod«, wenn jemand an demselben Tag stirbt, wo eine geliebte Ehefrau oder ein Kind dahinging. Studien über japanische und jüdische Gemeinden haben gezeigt, daß dort die Sterblichkeitsrate kurz vor bedeutenden religiösen Festen drastisch sinkt, um dann sofort danach wieder zu steigen. Die Menschen wollten noch ein Neujahrsfest oder Passahfest erleben, bevor sie endlich loslassen konnten. Wir hätten eigentlich keine Studie gebraucht, um zu wissen, daß sich Menschen an das Leben klammern, wenn etwas auf dem Spiel steht, was ihnen viel bedeutet.

Ein Beispiel dafür erlebte ich zuletzt bei einem alten Mann, der mehrere schwere Schlaganfälle erlitten hatte, und seinem Enkel. Der Mann war am Ende völlig körperbehindert gewesen und ins Krankenhaus eingeliefert worden, ohne große Hoffnungen, jemals wieder nach Hause zu können. Er ließ sich in einem schwachen, halbbewußten Zustand treiben. Jedesmal, wenn er klar genug war, um zu sprechen, zeigte er auf das Bild seines Enkels und murmelte: »Wo ist er, wo ist er?«

Die Kinder des Sterbenden benachrichtigten den Enkel, der in aller Eile nach Boston kam. Als er im Krankenhaus eintraf, vollzog sich bei dem alten Mann ein Wandel. Er lächelte und streichelte den jungen Mann, der ihm so viel bedeutete. Sie hielten einander an der Hand und plauderten in aller Ruhe fast den ganzen Tag über. Als der Enkel mit der Absicht, am nächsten Morgen zurückzukommen, fortging, sagte ihm jeder, wieviel besser sein Großvater aussehe. Zwei Stunden darauf starb der alte Mann im Schlaf. Wenn ich über diesen Vorfall nachdenke, frage ich mich, ob irgendein Forscher je darauf hoffen kann, die Kräfte messen zu können, die das Leben aufrechterhalten, solange es Hoffnung gibt oder Liebe, auf die man sich freuen kann. Von außen können wir nicht mit Sicherheit wissen, worauf der Körper eines Menschen reagiert. Die ganze Sache ist zu persönlich.

Als vor einigen Jahren das Handbuch zum Selbstmord, »Final Exit«, ein überraschender Bestseller wurde, bestand seine hauptsächliche Leserschaft aus Menschen mit unheilbaren Krankheiten oder chronischen körperlichen oder emotionalen Schmerzen. Die »natürliche« Art des langsamen Selbstmord, das Altern, war ihnen nicht rasch genug. So schrecklich das klingen mag, ein Leben voll Schmerzen und Krankheit wäre noch unerträglicher ohne eine Erlösung davon. »Wenn es den Tod nicht gäbe«, sagte ein indischer

Guru einmal zu seinen Schülern, »wären wir alle zu ewiger Senilität verdammt.«

Das Leben kann auch ohne Senilität einfach seinen Gang gehen. »Ich freue mich auf den Tod«, sagte Redden Couch, ein Bauer im Ruhestand aus Port Angeles an der Westküste der USA, »wegen all der Dinge, die ich jetzt nicht tun kann. Ich habe überhaupt keine Angst vor dem Tod. Wenn ich jetzt auf der Stelle sterben würde, wäre das in Ordnung. Ich bin jederzeit bereit.« Drücken diese Worte Resignation aus, Heiterkeit, Apathie, Mut oder Angst? Wir können es nicht wissen. Zufälligerweise machte Redden Couch diese Aussage an seinem 100. Geburtstag und lebte an seinem 104. immer noch. Trotz seiner Worte hatte sein tieferes Selbst noch etwas im Leben vor.

All diese Beispiele zeigen, daß der Tod nicht nur einen einzigen Wert hat, sei es ein positiver oder ein negativer. Das Sterben ist eine Art Verwandlung, und als solches muß es in einem größeren Rahmen der Nicht-Veränderung gesehen werden. »Die Leute haben eine falsche Vorstellung vom Tod«, sagte Maharishi einmal zu mir. »Sie sehen ihn als ein Ende, dabei ist es eigentlich ein Anfang.« Sie mögen das als eine Glaubenssache ansehen, doch ist es für mich eine realistische Darstellung von Tatsachen. Im Fluß des Lebens hat die Zerstörung niemals das letzte Wort. Die Schöpfung bringt jedesmal einen Phönix aus der Asche hervor. Jede Zelle weiß, wie sie sich zu teilen hat, um zwei neue Zellen hervorzubringen. Jedes gespaltene Atom kann sich zu neuen Atomen zusammensetzen. Jedem Gedanken folgt eine neue Inspiration. Wie können wir also in dieser Dauer leben lernen, die die Ganzheit des Lebens darstellt? Was ist mit dem verheerenden emotionalen Schock bei Eltern, deren Kind stirbt, oder bei einer Frau, wenn sie ihren Mann verliert?

Diese Gefühle sind selbstverständlich natürlich: Wenn wir jemanden verlieren, den wir lieben, tut das sehr weh. Aber der Schmerz muß nicht so tief und anhaltend sein, wenn man die Wirklichkeit des Lebens als einen ewigen Fluß begriffen hat, in dem es keinen Gewinn und keinen Verlust gibt, nur Verwandlung. »Mir graut zu lieben, was ich zu verlieren fürchte«, schrieb Shakespeare in einem seiner Sonette – das ist das unvermeidliche Resultat des zeitgebundenen Bewußtseins. Das neue Denken behauptet, daß das Bewußtsein der Ursprung der Wirklichkeit ist. Aus zeitgebundener und zeitloser Bewußtheit gehen zwei völlig verschiedene Arten von Wirklichkeit hervor.

Folgen zeitgebundener Bewußtheit	*Folgen zeitloser Bewußtheit*
Altern	Freiheit, Selbständigkeit
Entropie	Jugendlichkeit
Verwirrung	Erkenntnis der Wirklichkeit
Mattigkeit	Unbegrenzte Energie
Verdrängung	Befreite Gefühle
Gefühl, ein Opfer zu sein	Ausdehnung über Körper und Ego hinaus
Angst vor Trennung	Frieden
Konflikte	Stärke
Kummer, Sorge	Harmonie
Eingesperrtsein in Ego und Körper	Freude
Angst	
Tod	

Wir alle erleben Aspekte beider Wirklichkeiten, denn unser Bewußtsein ist im Fluß: Es kann uns verheerende Momente des Kummers und der Angst bringen und wunderbare Momente des Friedens und der Stärke. Es kann beschließen, sich mit den Begrenzungen des physischen Körpers zu identifizieren oder zur Überwindung und Ausdehnung durchzudringen. Diese Flexibilität ist das wahrhaft Geniale am menschlichen Bewußtsein, denn es läßt alle Möglichkeiten offen. Ganz offensichtlich hat jedoch das ständige Leben in zeitloser Bewußtheit große Vorteile.

Indiens spirituelle Meister glauben, daß der menschliche Geist eine natürliche Tendenz besitzt, unbegrenzte Freiheit und Erfüllung zu suchen. So wie der Golfstrom sich unsichtbar seinen Weg durch den Atlantik sucht, enthält unser menschlicher Geist verborgene

Strömungen, die unsere Gedanken und Gefühle in Richtung auf eine höhere Wirklichkeit vorwärtstreiben. In Indien nennt man das »Dharma«. Dieses alte Sanskritwort läßt sich auf verschiedene Weise übersetzen. Es bedeutet Gesetz, Ordnung, Pflicht und rechtes Verhalten. Das Dharma eines Menschen ist seine Arbeit oder sein Beruf. Es ist auch die Pflicht gegenüber seiner Familie, der höhere Zweck seines Lebens und das spirituelle Ideal, dem er sich verpflichtet fühlt.

Die Wurzel des Wortes Dharma ist ein Verb, das »aufrechterhalten« bedeutet. Im weitesten Sinne ist Dharma das, was das Universum aufrechterhält. Es ist die führende Kraft, die aus dem Chaos heraus Ordnung schafft. Der grundlegende Weg, um Entropie, Altern und Tod zu vermeiden, besteht darin, daß man in seinem Dharma lebt. Das Universum entwickelt sich, weil der Strom des Dharma es steuert. Es ist die unsichtbare Intelligenz, die den Stoff des Lebens webt. Das menschliche Bewußtsein ist in der Lage, Dharma direkt zu berühren, sich daran festzuheften und so seine eigene Evolution zu steuern. Das ist es letztlich, was uns zu Menschen macht – daß wir uns nicht nur fortentwickeln, sondern unsere eigene Entwicklung steuern. Dharma ist keine Sammlung religiöser Lehrsätze, sondern eine wirkliche Kraft, die entdeckt und benutzt werden kann.

Im folgenden praxisorientierten Abschnitt werden wir sehen, wie das zu bewerkstelligen ist, denn unter bewußter Führung kann unsere innere Intelligenz einen zeitlosen Körper und Geist als dauerhaften Zustand erzeugen. Wir alle erleben Momente, wo Frieden, Stärke und Liebe sich spontan einstellen, um dann sogleich zu verschwinden. Dieses Gleiten in die Wirklichkeit und wieder hinaus geschieht nicht zufällig, sondern spiegelt die Fähigkeit des Geistes wider, den Kurs zu halten. Wenn man seinem Dharma stetig folgt, gibt es kein Ende von Frieden, Liebe und Stärke. Dies sind die natürlichen Ergebnisse der natürlichsten Art von Bewußtheit – der Zeitlosigkeit.

Es war für mich eine große Freude, dieses Buch zu schreiben, weil es ein Thema aufgreift, das mit Angst belastet ist – das Altern – und dies als Weg der Erfüllung beschreibt. Die Menschen sind nicht in der Zeit gefangen, in das Volumen eines Körpers und die Spanne eines Lebens hineingepreßt. Wir sind Reisende auf dem unendlichen Fluß des Lebens. Das ist es, was Christus meinte, als er sagte: »Seid in dieser Welt, aber nicht von dieser Welt.« Das ist es, was Carlos Castaneda von Don Juan lernte, als er schrieb: »Das Gefühl des Losgelöstseins war fort, das ihm die Kraft zu lieben gegeben hatte. Ohne dieses Losgelöstsein hatte er nur weltliche Bedürfnisse, Verzweiflung und Hoffnungslosigkeit: die deutlichen Züge einer Welt des Alltagslebens.«

Obwohl wir oft Liebe mit Festklammern und Besitzstreben gleichsetzen, liegt hier eine tiefe Wahrheit: Die Kraft des Sich-Loslösens zu verlieren, bedeutet, die Fähigkeit zu lieben zu verlieren. Losgelöstsein ist nicht kaltes Desinteresse oder Gefühlslosigkeit. Der innere Abstand ist ein Selbstgefühl, dem keine Grenzen gesetzt sind. Unsere Reise beginnt und endet auch nicht in der physischen Welt. Die Erde ist ein wunderbares grünblaues Juwel, das auf dem Wandbehang der Ewigkeit glänzt. Wie lange wir auch hier bleiben mögen, um das reine Wasser zu trinken und die lebensspendende Luft einzuatmen, unsere eigentliche Heimat ist die Ewigkeit.

Wir sind dem Wesen nach zeitlos. Wir wurden aus dem bodenlosen Teich geboren, aus dem Blasen von Zeit und Raum emporsteigen. Eine Blase ist ein Moment, eine andere ein Jahrtausend. Aber der Teich selbst ist reiner Geist, und ganz gleich, wieviele Sterne und Galaxien aus ihm aufsteigen und wie flüchtiger Schaum auf der Oberfläche platzen, ist doch nichts aus ihm entnommen oder ihm hinzugefügt worden. Das Sein ist tief und klar, beständig und immer gleich. Es ist erstaunlich, daß unsere Alltagserfahrung ihren Ursprung in dieser unendlich erneuerbaren Quelle hat, aber das Leben hat keine andere Grundlage. Grenzenlose Intelligenz, Freiheit und Stärke sind Bestandteile des einheitlichen Feldes, das Einstein und die alten Weisen als Vision erblickten. Unsterblichkeit dämmert herauf, wenn man begreift, daß man seinen Platz in diesem unendlichen Strom verdient. Wenn man das weiß, kann man seine Unsterblichkeit auf der Stelle in Anspruch nehmen, in jeder Sekunde, denn Zeit ist nichts anderes als aufgestückelte Unsterblichkeit. Die Natur wartet darauf, daß sie uns dieses größte aller Geschenke darbringen kann. Das Meer, die Luft und die Sonne, die uns seit Millionen von Jahren ernährt haben, singen immer noch den Gesang, den wir wieder schätzen lernen müssen.

Was spricht die Natur um uns herum, in dem Raum zwischen unseren Atomen und in allen unseren Gedanken? Derselbe Atem, dasselbe stille Wispern läuft durch jede Zelle. Es ist der Rhythmus des Lebens selbst, der jeden von uns mit freundlichem Nachdruck ruft. Ich liebe eine Strophe aus dem alten Rig Veda, der diesen ewigen Gesang zum Ausdruck bringt:

> Wenn dein Geist in die vier Weltgegenden weit weg gegangen ist,
> so holen wir ihn dir her, daß er hier wohne und lebe.
> Wenn dein Geist in die Meerflut weit weg gegangen ist,
> so holen wir ihn dir her, daß er hier wohne und lebe.
> Wenn dein Geist in die Lichtstrahlen, in die Ströme weit weg gegangen ist,
> so holen wir ihn dir her, daß er hier wohne und lebe.
> Wenn dein Geist in die Gewässer, in die Pflanzen weit weg gegangen ist,
> so holen wir ihn dir her, daß er hier wohne und lebe.
> Wenn dein Geist in die Sonne, in die Morgenröte weit weg gegangen ist,
> so holen wir ihn dir her, daß er hier wohne und lebe.
> Wenn dein Geist in die hohen Berge weit weg gegangen ist,
> so holen wir ihn dir her, daß er hier wohne und lebe.
> Wenn dein Geist in diese ganze Welt weit weg gegangen ist,
> so holen wir ihn dir her, daß er hier wohne und lebe.
> Wenn dein Geist in die fernsten Fernen weit weg gegangen ist,
> so holen wir ihn dir her, daß er hier wohne und lebe.
> Wenn dein Geist in das Vergangene und Werdende weit weg gegangen ist,
> so holen wir ihn dir her, daß er hier wohne und lebe.

(10. Mandala, Vers 58)

Lesen Sie sich zweimal laut vor. Konzentrieren Sie sich dann fünf Minuten lang still auf Ihren Körper und lenken Sie Ihr Bewußtsein auf jeden Teil Ihres Körpers. Sie wissen, daß diese Bewußtheit der Geist ist. Der Geist ist heilende Energie, der Fluß von Leben und Intelligenz in jeder Zelle. Wenn wir erst einmal wieder eine Antenne für die Freude und das Entzücken bekommen, die unser Körper eigentlich erfahren kann, werden auch die Signale der tiefen Weisheit wieder auftauchen und die Heilung von innen heraus fördern. Ein altes chinesisches Gedicht von Chuang-tzu lautet:

Was das Universum erfüllt,
Betrachte ich als meinen Körper,
Und das, was das Universum steuert,
Sehe ich als mein eigenes Wesen.

Ich höre die stille Musik in diesen Worten, die mich daran erinnert, daß der kosmische Atem mein nächster Atemzug ist und der kosmische Tanz der nächste Schlag meines Herzens.

DIE PRAXIS: WIE SIE DEN WEG DER ZEITLOSIGKEIT FINDEN

Die tiefste Wirklichkeit, der Sie sich bewußt sind, ist jene, aus der Sie Ihre Kraft schöpfen. Für jemanden, der sich nur der materiellen Welt bewußt ist, beschränkt sich die Kraft auf materielle Stärken. Aber auf einer tieferliegenden Ebene gibt es jene schöpferische Kraft, die Geist und Körper formt – die Kraft der Evolution, oder Dharma. Um mit dem Kern des Lebens in Verbindung zu treten, muß man mit der schöpferischen Kraft des Universums in Berührung kommen. Diese Kraft drückt sich in unserer persönlichen Kreativität aus. Wenn man im Feld der Kreativität ist, verliert man das Gefühl von Zeit. Nur der Fluß existiert.

Es gibt drei Kräfte, die das ganze Leben durchdringen: Schöpfung, Erhaltung und Zerstörung. Alle drei sind in der Lebensspanne von Zellen, Sternen, Planeten und Galaxien gegenwärtig, denn jede Form muß entstehen, bestehen und vergehen. Auch wenn sich jedes Leben in einer zeitlichen Abfolge entfaltet, existieren die drei Kräfte doch gleichzeitig. Die Gene jeder Art von Lebewesen enthalten den Code für die Erzeugung neuer Zellen, für die Erhaltung jeder Zelle über eine bestimmte Zeit hinweg und für deren Zerstörung, um einer anderen Generation von Gewebe Platz zu machen. Dieses Triumvirat der Intelligenz versuchen wir zu beeinflussen, wenn wir bewußt unser Leben in die Hand nehmen. Es liegt an uns, welcher Aspekt vorherrscht – der schöpferische, der erhaltende oder der zerstörerische. Da wir die Macht haben, das Gleichgewicht der Kräfte zu verschieben, stehen wir über ihnen.

Solange die Schöpfung unsere Existenz lenkt, werden wir wachsen und uns entfalten. Die Evolution gebietet der Entropie, dem Verfall und dem Altern Einheit. Die kreativsten Menschen in jedem Bereich leben intuitiv von diesem Verständnis. Sie wachsen in dem klaren Bewußtsein auf, daß sie die Quelle der eigenen Kraft sind, und was immer ihr Tätigkeitsfeld ist, sie weisen doch gewisse allgemeine Züge auf:

1. Sie sind fähig, Stille zu erreichen und zu genießen.
2. Sie verbinden sich mit der Natur und genießen sie.
3. Sie vertrauen auf ihre Gefühle.
4. Sie können inmitten von Chaos ausgeglichen bleiben und handeln.
5. Sie sind kindhaft – sie genießen Phantasie und Spiel.
6. Sie sind auf sich selbst bezogen: Sie setzen ihr ganzes Vertrauen in ihr eigenes Bewußtsein.
7. Sie sind nicht starr auf irgendeinen Standpunkt festgelegt. Obwohl sie leidenschaftlich ihrer Kreativität verpflichtet sind, bleiben sie offen für neue Möglichkeiten.

Diese sieben Punkte geben uns ein praktisches Vorbild, an dem wir messen können, wie schöpferisch unser Leben verläuft. Die folgenden Übungen zeigen, wie man diese Bereiche entwickeln und stärken kann.

ÜBUNG 1: PLANUNG KREATIVER HANDLUNG

Jeder hat eine feste Routine, die seinen Tag beherrscht. Die meisten von uns füllen die Stunden des Wachens mit derselben Aktivität – wir sehen dieselben Familienmitglieder und Freunde, arbeiten mit denselben Mitarbeitern, befahren dieselben Straßen und denken sogar dieselben Gedanken (man schätzt, daß etwa 90 Prozent der Gedanken, denen ein Mensch während des Tages nachgeht, eine genaue Wiederholung seiner Gedanken vom Vortag sind). Diese Routine läßt uns wenig Zeit für wirkliche Kreativität, außer man beschließt, dafür Platz zu schaffen. In Quantenbegriffen gibt es jedoch unbegrenzt Raum für Kreativität, denn jede Sekunde ist gefüllt mit unbegrenzten Entscheidungsmöglichkeiten. Sobald Sie beginnen, dem Neuen und Unbekannten Platz zu schaffen, bahnen Sie tieferliegenden Kräften den Weg, um durch die Lücken des Alltags hervorzubrechen. Auch die außergewöhnlichsten historischen Ereignisse geschahen an gewöhnlichen Tagen, und die außergewöhnlichsten Gedanken entstanden in Gehirnen, die viele gewöhnliche Gedanken hatten.

Die folgende Übung zeigt Ihnen eine Möglichkeit, wie Sie in Ihrem Leben etwas Platz für das Wachstum schaffen können, und je bewußter Sie diese Übung machen, desto unbegrenzter wird das Wachstum sein.

Schreiben Sie einen Aktionsplan für die kommenden sechs Monate auf, der auf den sieben Eigenschaften von sehr kreativen Menschen basiert. Sie brauchen nicht jeden Punkt in jeden Tag hineinzupressen – nehmen Sie sich einfach vor, diese Aspekte in Ihrem Leben umfassender hervortreten zu lassen.

1. Stille erfahren.

Zunächst legen Sie eine Zeit fest, um Stille zu erfahren. Das bedeutet im Idealfall eine kurze Meditation (15 bis 30 Minuten) am Morgen, bevor Sie zur Arbeit gehen, dann eine zweite Sitzung am Abend, wenn Sie heimkommen. Das ist dann eine Zeit, um einfach zu »sein«, und doch kann gerade die Einfachheit sie zur wichtigsten Zeit Ihres Lebens machen. Stille ist ein wertvolles Gut, besonders in der Hektik der modernen Gesellschaft. In einer Welt, die mehr als nur ein bißchen verrückt ist, ist es wie die Rückeroberung einer Burg von Vernunft und Frieden, wenn man seinen Kern der Stille findet. Der Geist tankt in der Ruhe auf, in der Quantenquelle aller Aktivität. Wenn Ihr Leben nur von Aktivität beherrscht ist, verbrauchen Sie mehr Energie, als Sie gewinnen. Der Grundrhythmus der Natur – Aktivität und Ruhe – wird zu sehr in einer Richtung verschoben.

Stille ist der große Lehrmeister, und um Ihre Lektionen zu lernen, müssen Sie ihr Aufmerksamkeit widmen. Es gibt keinen Ersatz für die kreative Inspiration, das Wissen und die Stabilität, die sich ergibt, wenn man weiß, wie man zum Kern der inneren Stille vordringt. Der große Sufi-Dichter Rumi schrieb: »Laß nur die erregten

Wasser zur Ruhe kommen, und Sonne und Mond werden sich auf der Oberfläche Deines Seins widerspiegeln.«

2. Zeit in der Natur verbringen

Nehmen Sie sich vor, einige Zeit im Kontakt mit der Natur zu verbringen. Es gibt keine bessere Methode, um aufgestaute Energien loszuwerden. Das Geist-Körper-System stößt seine überschüssigen Energien spontan ab, sobald man die künstlichen Grenzen der Zivilisation hinter sich gelassen hat und zur Natur zurückgekehrt ist. In einer städtischen Umgebung ist es nicht immer leicht, einen grünen, freien Platz zu finden, einen weiten Blick auf Himmel und Wolken, einen tiefen Atemzug reiner Luft. Wenn Sie aber ein Fleckchen Erde finden können, um sich darauf auszustrecken, mit bloßen Füßen und zur Sonne gestreckten Armen, sollten Sie das nutzen. Wenn das nicht geht, suchen Sie Naturerfahrungen, wo immer Sie leben. Stehen Sie früh auf, um den Sonnenaufgang zu genießen, und nehmen Sie sich am Abend etwas Zeit, um den Sonnenuntergang zu betrachten und Mond und Sterne anzuschauen.

Die Zellen Ihres Körpers sind sehr fein auf die Zyklen des Mondes, der Sonne und der Sterne eingestellt. Wenn Sie die Natur durch die Sinne in sich aufnehmen, wird diese unsichtbare Verbindung verstärkt. Selbst mitten in einem überfüllten Stadtzentrum können Sie sich einen Garten in Blumenkästen anlegen, so daß Sie einen Samen wachsen sehen können. Wenn Sie auf die Dachterrasse Ihres Gebäudes hinausgehen und die Sonne sehen können, vermittelt auch das Ihnen ein bißchen Kontakt mit der Natur. Wann immer es Ihnen möglich ist, fangen Sie zumindest einige Momente der Frische ein und spüren Sie die kraftspendende Berührung von Erde, Sonne und Himmel.

3. Gefühle erfahren und ihnen vertrauen

Fangen Sie an, Tagebuch über Ihre Gefühle zu führen. Das muß nicht eine komplizierte Aufgabe sein. Schreiben Sie einfach eine Liste der wichtigsten Gefühle auf und notieren Sie dazu jeweils ein

Beispiel, so wie es am Tag auftritt. Beginnen Sie mit Schlüsselwörtern für grundlegende positive Gefühle wie:

Liebe	Freude
Sympathie	Anerkennung
Glück	Freundlichkeit
Vertrauen	Mitgefühl

Danach legen Sie eine Spalte für abstraktere Gefühle an, die mit Kreativität und Persönlichkeitswachstum zu tun haben, wie zum Beispiel:

Einsicht	Intuition
Entdeckung	Transzendenz
Glaube	Einswerden
Vergebung	Frieden
Offenbarung	

Zuletzt schreiben Sie die grundlegenden negativen Gefühle auf wie:

Ärger	Neid
Angst	Sorge
Schuldgefühl	Habgier
Mißtrauen	Selbstsucht

Betrachten Sie diese Notizen am Morgen und nehmen Sie sie als Erinnerungsstütze mit zur Arbeit. Obwohl Sie den größten Nutzen daraus ziehen können, wenn Sie Ihre Gefühle genau und ausführlich aufschreiben und noch einmal nacherleben, wie stark jedes Gefühl war, welche Umstände es auslösten, und wieviel Ihnen ein bestimmtes Gefühl bedeutete, können Sie auch mit einem »geistigen« Tagebuch auskommen. Das bedeutet, daß Sie die Liste durchgehen und sich einfach kurz an jedes Gefühl erinnern. Was dieses Tagebuch bezweckt, ist folgendes:

- Zu entdecken, wie oft Sie etwas empfinden, ohne es zu merken.
- Das spontane Aufkommen von Gefühlen zu erlauben, die Sie normalerweise zu unterdrücken oder zu vergessen versuchen würden.
- Ihre Gefühle wirklich kennenzulernen. Viele Menschen können nicht genau beschreiben, wie beispielsweise Mitgefühl oder Einsicht sich anfühlen. Indem Sie aber bewußt nach einem Gefühl Ausschau halten, werden Sie es genau kennenlernen. Das ist der erste Schritt zur Beherrschung Ihrer Gefühle.
- Ihre Gefühle erfreulich zu machen. Das Gefühlsleben sollte reich und befriedigend sein. Wenn Ihnen Ihre Gefühle aber fremd sind, können Sie sie auch nicht genießen. Viele Menschen haben sich eingeredet, daß sie kaum oder gar keine Gefühle haben. Und doch gibt es, trotz unserer Bemühungen Emotionen zu unterdrücken, für jeden Gedanken, den wir haben, ein dazugehöriges Gefühl. Wenn Sie all diese Gefühle ans Licht fördern, versetzen Sie sich zurück in die Ganzheit der Geist-Körper-Beziehung. Ganzheit ist der befriedigendste Zustand, in dem wir leben können.

In Ihrer täglichen Bestandsaufnahme sollten Sie kein Wort auf Ihrer Liste überspringen und sich bei keiner einzelnen Kategorie länger aufhalten (selbst wenn Sie mehrmals am Tage ärgerlich waren, denken Sie nur an ein Vorkommnis und fahren dann fort). Auch ist es wichtig, die Aufmerksamkeit nicht zu sehr auf negative Gefühle zu richten, die für jeden am leichtesten zu vergegenwärtigen sind und sich am ehesten einstellen. Ich bitte Sie, negative Gefühle wahrzunehmen, damit Sie merken, wie sie entstehen. Wenn wir begreifen, woher ein Gefühl kommt, können wir die negativen Gefühle abstreiten. Das wird garantiert geschehen, aber bei hartnäckiger oder unterdrückter Negativität dauert das eine Weile. Negative Gefühle schließen die Welt aus und setzen ihr Grenzen, während es ja das Anliegen dieser Übung ist, weite und kreative Gefühle zu wecken.

Wenn Sie dieses Tagebuch ernsthaft führen, werden Sie erstaunt darüber sein, wie viele verschiedene Gefühle Sie im Laufe eines Tages haben, ohne daß Sie sich dessen bewußt sind.

Alles, worauf Sie Ihre Aufmerksamkeit richten, wächst. Auch wenn Sie vielleicht meinen, daß Empfindungen wie »Einsicht« oder »Offenbarung« auf Sie nur selten zutreffen, entsteht durch das bloße Durchsehen Ihrer Liste und die kurze Konzentration auf jedes Gefühl Raum, in dem sie wachsen können.

Wirklich mit seinen Gefühlen in Kontakt zu sein, ist eine gewaltige Aufgabe inmitten von Arbeit und anderen Aktivitäten. Gefühle folgen keiner Routine, und wenn Sie Ihre Gefühle eher von sich fernhalten, ist es in der Hektik des modernen Lebens sogar noch leichter, sie zu unterdrücken oder ihnen zu entfliehen. Und doch ist nichts wichtiger, als Ihre Empfindungen zu erleben. Sie sind der spontanste Teil unserer Persönlichkeit, der ursprünglichste Ausdruck unserer Bewußtheit, in ihrer Beziehung zur Welt. Sie stellen die Summe all Ihrer Beziehungen dar, und der genaueste Spiegel dafür sind Ihre Gefühle.

4. Inmitten des Chaos ausgeglichen bleiben

Um ausgeglichen und ruhig zu bleiben, wenn alles um uns herum durcheinander ist, muß man Fähigkeiten entwickeln, um die eigene Mitte zu finden. Nehmen Sie sich deshalb zweimal während des Arbeitstages, wenn es besonders hektisch und stressig zugeht (die Momente der stärksten Belastung wie etwa die Heimfahrt in den Stoßzeiten sind besonders geeignet) ein bißchen Zeit. Konzentrieren Sie sich vor diesen Momenten fünf Minuten lang auf Ihre Mitte, indem Sie die folgende Technik benutzen:

Suchen Sie sich einen Platz, wo Sie allein sein können, wo es so ruhig wie möglich ist. Setzen Sie sich bequem hin und schließen Sie die Augen. Achten Sie auf Ihren Atem, konzentrieren Sie sich auf das Ein- und Ausströmen der Luft durch die Nase. Stellen Sie sich die Luft als schwache Wirbel vor, die in Ihre Nase gelangen und sanft wieder hinausströmen. Nach zwei Minuten fangen Sie an, Ihren Körper zu spüren (das heißt, Sie nehmen die Gefühle wahr in Ihrem Körper, auf Ihrer Haut, das Gewicht Ihrer Glieder und so fort). Nach einer Minute lenken Sie die Aufmerksamkeit auf die Brustmitte und lassen Sie sie dort ganz zwanglos verweilen. Nach wenigen Sekunden wird Ihre Aufmerksamkeit wahrscheinlich durch einen flüchtigen Gedanken oder eine flüchtige Empfindung abgelenkt werden. Leisten Sie keinen Widerstand, aber wenn Sie das bemerken, lenken Sie die Aufmerksamkeit erneut ganz sanft auf Ihre Brust zurück. Schließen Sie die Übung ab, indem Sie einfach still dasitzen und nichts tun.

Obwohl das eine sehr einfache Technik ist, läuft die dadurch bewirkte Auflösung negativer Energien bisweilen recht dramatisch ab – vielleicht haben Sie das Gefühl, als falle Ihnen eine riesige Last von den Schultern, und empfinden eine Leichtigkeit und Ruhe, die Ihr ganzes Wesen durchdringen. Am wichtigsten ist, daß Sie ganz allmählich erfahren, daß das Ausgeglichensein in jeder Situation, auch der hektischsten, tatsächlich die natürlichste und bequemste Art des Seins ist. Zur eigenen Mitte zu finden ist ein Weg, um zu sich selbst zurückzukommen und sich aus dem Wirrwarr der Umwelt zu lösen.

5. Wie ein Kind sein

Schreiben Sie sich zwei oder drei Dinge auf, die Sie morgen tun können und die völlig kindlich sind. Denken Sie sich etwas aus, das für Sie die Kindheit wachruft – wie Sie ein Eis gegessen haben, auf dem Spielplatz waren oder die Wolken beobachtet haben. Fangen Sie damit an, solche Dinge immer mehr in Ihr gegenwärtiges Leben einzufügen. Ihr Ziel ist es, jenen Ort in Ihnen zu finden, wo Sie noch ein sorgloses Kind sind. Das neue Denken sagt uns, daß kein Ereignis jemals verschwindet. Es zieht sich nur aus unserem Wachbewußtsein in das Feld zurück. Deshalb ist unsere Kindheit immer noch in uns und wartet nur darauf, wiedererweckt und in unser Sein eingefügt zu werden.

Sie sollten sich etwas aussuchen, das Ihnen Spaß macht, aber nicht unbedingt als Erwachsener. Auch wenn Sie glauben, daß Himmel und Hölle, Seilhüpfen und Spielzeug nichts mehr für Sie sind, suchen Sie etwas, daß Sie unwiderstehlich zu Ihrem Kinderglück zurückzieht (einen tröstlichen Nachtisch wie Apfelstrudel oder Streuselkuchen zu backen, ist zum Beispiel eine gute Idee).

Wenn Sie dann tun, was Sie als Kind getan haben, seien Sie Kind. Vielleicht nehmen Sie sich vor, auf einen Spielplatz zu gehen, um zu schaukeln oder auf einen Kletterturm zu steigen oder sich auch nur zu beteiligen, indem Sie den Kindern beim Spielen zuschauen. Achten Sie auf die unschuldige, sorglose Weise, wie die Kinder sich geben. Das Gefühl, das Sie dadurch wachrufen, ist keine Rückkehr zur Kindheit, sondern etwas viel Tieferliegendes, wie der brillante Autor und Therapeut A. H. Almaas feststellte.

»Wenn wir einem Kind zusehen«, so schreibt Almaas, »so sehen wir, daß das Gefühl von Fülle oder wesenhafter Lebendigkeit, von Daseinsfreude, kein Ergebnis von irgendetwas Äußerem ist. Es gibt einen Wert im bloßen Selbst-Sein, der nicht da ist, weil wir etwas tun oder nicht tun. Es war ganz am Anfang da, als wir Kinder waren, ging dann aber langsam verloren.« Gewöhnlich verlieren wir mit der Zeit die Spur der Freude in uns. Außerhalb von uns mag es zahllose Quellen von Freude und Erfolg geben, aber sie sind nichts im Vergleich mit unseren Gefühlen, die wir in Ihrem Wert und der Zufriedenheit, die sie uns bringen, zu niedrig einschätzen.

Der Wunsch, wieder jung zu sein, ist im Grunde ein Symbol des tieferen Wunsches, neu zu bleiben. Säuglinge und kleine Kinder haben damit keine Probleme. Indem man sich in die kindhafteste Gemütsverfassung zurückversetzt, die man sich vorstellen kann, öffnet man sich den Weg zu lernen, wie Almaas es ausdrückt, daß »wir der Genuß, die Freude, die tiefste Bedeutung und der höchste Wert sind«.

6. Auf sich selbst bezogen sein

Der höchste Bewußtseinszustand, den wir erreichen können, ist das Einheitsbewußtsein, in dem es keinen Unterschied zwischen Beobachter und Beobachtetem gibt. In dem Bewußtsein, daß alles eins ist, wird alles, was man sich als »da draußen« befindlich vorgestellt hat, als Teil unsererselbst empfunden. Diese Erfahrung wird durch ein falsches Selbstgefühl verhindert, das sich aus Bildern vergangener Ereignisse zusammensetzt. Das Selbstbild ist nur in sehr begrenztem Umfang nötig. Man muß seine Personalien wissen und andere nützliche Dinge. Aber die meisten Menschen überfrachten ihr Selbstbild mit einer Unzahl von Meinungen, Ansichten, Neigungen und Abneigungen und anderem überflüssigen Ballast. Um diesen Ballast abzuwerfen und sich wieder als freier, unverstellter Mensch zu erleben, muß man daran arbeiten, den verkrusteten Firnis auf dem Selbstbild zu entfernen. Sie können dieses Ziel auf vielen verschiedenen Wegen erreichen:

- Sie können etwas Neues anfangen, das überhaupt nicht in Ihr Selbstbild paßt. Aerobics, wenn Sie ein Herr im grauen Flanell sind, oder Gewichtheben, wenn Sie eine Hausfrau sind. Setzen Sie sich Menschen und Situationen aus, die Sie dazu herausfordern, über alte Gewohnheiten hinauszuwachsen.
- Arbeiten Sie ehrenamtlich für Obdachlose und Behinderte. In Kontakt mit Menschen zu sein, die so ganz verschieden von uns sind, unsere eingefleischten Ängste und Widerstände ihnen gegenüber zu überwinden und sich schließlich in ihnen selbst zu finden, ist eine sehr wirksame Methode, um ein gemeinsames Menschsein zu entdecken.
- Schreiben Sie Ihre Autobiographie. Wenn Sie jede Einzelheit Ihres Lebens so aufrichtig und ehrlich wie möglich aufschreiben, hilft Ihnen das, sich von eingefleischten Verhaltensweisen zu lösen, indem Sie sich bewußt machen, woher sie kommen. Der Akt des Schreibens zwingt Sie außerdem dazu, Dinge auszudrücken, die Sie normalerweise für selbstverständlich gehalten haben, beispielsweise wie Sie Ihren Eltern und Ihrer beruflichen Laufbahn gegenüber empfinden. Seien Sie so genau und ausführlich wie möglich. Konzentrieren Sie sich darauf, wie Sie sich in jeder Lebensphase fühlten. Rechtfertigen Sie Ihre Handlungen nicht und versuchen Sie nicht, sich besser darzustellen, als Sie sind. Wenn Sie es schwierig finden, sich auszudrücken, versuchen Sie den Fluß der Worte in Gang zu setzen, indem Sie in der dritten Person schreiben. »Hans wurde von einem Vater beherrscht, den er sowohl liebte als auch fürchtete«, ist besser als »Ich wurde von einem Vater beherrscht, den ich sowohl liebte als auch fürchtete«.

- Nehmen Sie sich vor, jeden Tag irgend etwas zu tun, um ein Verhalten zu korrigieren, von dem Sie wissen, daß es nicht Ihrem wahren Selbst entspricht. Vielleicht gehören Sie zu denen, die es immer allen recht machen wollen und immer das sagen, was andere gerne hören. Bevor Sie nächstes Mal in diese Falle geraten, sagen Sie, was Sie wirklich fühlen. Jemand könnte zum Beispiel bemerken: »Der Bus kommt aber auch immer zu spät, nicht wahr?« oder »Hier geht wirklich alles langsam den Bach runter«. Anstatt in dieses Herummäkeln einzustimmen, erklären Sie, wie Sie die Sache sehen. Wenn Sie andererseits nie ein Blatt vor den Mund nehmen und das Gefühl haben, daß andere auf Sie hören sollten, machen Sie einmal eine Pause und hören zur Abwechslung den anderen zu. Diese einfachen Übungen können in der Praxis recht schwierig sein. Man muß lernen, seine gesellschaftliche Fassade abzubauen, und je mehr man sich darin übt, desto weniger Wert legt man darauf, diese Maske aufzusetzen.
- Dehnen Sie Ihre Bemühungen auf Meditation, Yoga, kreative Visualisierung oder andere geistige Übungen aus, die Sie über Ihre begrenzte Bewußtheit hinausführen. Diese Übungen sind für jeden nützlich, aber wenn man sich ihnen wirklich widmet, kommt man auf der Straße zur Entdeckung des Selbst noch rascher voran.

7. Sich nicht binden

Ungebunden zu sein bedeutet, daß man frei ist von äußeren Einflüssen, die das wahre Selbst überschatten. Diese Lektion wird uns von unserer Kultur nicht beigebracht. Moderne Menschen legen sehr viel Wert darauf, gebunden, erregt, leidenschaftlich, stark engagiert zu sein und so weiter. Es ist ihnen einfach unmöglich zu begreifen, daß diese Eigenschaften nicht das Gegenteil von Ungebundenheit sind. Die Bindung in einer Beziehung zum Beispiel bedeutet im Grunde, daß man genug Liebe und Verständnis aufbringt, um den anderen sein zu lassen, was er oder sie will. Seine Arbeit leidenschaftlich zu lieben, bedeutet, daß man sich den schöpferischen

Raum läßt, um sie von allen Seiten anzugehen und neue Ansätze und Gelegenheiten zu finden. Diese neuen Gelegenheiten entstehen aus unserem inneren kreativen Kern heraus, mit dem wir nicht in Berührung kommen, solange wir in den Einzelheiten unserer Arbeit befangen sind und von ihnen erdrückt werden.

Es klingt paradox, aber um die höchste Begeisterung im Leben zu erreichen, muß man fähig sein, sich zurückzuziehen und man selbst zu sein. Begeisterung und Engagement, Liebe und Hingabe, Selbstwertgefühl und Erfülltheit entstehen alle aus dem Selbst. Es sind Eigenschaften des wahren Selbst, die aufblühen, wenn man frei von engen Bindungen ist. Für die meisten von uns ist der Mensch, der uns am aufrichtigsten liebte, unsere Mutter. Wenn man aber darüber nachdenkt, war diese Liebe oft durch Macht und Beherrschung gekennzeichnet. Als Kind mußten wir tun, was die Mutter sagte, oder sie konnte uns ihre Liebe entziehen. »Ich bin deine Mutter, du mußt mir Beachtung schenken«, ist das Gegenteil von »Ich liebe dich, und es macht mich glücklich zu sehen, wenn du bekommst, was du brauchst.« Die erste Aussage mag zwar der Liebe entspringen, aber es ist keine Liebe, in der man mühelos zur Freiheit findet.

Es ist aber notwendig, die eigene Freiheit zu finden. Dazu gehört das Loslassen von Erwartungen, festgelegten Ergebnissen und egoistischen Gesichtspunkten. Stellen Sie sich zwei Mütter vor, die in einem Supermarkt stehen und versuchen, ein aufgeregtes Kind zu beruhigen, das laut weint und Aufmerksamkeit auf sich zieht. Eine Mutter ist wütend und beschämt. Sie versucht in erster Linie, das Kind davon abzuhalten, eine Szene zu machen, was natürlich bei kleinen Kindern nicht wirkt. Wenn sie aufgeregt sind, sind sie aufgeregt. Ihre Gefühle sind ihre Welt, und ob sie in einem Supermarkt eine Szene machen, ist ihnen völlig egal. Wenn also die Mutter befiehlt: »Schon gut, hör auf zu heulen. Ich meine es ernst, hör sofort auf«, weiß das Kind, daß man seine Gefühle gar nicht wahrnimmt und daß man ihm nicht erlaubt, wirklich zu existieren. Die Mutter will nur das Ergebnis; sie will, daß die Dinge eine bestimmte Richtung nehmen.

Die zweite Mutter dagegen erkennt, daß ihr Kind wirklich verstört ist, und sie kümmert sich nicht darum, welchen Eindruck sie auf andere macht. Sie denkt nicht darüber nach, wie sie die Situation empfindet. Sie fühlt statt dessen mit ihrem Kind und will es wieder glücklich sehen. Sie sagt: »Was fehlt dir? Hat dir etwas Angst gemacht? Ist schon gut, ich bin da.« Ihre Worte sind nicht das Wesentliche – sie könnte auch das Kind auf den Arm nehmen und einfach einen Moment lang streicheln. Der quantenmechanische Körper des Kindes spürt, daß seine Gefühle verstanden worden sind. Es fühlt sich nicht bedroht, denn die Absicht seiner Mutter ist es ja, zu heilen und nicht bloß, eine unangenehme Situation zu beenden.

Unser quantenmechanischer Körper besitzt die gleiche Empfindsamkeit wie der eines Kindes, und man kann diese Empfindsamkeit nutzen, um zu seinem wahren Selbst zurückzufinden, das jenseits der beunruhigenden Umstände unseres Lebens besteht. Auch das hat etwas mit dem Selbstbild zu tun. Auf sein wahres Selbst ausgerichtet zu sein und nicht auf sein Selbstbild, ist die grundlegendste heilsamste Einstellung, die man nur annehmen kann. Wenn man sich am Selbst orientiert, benutzt man seine Gefühle, seine Bedürfnisse und seine Wertvorstellungen als Absprung, um jene Ebene des Seins zu finden, wo Gefühle, Bedürfnisse und Wertvorstellungen bereits erfüllt sind. Das Selbst besteht nicht im Handeln, aber paradoxerweise kann man es durch das Handeln finden.

Es erscheint als stummer Zeuge, der aus der Aktivität zurücktritt, um einfach zu beobachten und zu genießen, was geschieht. Soldaten in der Schlacht und wagemutige Abenteurer merken oft, daß sie friedvolle, ungebundene Beobachter werden, die völlig von der aberwitzigen Aktivität um sie herum losgelöst sind. Um von mir selbst zu sprechen, habe ich festgestellt, daß Momente des Ungebundenseins folgende Merkmale haben:

- Ich bin in meinem Körper anwesend.
- Mein Atmen wird langsamer und nähert sich dem Stillstand.
- Die geistige Aktivität hat sich beruhigt.
- Ich fühle keine Bedrohung; es gibt eine Gewißheit der Zugehörigkeit.

- Ich nehme meine innere Welt als einen offenen Raum ohne Grenzen wahr. Das Bewußtsein erstreckt sich in alle Richtungen, anstatt sich auf besondere Gedanken zu konzentrieren.
- Das Bewußtsein und die Annahme meiner selbst fließen hinaus in die Umgebung. Die Dinge »da draußen« scheinen mir vertraut, sind eine Erweiterung meiner selbst.

Diese Erfahrung der Einheit ist auch meine praktische Definition von Liebe. Für die meisten von uns ist Liebe ein Gefühl, das kommt und geht. Manchmal empfinden wir es als sehr intensiv, in anderen Momenten gar nicht. Aber das Wesen der Liebe ist keine Empfindung – es ist ein Zustand des Seins. Oder, um genauer zu sein, es ist der Zustand, in dem wir mit dem Sein in Verbindung stehen. Jemand, der wahre Liebe empfindet, fühlt sich außerordentlich wirklich und lebendig. Er möchte nichts anderes tun, als in der Erfülltheit der Liebe zu bestehen. Das wichtigste Handeln in der Liebe besteht darin, einfach zu sein, das heißt, eigentlich nicht zu handeln. Aus diesem Grund ist Liebe der höchste Zustand des Nicht-Gebundenseins und dennoch der befriedigendste Zustand.

Damit Ihr Aktionsplan Erfolg haben kann, müssen Sie ein Ventil für Ihre Liebe haben, einen Empfänger, dem Sie sich freiwillig schenken können. Je offener und bedingungsloser Sie Liebe erfahren, desto näher werden Sie Ihrem Wesen kommen. Liebe, die nicht fließt, ist gar keine Liebe; sie ist nur Verlangen und Sehnsucht. Der berühmte Mythologe Joseph Campbell zeigte den Weg, um Liebe auszudrücken, als er sagte: »Folgen Sie Ihrer Glückseligkeit!« Glückseligkeit ist das prickelnde Gefühl von Liebe in Aktion, der Fluß des Seins, der über die Ufer tritt, um sich selbst zu begegnen, und dann voll Entzücken zurückfließt. Die Liebe will sich selbst finden, und wenn der Kreis geschlossen ist, dann fließt Glückseligkeit. Fragen Sie sich selbst: »Wo finde ich Glück?« und schreiben Sie dann die Schritte auf, die Sie unternehmen können, damit diese Erfahrung in Ihrem Leben zunimmt.

Verwechseln Sie nicht Genießen und Lieben. Es gibt viele Dinge, die Freude machen, zum Beispiel Fernsehen, die aber sehr wenig mit Liebe zu tun haben. In der Liebe gibt es natürlich auch Vergnügen, aber in viel tiefgreifender Weise. Hungernden Menschen Essen zu bringen, ist beispielsweise ein Akt der Liebe, der viel freudvoller ist als fernzusehen. Außerdem kann man dabei auch viel mehr lernen: Teilen-Können, Mitgefühl und Verständnis.

Lassen Sie sich also von oberflächlichen Vergnügungen nicht ablenken. Die überwältigende Freude und das tiefe Entzücken, die im Kern des Lebens bestehen, müssen mit Sorgfalt aufgedeckt werden. Wenn Sie Ihre Liste machen, werden Sie feststellen, daß viele Ihrer liebsten Momente der Glückseligkeit für immer vorbei sind. Zum Beispiel können Sie nicht das erste frische Gefühl des Verliebtseins wachrufen, als Sie den Menschen kennenlernten, mit dem Sie jetzt verheiratet sind. Aber Liebe hat Tiefe nach Tiefe. Bei der Aufstellung der Liste erinnern Sie sich vielleicht auch an die Gefühle an dem Tag, als Ihre Kinder geboren wurden, und in dieser Erinnerung liegt ein Schlüssel: Ihre Kinder können immer noch eine Quelle des Glücks sein, wenn Sie die Beziehung zu ihnen auf eine tiefere Ebene zurückführen. Nichts ist wichtiger, als sich wieder mit der eigenen Glückseligkeit zu verbinden. Nichts ist bereichernder. Nichts ist wirklicher.

ÜBUNG 2: LIEBE SEIN, ANSTATT VERLIEBT ZU SEIN

Ich möchte den Zustand der Liebe noch weiter erforschen, denn er ist der sicherste Weg zurück zum Sein. Die alten Weisen erklärten, daß letztlich alles aus Bewußtsein gemacht ist. Wenn wir Bewußtsein in reiner Form erleben, ohne fremde Bilder und Annahmen, ist das Liebe. Der große bengalische Dichter Ranbindranath Tagore drückte das so aus: »Liebe ist nicht einfach ein Impuls. Sie muß Wahrheit enthalten; das ist ein Gesetz.« Das Verschmelzen von Liebe, Wahrheit und Wirklichkeit ist die große Offenbarung, die in dem Bewußtsein liegt, daß alles eins ist, jener Moment, wenn ein Mensch im selben Atemzug wahrhaft sagen kann: »Ich bin das All« und »Ich bin Liebe«. Aus dieser Sicht läßt sich die Liebe als ein

Gefühlszustand beschreiben, der immer dann eintritt, wenn jemand völlig im Einklang mit Dharma ist, dem Fluß der Evolution.

Verliebtsein ist nicht dasselbe. Wenn man sich verliebt, entsteht eine Öffnung, durch die unterdrückte Gefühle hervordrängen und sich an einen anderen Menschen heften. Wenn die Liebe groß genug ist, erscheint der andere einem ideal und vollkommen. Das hat nichts mit der Wirklichkeit zu tun; der andere kann recht unvollkommen und sogar zerstörerisch sein. Aber die Kraft der Liebe verändert die Wirklichkeit, indem sie den Wahrnehmenden verändert. Warum und wie geschieht das? Physiologen haben die Zunahme von bestimmten Neurotransmittern wie Serotonin in den Gehirnen von Menschen gemessen, die verliebt waren. Aber chemische Stoffe können nur grobe Anhaltspunkte bieten. Es ist ganz klar, daß nicht das Serotonin bewirkt, daß Menschen sich verlieben. Es ist lediglich die biochemische Grundlage für die angenehmen Empfindungen, die durch das Verliebtsein ausgelöst werden.

In einer Reihe von aufschlußreichen Experimenten erforschte der Harvard-Psychologe David C. McClelland die Physiologie der Liebe. Er spielte einer Gruppe von Versuchspersonen einen kurzen Film über Mutter Teresa bei ihrer täglichen Arbeit im Dienst an kranken und verlassenen Kindern in Calcutta vor. Der Film zeigte ein reiches Verströmen von Liebe. McClelland entdeckte, daß während des Films ein Marker im Immunsystem der Versuchspersonen zunahm – es war das sIgA oder sekretorisches Immunglobulin A. Ein hoher Spiegel von sIgA, das im Speichel gemessen wird, weist auf eine hohe Immunreaktion hin. Wie es sich gerade trifft, ist eine hohe Immunreaktion auch charakteristisch für Menschen, die frisch verliebt sind. Es gibt im Englischen das Sprichwort: »Wenn du dich nicht erkälten willst, verliebe dich!«, in dem das Wissen um den Zusammenhang zwischen Gefühlen und Physiologie zum Ausdruck kommt.

Interessanterweise fand nach Ende des Films, als die Zuhörer nach ihrer Meinung über Mutter Teresa befragt wurden, nicht jeder ihre Arbeit unbedingt lobenswert. Manche hatten diese oder jene Einwände, in denen es um Unterschiede im religiösen Glauben ging. Andere berichteten, sie hätten sich beim Anblick der verhungernden oder leprakranken Kinder verstört gefühlt. Trotzdem trat bei allen Zuschauern eine Zunahme des sIgA-Spiegels auf. Ihre körperliche Reaktion auf Liebe war offensichtlich stärker als ihre rationale Einstellung. Das führte McClelland dazu, eine der populärsten Definitionen der Liebe in der modernen Psychologie in Frage zu stellen, nach der Liebe eine Reflexreaktion ist, die auftritt, wenn zwei Menschen einander begegnen, um ihre Bedürfnisse zu erfüllen. Nach dieser Definition würde Liebe von der bewußten Bewertung des Nutzens abhängen, die man aus einer Beziehung ziehen kann. Aber hier waren Menschen, deren Körper auf einer viel tieferen Ebene reagiert hatten, tiefer noch als Genuß.

McClelland fand auch heraus, daß die positive Wirkung auf das Immunsystem der Zuschauer etwa ein bis zwei Stunden nach Ende des Films nachließ und dann verschwand. Er blieb am höchsten bei Versuchspersonen, die berichteten, daß sie sich in ihrem eigenen Leben sehr geliebt fühlten und starke Bindungen zu ihrer Familie und zu Freunden hätten. Das bedeutet, daß manche Menschen sich bereits in einem Zustand befinden, der der Liebe förderlich ist. Anstatt sie als vorübergehende Befindlichkeit zu erfahren, hatten sie sich die Liebe als Wesenszug zu eigen gemacht. Mit anderen Worten: Die Aussage des erleuchteten Weisen, »Ich bin Liebe«, war in diesen Menschen, wenn auch in geringerem Maße, gegenwärtig.

Was bedeutet es, wenn Liebe ein Wesenszug ist und nicht eine vorübergehende Phase? Selbst das leidenschaftlichste Verliebtsein kühlt schließlich ab und läßt die Menschen betrübt zurück, wenn sie feststellen, wie wenig wirkliche Liebe im eigentlichen Sinne übrigbleibt. Als er über dieses Problem nachsann, fragte sich McClelland, was aus den in der Liebesdichtung beschriebenen Erfahrungen geworden war. Hier ging es nicht um eigennützige Vorteile des Verliebtseins, sondern um selbstlose, unwandelbare Hingabe. Irrte Shakespeare, als er schrieb: »Liebe ist nicht Liebe, die sich wandelt, wenn sie auf Veränderung trifft, oder die sich entzieht, um sich jemand anderem zuzuwenden. Oh nein! Sie ist ein ewig unwandelbares Zeichen, das den Sturm schaut, doch niemals erschüttert wird.« McClelland wußte auch von Beispielen aus der psychologischen Literatur, wo Menschen in Liebesbeziehungen standen, die ihnen keine erkennbaren Vorteile verschafften. Solche Menschen fühlten tiefe Liebe und Hingabe, obwohl es dafür keinen vernünftigen Grund gab.

McClelland schloß aus alledem, daß Liebe ein Zustand ist, der die Vernunft übersteigt und dessen einziger Zweck darin besteht, die Erfahrung einer größeren gemeinsamen Wirklichkeit zu ermöglichen. Ein kritischer Punkt in diesem Zusammenhang war die Reaktion eines Menschen auf den Tod eines geliebten anderen. Wenn sich zwei Menschen nur deshalb liebten, um etwas voneinander zu bekommen, lag der Grund für das Lieben und Geliebtwerden in ihrer gegenseitigen Abhängigkeit. Der Tod des Partners verursachte daher großen Schmerz, wenn das Band zerrissen wurde. Nach diesem Muster funktionierten offensichtlich zahlreiche Beziehungen, aber McClelland spürte aus eigener Erfahrung, daß etwas ganz anderes möglich war:

»Der Tod eines geliebten Partners mußte nach dieser Theorie ein intensives Leiden und großen Kummer verursachen. Als jedoch meine Frau vor fünf Jahren an Krebs starb, reagierte ich nicht in dieser Weise. Wir hatten einander sehr geliebt, waren 42 Jahre lang glücklich verheiratet gewesen, hatten fünf Kinder zu ausgeglichenen, reifen Menschen erzogen ... und doch empfand ich bei ihrem Tod nicht ein solches Maß an Schmerz, wie es die Theorie verlangt hätte. ... Die Empfindung war eher so, wie ein Dichter die Liebe beschreiben würde. Wir hatten gefühlt, daß wir Teil von etwas Größerem als wir selbst waren – das uns während unseres langen gemeinsamen Lebens genährt und gestützt hatte und das mich auch nach ihrem Tod weiterhin trug.«

Das beschreibt einen Schritt in den Bereich zeitloser Liebe. Wenn zwei Menschen ihre Liebe zueinander als ein Tor zu diesem Bereich benutzen, schlägt der Tod des einen die Tür nicht zu oder schneidet den anderen vom Fluß der Liebe ab. Alle Liebe kommt letztlich von innen. Wir machen uns etwas vor, wenn wir glauben, daß es jemand anderes ist, den wir lieben; der andere ist ein Vorwand, durch den wir uns die Erlaubnis geben, Liebe zu spüren. Nur man selbst kann sein eigenes Herz öffnen und schließen. Die Macht der Liebe, uns zu nähren und zu tragen, ist abhängig von unserer Bindung an sie »hier drinnen«, in uns selbst.

Es ist wichtig, daß man über Liebe spricht, über sie nachdenkt, sie sucht und fördert. Um es in die Form einer Übung zu bringen, machen Sie es sich zur Aufgabe, Folgendes zu tun:

1. Denken Sie über die Liebe nach. Nehmen Sie sich die Zeit, sich an all die Liebe zu erinnern, die Sie mit Ihren Eltern verband, an die Momente, wo Sie Ihren Geschwistern und Freunden gegenüber Liebe empfanden. Machen Sie sich Gedanken darüber, was das Liebenswerteste an dem Menschen ist, der in Ihrem gegenwärtigen Leben der liebevollste ist. Vertiefen Sie sich in die Liebesdichtung, wie sie beispielsweise in Shakespeares Sonetten zu finden ist, und die Beschreibungen von Liebe im Neuen Testament oder in den Hymnen der Anbetung im Rig Veda.
2. Sprechen Sie über Liebe. Bringen Sie jemandem, den Sie lieben, Ihre Gefühle direkt zum Ausdruck. Wenn Sie es nicht mündlich machen können, schreiben Sie einen Brief oder ein Gedicht. Sie müssen das nicht unbedingt abschicken; die Übung ist für Sie selbst, um den Zustand der Liebe in jeder Zelle anzuregen. Aber das Absenden ist besser, denn Sie möchten ja liebevolle Äußerungen als Antwort. Lassen Sie nicht zu, daß Ihre Liebe selbstverständlich wird. Schreiben Sie dem Menschen, den Sie lieben, einen Zettel, den er oder sie in der Tasche oder auf dem Küchentisch findet.
3. Suchen Sie die Liebe. Dafür gibt es viele Möglichkeiten. Intimität wird in unserer Gesellschaft eng mit sexuellen Begegnungen verbunden. Aber es ist ein Akt der Liebe, Obdachlosen oder Kranken zu helfen, ein aufrichtiges Kompliment zu machen oder einen kleinen Brief des Dankes oder Lobes zu schreiben. Andere hören es gerne, daß sie geliebt und geschätzt werden, und wenn man Gelegenheiten sucht, ihre Bedürfnisse in dieser Hinsicht zu erfüllen, wird sich ihre Dankbarkeit umgekehrt in Ihrer Physiologie als Glück des Geliebtwerdens widerspiegeln.

4. Ermutigen Sie zur Liebe. Als Eltern bringen wir unseren Kindern oft bei, daß es gut und schön für Säuglinge und Kleinkinder ist, offen Zuneigung und Liebe zu zeigen, nicht aber für jemanden, der älter ist. Durch die Erziehung zu guten Manieren und Respekt erzeugen wir oft einen Graben, den zu überspringen die Liebe zu empfindsam und zu scheu ist. Wir prägen unseren Kindern dieses Gefühl der Trennung deshalb ein, weil es uns eingeprägt wurde. Die Geschichte fast eines jeden ist die Geschichte einer Liebe, die darauf wartet, hervorgelockt zu werden, einer Zuneigung, die im stillen schlummern muß, weil sie sich davor fürchtet, hervorzukommen.

Betrachten Sie es also als Ihre Pflicht, aus den Menschen um Sie herum die Liebe hervorzulocken. Fördern Sie ihre Zuneigung, indem Sie diese selbst zeigen, ohne auf die Erwartung zur Gegenliebe zu stoßen. Die wahre Liebe zieht ihre vollkommene Befriedigung daraus, daß sie einfach dem Gegenstand der Liebe zufließt. Wenn Liebe erwidert wird, bedeutet das eine zusätzliche Freude. Es ist aber nicht erforderlich oder wird erwartet. Liebe, die keine Absicht verfolgt, ist selten – alle psychologischen Theorien, die auf selbstsüchtiger Liebe gründen, werden natürlich durch das, was wir um uns herum beobachten, bestätigt. Aber selbst die forderndste und selbstsüchtigste Liebe ist eine Art Liebe. Sie ist ein Tropfen aus dem Ozean, und wenn man sie fördert, kann sie wachsen und zu dem Ozean selbst werden.

Die Erziehung zur Liebe beginnt in einem Moment und endet in der Ewigkeit. Sie entzündet sich an Gefühlen des Entzückens und löst sich im Frieden auf, der dem Sein selbst eigen ist. In eindringlichen dichterischen Worten drückt Chalil Djabran diese Wahrheit aus:

> Doch das Zeitlose in uns ist sich der Zeitlosigkeit des Lebens bewußt
> und weiß, daß das Gestern nur die Erinnerung an das Heute ist, und das Morgen
> der Traum des Heute,

> und das, was in dir singt und anschaut, verweilt immer noch
> in den Grenzen jenes Moments, der die Sterne in den Raum
> verstreute.

Benutzen Sie diese Liebe als Ihren Spiegel des Zeitlosen. Fühlen Sie sich durch sie in Ihrer Gewißheit bestärkt, daß Sie jenseits der Veränderung sind, jenseits der Erinnerung an das Gestern und des Traumes von morgen. Es gibt unendlich viele Wege, um Ihr wahres Sein zu entdecken, aber die Liebe hält die hellste Fackel in der Hand. Wenn Sie ihr folgen, werden Sie über die Grenzen von Altern und Tod hinausgeführt werden. Treten Sie aus dem Kreislauf der Zeit hinaus und finden Sie sich im Kreislauf der Liebe wieder.

BIBLIOGRAPHIE

Chopra, Deepak: Die heilende Kraft. Ayurveda, das altindische Wissen vom Leben, und die modernen Naturwissenschaften. Bergisch Gladbach 1990.

Chopra, Deepak: Die Körperseele. Grundlagen und praktische Übungen der Ayurveda-Medizin. Bergisch Gladbach 1991.

Davies, Paul: Prinzip Chaos. Die neue Ordnung des Kosmos. München 1993.

Dossey, Larry: Wahre Gesundheit finden. Krankheit und Schmerz aus ganzheitlicher Sicht. München 1991.

Dytchwald, Ken: Age Wave: Choices and Challenges for Our New Future. New York 1990.

Eaton, S. Boyd: The Paleolithic Prescription. London 1989.

Ernest, Maurice: The Longer Life. London 1938.

Evans, William u. a.: Biomarkers. The Ten Keys to Prolonguing Vitality. 1992.

Georgakas, Dan: The Methusalem Factors: Strategies for a Long and Vigorous Life. Chicago 1980.

Humphrey, Derek: Final Exit. The Practicalities of Self-Deliverance and Assisted Suicide for the Dying. 1992.

Kra, Siegfried: Aging Myths. Reversible Causes of Mind and Memory Loss. New York 1986.

Leaf, Alexander: Youth in Old Age. New York 1975.

Ornstein, Robert/David Sobel: The Healing Brain. London 1987.

Pearson, Durk/Sandy Shaw: Life Extension. New York 1983.

Rosenfeld, Albert: Prolongevity II. New York 1987.

Smith, Anthony: The Body. New York 1987.

Talbot, Michael: Das holographische Universum. Die Welt in neuer Dimension. München 1992.

Viscott, David: Emotionally Free. 1992.

Yalom, Irving: Die Liebe und ihr Henker. Und andere Geschichten aus der Psychotherapie. München 1993.

ADRESSEN

Die Technik der Transzendentalen Meditation ist nicht durch schriftliche Anleitung zu erlernen. Grundkurse für Transzendentale Meditation werden regelmäßig durchgeführt. Informationen darüber erhalten Sie bei:

SAMHITA GmbH
Am Berg 2
49143 Bissendorf
Tel. (05402) 8483

Weitere Informationen erhalten Sie auch bei folgenden Ayurveda-Gesundheitszentren:

Maharishi Ayur-Ved
Gesundheits- und Seminarzentrum Bad Ems GmbH
Am Robert-Kampe-Sprudel 1
56130 Bad Ems
Tel. (02603) 94070

Maharishi Ayur-Ved
Gesundheitszentrum
Am Berg 11
49143 Bissendorf
Tel. (05402) 750
Fax (05402) 7546

Maharishi Ayur-Veda
Gesundheitszentrum
Wilhelm-Busch-Straße 1
49661 Cloppenburg
Tel. (04471) 81218

Maharishi Ayur-Veda
Gesundheitszentrum
Rothenbaumchaussee 26
20148 Hamburg
Tel. (040) 452080
Fax (040) 447697

Maharishi Ayur-Ved
Gesundheitszentrum
Raiffeisenstraße 6
33106 Paderborn Elsen
Tel. (05254) 6243 oder
(02943) 2546

Maharishi Ayur-Ved
am Starnberger See GmbH
Hindenburgstraße 21
82343 Pöcking
Tel. (08157) 4677 oder
(08157) 7133 oder
(08157) 7152
Fax (08157) 7068

Maharishi Ayur-Veda-
Gesundheitszentrum
Hans-Sachs-Straße 9B
93049 Regensburg
Tel. (0941) 26771
Fax (0941) 22294

Maharishi-Institut
für Ayur-Ved
77887 Sasbachwalden
Tel. (07841) 6820
Fax (07841) 24122

Maharishi Ayur-Ved
Gesundheitszentrum
Kurhotel Parkschlößchen
Bad Wildstein GmbH
56841 Traben-Trarbach
Tel. (06541) 7050
Fax (06541) 605120

Österreich

Maharishi Ayurveda GmbH
Gesundheits- und
Seminarzentrum Ried
Bahnhofstraße 19
A-4910 Ried
Tel. (07752) 88110
Fax (07752) 86622 oder
(07752) 86624

Österreichische Gesellschaft
für Ayurvedische Medizin
Maharishi Ayur-Ved
Gesundheitszentrum
Biberstraße 22/2
A-1010 Wien
Tel. (0222) 5134352 oder
(0222) 5127852
Fax (0222) 5139660

Ayurvedische Qualitätsöle
»Oshadhi«
Ayus Lebensqualität
Schoferstraße 9
77830 Bühlertal
Tel. (07223) 74590
Fax (07223) 75884

REGISTER